CLINIQUE
CHIRURGICALE

PAR

A. RICHET

PROFESSEUR DE CLINIQUE CHIRURGICALE A LA FACULTÉ DE MEDECINE DE PARIS
CHIRURGIEN DE L'HOTEL-DIEU
MEMBRE DE L'INSTITUT (ACADÉMIE DES SCIENCES)
DE L'ACADÉMIE DE MEDECINE ET DE LA SOCIETÉ DE CHIRURGIE

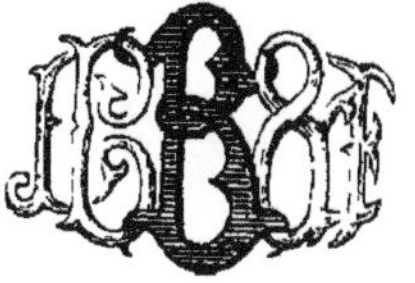

PARIS
LIBRAIRIE J.-B. BAILLIÈRE ET FILS
Rue Hautefeuille, 19, près du boulevard Saint-Germain

—

1893

CLINIQUE
CHIRURGICALE

PRINCIPAUX TRAVAUX DE M. A. RICHET

Traité d'anatomie médico-chirurgicale. Avec 4 planches et 86 figures dessinées d'après nature. 4e édition revue et augmentée. Paris, 1873, 1 vol. in-8.

Mémoire sur les tumeurs blanches, mémoire couronné en 1851. (Mémoires de l'Académie de médecine. Paris, 1853, t. XVII, p. 37 à 334, avec 4 planches.)

Articles Anévrysmes, Carotide, Clavicule (Nouveau Dictionnaire de médecine et de chirurgie pratiques, t. II, p. 260 à 446, 1865; t. VI, p. 374 à 425, 1867 ; t. VIII, p. 1 à 47, 1868).

Paris. — Typ. Chamerot et Renouard, 19, rue des Saints-Pères. — 28560.

CLINIQUE
CHIRURGICALE

PAR

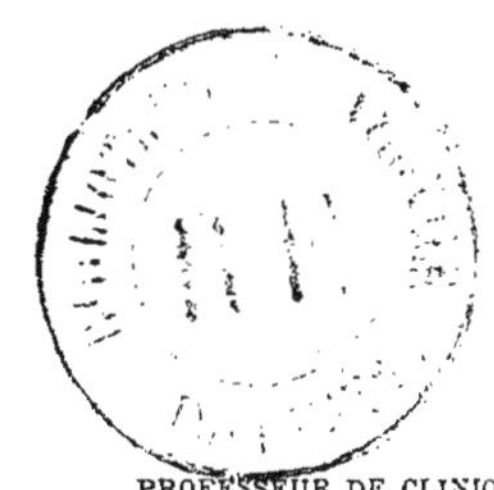

A. RICHET

PROFESSEUR DE CLINIQUE CHIRURGICALE A LA FACULTÉ DE MÉDECINE DE PARIS
CHIRURGIEN DE L'HOTEL-DIEU
MEMBRE DE L'INSTITUT (ACADÉMIE DES SCIENCES)
DE L'ACADÉMIE DE MÉDECINE ET DE LA SOCIÉTÉ DE CHIRURGIE

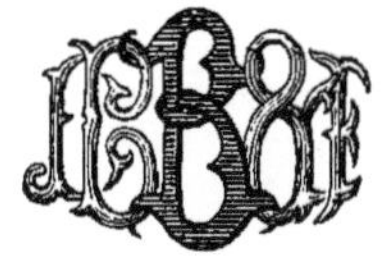

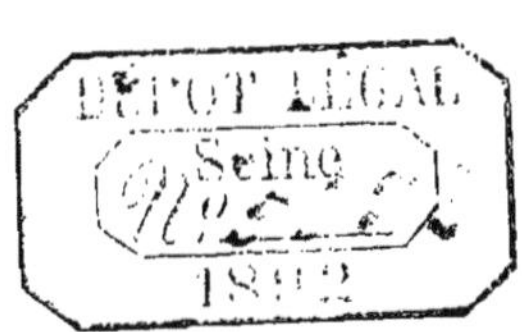

PARIS

LIBRAIRIE J.-B. BAILLIÈRE ET FILS

Rue Hautefeuille, 19, près du boulevard Saint-Germain

—

1893

PRÉFACE

Lorsqu'il y a un an le professeur Richet succomba en quelques jours aux suites d'une pneumonie, son fils voulut bien me consulter sur l'opportunité qu'il y aurait à réunir en un volume un certain nombre de ses cliniques. Je savais que mon cher et regretté maître avait nourri longtemps le projet de publier ses leçons et je fus heureux de pouvoir collaborer à un travail destiné à honorer sa mémoire.

Dans les notes que m'a remises M. Ch. Richet, j'ai trouvé un certain nombre de sujets traités à fond, d'autres n'étaient qu'ébauchés et il m'a fallu les compléter avec des articles de journaux, des sténographies plus ou moins complètes où se trouvaient exposées les idées du maître.

Quelque incomplets que fussent quelquefois ces documents, j'ai tenu à les reproduire sans les mettre au courant des opinions actuellement régnantes. Ainsi présentée, cette œuvre sera, je le pense, d'un grand intérêt pour le public scientifique et pour les nombreuses générations d'élèves formées par le professeur Richet. Elle marque ainsi une étape et non des moins intéressantes dans le mouvement scientifique qui fit accomplir de si grands progrès à la chirurgie.

Il est difficile, en effet, de se représenter dans quelles conditions s'exerçait notre art au commencement de ce siècle. L'enseignement officiel était à peu près nul et les discussions chirurgicales ne sortaient pas du cercle étroit des questions agitées par l'Académie de chirurgie. L'observation sur le vivant était la seule donnée dont s'inspirât la chirurgie.

Vint Bichat qui conçut l'idée de reconstituer la science médicale sur de nouvelles bases. Son *Anatomie générale*, par la puissance de ses aperçus, produit une vraie révolution; elle dessine la voie dans laquelle va si hardiment entrer Dupuytren et qui lui assurera pendant vingt ans le premier rang, non seulement en France, mais dans le monde entier. En dehors des qualités maîtresses qui distinguaient cet illustre chirurgien, il faut reconnaître que la principale cause de son succès fut la place considérable qu'il accorda à l'anatomie pathologique dans ses rapports avec l'observation clinique. La recherche des altérations matérielles sur le cadavre prit, sous son impulsion et grâce aux travaux de Cruveilhier, une importance capitale dans la solution des nombreux problèmes soumis à la sagacité du chirurgien. A cette époque les cris du patient, la vue du sang exigeaient de la part de l'opérateur des qualités particulières de sang-froid, d'impassibilité. La chirurgie devait être prompte et expéditive pour faire souffrir les patients le moins possible. Il fallait, pour ainsi dire, escamoter les opérations, et dans ce but chercher à établir des points de repère mathématiques basés sur des données anatomiques certaines. Ce fut surtout là l'œuvre de Lisfranc.

Depuis la mort de Dupuytren jusqu'au moment où l'anesthésie chirurgicale vint transformer notre art, les recherches des savants se bornèrent à étudier en détail les affections chirurgicales, et à chercher dans des expériences sur les animaux l'explication des phénomènes observés sur l'homme.

Un nouveau et considérable progrès fut réalisé le jour où parut le premier traité d'anatomie chirurgicale. L'étude de l'anatomie topographique cherchant à utiliser les notions fournies par l'anatomie normale, répondait aux aspirations pratiques de cette génération.

Roux et Béclard, dans leurs leçons, insistaient beaucoup sur les relations étroites qui doivent exister entre l'anatomie topographique pure et la chirurgie. Mais ces travaux ne portèrent leurs fruits que le jour où Velpeau les comprit d'une manière plus large en y rattachant l'étude des tissus en général et le développement des organes. Malgaigne y ajouta l'étude des organes et des tissus en action en se servant des ressources que fournit l'expérimentation sur le cadavre ou les animaux. Avec sa grande érudition et son esprit critique il redressa de nombreuses erreurs admises sans contrôle jusqu'alors.

Richet pensa que ces maîtres n'avaient pas tiré tout le parti possible des découvertes de la physiologie et de leur application à la pathologie. Partant de cette idée, il écrivit son traité pratique d'anatomie médico-chirurgicale qui a servi de *vade-mecum* à de nombreuses générations. Réunissant dans un style clair et précis toutes les connaissances acquises, les envisageant au point de vue des phénomènes physiologiques et pathologiques, il les rapproche pour en tirer les déductions pratiques et en faire ressortir le côté utile.

C'est dans ce livre, le plus complet de tous ceux du même genre, que se trouvent exposées d'une manière magistrale ses belles recherches sur la circulation cérébrale, les mouvements du poumon, les muscles de l'orbite, l'ombilic, etc. Partout et toujours l'auteur envisage l'anatomie au point de vue de ses applications à la pathologie, négligeant à dessein ou mentionnant seulement les faits purement scientifiques.

Le livre d'anatomie de Richet fut le point de départ de sa gloire et de sa renommée. Il parut au moment où l'emploi des anesthésiques était venu révolutionner complètement les habitudes chirurgicales, en exigeant de l'opérateur des qualités différentes de celles qu'on lui demandait du temps de Dupuytren. Il ne s'agit plus d'opérer ni rapidement, ni agréablement; comme on n'a plus à tenir compte de l'impressionnabilité du malade, il faut opérer sûrement. La dextérité chirurgicale passe au second plan. C'est alors qu'on voit apparaître l'étude des nombreux procédés opératoires, qu'on recherche quelles sont les méthodes donnant les meilleurs résultats thérapeutiques.

Pendant cette période, comme la mortalité à la suite des opérations était encore considérable, le chirurgien n'intervenait qu'avec prudence, après avoir étudié à fond son malade, discuté le diagnostic, établi autant que possible les chances de guérison ou de récidive. Le choix du procédé opératoire était le sujet de méditations approfondies et ce n'est qu'après de longues dissertations que l'on se décidait pour l'emploi de telle ou telle méthode.

Toutes les qualités exigées à ce moment du chirurgien, Richet les possédait au plus haut degré.

L'homme qui, au début de sa carrière, s'était lancé dans de fortes études anatomiques devait devenir un chirurgien hardi et prudent tout à la fois : il fut le digne successeur de son maître Velpeau, dont il se considéra toujours comme l'élève reconnaissant et dévoué.

Après avoir enseigné, de 1842 à 1846, l'anatomie, la physiologie et la médecine opératoire soit à l'École pratique, soit à la Faculté, le professeur Richet eut le bonheur de suppléer successivement dans leurs cours officiels Cloquet, Marjolin, Roux, Laugier, jusqu'au jour où il occupa lui-même la chaire de clinique de la Pitié. Il y prodigua son enseignement de 1863 à 1871, époque à laquelle il passa à l'Hôtel-Dieu jusqu'à la fin de sa carrière scientifique.

Clinicien consommé, il apportait dans l'étude des malades un esprit clair et méthodique et jamais il ne s'est départi des principes qu'il avait exposés dans son *Traité d'Anatomie*.

Homme de devoir, ponctuel et exact dans ses habitudes, il faisait tous les matins une longue visite, examinant minutieusement ses malades, et quand il passait à l'amphithéâtre ses nombreux auditeurs savaient qu'ils allaient assister, non à une leçon de pathologie externe, mais à une leçon de pratique chirurgicale.

La leçon débutait par un exposé net et précis de l'histoire du malade. Très sobre de citations il savait mettre en relief les points importants de la maladie, laissant au second plan les symptômes accessoires.

Par un raisonnement judicieux il arrivait à établir le diagnostic exact et posait nettement les indications thérapeutiques. Puis, merveilleux opérateur, d'un sang-froid inébranlable, il appliquait méthodiquement le programme qu'il venait de développer devant son auditoire.

Ces leçons, souvent recueillies et publiées dans les recueils périodiques, nécessitaient un labeur soutenu. Les nombreuses occupations, les exigences de la clientèle, empêchèrent Richet de reprendre ces travaux et de les publier. Il fit paraître cependant un certain nombre de mémoires qui font époque dans la science.

Il me suffira de citer ses recherches sur l'infiltration urineuse, les tumeurs blanches, les luxations du rachis, l'anesthésie localisée, les anévrysmes des os, l'ignipuncture, etc.

Sur la fin de sa carrière, Richet a vu l'introduction des antiseptiques lancer la chirurgie dans une voie nouvelle. On venait, grâce aux travaux de Pasteur et de Lister, de trouver un moyen certain de supprimer l'intoxication nosocomiale, l'infection purulente, ces ennemis terribles que les générations antérieures s'étaient en vain efforcées de combattre. L'emploi rigoureux de cette méthode, qui réduit au minimum le danger des complications des plaies, transforma complètement les habitudes chirurgicales.

En France, où les idées nouvelles eurent quelque peine à s'introduire, Richet fut un des premiers à les accepter, tout en s'efforçant de ne pas se laisser entraîner par un engouement dont il prévoyait les conséquences. La presque certitude d'une guérison opératoire rendit les chirurgiens de plus en plus audacieux, et il sembla que, pour être bon chirurgien, il suffit d'être bon opérateur.

Abandonnant le terrain où, depuis si longtemps, elle régnait en maîtresse, et où brillent d'une manière exceptionnelle ses qualités natives, la sûreté du diagnostic, la clarté dans l'analyse des symptômes, le jugement droit dans le choix de la méthode thérapeutique, la chirurgie française s'est laissé entraîner, à la suite des pays voisins, dans les opérations hasardeuses et pas toujours justifiées.

Plus d'une fois, j'ai entendu Richet déplorer la facilité avec laquelle on pratique aujourd'hui les opérations exploratrices, l'empressement qu'on met à accueillir les inventions instrumentales ou opératoires venant de l'étranger, l'absence de critique rigoureuse des nouvelles méthodes qui n'étaient pas soumises à une discussion scientifique sérieuse.

Jusqu'à la fin il est resté fidèle à la ligne qu'il s'était tracée, prenant pour base de ses raisonnements et de ses déductions la constatation brutale des faits, sans s'inquiéter des idées spéculatives.

Les leçons que nous publions aujourd'hui nous montrent le professeur de clinique dans toute la correction de sa méthode, et dans toute la clarté de son exposition.

A. BLUM.

INTRODUCTION

Ce livre a été pendant vingt ans une des constantes préoccupations de mon père. Il m'en parlait bien souvent, regrettant de ne pouvoir conserver la trace durable des leçons qu'il a professées pendant un quart de siècle, leçons auxquelles il apportait tant de soin, et qui avaient tant de succès.

Dès 1868, il songeait déjà à rédiger plusieurs volumes de clinique, et, depuis cette époque, il n'a pas cessé d'en amasser les éléments ; mais, comme il était très exigeant et très sévère pour lui-même, il voulait tout remanier, refondre, compléter. C'était une vaste entreprise ; et le temps lui a manqué. Car le labeur quotidien d'un enseignement qui doit sans cesse se renouveler ne lui permettait pas de consacrer assez de temps aux leçons anciennes ; et les matériaux allaient en s'accumulant, sans laisser le loisir nécessaire pour une élaboration suffisante.

Les seules leçons qu'il ait lui-même complètement

rédigées sont celles qui portent sur la scapulalgie. Il y en a jusqu'à trois manuscrits consécutifs, ce qui prouve avec quel soin il entendait que cette œuvre fût exécutée.

Les autres leçons qui composent ce volume ont été rédigées par ses élèves. Je ne puis les nommer tous ici, qu'ils reçoivent l'expression de ma reconnaissance. Je citerai seulement Louis Hybord, Paul Hybord, Emmanuel Bourdon, qu'une mort prématurée a enlevés à leurs amis. Quelques-unes de ces leçons sont inédites, quelques-unes ont été déjà publiées çà et là dans divers journaux de médecine. Il y avait un grand intérêt à les réunir, de manière à grouper dans un même ouvrage ce qu'il y a de plus original et de plus intéressant dans l'œuvre clinique de mon père.

Certes, ce livre ne peut donner qu'un faible aperçu de l'enseignement d'A. Richet. Dès 1860, à Saint-Louis et à la Pitié, comme agrégé et chirurgien des hôpitaux, il professait déjà la clinique. Puis, à la Clinique, à la Pitié, à l'Hôtel-Dieu comme professeur de clinique chirurgicale, de 1868 à 1889, il n'a pas cessé d'enseigner, faisant participer ses nombreux élèves, dont quelques-uns sont devenus des maîtres, à sa vaste expérience, à son habileté prudente dans le diagnostic et le traitement[1]. Que d'aperçus ingénieux, originaux ! Que d'observations précieuses ! Que de remarques sagaces et nouvelles ! Certes tout cela n'est pas perdu, car les auditeurs qui fréquentaient ses cours en ont largement profité. Mais de telles leçons, non recueillies, dissé-

1. Mon père a fait, dans sa longue carrière professorale, très régulièrement trois leçons par semaine, hiver et été, de 1868 à 1889. Cela fait à peu près trois mille leçons en tout !

minées ainsi à tous les vents, finissent par devenir une œuvre presque impersonnelle, tombant pour ainsi dire dans le domaine public, guidant et éclairant plusieurs générations d'étudiants, utiles à tous, mais n'apportant à leur auteur d'autre avantage que le renom d'un habile chirurgien et d'un professeur excellent.

Les notes qui ont servi à la rédaction de ces leçons ont été toutes conservées. Elles ont été données par moi à la Bibliothèque de la Faculté de médecine de Paris. C'est une mine très riche dans laquelle on pourra trouver quantité de documents précieux. Nous comptons prochainement en faire imprimer une sorte de catalogue, de sorte que chacun pourra aller les consulter avec profit.

Les leçons que nous donnons ici *in extenso* n'ont donc pas la prétention d'être l'image complète de ce fécond enseignement. C'est un abrégé, un extrait. J'ai cru devoir entreprendre cette publication, à laquelle mon père, par un excès de modestie, n'avait pu se résoudre.

Nous tenons à remercier notre cher ami Blum des soins qu'il a apportés à la coordination et la correction des manuscrits qui nous avaient été laissés.

CHARLES RICHET.

CLINIQUE
CHIRURGICALE

L'HISTOIRE DE LA CHIRURGIE[1]

LEÇON D'OUVERTURE DU COURS DE PATHOLOGIE EXTERNE

La pathologie externe et ses limites. — Hippocrate, Galien, Celse. — Les médecins arabes. — Guy de Chauliac. — Ambroise Paré. — L'Académie de chirurgie et J.-L. Petit. — Desault et Bichat. — Les Facultés de médecine. — La pathologie chirurgicale et son enseignement. — Rôle de l'anatomie, de la physiologie, de l'anatomie pathologique. — Des difficultés de la chirurgie. — Rapports de la chirurgie et de la médecine. — Méthode dans l'enseignement de la pathologie externe.

MESSIEURS,

En prenant possession de cette chaire, illustrée par tant de maîtres célèbres dont les noms sont présents à la mémoire de tous, j'ai pensé qu'il ne serait ni sans utilité, ni sans intérêt, de vous présenter des considérations générales sur cette partie de la science dont l'enseignement m'a été confié.

J'essayerai d'abord de définir ce que l'on doit entendre par cette expression de pathologie externe ou chirurgicale,

1. Nous avons cru devoir placer en tête de ces leçons de clinique chirurgicale la leçon d'ouverture du cours de pathologie externe (nov. 1865), qui est comme l'introduction naturelle de ce livre.

je délimiterai son domaine, puis je rechercherai par quelles phases a passé son histoire dans la série des âges, avant d'arriver jusqu'à nous.

J'étudierai ensuite son but, son utilité, les moyens dont elle dispose pour arriver à la connaissance de la vérité ; les difficultés dont elle est entourée. Je vous dirai enfin dans quel esprit je compte faire cet enseignement. Ce sera, si l'on veut bien me permettre cette expression, comme une sorte de profession de foi.

La pathologie chirurgicale n'est pas la chirurgie, comme beaucoup de personnes paraissent le croire, et comme presque toutes le disent dans le langage ordinaire, par une extension abusive des mots; elle n'en est qu'une partie. Effectivement, l'étude de la chirurgie comprend la pathologie externe, la médecine opératoire et la clinique. La pathologie externe enseigne l'histoire dogmatique des maladies, dites chirurgicales ; la médecine opératoire décrit les moyens propres à les guérir; tandis que la clinique apprend à les reconnaître sur l'homme vivant. Vous ne confondrez donc point l'étude de la chirurgie avec celle de la pathologie externe, et vous comprendrez que c'est aux cours de médecine opératoire et de clinique que vous devrez demander le complément indispensable de votre éducation chirurgicale.

On se figure généralement qu'il n'est pas difficile de faire la délimitation qui sépare la chirurgie de la médecine, et particulièrement la pathologie externe de l'interne : rien au contraire n'est plus difficile, plus arbitraire ; vous allez en juger.

« On entend généralement par *maladies chirurgicales*, dit Gerdy, un des maîtres qui nous ont précédé dans cette chaire, *les lésions qui sont sensibles à l'extérieur du corps et qui exigent pour leur traitement le secours des opérations de la main.* » Mais un calcul vésical, un corps étranger dans l'œsophage, qui sont des affections que personne ne niera être du ressort de la chirurgie, échappent à cette définition, et, d'autre part, toutes les maladies de la peau, que la médecine retient dans son domaine, sont des affections sensibles à l'extérieur du corps et qu'on traite quelquefois à l'aide des opérations manuelles, par la cautérisation par exemple ou l'emploi de pommades astringentes ou autres. De même les maladies utérines, qui, par l'application du spéculum, le toucher et le cathétérisme, deviennent pour ainsi dire sensibles à l'extérieur, au même titre au moins que les affections de la vessie, sont cependant réclamées par les médecins comme relevant de leur pratique, quoiqu'elles appartiennent évidemment à la chirurgie, surtout en raison de la fréquence et de la gravité des opérations qu'elles nécessitent.

Vous le voyez donc, les limites de la pathologie externe sont un peu arbitraires ou tout au moins mal définies, et cependant, obligé que nous sommes de donner une définition, nous accepterons celle de Gerdy, bien qu'elle ne soit pas irréprochable ; je reconnais d'ailleurs, après en avoir essayé plusieurs, que c'est là chose difficile, pour ne pas dire impossible. Heureusement cela est de peu d'importance ; il suffit en effet qu'on soit d'accord sur les points essentiels.

Lorsqu'on recherche dans l'histoire à quelle époque remontent les premières formules de pathologie chirurgicale, il faut arriver jusqu'aux livres hippocratiques. Ce n'est pas qu'antérieurement à cette époque on n'eût fait de la chirurgie, mais aucun de ceux qui se livraient à la pratique de l'art n'avait essayé de réunir les notions éparses pour en constituer un corps de doctrine. Certainement l'art de panser les blessures par les armes de guerre a dû exister de tout temps et doit être aussi vieux que le monde. C'est ainsi que nous voyons dans l'*Iliade* les deux fils d'Esculape, Podalire et Machaon, extraire les flèches, verser sur les plaies des baumes efficaces et fermer les blessures; mais c'est par la tradition que se transmettaient d'âge en âge ces procédés de pansement, et tout se bornait alors à une sorte d'empirisme. N'allez pas croire cependant qu'à cette époque reculée il y eût déjà des chirurgiens ne faisant exclusivement que de la chirurgie; ce serait une erreur. L'art de guérir était trop peu avancé pour que les hommes aient senti le besoin, la nécessité, de ne s'attacher qu'à l'une de ses parties. Les preuves, s'il était besoin d'en donner, s'en trouveraient dans les œuvres d'Hippocrate, qui démontrent que ce grand homme pratiquait indistinctement toutes les branches de la médecine et de la chirurgie.

Les livres hippocratiques doivent être considérés comme le premier résumé des connaissances chirurgicales acquises jusqu'alors, et l'on est véritablement frappé d'admiration et d'étonnement quand on considère l'immensité des travaux qu'a dû coûter un pareil recueil; aussi a-t-on pensé, et non sans raison, qu'un seul homme ne saurait suffire à un tel labeur et qu'il devait être le produit des efforts combinés de plusieurs. Quoi qu'il en soit, la collection chirurgicale hippocratique doit être regardée comme la condensation de l'observation de plusieurs siècles, comme une sorte d'histoire de la chirurgie durant les âges qui ont précédé le ve siècle avant l'ère chrétienne.

J'aurai souvent occasion de vous citer la chirurgie d'Hippocrate, surtout quand il s'agira des luxations et des fractures, et je vous ferai remarquer alors avec quelle profondeur de vues, quelle perspicacité, quelle sagacité d'observation, sont résolues les questions les plus ardues. On a lieu d'en être d'autant plus surpris que les préjugés interdisaient aux Grecs la dissection des cadavres et qu'ils n'avaient pour s'éclairer ni l'anatomie normale, ni l'anatomie pathologique, mais simplement l'étude du squelette et l'observation clinique.

Il ne faudrait pas s'attendre, toutefois, à trouver dans Hippocrate une doctrine chirurgicale complète. Ainsi, si le traitement des ulcères, des plaies, des phlegmons et des abcès y est fait avec beaucoup de soin, s'il est question de quelques opérations graves, comme celles de l'empyème et de la fistule à l'anus, on voit, d'autre part, les chirurgiens de cette époque reculer devant l'amputation des membres par crainte de l'hémorrhagie, crainte due à leur ignorance de la circulation et de l'hémostase.

Après Hippocrate, la chirurgie subit un temps d'arrêt, et c'est à peine si dans les siècles qui suivirent on peut signaler un progrès. Il faut arriver jusqu'à la formation de l'école d'Alexandrie pour voir enfin la chirurgie s'appuyer sur sa véritable base, c'est-à-dire sur l'anatomie normale. Sous l'intelligente protection des Ptolémées; Hérophile et Érasistrate fondèrent l'anatomie humaine, et, grâce à leurs importantes découvertes, commença une nouvelle ère qui vient se résumer dans l'admirable traité de Celse, comme les connaissances antérieures à Hippocrate s'étaient condensées dans les livres hippocratiques.

Dans la chirurgie de Celse les maladies chirurgicales, quoique décrites avec une concision qui souvent nuit à la clarté, sont cependant plus complètement exposées que dans Hippocrate. La médecine opératoire surtout a beaucoup gagné. Ainsi, en ce qui concerne les maladies des voies urinaires, on y trouve décrits le cathétérisme et la lithotomie; enfin, la pratique des amputations y est très convenablement exposée.

Durant les cent cinquante ans environ qui séparent Celse de Galien, l'étude pratique de l'anatomie fut pour ainsi dire abandonnée ; aussi ne signale-t-on aucun progrès notable dans cette période où les empiriques s'emparent exclusivement de l'art. Galien lui-même, qui vint se fixer à Rome vers le milieu du IIe siècle, n'avait jamais disséqué de cadavres humains, et les notions d'anatomie, assez exactes cependant, qu'il possédait, il les devait à la dissection des singes, et surtout il les avait puisées dans les écrits, alors classiques, d'Hérophile et d'Érasistrate. Presque exclusivement livré à l'étude de la médecine vers laquelle le portait plus particulièrement son esprit enclin aux subtibilités scolastiques et aux hypothèses étiologiques, Galien ne négligea point cependant l'étude de la chirurgie, ainsi qu'en témoignent ses écrits et sa pratique. C'est ainsi qu'il décrit avec soin, et même d'une manière un peu prolixe, les fractures et les luxations, affections auxquelles on attachait alors d'autant plus d'importance qu'elles étaient plus fréquentes chez un peuple qui plaçait les exercices du corps au-dessus de tous les autres. On lui doit une description assez complète des moyens hémostatiques déjà indiqués par Celse, mais d'une manière trop concise, c'est-à-dire la compression et la ligature des vaisseaux. Enfin, non seulement il décrit la carie des côtes et du sternum, mais il procède à leur extraction, n'hésitant point à mettre ainsi à nu les enveloppes du cœur. C'est là, Messieurs, une opération que nous ne verrons plus pratiquer qu'au commencement du XIXe siècle.

Après Galien, il se fit un long silence ; au milieu de la décadence des lettres et de toutes les autres sciences, la médecine et la chirurgie, toujours si intimement liées à leur progrès, ne pouvaient que dégénérer. Alors nous voyons pendant près de quatorze siècles les médecins quitter l'habitude de penser par eux-mêmes pour ne plus jurer que sur la parole du maître, heureux encore quand ils la connaissent ou la comprennent.

Toutefois, dans cette longue période, on voit encore apparaître de temps à autre des médecins nourris de la lecture des livres d'Hippocrate, de Celse et de Galien, chercher à en extraire pour ainsi dire la substance, et à y ajouter même des commentaires. Tel est Oribase, qui vivait deux siècles après Galien; tel encore Aétius, vers le milieu du ve siècle; tels encore Alexandre de Tralles, et enfin Paul d'Égine, le dernier des Grecs qui ait écrit sur la chirurgie un livre d'une certaine importance. Pour être tout à fait juste envers ces auteurs, il faut dire cependant qu'aux connaissances puisées dans ceux qui les avaient précédés, ils ont ajouté les travaux, en bien petit nombre, il est vrai, qui appartiennent en propre à leurs contemporains. C'est ainsi qu'Oribase a réuni avec beaucoup plus d'ordre et de méthode qu'on ne l'avait fait jusqu'à lui tout ce que l'on connaissait sur les maladies des vaisseaux et en particulier sur l'anévrisme. De même on doit à Paul d'Égine, qui prend soin d'ailleurs d'avertir lui-même le lecteur qu'il n'est qu'un compilateur, la conservation de fragments d'auteurs qui sans lui seraient restés inconnus, tels qu'Archigènes, Léonide et surtout Antyllus, auquel semble devoir être rapporté l'honneur d'avoir le premier tenté la cure radicale de l'anévrisme par l'ouverture du sac, c'est-à-dire par la *méthode* dite *ancienne*.

Paul d'Égine, auquel on a donné une importance beaucoup trop considérable, et qui ne peut aspirer qu'au mérite d'avoir sauvé de l'oubli quelques procédés opératoires et quelques recettes thérapeutiques d'une efficacité plus ou moins contestable, vivait vers le milieu du VIIe siècle après l'ère chrétienne; il marque la fin d'une période relativement favorable si on la compare à celle qui a suivi. Après lui, en effet, les déchirements auxquels était en proie le vieux monde romain ne permettaient plus cette quiétude d'esprit indispensable aux progrès et à la culture des sciences. Aussi les ténèbres vont-elles en s'épaississant de plus en plus, et c'est de nouveau vers l'Orient qu'il faut se reporter pour voir les sciences, les arts et particulièrement la chirurgie jeter quelques lueurs incertaines, pâles reflets de la science antique.

Après la conquête de l'Égypte par les Arabes, conquête qui mit à leur disposition les précieux manuscrits conservés à Alexandrie, le goût de la médecine se propagea avec rapidité parmi ces conquérants signalés de tout temps comme plus aptes à imiter qu'à inventer. Les ouvrages d'Hippocrate, de Galien, et même les livres, plus récents, de Paul d'Égine, furent bientôt traduits dans leur langue, de telle sorte que les Arabes furent initiés, dès le IXe siècle, à la chirurgie des Grecs. Mais il était facile de prévoir qu'ils ne resteraient que de pâles copistes des grands génies de l'antiquité; car la base première, celle sans laquelle il n'est pas de chirurgie possible, leur était interdite par leurs préjugés religieux. Je veux parler des notions anatomiques acquises par la dissection des cadavres humains. Ils durent donc se borner à calquer leurs opinions, aussi bien en anatomie qu'en chirurgie, sur ce qu'ils avaient appris dans les livres grecs, et c'est ainsi qu'on retrouve dans le *Totum continens* de Rhazis, dans le *Canon* d'Avicenne et dans Abenzour une traduction plus ou moins exacte de la chirurgie des anciens.

Un seul auteur peut-être, parmi les Arabes, fait exception, c'est Albucasis, qui, dans son grand ouvrage, gourmande ses contemporains de leur timidité à employer les instruments tranchants, et surtout à abandonner les remèdes héroïques, comme le cautère actuel, auquel il donne une grande extension. Il reproche aux médecins de son temps de ne point pratiquer la lithotomie par suite d'une fausse honte qui ne leur permettait pas de traiter les affections des voies génito-urinaires. Mais c'est là tout, et, somme toute, on ne trouverait pas dans toute cette période de la chirurgie des Arabes un véritable et sérieux progrès.

Mais, si les Arabes ne firent point notablement avancer la chirurgie, on leur doit du moins de l'avoir maintenue à un niveau relativement élevé, surtout quand on songe à la décadence dans laquelle elle était tombée en Occident.

Livrée aux mains de moines fanatiques et ignorants, elle ne se composait presque plus, en Italie comme en Espagne et en France, que d'onguents, de pommades ou de philtres auxquels on ajoutait des prières, l'invocation des saints et l'application des reliques; ou bien elle devenait la proie de misérables empiriques, de ces opérateurs ambulants, imitation dégradée des périodeutes grecs, contre l'ignorance et la cupidité desquels dut sévir plusieurs fois la rigueur des lois édictées par Théodoric, roi des Visigoths.

Mais, après la conquête de l'Espagne par les Arabes, qui y transplantèrent leurs écoles et leur philosophie, on vit peu à peu la chrétienté emprunter à ces conquérants quelques-unes de leurs sciences, et, meme avant l'époque des croisades, des juifs, et aussi des chrétiens, élèves des écoles d'Orient, commencèrent à se répandre en Europe, où leurs connaissances, bien supérieures à celles des médicastres d'alors, donnèrent aux Occidentaux une si haute idée de la médecine et de la chirurgie des Arabes.

Déjà, vers le XIe siècle, florissait l'école de Salerne, dont la fondation paraîtrait remonter à l'époque où les Sarrasins occupèrent la Sicile. Toutefois, ce ne fut guère que quand Constantin, dit l'Africain, y importa les manuscrits arabes qu'il traduisit en latin, que cette école commença à jouir d'une certaine célébrité. A partir de cette époque jusqu'à Guy de Chauliac, c'est-à-dire jusqu'au milieu du XIVe siècle, les chirurgiens se bornèrent à étudier dans les livres des Arabes la chirurgie d'Hippocrate, de Celse et de Galien, et c'est à peine si l'on peut citer quelques auteurs qui, par leurs qualités personnelles, dépassent le niveau de leurs contemporains. Il faut faire une exception, cependant, en faveur de Guillaume de Saliceto, professeur à Vérone, dans l'ouvrage duquel on trouve des préceptes nouveaux sur les plaies de la trachée et de l'œsophage, et sur celles des intestins, qu'il réunissait au moyen d'une suture, et dont il publia un bel exemple de guérison. Citons encore avec honneur Lanfranc, son élève, auquel la chirurgie française doit une mention toute particulière en raison de l'influence considérable qu'il eut sur ses destinées; en effet, chassé de Milan par les troubles civils auxquels sa patrie était en proie, il se réfugia à Paris, en 1295, où il vint faire des leçons sur la chirurgie, leçons suivies par des auditeurs accourus pour l'entendre de toute la France, et même des pays étrangers.

Mais, malgré tous les travaux de ces chirurgiens, imitateurs des Arabes, que M. A. Séverin a qualifiés du nom expressif et si juste d'*arabistes*, la chirurgie était loin encore de celle de l'antiquité. C'est à l'école de Montpellier, et au plus illustre de ses disciples, qu'il était réservé de la porter d'un seul coup à cette hauteur, et d'effacer la distance qui séparait le Ve siècle avant l'ère chrétienne du XIVe. On comprend que je veux parler de Guy de Chauliac. Je n'entreprendrai pas de vous analyser le principal de ses ouvrages, l'*Inventaire* ou *Grande Chirurgie*, qui a été pendant plusieurs siècles le bréviaire des chirurgiens de tous les pays.

Akermann a dit que ce traité pouvait tenir lieu de tout ce qui avait été écrit jusqu'à lui en chirurgie. Cela est exagéré, sans doute; mais, après l'avoir lu, et en tenant compte de l'époque à laquelle il avait vu le jour, on comprend qu'il ait pu être regardé comme le Code de la chirurgie, le *guidon* du chirurgien, comme on le disait par un jeu de mots. Cet immense succès est dû bien évidemment d'abord à la vaste érudition de Guy, à laquelle nulle autre ne pouvait être comparée, mais aussi et surtout à sa longue expérience et à ce jugement sûr, sage et rectiligne, dont il donne si constamment la preuve. Guy avait eu cette rare fortune d'avoir en sa possession presque tous les auteurs anciens alors exhumés, d'étudier la chirurgie à la Faculté de Paris, pleine encore du souvenir des leçons de Lanfranc, continuées par Henri de Mondeville, son disciple, et enfin d'être élève de la Faculté de Montpellier, alors sans rivale pour les études médicales.

De Guy de Chauliac à Ambroise Paré, du XIVe au XVIe siècle, la chirurgie française, à laquelle les travaux de l'école de Montpellier semblaient devoir assurer une suprématie sans partage et présager un brillant avenir, retomba au contraire dans une sorte de néant, et il n'en faut pas chercher d'autres causes, ainsi que le font observer Malgaigne et M. Raige-Delorme, que les déplorables rivalités qui s'élevèrent au sein de l'école de Paris, entre les régents de la Faculté de médecine d'une part, la Confrérie de Saint-Côme, et les barbiers-chirurgiens d'autre part. Ce serait sortir de mon sujet que d'entrer dans les détails de cette guerre intestine, qui se termina vers 1505 par le triomphe des barbiers, soutenus par la Faculté de médecine contre le corps des maîtres en chirurgie. Il faut lire cette intéressante histoire de notre art dans l'introduction à l'ouvrage de Paré, où Malgaigne a tracé, avec une verve et une vérité saisissantes, toutes les péripéties de ces luttes acharnées.

Pendant que la France semblait se replonger dans la barbarie, l'Italie, au contraire, marchait d'un pas toujours plus ferme et plus assuré dans la carrière qu'elle avait la première ouverte. La fin du XVe siècle, et surtout la première moitié du XVIe, sont marquées pour la chirurgie par des progrès considérables auxquels se rattachent les noms de Benivieni, de Jean de Vigo et de Bérenger de Carpi. La découverte d'un grand nombre de manuscrits ensevelis jusqu'alors dans la poussière des cloîtres et des monastères, mais surtout celle de l'imprimerie, devaient communiquer à toutes les sciences une impulsion sans pareille. L'avenir était plein de promesses qui devaient être largement remplies; la chirurgie en eut sa part. Benivieni, auteur original, mourut en 1502, avant d'avoir pu mettre la dernière main à ses écrits; mais ils furent rassemblés avec un soin précieux par son frère Jérôme, sous forme d'un petit traité qui se distingue de tous ceux qui l'ont précédé par un grand nombre d'observations qui lui sont propres, et qui constituent un recueil des plus curieux où l'on trouve en réalité les premières notions d'anatomie pathologique. Jean de Vigo, au contraire, se distingue par un traité dogmatique désigné sous le nom de *Pratica copiosa*, dans lequel A. Paré déclare avoir beaucoup étudié dans sa jeunesse.

Quant à Bérenger de Carpi, il est connu surtout par son traitement des maladies vénériennes, du *morbus gallicus*, qui faisait alors d'effrayants ravages dans la haute société italienne. Cela lui valut une immense fortune. Il publia aussi un traité des plaies de tête, qui est son véritable titre de gloire. On ignore la date précise de sa mort, qui eut lieu après 1530.

C'est à peu près à la même époque que le fougueux Paracelse, marchant sur les traces de Luther, voulut transporter dans la médecine la réforme que ce dernier venait d'accomplir dans les idées religieuses; mais le monde médical n'était pas mûr encore, et les extravagances dont Paracelse semait ses écrits et ses discours n'étaient pas faites pour rallier les esprits, malgré une incontestable supériorité.

Aussi, après la mort de Paracelse, l'Allemagne comme l'Italie rentrèrent-elles dans le repos, tandis que la France, épuisée par les luttes stériles soutenues par la confrérie de Saint-Côme contre les barbiers-chirurgiens et la Faculté de médecine, semblait attendre qu'un homme de génie lui montrât le chemin. Je ne parle point des autres contrées du nord de l'Europe, y compris l'Angleterre, qui se débattaient dans la barbarie.

C'est alors que parut A. Paré, ce grand génie qui pendant la dernière moitié du XVIe siècle tint le sceptre de la chirurgie. Né dans une condition des plus obscures, ayant étudié d'abord la chirurgie en la boutique d'un barbier, il sut s'élever par son seul mérite et sa persévérance au travail jusqu'au poste éminent de chirurgien du roi.

Les services qu'il a rendus à la science lui ont fait décerner le titre de *père de la chirurgie moderne*, et ses ouvrages restèrent pendant près d'un siècle les seuls véritablement classiques, remplaçant les traités de Guy de Chauliac et de Jean de Vigo, non seulement en France, mais en Espagne, en Angleterre, en Allemagne et même en Italie. Il eut ainsi une immense influence sur notre art; mais elle ne pouvait être durable, car, dominé par la philosophie de son époque, il ne sut pas se soustraire, malgré de nombreuses velléités d'indépendance, au joug de l'autorité des anciens. Sa chirurgie n'est donc qu'une réminiscence de celle de l'antiquité et particulièrement de celle d'Hippocrate. Comme le dit avec tant de raison Malgaigne, elle devait s'éteindre avec le maître, ses élèves n'étant plus inspirés par le génie, et ne pouvant trouver en eux-mêmes la vigueur nécessaire pour la féconder.

Après A. Paré, la chirurgie s'en alla donc déclinant, en France du moins, jusqu'à la fin du XVIIe siècle; car en Italie, Eustachi, Fallope, Vésale, Colombo, Ingrassias, Varoli et surtout Fabrice d'Acquapendente et Marc-Aurèle Severino enrichissaient l'anatomie et la chirurgie de découvertes inestimables.

C'est à la même époque qu'on voit la chirurgie scientifique pénétrer dans les contrées du nord de l'Europe où jusque-là elle avait été la proie des empiriques et des charlatans.

Jusqu'ici nous avons vu les chirurgiens, et nous pouvons dire aussi les médecins, dominés par l'autorité des anciens, ne jurer que sur la foi des ouvrages d'Hippocrate, de Celse, de Galien et des Arabes, et refuser pour ainsi dire de faire usage de leur raison quand elle se trouvait en désaccord avec les écrits de l'antiquité. Aussi, malgré des travaux importants, des perfectionnements et de réels progrès dans quelques branches toutes spéciales de l'art, à peu près inconnues des anciens, telles que les anaplasties et en particulier la rhinoplastie, la chirurgie des hernies, l'ophthalmologie et les lithotomies périnéale et sus-pubienne, l'art chirurgical est-il resté jusqu'à la fin du XVIIe siècle ce qu'il était du temps de Celse et de l'école d'Alexandrie.

Mais l'époque était venue où la parole de Descartes devait enfin ouvrir une nouvelle ère, et faire tomber à tout jamais les barrières qui s'opposaient au libre essor de la pensée. La seconde moitié du XVIIe siècle voit inaugurer cette philosophie qui enfantera tant de merveilles dans le XVIIIe, et le joug de l'autorité cède pour toujours à l'empire de la raison. Une pareille révolution ne pouvait s'accomplir dans les hautes régions scientifiques sans remuer profondément les sciences secondaires, et la chirurgie ne fut pas la dernière à s'en ressentir.

L'esprit d'observation fait place aux spéculations stériles et abstraites, et aux discussions sur les traités des anciens; les médecins commencent à penser par eux-mêmes et à lire dans le grand livre de la nature, sans se préoccuper de ce qu'ont pu dire sur telle ou telle question Hippocrate et Galien. Aussi, dès le commencement du XVIIIe siècle, voyons-nous les chirurgiens, pleins de confiance en eux-mêmes, et ne jugeant aucune entreprise au-dessus de leurs forces, commencer par faire table rase des travaux antérieurs et soumettre toutes les questions au creuset de l'expérience et de la raison.

Cette émancipation de l'esprit, en ce qui concerne notre science, se trouva d'ailleurs favorisée par d'autres circonstances qu'il importe au plus haut degré de ne point méconnaître : je veux parler de la réforme apportée dans l'enseignement de la chirurgie et de la fondation des sociétés savantes.

Dès 1671, Louis XIV, comprenant que c'était aux chirurgiens qu'il fallait demander l'enseignement de la chirurgie, avait nommé à la chaire d'anatomie et d'opérations Dionis, qui s'acquitta de cette tâche avec un tel éclat, un tel succès, que la cause fut définitivement gagnée. Tous les efforts de la Faculté de médecine pour ressaisir cet enseignement qui lui échappait furent inutiles, et l'on peut dire sans exagération que c'est de cette époque que date réellement l'émancipation des chirurgiens. Toutefois, ce ne fut qu'en 1724 que Mareschal et La Peyronie, chirurgiens du roi, obtinrent la création de cinq places de démonstrateurs au collège de Saint-Côme, chargés d'enseigner l'anatomie et la chirurgie. C'était bien peu sans doute pour suffire à une aussi grosse besogne. Aussi, peu de temps après, La Peyronie, dont le grand cœur, la noblesse de sentiments et le dévouement à la science égalaient la fortune, doubla-t-il ce nombre en se chargeant, avec une munificence jusqu'ici restée sans exemple, du traitement des nouveaux professeurs institués par lui.

C'est vers la même époque, en 1731, que ce grand homme de bien, auquel la chirurgie doit une reconnaissance éternelle, sollicita et obtint la création de cette *Académie de chirurgie* dont l'influence sur notre science se fait encore sentir aujourd'hui.

A cet ensemble de circonstances favorables le XVIIIe siècle doit de pouvoir être considéré comme le régénérateur de la chirurgie moderne. Il est dans l'ordre des choses morales des lois tout aussi certaines, tout aussi fixes que celles qui régissent l'ordre des choses physiques, de telle sorte qu'une situation étant donnée, des hommes surgiront nécessairement pour accomplir les évolutions marquées par la destinée. C'est ce qui advint pour la chirurgie au XVIIIe siècle.

La période de 1700 à 1750 est marquée par la trace lumineuse du plus grand génie dont puisse s'honorer la chirurgie française, et je dirais volontiers la chirurgie toute entière; j'ai nommé Jean-Louis Petit. Ce n'est point dans les livres hippocratiques, ni dans ceux de Celse, de Julien, ou des Arabes, que ce génie inventif allait puiser ses inspirations; car c'est à l'âge de quarante ans, alors qu'il était déjà à l'apogée de sa carrière, qu'il essayait d'apprendre le latin. Il ne le sut jamais assez bien pour pouvoir lire dans le texte original les auteurs de l'antiquité. C'est dans l'anatomie d'abord, puis dans les leçons du célèbre Littre, qu'il puisa cette connaissance profonde des diverses régions du corps et cette habitude du bistouri qui en firent le chirurgien le plus hardi et le plus accompli de son temps. De même, c'est dans le service de Mareschal à la Charité, ainsi que dans la pratique de la chirurgie civile et militaire, qu'il puisa ces intuitions soudaines, ces réflexions originales qui ont fait dire de lui qu'il *aurait inventé la chirurgie*. Aussi quand il dut, comme professeur et l'un des cinq démonstrateurs du collège de Saint-Côme, enseigner la chirurgie, fut-on saisi d'étonnement et d'admiration en l'entendant parler un langage qui différait tant de celui qu'on était accoutumé à écouter. Il dut faire de grands efforts pour se mettre au courant de la science qui avait cours alors, et l'on sent à chaque page, en lisant son traité des maladies chirurgicales, le penseur profond, l'observateur réfléchi et livré à lui-même, dominer l'imagination de l'érudit de fraîche date. Eh bien, le dirai-je, c'est là ce qui, selon moi, donne un si grand attrait à la lecture de ses œuvres. On aime à suivre ainsi dans les évolutions de la libre pensée ce puissant esprit aux prises avec les plus grandes difficultés de l'art.

Il ne faudrait pas croire toutefois que J.-L. Petit fût tout à fait exempt d'imperfections; il lui arriva souvent de conclure trop vite, avec des faits trop peu nombreux, emporté par sa trop brillante imagination, reproche fondé que l'on a adressé sans raison à un autre grand génie, à l'illustre Bichat.

Dans cette même période, autour de J.-L. Petit, gravitent des hommes d'un mérite incontestable : Mareschal, Lamartinière, Ledran, Foubert, Hévin, Bordenave, et enfin le célèbre Antoine Louis, secrétaire perpétuel de l'Académie de chirurgie, dont Petit fut le premier directeur.

Toute la deuxième moitié du XVIIIe siècle est remplie par la grande et importante figure de Desault qui eut l'insigne honneur d'avoir pour élèves et rédacteurs de ses leçons l'immortel Bichat et Chopart. L'influence de Desault sur la chirurgie de son temps n'est peut-être pas moins grande que celle de J.-L. Petit; mais il la doit à d'autres causes, et surtout à l'influence de sa position de chirurgien en chef de l'Hôtel-Dieu. Effectivement, c'est par sa pratique, sage et hardie tout à la fois, qu'il domina tous ses contemporains bien plus que par ses écrits, d'ailleurs peu nombreux. On dit généralement que c'est lui qui a fondé l'enseignement clinique; c'est une erreur dont a fait justice M. Raige-Delorme, en rappelant que depuis longtemps déjà Mareschal, et d'autres chirurgiens du commencement du XVIIIe siècle, admettaient des élèves français et étrangers à suivre leurs visites à l'hôpital, et par conséquent faisaient de la clinique et de la bonne clinique en formant des disciples à leur école. Ce qui est vrai, c'est que Desault créa l'enseignement oral de la clinique, de même que, dans ses leçons d'anatomie, il fut le premier qui envisagea cette science au point de vue chirurgical. N'oublions pas qu'un de ses plus grands titres à la reconnaissance de la postérité, c'est d'avoir apprécié comme elle méritait de l'être et d'avoir pratiqué avec succès la ligature de l'artère au-dessus de l'anévrisme, sans toucher à la tumeur, par la méthode d'Anel, invention faussement attribuée au grand Hunter.

Toutes les institutions de l'ancien régime furent emportées par la grande rénovation sociale de 1789, et la loi du 18 août 1792 fit définitivement disparaître l'ancienne Faculté de médecine. Mais les guerres incessantes que soutenait alors la République ne tardèrent pas à faire sentir le besoin de créer une forte génération de chirurgiens instruits.

Un décret daté du 14 frimaire an III (4 décembre 1794) réorganisa l'enseignement médical et créa trois écoles de santé à Paris, Montpellier et Strasbourg. L'École de Paris eut douze professeurs, et la chirurgie, incorporée cette fois et irrévocablement fondue avec la médecine, fut représentée par Chopart et Percy pour la pathologie externe, par Sabatier pour la médecine opératoire et Desault pour la clinique chirurgicale. Enfin le décret de 1808, qui fonda l'Université impériale, changea le nom de l'École de Paris en celui de Faculté de médecine.

Cette organisation nouvelle ne tarda pas à porter ses fruits, et c'est à elle que la chirurgie française doit d'avoir conservé dans le XIXe siècle la suprématie qu'elle avait su prendre et garder pendant tout le XVIIIe. J'avais eu d'abord l'intention de poursuivre cette esquisse historique rapide, et de vous présenter un tableau des progrès accomplis en chirurgie depuis la fondation de la nouvelle Faculté jusqu'à nos jours. Je vous aurais montré par exemple le prudent, le sage, le méthodique Boyer, résumant toute la doctrine de l'ancienne Académie de chirurgie, c'est-à-dire toute la science du XVIIIe siècle, et y ajoutant sa propre expérience et celle de ses contemporains, dans un traité resté pendant plus d'un quart de siècle comme le *vade-mecum* des chirurgiens, le livre classique par excellence. Je vous aurais présenté, à côté de Boyer, la personnalité de Dupuytren, clinicien de premier ordre, professeur d'une lucidité merveilleuse, opérateur distingué, mais écrivain médiocre et d'un génie peu inventif, qui eut par ses leçons une si immense influence sur la chirurgie contemporaine. J'aurais voulu vous transporter ensuite à cette époque féconde et pleine d'agitation passionnée, où, dans les écrits périodiques comme dans les traités de longue haleine, dans les luttes ardentes des concours comme dans les thèses de la Faculté, on commençait à ébranler les doctrines de Boyer, et à demander que les dogmes de la science fussent assis sur de plus larges bases que celles qui lui avaient été données au XVIIIe siècle et au commencement du XIXe. Je vous aurais fait voir enfin Malgaigne, le chef de la nouvelle école que j'appellerais volontiers *réaliste*, tour à tour journaliste, académicien, professeur, attaquant, avec une animation et une verve caustique inépuisables, les opinions de ses adversaires scientifiques qu'il qualifiait, durement parfois, de de cartésiens ou de théoriciens d'imagination pure.

Mais, Messieurs, ce tableau ne serait rien moins que l'histoire de toute la chirurgie depuis un demi-siècle, et il dépasserait beaucoup les bornes que je pourrais lui consacrer.

Je me hâte donc de passer maintenant à l'examen des conditions indispensables à l'enseignement de la pathologie chirurgicale.

J'ai dit précédemment que l'étude de la chirurgie comprenait la pathologie chirurgicale proprement dite, la médecine opératoire et la clinique, et qu'il n'était pas toujours possible de fixer nettement la délimitation de ces trois divisions de la même science. Aussi entendez-vous souvent faire au professeur de clinique, comme au professeur de médecine opératoire, le reproche d'empiéter sur le domaine de leur collègue, le professeur de pathologie externe, et réciproquement. Mais il est impossible qu'il en soit autrement; la chirurgie forme pour ainsi dire un tout indivisible; c'est pour en faciliter l'enseignement et l'étude qu'il a fallu faire des divisions qu'il n'est pas facile de toujours respecter. Ainsi, par exemple, quand je traiterai des fractures, décrirai-je nécessairement et avec détails les bandages et appareils, et cependant vous entendrez les professeurs de clinique et de médecine opératoire insister de leur côté, et avec raison, sur ces mêmes bandages et appareils.

Il faut en prendre son parti. Après tout, il vaut mieux vous enseigner plusieurs fois des choses nécessaires que de ne pas vous les enseigner du tout, ainsi que cela pourrait arriver si chacun de nous s'en rapportait à ses collègues sur le soin d'en traiter spécialement.

Il pourra paraître oiseux à quelques-uns d'insister sur l'utilité de la pathologie chirurgicale; il faut cependant bien que je vous dise pourquoi on l'a séparée de la clinique et de la médecine opératoire, et quels sont les avantages de cette séparation.

Supposez un homme, doué d'une intelligence au-dessus de la moyenne, d'un esprit cultivé par des études antérieures et ayant même déjà quelques notions de l'art de guérir; puis, mettez-le en présence d'un malade qui vient de subir une lésion grave d'un membre; sera-t-il en état d'apprécier s'il s'agit d'une fracture, d'une luxation ou d'une simple contusion? Combien faudra-t-il qu'il voie de cas semblables ou analogues pour arriver seulement à distinguer le genre de lésion qu'il a sous les yeux? Combien de temps pour que son éducation soit complète, même en supposant qu'en sa présence un homme de l'art porte secours au blessé, réduise la luxation ou panse la fracture?

Or, cet homme, Messieurs, c'est vous, c'est moi, c'est nous tous, la première fois que nous avons mis le pied dans un hôpital sans notions préalables de pathologie chirurgicale ou avec des notions incomplètes. C'est pour obvier autant qu'il est possible à ces difficultés inhérentes à toute science d'observation qu'ont été créées, imaginées les études dogmatiques. En chirurgie, ces études sont la pathologie externe, et, pour compléter les suppositions que je faisais précédemment, je dirai que ce même homme intelligent et bien doué, mis en présence d'un malade atteint d'une lésion qu'il n'a pas encore vue, mais dont il possède parfaitement l'histoire, la reconnaîtra sans trop d'hésitation, et sera en état, sinon de pouvoir porter les secours efficaces du praticien consommé, du moins de ne *pas nuire*. Or, on l'a dit avec raison, le premier devoir du médecin instruit est de ne pas nuire; *primo non nocere*.

L'étude de la pathologie chirurgicale est donc indispensable à celui qui veut fréquenter les services de chirurgie; elle doit précéder les études cliniques ou tout au moins coïncider avec elles; car je ne suis point de ceux qui pensent qu'un élève ne doit suivre les hôpitaux que quand il a acquis des connaissances complètes en pathologie. D'abord, on familiarise avec le spectacle, bien pénible et cruel d'abord, des souffrances humaines; puis la fréquentation des hôpitaux a cet avantage, qu'on exerce son esprit à reconnaître, à deviner des problèmes pathologiques dont on ira plus tard, si l'on est étudiant, demander la solution aux traités de pathologie.

Peut-être objectera-t-on à cette manière d'envisager la direction des études médicales que ce n'est point ainsi que la science s'est constituée; que les premiers qui se sont livrés à l'art de guérir ont bien su devenir médecins sans études dogmatiques préalables, et que bon nombre de grands génies, parmi lesquels on pourrait citer A. Paré et J.-L. Petit, ont procédé d'une manière inverse, c'est-à-dire ont étudié la nature avant de lire les traités dogmatiques, ce qui ne les a pas empêchés de devenir les premiers chirurgiens de leur époque.

Défiez-vous, Messieurs, de ces paradoxes. L'exemple de Paré et de Petit ne prouve qu'une chose, à savoir que le génie, uni à un travail opiniâtre et à une volonté de fer, peut vaincre tous les obstacles. Quant à cet argument que les premiers qui ont pratiqué l'art de guérir ont d'abord étudié les malades, n'est-il pas évident que c'est parce qu'il ne leur a pas été possible de faire autrement. C'est là le début obligé de toute science d'observation : l'art précède toujours la science. Mais, quand la science est faite, ce serait folie que de vouloir revenir en arrière et de recommencer le travail des siècles ; cela, je le répète, n'est permis qu'au génie.

La pathologie a pour but, en décrivant les maladies, de faire connaître leurs causes, leurs symptômes et leur traitement. Les *causes* des affections chirurgicales sont en général plus faciles à saisir que celles des affections médicales, leur connaissance importe beaucoup, et déjà, dans les livres hippocratiques, on en trouve les premiers éléments ; le livre *de l'air, des lieux et des eaux,* c'est, en d'autres termes, la recherche des causes des maladies.

Les *symptômes* offrent souvent plus d'évidence que ceux des affections dites internes, mais ils exigent non moins d'attention, de sagacité et de pénétration. A la description des symptômes se rattache ce que l'on a nommé le *diagnostic* proprement dit, le *diagnostic différentiel,* et enfin le *pronostic*, auquel les anciens attachaient une importance beaucoup plus grande que les modernes.

Quant au *traitement*, il ne faudrait pas croire qu'il soit en entier du ressort du professeur de médecine opératoire ; ce dernier est plus spécialement chargé de la description des divers procédés à l'aide desquels on guérit les maladies chirurgicales et de leur exécution, tandis qu'au professeur de pathologie chirurgicale incombe le soin de faire connaître les moyens tant médicaux que chirurgicaux qu'on leur oppose. Mais je ne dois pas plus entrer dans les détails d'une opération, de la ligature d'une artère, par exemple, que je ne puis vous faire connaître la composition d'une pommade ou d'un emplâtre.

Pour arriver à la connaissance des maladies, la pathologie chirurgicale se base :

1° Sur l'anatomie normale et particulièrement sur cette branche de l'anatomie normale dite anatomie appliquée ou médico-chirurgicale ;

2° Sur l'anatomie pathologique ;

3° Sur les sciences dites accessoires, c'est-à-dire sur la chimie et la physique ;

4° Sur l'histoire de l'art, c'est-à-dire sur les travaux antérieurs ;

5° Enfin, et avant tout, sur l'observation clinique.

Si, pour le médecin, l'utilité de l'anatomie est incontestable, on peut dire qu'elle est bien plus indispensable encore au chirurgien. Comment concevoir qu'on puisse faire une ligature ou l'opération de la taille sans avoir une connaissance parfaite de la région dans laquelle on manœuvre ? Nous avons vu cependant les Grecs, jusqu'à l'école d'Alexandrie, n'avoir que des notions fort incomplètes de l'anatomie humaine, et c'est là sans doute une des raisons pour lesquelles la chirurgie est restée dans toute l'antiquité, et jusqu'au XVIIe siècle, en un état de grande infériorité relativement à la médecine.

On demeure étonné de voir les dissections d'Hérophile et d'Érasistrate n'avoir presque aucune influence sur le perfectionnement de la chirurgie, et, à une époque plus rapprochée de nous, on s'explique difficilement comment les découvertes de Vésale, de Fallope, d'Eustachi n'imprimèrent pas à l'art, immédiatement au moins, un plus grand développement. C'est qu'alors, sans doute, l'anatomie était pratiquée pour l'anatomie elle-même et non en vue de la chirurgie, et que d'ailleurs, elle manquait de son flambeau indispensable, la physiologie. Aussi n'est-ce guère qu'à partir de l'époque où Desault étudia l'anatomie en chirurgien qu'on voit la médecine opératoire faire de rapides progrès, pour arriver enfin au point où elle en est aujourd'hui. C'est donc surtout dans l'anatomie dite chirurgicale que la pathologie doit chercher un point d'appui, sans négliger les indications fournies par la physiologie et les expérimentations sur les animaux.

Tributaire de l'anatomie pathologique, la pathologie chirurgicale ne saurait se passer de son concours; c'est elle qui nous révèle la cause et le siège de l'étranglement dans les hernies, les variétés du déplacement dans les fractures et les luxations, la structure et la composition anatomique des tumeurs si diverses et si nombreuses. Elle rend de si grands services qu'on s'explique difficilement comment l'art a pu se passer de son concours jusqu'au XVe siècle, ou Benivieni fut, sinon le premier, du moins l'un des premiers qui firent sentir l'importance de son étude. On sait en effet que les anciens, les Arabes et même les arabistes, non seulement ne disséquaient point les cadavres, mais ne les ouvraient même point, dans le but, cependant si naturel et si simple, de rechercher les causes de la mort.

La chirurgie emprunte beaucoup à la chimie et à la physique. La chimie par exemple nous fait reconnaître la présence de l'albumine, du sucre, du pus dans les urines; elle nous révèle leur acidité et leur alcalinité, elle nous fait connaître la composition des calculs, et celle des liquides qu'on extrait des kystes de l'ovaire ou d'autres régions.

Quant à la physique, ses applications sont nombreuses et importantes. Citons d'abord et en première ligne le stéthoscope, que Lisfranc a proposé d'appliquer au diagnostic de certaines fractures obscures, et que tous les jours nous employons pour l'exploration des vaisseaux et particulièrement pour reconnaître les anévrismes.

La percussion avec ou sans le plessimètre n'est qu'une application des notions de physique sur la transmission des sons.

Grâce au laryngoscope, les affections du larynx non seulement sont facilement reconnues, mais encore on peut y porter avec sûreté des instruments dont la manœuvre eût été impossible sans son concours.

Que de progrès n'a pas fait faire à l'ophthalmologie la découverte de l'ophthalmoscope, pour le diagnostic des maladies profondes de l'œil!

Ars longa, vita brevis, disait le vieil Hippocrate. C'est qu'en effet la vie d'un homme, si laborieuse qu'elle soit et si remplie qu'on la suppose, est bien limitée quand on la compare à l'immensité des connaissances à acquérir. Une des premières conditions pour s'instruire est donc de puiser dans les ouvrages des bons auteurs le résumé de leur pratique; c'est ainsi que nous ajoutons à notre expérience propre, celle des maîtres qui nous ont précédés. Toutefois, ici comme en toutes choses, il faut user, non abuser. L'érudition est bonne à la condition qu'elle sera utile. J'en userai asssurément; mais avec sobriété et réserve, laissant l'érudition de luxe aux érudits de cabinet et me bornant à vous signaler dans les bons auteurs les perfectionnements importants, les progrès réels accomplis.

J'ai dit enfin que la source principale à laquelle devait puiser la pathologie, c'était l'observation, c'est-à-dire l'observation clinique, l'expérience, les faits en un mot. *Ars tota in observationibus*, disait encore Hippocrate. Eh bien, *tota* n'est pas *exact*, et déjà Morgagni avait dit comme correctif et avec raison; *non numerandæ sed perpendendæ observationes.* De nos jours, on semble accepter de plus en plus cette philosophie qui considère les faits comme la *base de tout*, pour me servir de l'expression même de Claude Bernard.

Mais de tous côtés vous entendez dire : rien n'est brutal comme un fait. Avez-vous des faits pour établir ce que vous avancez?

Comme toutes les sciences d'observation, la chirurgie ne peut et ne doit s'établir que sur des faits; mais dire que l'art tout entier est dans les faits, c'est avancer une proposition qui réduirait la pathologie à une opération d'arithmétique. Cette autre proposition que les faits sont la base de tout est plus vraie, mais elle n'exprime pas encore la vérité tout entière et veut être complétée. Si les faits sont la base de tout, comme le dit Claude Bernard, il faut cependant ajouter, pour continuer la métaphore, que poser les bases d'un édifice scientifique ce n'est pas construire l'édifice lui-même; des faits dont on ne tirerait point de conclusions, sur lesquels le raisonnement ne s'exercerait point, resteraient stériles et sans portée. Le raisonnement est donc aussi indispensable pour constituer la science que les faits qui lui servent de base. Hâtons-nous d'ajouter que raisonner ne signifie point faire des hypothèses, mais tirer d'une série de faits, bien observés, les déductions légitimes qu'ils comportent. Agir autrement, c'est-à-dire se borner à enregistrer les faits purement et simplement, serait faire abstraction de sa raison.

Vous saurez, j'espère, vous tenir dans cette juste mesure ; vous observerez d'abord, sans idée préconçue, avec calme et sans passion : telle est la première condition dans toute science basée sur l'expérience. La seconde condition, c'est de rassembler les faits, de les comparer, de les raisonner, et d'en tirer les déductions qui en découlent légitimement.

L'une est aussi indispensable que l'autre ; mais gardez-vous d'exagérer l'une au profit de l'autre, la bonne harmonie ne tarderait pas à être troublée, et l'on tomberait dans les excès tant et si amèrement reprochés, tantôt aux partisans de la méthode *numérique*, tantôt aux adhérents de la méthode de Descartes.

Vous entendrez dire souvent, et même par des médecins, très instruits d'ailleurs, que l'étude de la chirurgie offre beaucoup moins de difficultés que celle de la médecine ; cette opinion est même si générale qu'il n'est peut-être pas un de vous auquel on n'ait dit qu'il valait mieux plutôt commencer par fréquenter les cliniques de chirurgie que celles de médecine, toujours pour cette raison que les études médicales étaient moins accessibles aux débutants.

Il y a du vrai dans cette opinion, comme dans toutes

celles d'ailleurs qui s'accréditent aussi généralement; mais il importe au professeur de pathologie chirurgicale de vous démontrer qu'elle pèche par la base, et, de plus, qu'il serait dangereux de l'accepter trop aveuglément.

Sans doute, si l'on n'a égard qu'à un certain ordre de lésions assez simples et très communes, telles que les plaies, les ulcères, les furoncles, les brûlures, les contusions, etc., l'étude de la pathologie externe n'est pas très compliquée, et le traitement en est simple, à la portée de tous les élèves, même des débutants.

Mais, si l'on envisage les affections, telles que les fractures et les luxations, avec leurs formes si variées, et les complications qu'elles entraînent, soit du côté des viscères, soit dans les parties adjacentes; si on passe successivement en revue les hernies, les abcès superficiels et profonds et toutes leurs variétés; les tumeurs de toutes sortes, sur la composition, la nature et la structure desquelles les débats ne font pour ainsi dire que naître; puis les affections si compliquées des organes génito-urinaires, celles des yeux, etc., etc. (et je m'arrête de crainte de vous effrayer par une énumération trop complète), on ne tarde pas à modifier ces premières impressions. D'ailleurs, pour peu qu'on veuille bien réfléchir, ne voit-on pas que, pour étudier fructueusement la pathologie externe, il faut d'abord avoir des connaissances en pathologie interne, parce que le chirurgien doit nécessairement être médecin, tandis qu'il n'est pas absolument indispensable que le médecin soit chirurgien.

Voyez plutôt : l'inflammation des veines, la phlébite, est une affection placée sur les limites de la médecine et de la chirurgie, de telle sorte qu'il en est traité dans les livres et les cours de pathologie externe et de pathologie interne. Or la phlébite entraîne souvent la formation d'abcès, soit au voisinage de la veine, soit loin du lieu malade; elle donne naissance à la gangrène, au sphacèle, et, pour toutes ces lésions, qui relèvent exclusivement de la pathologie externe, les médecins renvoient purement et simplement les lecteurs, les auditeurs et aussi les malades, au chirurgien, pour qu'il avise, et sans autrement s'en préoccuper. Au contraire, le chirurgien qui ne peut décider qu'en pleine connaissance de cause ce qu'il doit faire, doit rechercher l'origine de ces abcès, de ces sphacèles qui sont la conséquence tantôt de la phthisie, tantôt du cancer, tantôt d'embolies, suites de lésions vasculaires, et le voilà aux prises avec toutes les difficultés de la pathologie interne.

J'ai en ce moment même, dans mon service, un individu atteint d'un sphacèle, d'une gangrène totale de la jambe droite, survenue tout à coup, spontanément, sans cause appréciable.

Selon toute probabilité, cette gangrène reconnaît pour cause une oblitération du système veineux; mais sous quelle influence s'est développée cette phlébite? est-ce une affection des voies pulmonaires, ou bien une lésion de la circulation? ou bien encore une de ces diathèses ou cachexies qui entraînent après elles des oblitérations veineuses? Vous comprenez bien qu'il est impossible d'instituer un traitement, soit médical, soit chirurgical, sans résoudre ce problème. Nous voilà donc obligé de scruter, d'interroger tous les viscères, de nous faire médecin en un mot, avant de songer à l'action chirurgicale, tandis que le médecin qui a envoyé ce malade dans nos salles n'a pas à s'en inquiéter.

Eh bien, Messieurs, il en est ainsi de presque toutes les questions de pathologie chirurgicale? Elles ont toutes plus ou moins leur côté médical, et c'est là ce qui, selon moi, complique le plus la symptomatologie et la diagnose chirurgicales.

De même, lorsqu'il s'agit de la thérapeutique, le chirurgien n'a pas seulement à se préoccuper de la médecine opératoire proprement dite, mais aussi de tous les moyens que la matière médicale met à sa disposition. Il doit combattre les inflammations viscérales ou autres qui accompagnent ou compliquent la plupart des affections chirurgicales, par la médication dite antiphlogistique; il aura souvent à manier les préparations de quinquina pour couper court à ces fièvres intermittentes, à ces névralgies périodiques, si fréquentes dans les salles de chirurgie; il devra souvent faire usage du tartre stibié, des purgatifs, des toniques de toutes sortes; en un mot, il lui faudra constamment puiser dans l'arsenal médical, comme le font les médecins. Mais, de plus, il lui faudra connaître tous les principes de l'art opératoire. Or chaque malade a, pour ainsi dire, son traitement chirurgical spécial, et souvent la même affection réclame une opération différente suivant la région qu'elle occupe. On pratique contre les anévrismes la ligature des artères; mais celle de la fémorale contre l'anévrisme poplité diffère totalement de celle de l'axillaire ou de la carotide. Que de détails, que de soins, que d'attention, que d'adresse, que de sang-froid, que d'instruction, que de courage ne faut-il pas au chirurgien pour exercer dignement son art! J'aurai résumé toute ma pensée sur ce sujet en vous disant que le chirurgien doit être médecin, tandis que le médecin peut, à l'extrême rigueur, ne pas être chirurgien.

J'en ai dit assez, je pense, pour vous faire voir que l'étude de la pathologie chirurgicale offre autant de difficultés au moins que l'étude de la pathologie interne, et qu'il est aussi difficile d'être bon chirurgien que bon médecin. Mais n'allez point vous méprendre sur le sens et la portée de mes paroles, et croire que j'ai cherché à établir la prééminence de la chirurgie sur la médecine. Loin de moi une pareille pensée! J'ai voulu seulement faire justice de ce vieux préjugé que les études chirurgicales exigeaient moins d'efforts et de science que celles de la médecine.

Que vous dirai-je maintenant de l'esprit dans lequel je compte faire ce cours? Après l'exposé que je viens de faire, vous connaissez déjà quelles sont mes tendances, et comment j'envisage l'étude de la chirurgie.

En première ligne, je place la méthode, sans laquelle toute description devient impossible. C'est grâce à l'ordre et à la méthode que le professeur peut enseigner, et que les élèves peuvent retenir.

S'il importe de ne pas être exclusif, de ne point rejeter sans examen des opinions nouvelles, par cela seulement qu'elles sont en contradiction avec les idées généralement reçues, il ne faut point non plus tomber dans l'idée opposée. De notre temps, la littérature médicale a pris de tels développements que, si l'on voulait entreprendre de lire tout ce qui se publie, la vie n'y saurait suffire. D'ailleurs, parmi les travaux si nombreux qu'enfantent et le besoin dévorant d'une presse quotidienne et le désir bien naturel de se faire un nom, combien peu vivent au delà de la semaine qui les a vus naître? Ce serait surcharger votre mémoire que de vous entretenir de tous ces travaux : le devoir du professeur est d'en extraire l'idée utile, s'il y en a, et d'attirer votre attention sur les choses véritablement bonnes et sérieuses.

Enfin, un des devoirs, à mes yeux le plus important, du professeur, est de toujours donner son opinion, même dans les questions douteuses; que dis-je, surtout dans les questions en litige, et de savoir en assumer la responsabilité. Il est impossible qu'arrivé à l'âge où nous sommes, un chirurgien qui a profondément réfléchi sur une question, même très ardue, n'ait pas une préférence pour une solution, en un mot n'ait pas pris son parti. Car, remarquons-le bien, la chirurgie n'est pas une science abstraite et purement spéculative. Au sortir de l'école, un jour ou l'autre, vous vous trouverez en présence des cas discutés dans cet amphithéâtre, et il faudra vous décider. Voilà pourquoi, après vous avoir exposé l'état de la science, je vous dirai nettement mon avis, et bien rarement il m'arrivera de vous laisser dans l'incertitude.

Tels sont, Messieurs, les principes qui dirigeront mon enseignement. J'ai dit tout récemment, dans la préface de mon *Traité d'anatomie médico-chirurgicale*, que je n'étais ni un servile adorateur des faits, ni un partisan quand même de l'*évidence cartésienne*. Je tiens à répéter ici que, selon moi, la vraie méthode scientifique est celle qui consiste à rassembler les faits, à les contrôler, à les comparer, puis à se servir du raisonnement pour en tirer les déductions légitimes qu'ils comportent.

DE LA SCAPULALGIE

PREMIÈRE LEÇON

Raisons qui m'ont déterminé à choisir ce sujet. — Exposition d'un cas type de scapulalgie pour servir de prologue à l'histoire de cette affection. — Diagnostic anatomique. — Exposé de la méthode opératoire appliquée à ce cas spécial. — Résultat.

Messieurs,

Nous avons en ce moment[1] dans nos salles un certain nombre d'individus atteints de maladies de l'articulation scapulo-humérale que le hasard y a réunis. J'ai pensé qu'il fallait profiter de cette circonstance pour exposer et faire ressortir les traits saillants ou encore peu étudiés de ces affections. N'allez pas croire cependant qu'empiétant sur les prérogatives de mon collègue le professeur de pathologie externe, je vous fasse un exposé complet et dog-

1. Le lecteur doit être averti que ces leçons ont été prononcées et recueillies par la sténographie à l'hôpital de la Pitié en 1868, mais que j'ai fondu avec elles d'autres leçons faites plus tard à l'Hôtel-Dieu sur le même sujet. (A. R.)

matique de la scapulalgie. Telle n'est pas ma pensée; je me bornerai à vous faire connaître mes idées personnelles, le résultat de mes observations relatives aux malades qui sont confiés à mes soins; en un mot, je tiendrai à me renfermer le plus possible dans mon rôle de professeur de clinique, c'est-à-dire dans l'étude approfondie des cas qui passent sous vos yeux.

Je commencerai donc aujourd'hui par vous exposer l'histoire du malade qui va subir la résection de la tête humérale, en insistant particulièrement sur la difficulté du diagnostic anatomique, et sur les conséquences pratiques qui en découlent.

Observation I.

Fort et vigoureux, M..., âgé de 32 ans, ne présente aucun des attributs de la scrofule, bien qu'il fût atteint d'une de ces affections que l'on regarde généralement comme à peu près spéciale aux individus en puissance de cette diathèse. Quatre ans auparavant, sans cause connue, son mal avait débuté par une douleur assez vive dans l'épaule gauche; elle persista cinq à six mois et fut suivie d'un gonflement énorme de la partie supérieure et postérieure du moignon de l'épaule. A cette époque, il entra à l'hôpital Beaujon dans le service de Morel-Lavallée qui lui pratiqua au niveau de la tuméfaction une incision, laquelle resta fistuleuse et n'était pas encore fermée lorsqu'il vint dans mon service. Le malade prétend qu'il n'est pas sorti de pus au moment de l'incision; mais cela n'est guère probable, et la persistance de la fistule suffit pour attester qu'il avait dû se produire, soit immédiatement, soit plus tard, un écoulement purulent.

Après cette opération, un mieux sensible se manifesta dans l'état du malade et dura près de deux ans. Les douleurs avaient presque complètement disparu, les mouvements étaient devenus possibles, lorsque, tout à coup, il survint à la partie antérieure de l'épaule une tuméfaction considérable, analogue à celle qui s'était produite deux ans auparavant au côté postérieur. Cette tuméfaction se termina, comme la précédente, par un abcès, mais celui-ci s'ouvrit spontanément à la partie antérieure du moignon scapulaire, à quatre centimètres au-dessous de l'acromion. Cet abcès se comporta comme le premier : une seconde fistule se produisit et existe encore actuellement. Le malade se trouva soulagé par le fait de cette ouverture, et peu à peu, l'écoulement de pus ayant beaucoup diminué, le pauvre homme put encore une fois se croire guéri.

Enfin, en janvier 1868, un nouvel accident survint. Tout à fait derrière l'épaule, au-dessous de l'épine de l'omoplate, dans la fosse sous-épineuse, apparut un gonflement plus considérable que les précédents; un troisième abcès en résulta; il fut ouvert et se transforma également en trajet fistuleux. En ce moment, le malade a donc sur le moignon de l'épaule trois fistules : une antérieure, datant d'un an environ; une postérieure, de six mois; et enfin une intermédiaire, existant depuis près de quatre ans.

Il faut maintenant entrer dans l'examen complet du malade, et cette étude doit être faite avec le plus grand soin, afin d'en tirer les éléments rigoureux du diagnostic et du pronostic, et surtout pour justifier le traitement que je me propose de mettre en pratique. Ces quelques développements ne vous paraîtront pas trop longs, car ils nous éviteront par la suite des redites, et serviront en même temps à bien fixer dans votre mémoire les symptômes de la scapulalgie, tels que vous les rencontrerez le plus souvent.

Ce qui frappe tout d'abord, c'est la déformation du moignon de l'épaule. En le regardant par la partie antérieure, on le dirait aplati; la peau qui le recouvre a une teinte brunâtre toute particulière, qui provient certainement, aussi bien des changements pathologiques profonds survenus dans les parties malades, que des agents thérapeutiques mis en usage pour combattre la maladie. Toute cette région est parsemée de traces de nombreux vésicatoires et de cicatrices, qui montrent que le cautère et le fer rouge ont été tour à tour employés.

Les trois fistules que je vous ai décrites fournissent peu de pus actuellement, excepté toutefois celle de la partie antérieure.

Pour faciliter la description de ces fistules diverses de la scapulalgie, j'ai pris depuis longtemps l'habitude d'appliquer un nom à chacune d'elles, et je n'ai pas besoin de vous faire remarquer que ces dénominations, tirées de la situation anatomique de ces fistules, sont, en quelque sorte, caractéristiques de cette affection, et que vous les rencontrerez toujours dans les mêmes points.

A l'antérieure, je donnerai le nom de *fistule bicipitale*, car c'est par la gaine de la longue portion du biceps qu'elle communique avec l'articulation scapulo-humérale, et c'est en suivant cette gaine que le pus est venu apparaître à la partie antérieure du bras. Elle permet au stylet de pénétrer jusque dans l'article, et l'on reconnaît, en remontant de bas en haut, et de dehors en dedans, suivant le trajet fistuleux, une corde dure et tendue qui n'est autre que le tendon de la longue portion du biceps.

Je nommerai la fistule postérieure, celle qui est située au-dessous de l'épine de l'omoplate, dans la fosse sous-épineuse, *fistule sous-épineuse*, non pas que le pus soit arrivé dans cette région en suivant le tendon du sous-épineux, mais parce que c'est au-devant de ce muscle qu'il se collecte et se fait ordinairement jour. Voici comment les choses se passent : le pus qui est renfermé dans l'articulation, trouvant une issue facile dans la gaine du muscle sous-scapulaire dont le tendon pénètre dans l'article, arrive par cette voie jusque sur le bord axillaire de l'omoplate. Arrivé là, quelquefois il se déverse à la partie antérieure du scapulum — ce qui est rare, et, pour mon compte, je n'en ai vu qu'un exemple, — tandis que le plus souvent il se porte en arrière dans la fosse sous-épineuse.

Quant à la troisième fistule, la plus ancienne, je l'appellerai *fistule deltoïdienne*, parce qu'elle était creusée à travers les fibres mêmes de ce muscle. Il est probable qu'au début elle ne communiquait pas avec l'articulation, et que le pus avait pris naissance et était contenu dans la bourse séreuse développée entre la capsule fibro-synoviale et la face profonde du deltoïde, ainsi que j'en ai observé l'année dernière un cas, chez une jeune fille de 16 ans. Ce n'est alors que consécutivement, et, par suite, de la perforation de la paroi profonde de cette bourse séreuse, que l'articulation est envahie. Toujours est-il que, par cette voie, nous avons pu, à l'aide du stylet, parvenir jusque sur la tête humérale.

Ce malade ne présente pas d'autre fistule. Mais ne croyez pas que ce soient les seules que l'on puisse rencontrer dans la scapulalgie. En vous faisant l'histoire générale de cette affection, vous verrez que l'on en trouve parfois dans l'aisselle (fistule axillaire) et même dans les creux sus et sous-claviculaires. Je vous expliquerai alors leur origine et leur mode de formation. C'est dans ces cas qu'on rencontre les ganglions axillaires plus ou moins tuméfiés, parfois même suppurés, et je vous citerai à cette occasion les exemples curieux et intéressants de deux malades sur lesquels cet engorgement ganglionnaire a déterminé des accidents sérieux, et même mortels dans un cas postérieurement à la résection.

Chez notre malade, il n'existe aucun engorgement ganglionnaire.

L'épaule du côté gauche (côté affecté) est un peu plus élevée que celle du côté opposé, ce qu'il est facile de constater quand, laissant le malade à lui-même, les deux bras accolés au tronc, on se place devant lui. Comment expliquer cette différence? Par ce fait que le muscle trapèze est presque constamment dans un état de contraction, ou plutôt de contracture. Vous observerez ce phénomène de contracture des muscles qui environnent les jointures chez presque tous les malades atteints d'arthrite, quelle que soit l'articulation. C'est ainsi que, pour le genou, il y a une flexion déterminée par la contracture des muscles fléchisseurs de la jambe; de même pour la hanche on observe la flexion de la cuisse sur le bassin. Vous savez que ces contractures musculaires ont même beaucoup préoccupé les chirurgiens, Bonnet et Velpeau particulièrement.

Les *mouvements* dont jouit encore cette articulation doivent aussi nous arrêter un instant. L'élévation est complètement impossible, et, si l'on demande au malade de lever le bras, il est facile de voir que l'épaule tout entière s'élève en même temps, et ce n'est qu'après de nombreux efforts qu'il parvient à détacher quelque peu son membre du plan du corps. L'atrophie, et peut-être déjà la transformation graisseuse du deltoïde, rend l'abduction presque nulle; les quelques mouvements incertains, faibles et mal réglés qui persistent encore, sont dus au trapèze qui tend à relever le moignon en totalité. L'adduction est très légère et à peine marquée. Les mouvements en avant et en arrière existent encore un peu, mais très limités, et ne se passent même pas dans l'articulation scapulo-humérale. En effet, lorsque l'on fixe avec la main l'angle de l'omoplate, tout en faisant mouvoir l'humérus, on voit bien un léger mouvement de glissement s'exécuter entre la tête humérale et la cavité glénoïde; mais ce mouvement est si peu marqué qu'il faut beaucoup d'habitude pour le saisir. Si l'on essaye alors de porter le bras un peu plus loin, on entraîne avec l'humérus le scapulum, et l'on acquiert la certitude que ce second mouvement se passe bien évidemment dans les articulations de la clavicule. Enfin, il existe encore un certain degré de rotation, et c'est là un point capital, puisqu'il prouve que l'ankylose n'est pas absolue, qu'il n'y a pas *fusion* entre les deux surfaces articulaires, et que la séparation entre la tête humérale et la cavité glénoïde pourra s'opérer sans trop de difficultés, soit que l'on recoure à la désarticulation ou à la résection.

Tels sont les phénomènes que l'on constate *de visu* ou par la palpation; mais cela ne suffit pas. Il nous faut pénétrer plus avant et arriver jusque sur les lésions elles-mêmes. Or c'est au moyen du stylet introduit dans chaque orifice fistuleux, qu'on peut obtenir ce résultat. Il faut savoir toutefois qu'il y a presque toujours dans cette exploration des difficultés assez grandes; car les fistules ne s'ouvrent jamais ou presque jamais vis-à-vis du point malade; elles suivent un trajet plus ou moins oblique, plus ou moins sinueux. Le pus, au lieu de se frayer directement un passage au niveau de l'interligne articulaire, comme dans d'autres affections de ce genre, celles du genou ou du coude, par exemple, suit toujours, ainsi qu'il a été dit déjà, tantôt la gaine bicipitale, tantôt le bord axillaire de l'omoplate ou la face profonde du deltoïde, et vient ainsi apparaître à 4 ou 5 centimètres au-dessous de l'articulation. Aussi, lorsque vous voulez explorer avec le stylet la partie malade, devez-vous lui donner d'abord une direction parallèle à l'humérus; puis, après un trajet variable, vous le redresserez, afin de le présenter plus ou moins perpendiculairement à la surface de l'os. Malgré toutes ces précautions, ne croyez pas cependant qu'il soit toujours facile de parvenir jusque sur la lésion osseuse. Chez notre malade, en effet, quelle que soit la fistule par laquelle j'ai introduit le stylet, il m'a été fort difficile de constater nettement la dénudation de l'os; toutefois, par la fistule bicipitale, j'ai pu, après quelques tâtonnements, arriver sur une portion osseuse rugueuse, irrégulière, sans pouvoir cependant sonder toute l'étendue du mal. Mais j'en sais assez pour être certain que la tête humérale est profondément atteinte.

Du reste, il est une autre considération tirée de l'apparence extérieure de l'extrémité humérale qui me fait encore admettre son altération. La tête de l'os a perdu sa forme sphéroïde; elle ne présente plus, comme son nom l'indique, cette tête plus ou moins arrondie reçue dans une cavité appropriée, et que l'on apprécie très bien à l'état normal à travers le deltoïde, lors même que ce muscle est très épais. Ici la déformation est d'autant plus facile à saisir que le deltoïde est aminci, que son atrophie permet de constater que l'os a perdu sa régularité et qu'il est notablement diminué de volume. Ces altérations tiennent évidemment à ce que, depuis longtemps, cette portion de l'humérus est minée par une suppuration qui remonte à plusieurs années et qui a entraîné une grande partie du tissu qui le constituait. Vous pourrez, dans une de nos prochaines réunions, constater sur les pièces de ma collection comment les choses se passent.

Tels sont les signes locaux que nous présente ce malade. Comme je vous le disais en commençant, cet homme n'a aucun des caractères généraux de la scrofule; il est fort, vigoureux, et, malgré quatre années presque complètement passées dans l'inaction, allant d'hôpital en hôpital, respirant l'air plus ou moins vicié de nos salles, il a conservé un état de santé encore fort satisfaisant. Mais, comme tout mouvement du bras lui est interdit, qu'il peut à peine porter sa main à sa bouche, qu'il est forcé de renoncer à tout travail manuel, il se désespère, et réclame instamment une solution, dût-il l'acheter au prix d'une opération grave. Toutes ces considérations n'auraient pu me décider cependant à l'opération que je vais lui pratiquer, si je n'avais été en même temps bien convaincu que les lésions qu'il porte ne peuvent guérir spontanément.

Quelles sont donc ces altérations? quelle est, en définitive, cette affection si sérieuse à laquelle nous sommes appelés à porter remède? Le diagnostic, vous le comprenez, ne saurait être creusé trop profondément, et c'est ce que nous devons essayer de faire.

La première chose qu'il importe de déterminer est celle-ci. Avons-nous affaire à une maladie de toute l'articulation scapulo-humérale? ou bien l'extrémité de l'humérus est-elle seule atteinte? En un mot, s'agit-il d'une arthrite ou d'une simple ostéite de la tête humérale? Pour moi, après avoir suivi avec soin la marche de cette affection, après avoir étudié tous les symptômes successifs qu'elle a présentés, je reste convaincu que l'articulation tout entière participe à la maladie; et j'espère vous faire partager bientôt ma conviction. Le mal, en effet, a débuté, comme dans les arthrites, par un gonflement considérable occupant tout le moignon de l'épaule, mais portant surtout sur sa partie postérieure, gonflement bientôt suivi d'un abcès dont l'ouverture amena un mieux sensible pendant environ deux ans; puis une nouvelle tuméfaction se produisit, un second abcès se forma, et enfin un troisième apparut six mois après. Or ce gonflement total du moignon, la rapidité de son évolution, sa marche intermittente, ces alternatives de mieux et d'aggravation sont particulières aux affections articulaires et spécialement à la scapulalgie. Dans l'ostéite proprement dite de la tête humérale, au contraire, le gonflement se localise, n'envahit pas la totalité du moignon et met beaucoup plus de temps à parcourir ses périodes et à arriver à la suppuration.

La présence des fistules, leur siège, militent également

en faveur d'une maladie affectant l'articulation. L'existence cependant d'une fistule deltoïdienne n'établirait pas positivement à elle seule le fait d'une lésion de la jointure; elle pourrait même n'avoir été que le résultat d'une péri-arthrite, affection très commune à l'épaule, et qui se développe entre le deltoïde et l'articulation. Mais les deux autres fistules ont bien évidemment leur point de départ dans les éléments articulaires eux-mêmes; le pus, formé dans l'intérieur de la capsule, est introduit dans les gaines musculaires et tendineuses qui s'y ouvrent et qui l'ont ainsi naturellement conduit à l'extérieur. La limitation des mouvements est encore une preuve que la maladie occupe la jointure elle-même. En effet, s'il ne s'agissait que d'une lésion de la tête humérale, pourquoi l'humérus serait-il ainsi immobilisé dans la cavité glénoïde? Au contraire, l'altération bien évidente des ligaments qui maintiennent les surfaces articulaires en contact; l'effacement plus ou moins complet de la cavité scapulaire, que nous constatons aujourd'hui, et qui résulte de sa longue suppuration; les adhérences qui se sont établies entre les surfaces articulaires et qui ont rapproché la tête de la cavité glénoïde, tout en un mot tend à démontrer que la capsule synoviale a longtemps souffert et qu'elle a été d'abord le siège principal de la maladie.

Mais il ne suffit pas de démontrer que l'affection est articulaire, il faut encore chercher si actuellement la maladie ne porte pas plus spécialement sur tel ou tel élément de l'articulation, si le tissu synovial est plus profondément atteint que le tissu fibreux, si les cartilages sont plus altérés que les os, si, en un mot, les lésions se bornent à un seul de ces éléments, ou si elles en ont détruit le plus grand nombre. Or il ne me paraît pas douteux que la maladie, d'abord primitivement articulaire, s'est ensuite localisée surtout dans la tête humérale. C'est du moins ce qui me paraît résulter des remarques qui vont suivre.

Au milieu de tous ces désordres, on doit se demander ce que sont devenus les cartilages. Ont-ils participé aux altérations? Il serait difficile qu'il en fût autrement. Aussi, bien que je n'aie point perçu nettement ce frottement particulier, ce craquement caractéristique qu'on obtient lorsque les cartilages sont en voie de disparition et qu'ils sont devenus rugueux, cependant je n'hésite pas à dire qu'ils sont profondément altérés, si même ils n'ont disparu complètement; et je me fonde, pour avancer cette opinion, précisément sur cette absence de crépitation qui devrait exister à la suite d'une aussi longue suppuration. Si ces craquements n'ont pas lieu, c'est que les cartilages sont remplacés par des tissus de nouvelle formation, des brides néoplasiques, produits de l'inflammation.

Nous voici donc déjà fort avancés dans le diagnostic anatomique, puisque nous savons que non seulement la maladie occupe toute l'articulation, mais encore que les cartilages ont disparu pour faire place à des adhérences fibroïdes qui unissent et retiennent les deux surfaces articulaires.

Je vous ai dit précédemment qu'à travers les téguments et les fibres amincies du deltoïde, on pouvait constater que la tête de l'humérus était irrégulière, diminuée de volume et avait perdu sa forme sphérique. J'ai dit aussi qu'avec un stylet introduit par la fistule bicipitale, on arrivait sur une portion dénudée de cette tête osseuse, et même que le stylet y pénétrait sans trop de difficultés. Je puis ajouter encore que la pression du doigt en ce point fait éprouver de vives douleurs au malade et lui arrache des cris. Or toutes ces remarques tendent à prouver que la tête humérale a subi des altérations profondes et qu'elle est atteinte de carie et de nécrose parcellaire. Les symptômes éprouvés depuis quelque temps par le malade viennent à l'appui de cette opinion. Parmi ces symptômes, je vous rappellerai la nature du pus, lequel, examiné au microscope, nous a permis d'y découvrir les éléments du tissu osseux; la continuité du mal avec des exacerbations soudaines; les douleurs dans les changements de temps, surtout pendant la nuit; et enfin les irradiations du côté du coude et le long de l'os, signe que depuis longtemps je donne comme caractéristique de la médullite ou ostéomyélite au début. J'ajouterai qu'une expérience déjà longue m'a permis d'apprécier ce symptôme comme ayant une grande valeur. Pour toutes ces raisons, je pense qu'il existe chez notre malade cette altération de la tête humérale, qui succède à l'inflammation, et qu'on a caractérisée du nom de carie ou nécrose moléculaire.

Je conclus donc en disant que ce malade est atteint d'arthrite, avec ostéite de l'extrémité supérieure de l'humérus, laquelle s'est, selon toutes probabilités, terminée par nécrose et formation d'un séquestre dans la partie centrale de l'os. Existe-t-il d'autres lésions en dehors de celles que je viens de préciser? C'est là une question difficile à résoudre. Parfois, en effet, comme je vous le dirai plus tard, on constate que l'ostéite envahit la cavité glénoïde, la partie profonde de l'acromion, et même quelquefois l'apophyse coracoïde. Mais ici, l'exploration directe, la position des fistules et l'étude des symptômes me portent à penser que la cavité glénoïde a échappé à la maladie, que, si elle offre des altérations, c'est tout au plus à sa surface; je le répète, la maladie osseuse s'est concentrée dans la tête humérale.

De semblables lésions pourront-elles guérir seules, et

peut-on les abandonner aux efforts de la nature? Je n'hésite pas à répondre négativement. En effet, si réellement la tête humérale est nécrosée en totalité ou en partie, il n'est pas possible de songer à une guérison par les seuls efforts de la nature. L'expulsion des portions malades au centre des tissus spongieux est à peu près impossible. Ce qui pourrait arriver de plus heureux et ce qu'on observe quelquefois, c'est qu'elles s'enkystent, auquel cas elles demeurent, pendant un temps très long, sans manifester leur présence autrement que par des douleurs plus ou moins vives. Je reviendrai en temps et lieu sur ce sujet intéressant, et vous soumettrai quelques pièces pathologiques à l'appui de ce que j'avance aujourd'hui.

Il y a bien une variété d'ostéite dont il est permis d'entrevoir la guérison : c'est le cas où l'affection est de nature syphilitique. On peut alors, par des moyens médicamenteux appropriés, obtenir une terminaison heureuse. Mais ici il n'est pas permis de compter sur cette dernière espérance. D'abord le malade nie tout accident de nature spécifique, et je n'ai pu découvrir nul indice révélateur. Enfin il a pris pendant longtemps de l'iodure de potassium sans amélioration. D'ailleurs, ces ostéites syphilitiques attaquent de préférence le tissu compact, et par conséquent les diaphyses, et ici c'est le tissu spongieux de l'épiphyse qui est le siège du mal.

Il ne faudrait du reste pas croire qu'il soit sans danger de conserver une ostéite suppurante! Trop souvent, ces malades ont de temps à autre des poussées inflammatoires qui peuvent se compliquer de phénomènes généraux et déterminer des accidents sérieux; les fistules peuvent devenir le point de départ d'un érysipèle, d'une lymphangite, d'une phlébite ou d'une infection purulente, et ces complications sont d'autant plus à craindre que le malade vit à l'hôpital, au milieu des miasmes et des infections de toutes sortes. Aussi toutes ces raisons m'ont-elles décidé à pratiquer une opération, qui non seulement le mettra à l'abri de toute récidive, mais qui lui permettra de se servir de son membre et de pourvoir à son existence.

Il est presque inutile de vous dire que toutes sortes de traitements locaux et généraux ont été tour à tour employés; le malade porte encore les traces de cautérisations répétées et de nombreux vésicatoires appliqués à diverses reprises. Les injections iodées, la liqueur de Vilatte ont été aussi mises en usage sans succès. Je ne parle que pour mémoire des médicaments internes, tels que l'huile de foie de morue, les solutions iodurées, etc., tout a été épuisé. Il ne reste plus comme dernière ressource que l'intervention chirurgicale.

Deux méthodes se trouvent en présence : la désarticulation de l'épaule et la résection des portions osseuses malades. Si la première se présente tout d'abord à l'esprit, on ne peut s'y arrêter, car mieux vaut, ce me semble, pour le malade, conserver son bras tel qu'il est, c'est-à-dire avec les quelques petits services qu'il peut lui rendre, que de subir une semblable mutilation. Sans doute cette opération peut le guérir radicalement, c'est-à-dire, en supprimant le bras, supprimer la suppuration; mais au prix de quels sacrifices, sans compter les accidents qu'il aurait à traverser!

La *résection*, au contraire, tout en lui faisant courir de moindres dangers, ainsi que vous le verrez par les statistiques, peut rendre au malade le service incomparable de lui conserver un membre dont il pourra tirer encore un fort bon parti. Ces deux questions de l'amputation et de la résection, dont la solution a une importance capitale, ne peuvent trouver ici leur développement, et cette discussion sera mieux à sa place dans les généralités qui suivront; d'ailleurs j'ai encore à vous décrire succinctement le procédé opératoire que je vais mettre à exécution et auquel je donne d'ordinaire la préférence. Ce procédé est celui de A. Robert; il se décompose en trois temps :

1er *Temps.* — Section des parties molles jusqu'au squelette.
2e *Temps.* — Dégagement de la tête humérale et des autres portions osseuses malades, lorsqu'il y en a.
3e *Temps.* — Résection.

1er *Temps.* — Je fais une incision qui, partant du milieu de l'espace compris entre l'apophyse coracoïde et le sommet de l'acromion, va rejoindre la fistule bicipitale; cette incision comprend la peau, le tissu cellulaire sous-cutané, et pénètre à travers les interstices du deltoïde jusqu'à l'os.

2e *Temps.* — Pour éviter toute lésion vasculaire profonde, dès que les téguments sont incisés, je remplace le bistouri pointu par un bistouri à extrémité arrondie, et, avec le doigt comme conducteur, je circonscris la tête humérale en la détachant des adhérences fibreuses au milieu desquelles on est souvent obligé de l'énucléer. Ce temps de l'opération est en général long et difficile, surtout lorsque, comme ici, l'accolement des surfaces articulaires entre elles est complet. En général, après quelques manœuvres, les insertions tendineuses étant coupées, les brides fibreuses qui unissent la tête à la cavité glénoïde sont divisées, et un aide peut faire saillir cette tête ainsi dégagée entre les lèvres de l'incision.

3e *Temps.* — A ce moment, on examine avec soin l'état du périoste et l'étendue des lésions osseuses, puis, protégeant les parties molles avec une mince attelle en carton ou en bois, on pratique la résection des portions malades avec la scie dite de *Bütcher*.

L'extrémité supérieure de l'humérus enlevée, on explore la cavité glénoïde, et, si on la trouve rugueuse, on la rugine, et même on en pratique la résection. Généralement, cette opération ne nécessite que la ligature de quelques artérioles musculaires; aucun gros vaisseau ne doit être intéressé, et à la rigueur on peut même faire l'opération tout entière sans une seule ligature. C'est du reste ce qui arrive le plus habituellement dans ces sortes d'opérations.

Voici comment je fais ensuite le pansement : je fixe avec un bandage de corps et des bandes le bras contre le tronc, le coude dans la demi-flexion. Devant revenir plus tard sur tous ces détails d'opération et de pansement, je me borne pour aujourd'hui à ce simple énoncé.

L'opération fut pratiquée immédiatement après la leçon en se conformant aux règles posées. La cavité glénoïde fut trouvée altérée assez profondément pour qu'on fût obligé d'en opérer la résection superficielle après avoir pratiqué celle de la tête humérale.

A part cet incident, qui d'ailleurs avait été prévu, il ne survint rien qui mérite d'être noté. Séance tenante, l'examen de la pièce anatomique fut fait et justifia pleinement le diagnostic qui avait été porté; les détails s'en trouvent plus loin, au chapitre de l'anatomie pathologique de la scapulalgie en général. On peut constater que la tête humérale est comme rongée, et remplacée par une sorte de moignon informe qui était en rapport avec la cavité glénoïde. Une coupe verticale fait voir au centre de la tête une cavité pouvant loger une petite aveline et renfermant un amas de matières purulentes au milieu duquel le toucher faisait reconnaître la présence de parcelles osseuses nécrosées; le séquestre, certainement plus considérable au début, avait déjà subi un travail de résorption assez avancé.

Les suites de l'opération furent des plus simples; aucun accident ne se manifesta, et, deux mois après l'opération (19 août 1868), le malade sortait de l'hôpital. La plaie était complètement cicatrisée, et les mouvements de l'épaule, bien qu'encore limités, étaient déjà assez forts pour rendre quelques services au malade.

DEUXIÈME LEÇON

Rareté de la scapulalgie. — Causes de cette rareté. — Début insidieux. — Difficulté du diagnostic à cette période. — Variétés : Début par le squelette ; début par les parties molles (forme pseudo-membraneuse, forme fongueuse).

Messieurs,

La scapulalgie, beaucoup plus rare, mais aussi infiniment moins grave, que la coxalgie, a, par cela même, bien moins occupé les chirurgiens ; si bien que son histoire est restée un peu négligée et se trouve confondue avec celle des tumeurs blanches en général. Cependant son étude offre un grand intérêt, et c'est à mettre en lumière les points saillants de son histoire que je veux surtout m'attacher. L'anatomie pathologique et le traitement tiendront naturellement la première place.

Pour introduire un peu d'ordre dans cette étude, je diviserai tout ce que j'ai à dire sur la scapulalgie en trois chapitres.

Dans le premier, j'étudierai la scapulalgie ou la tumeur blanche proprement dite de l'articulation scapulo-humérale chez les enfants, les adultes et les vieillards.

Dans le deuxième, je décrirai cette variété d'affection scapulo-humérale, d'origine probablement rhumatismale, qui n'a que peu ou point de tendance à la suppuration, et qu'on désigne communément sous le nom d'arthralgie ou d'arthrite sèche.

Dans le troisième chapitre enfin, je m'occuperai de cette affection encore mal définie que Duchenne de Boulogne appelle scapulalgie obstétricale, que Jules Guérin croit être congénitale, et qui a en effet beaucoup d'analogie avec la coxalgie de même nature.

§ I. — *De la scapulalgie proprement dite, ou tumeur blanche de l'articulation scapulo-humérale.*

Désignée aussi sous le nom d'arthrite scrofuleuse de l'épaule, cette affection n'est pas très fréquente et n'a été l'objet de travaux spéciaux que depuis une trentaine d'années. Vous pourrez consulter sur ce sujet les mémoires de M. Cocud, de M. Péan, le traité du Dr Crocq, et, plus récemment, les thèses de M. Cuisot et de M. Duronéa[1].

On ne s'explique guère comment une affection qui nécessite assez souvent de graves opérations, qui toujours porte une grave atteinte aux fonctions du membre supérieur, alors même qu'elle n'a pas déterminé une action opératoire, est restée aussi longtemps reléguée dans le cadre banal de la description des tumeurs blanches en général.

Il faut en trouver la cause dans la rareté même de cette maladie qui n'a pas permis aux observateurs d'en rassembler un assez grand nombre d'observations. C'est, qu'en effet, elle ne vient qu'en cinquième ou sixième ligne dans l'ordre de fréquence des articulations atteintes de tumeurs blanches. C'est ainsi que, sur les 140 observations de

1. Cocud, *Thèses de Paris*, n° 148, 1851. — Crocq, *Traité des tumeurs blanches*. Bruxelles, 1853. — Péan, *Thèses de Paris*, n° 148, 1860. — Cuisot, *Thèses de Paris*, 1867. — Duronea, *Thèses de Paris*, n° 276, 1873.

tumeurs blanches réunies par Crocq, trois seulement ont rapport à la scapulalgie.

A quoi tient la rareté relative de cette affection? A plusieurs causes : d'abord à la situation profonde de l'articulation, recouverte et protégée par la couche épaisse du muscle deltoïde, mais surtout à son extrême mobilité, encore augmentée par le peu de fixité de l'omoplate, ce qui fait que tous les mouvements spontanés s'y trouvent comme adoucis, et qu'elle fuit, d'autre part, et évite les violences extérieures.

L'articulation coxo-fémorale est sans doute aussi profondément située, et, sous beaucoup de rapports, semble beaucoup mieux garantie; mais l'immobilité de la cavité cotyloïde fait que tous les chocs portés sur le membre inférieur, — et ils sont nombreux, — viennent directement retentir dans la cavité de réception de la tête fémorale.

Telle est, selon moi, la cause fondamentale qui fait que la coxalgie est cinq ou six fois plus fréquente que la scapulalgie; car sous le rapport de l'étendue des surfaces articulaires et surtout de la synoviale, l'articulation de l'épaule ne le cède que bien peu à celle de la hanche.

Vous rencontrerez cette affection plus fréquemment chez les hommes que chez les femmes, et, pour ce qui me concerne, dans les 14 cas que j'ai observés, je relève 10 hommes et 4 femmes. Cette différence a sa raison d'être dans la diversité des travaux manuels, et, par suite, dans le petit nombre de circonstances où la femme se trouve exposée aux traumatismes.

Par rapport à l'âge, et en consultant le tableau de mes 14 observations, on pourrait dire que la scapulalgie est une affection de l'âge adulte, et je crois que, comme moi, vous aurez surtout l'occasion de l'observer sur des individus de 15 à 40 ans. Or, ce fait semble en contradiction avec les notions que nous possédons sur les tumeurs blanches en général, qui sont pour ainsi dire propres à l'enfance et à l'adolescence. Il trouve cependant son explication dans les conditions mêmes qui donnent naissance à la scapulalgie. J'ai remarqué, en effet, que, si la plupart des tumeurs blanches, particulièrement la gonsalgie et la coxalgie, se présentent toujours sur des sujets plus ou moins scrofuleux, l'affection qui nous occupe ne relève pas nécessairement de cette diathèse. Il m'a paru même que le plus ordinairement elle semble reconnaître une origine franchement inflammatoire, comme c'était le cas de l'opéré de notre première leçon, et comme vous pourrez vous en convaincre également en prenant connaissance de plusieurs des observations qui vont suivre.

Je résumerais donc volontiers mon opinion sur ce sujet en disant que, contrairement à ce que l'on observe pour d'autres articulations, celles du genou et de la hanche, par exemple, l'arthrite scapulo-humérale est plus souvent d'origine inflammatoire franche, *genuina*, comme disaient les auteurs, que scrofuleuse.

Or, cette distinction n'est pas sans importance au point de vue du pronostic et du traitement.

En général, la scapulalgie présente dans son évolution plusieurs périodes qui correspondent assez exactement à des altérations pathologiques différentes. Chacune d'elles est annoncée par des symptômes particuliers ; ce sont ces phénomènes que je me propose d'étudier actuellement.

Début. — Dans la précédente leçon vous avez pu constater, sur le malade que je vous ai présenté, que le mal est arrivé à la période extrême, nécessitant une opération grave. Mais, avant d'atteindre à ce degré de gravité, il a dû nécessairement parcourir différentes phases. Il ne nous a pas été donné de les voir ; mais vous pourrez suppléer à cette lacune en étudiant les symptômes que nous a présentés et ceux que nous offre encore la jeune fille de 22 ans couchée au n° 9 de la salle Saint-Jean.

Retenez bien ceci ; il est souvent très difficile de reconnaître une scapulalgie au début ; les signes qui l'accompagnent à ce moment sont parfois incertains et trompeurs ; pour vous en convaincre, je veux vous rapporter brièvement comment elle apparut chez la malade qui fait le sujet de l'observation II.

Observation II.

Il y a environ un mois, elle vint à la consultation de l'hôpital, se plaignant d'un gonflement de l'épaule gauche survenu depuis deux jours seulement. Prévoyant que ce pouvait être sérieux, je voulus la faire entrer tout de suite dans le service ; elle s'y refusa. Mais, quelques semaines après, le mal ayant augmenté, elle se décida à demander son admission dans nos salles. Lorsque nous la vîmes pour la deuxième fois, c'était vingt-cinq à trente jours environ après le début de l'affection ; elle nous présentait les symptômes suivants : l'épaule était considérablement gonflée, et la tuméfaction ne portait pas seulement sur le moignon scapulaire, mais s'étendait aussi au bras, et empiétait même un peu sur l'avant-bras. A l'aspect de ce membre tuméfié, je crus tout d'abord à une phlébite ; mais, en y regardant de plus près, en voyant surtout que la main et la partie inférieure de l'avant-bras ne participaient pas au gonflement, j'abandonnai cette idée de la phlébite ; car l'engorgement œdémateux marche en général des extrémités vers le tronc, et non du centre à la périphérie, comme nous l'observions chez cette jeune malade. Toutes les parties tuméfiées étaient le siège de douleurs très vives, surtout la nuit. Le diagnostic de phlébite écarté, il fallait préciser le point de départ de l'affection ; la main, portée dans l'aisselle, constatait une tuméfaction considérable, laquelle se retrouvait également à la partie antérieure et externe du moignon de l'épaule ; mais là elle était dure, œdémateuse, très superficielle, et semblait indiquer l'existence d'un épanchement dans l'épaisseur même du deltoïde, plutôt que la présence d'une collection dans la cavité articulaire. La peau et le tissu cellulaire sous-cutané participaient également à la maladie ; ce dernier était même le siège d'une infiltration séreuse qui permettait au doigt d'y laisser son empreinte. Nulle part, il ne me fut possible de trouver nettement la fluctuation, circonstance qui diminuait encore ma croyance à l'existence probable d'un épanchement articulaire. Aussi tous ces phénomènes contradictoires me firent-ils hésiter d'abord sur le diagnostic; et, après avoir mis de côté l'hypothèse d'un œdème dû à une phlébite des veines du bras ou même de l'axillaire, j'étais resté indécis entre un phlegmon diffus de la partie supérieure du bras, et une arthrite scapulo-humérale violente avec irradiation dans les parties molles adjacentes. Bientôt le développement naturel des symptômes vint nous démontrer que cette dernière opinion était la véritable.

J'ai tenu à vous rappeler ces faits, dont tous vous avez été témoins, pour vous faire comprendre en présence de quelles difficultés peut parfois se trouver le chirurgien au début de cette affection. Dans ces cas, que faut-il faire? Suspendre son jugement, ne rien précipiter pour ne rien livrer au hasard, et se borner à la médecine de symptômes.

C'est ce que je fis et bientôt apparut un nouveau signe qui nous fut d'un grand secours. En même temps que la rougeur de la peau diminuait, que la tension des téguments disparaissait, la malade accusa une vive sensibilité dans l'articulation du coude, laquelle prit peu à peu le pas sur les autres symptômes. Cette douleur, signalée par quelques auteurs dans la scapulalgie au début, est parfois tellement violente qu'elle fait perdre de vue la maladie principale, et M. Crocq cite un cas dans lequel on aurait pu méconnaître le siège strict de la maladie si l'on s'en était uniquement rapporté aux plaintes du patient. C'est l'analogue de la douleur du genou dans la coxalgie. A partir de ce moment, je vous annonçai que cette douleur dans le coude survenant alors que la maladie semblait abandonner les parties molles, périphériques, extérieures à l'articulation, ne pouvait être attribuée qu'à une continuation, probablement même une exacerbation de l'action maladive sur les parties constituantes de l'articulation elle-même, c'est-à-dire à l'arthropathie scapulo-humérale, même sans doute à une ostéo-périostite de la tête de l'humérus.

J'aurai plus tard l'occasion d'insister sur ce singulier symptôme et j'essaierai d'en donner l'explication.

Je reviens à notre intéressante malade, laquelle nous offre non seulement un cas curieux d'incertitude dans le début de la maladie, mais aussi un exemple très correct de la marche de l'affection dans un grand nombre de cas.

Outre les symptômes locaux précédemment énumérés, vous vous rappelez combien étaient difficiles les mouvements du membre, et avec quelle énergie la malade tenait son bras appliqué contre le thorax à l'aide de la main du côté opposé pour l'immobiliser, nous donnant ainsi elle-même l'indication thérapeutique la plus efficace contre les douleurs articulaires dans l'arthrite.

L'état général n'était pas sans nous inspirer quelques craintes. La fièvre était intense, la langue sèche, l'appétit nul; on avait appliqué sur l'épaule, avant l'entrée à l'hôpital, un vésicatoire volant, qui, suivant elle, n'avait fait qu'exaspérer la maladie. Il ne faut pas que cela vous surprenne; les vésicatoires employés au début et dans la période aiguë des affections articulaires provoquent souvent l'exaspération au lieu de la sédation du mal. Ceci était une indication à ne point s'engager davantage dans cette voie et j'administrai à la malade un éméto-cathartique, en même temps que je traitais l'arthrite par les antiphlogistiques appliqués localement (ventouses scarifiées) et les émollients. Un mieux sensible s'étant manifesté, nous pûmes suivre la marche de la maladie. A mesure que diminuait la tuméfaction extérieure, on pouvait constater que les parties profondes et particulièrement la tête de l'humérus apparaissaient plus volumineuses qu'à l'état normal ; le moignon scapulaire reprit sa forme, tout en conservant un volume notablement supérieur à celui du côté opposé. De plus, les douleurs survinrent tous les soirs, intenses et périodiques, ce qui me fit penser à l'influence du rhumatisme et m'engagea à administrer le sulfate de quinine et à revenir aux vésicatoires.

Aujourd'hui, l'état de cette malade ne saurait rappeler celui que je viens de décrire ; du moins pour ceux d'entre vous qui n'ont pas suivi cette jeune fille depuis son arrivée dans nos salles. En ce moment, en effet, elle entre dans la deuxième phase de la scapulalgie, c'est-à-dire que les symptômes aigus de l'arthrite ont fait place à ceux de l'arthrite chronique, caractérisant pour beaucoup d'auteurs la tumeur blanche.

Il importe donc, avant d'entrer plus avant dans la description de la scapulalgie, d'appeler votre attention sur les symptômes actuels et, pour mieux les graver dans votre esprit, j'ai fait venir cette jeune fille à l'amphithéâtre.

L'épaule, quoique moins gonflée, est cependant plus volumineuse que celle du côté opposé ; mais l'œdème primitif a disparu. La douleur s'est définitivement fixée dans le moignon scapulaire, et celle du coude n'existe plus qu'à l'état de souvenir. Vous devez être frappés de l'attitude vicieuse du membre ; voyez, le moignon scapulaire est saillant en avant, tandis que le coude est fortement porté en arrière. La malade prétend qu'elle a, dès le début de l'affection, pris cette position instinctivement et pour éviter la douleur, et que depuis elle l'a conservée. C'est là un symptôme presque constant sur lequel j'attire votre attention, parce qu'il peut s'exagérer au point de déterminer plus tard la sortie de la tête en partie ou en totalité au dehors de la cavité glénoïde, et constituer une véritable subluxation ou luxation pathologique.

Du côté de l'aisselle, il n'y a plus de gonflement; les tissus sous-deltoïdiens sont encore épaissis et infiltrés, mais la peau et le tissu cellulaire sous-jacents ne participent plus à cette tuméfaction. Il est donc plus facile de se rendre compte de l'état réel des parties osseuses. Si alors on prend la tête humérale entre les doigts, on reconnaît qu'elle est hypertrophiée, plus volumineuse que celle du côté opposé, qu'elle a conservé ses rapports avec la cavité glénoïde, et aussi qu'elle est libre et susceptible d'exécuter des mouvements que la douleur seule empêche de rendre plus étendus. Quant aux troubles fonctionnels, ils ont peu changé depuis le début de la maladie : tout mouvement spontané est impossible; les mouvements communiqués ont peut-être un peu gagné, en ce sens qu'ils sont moins douloureux, à condition toutefois qu'ils ne soient pas exagérés.

On doit se demander si, arrivée à cette période, la maladie est arrêtée. Je n'ose l'espérer. Il faut, en effet, que vous sachiez que cette affection est des plus rebelles, et que de plus, ici, nous ne savons au juste sous quelle influence elle est survenue. La malade, en effet, ne porte pas la moindre apparence de scrofule; elle a toutes les apparences extérieures de la bonne santé. On ne peut donc rattacher cette inflammation ostéo-périostique de la partie supérieure de l'humérus à la diathèse scrofuleuse.

Nous n'avons trouvé, d'autre part, aucun soupçon de syphilis.

Il ne nous reste donc qu'à invoquer l'ostéo-périostite soit rhumatismale, soit purement inflammatoire. Or, quoique, depuis les travaux de Bouillaud, on sache que le rhumatisme, lorsqu'il se fixe sur les tissus ostéo-périostiques, peut amener rapidement des gonflements considérables, nous devons dire que rien ici ne semble justifier l'épithète de rhumatismale accolée à cette affection. Il n'y a effectivement pas eu d'atteinte rhumatismale, soit actuelle, soit antérieure.

Est-ce à dire qu'il faudrait rejeter absolument l'action du froid comme ayant donné lieu à cette maladie? En aucune façon. Ce n'est pas la première fois que j'ai nettement constaté des arthrites *a frigore* sans apparence de rhumatisme, et bientôt je vous en signalerai un exemple probant sur un jeune militaire auquel j'ai dû faire la résection de la tête humérale. Je pense donc qu'ici ce gonflement de l'extrémité supérieure de l'humérus a fort bien pu être produit par un refroidissement; mais je crois aussi que, dans ce cas particulier, cette cause serait restée impuissante, si elle n'avait été puissamment aidée par l'âge de la malade. Les ostéo-périostites, et surtout les périostites phlegmoneuses diffuses, sont très fréquentes chez les jeunes sujets, au moment où les os s'accroissent.

Je viens de vous faire assister en quelque sorte au développement graduel d'une scapulalgie débutant d'une manière insidieuse et bien faite pour dérouter la chirurgie, puisque, après une série d'accidents aigus, trompeurs, siégeant dans les parties molles périphériques et qui tout à coup se dissipent, la maladie réelle apparaît avec un cortège de symptômes à marche plus lente, qui caractérisent l'arthrite chronique ou ostéo-périostite articulaire. Il est vrai qu'ici l'articulation ne fait que participer, pour ainsi dire par voisinage, à la maladie principale née dans l'os; mais nous verrons bientôt que c'est souvent ainsi que se développent un bon nombre de tumeurs blanches. Or ceci nous conduit tout naturellement à rechercher quel est le point de départ de la maladie articulaire;

si c'est par un seul des tissus qui entrent dans la composition anatomique des articulations qu'elle débute le plus habituellement, ou si la maladie frappe quelquefois d'emblée tous les tissus, ou plusieurs de ces tissus simultanément.

A l'exemple de Velpeau, je pense qu'il faut diviser les arthropathies de l'épaule en deux grandes classes : 1° celles qui débutent par les parties molles; 2° celles qui ont leur point de départ dans les os. Puis, secondairement, il faudra rechercher dans chacune de ces deux grandes divisions quels sont les tissus qui sont primitivement et le plus habituellement frappés.

Les symptômes qui caractérisent ces deux grandes variétés sont généralement assez tranchés au début, et je vais les passer successivement en revue.

1° *Scapulalgie débutant par les parties molles, c'est-à-dire par la capsule articulaire fibro-synoviale, et même par les parties molles environnant l'articulation.* — Les inflammations de la capsule fibro-synoviale sont une des formes les plus fréquentes de l'arthrite scapulaire. Elles reconnaissent pour cause des contusions, soit directes, soit indirectes; au nombre de ces dernières, il faut placer les mouvements brusques et violents, les exercices trop prolongés de la jointure, les chutes sur le coude ou la paume de la main qui retentissent douloureusement dans l'épaule.

Un des premiers phénomènes qui succèdent à ces violences, c'est le gonflement rapide et parfois horriblement douloureux de la jointure. Je fus appelé à voir un confrère bien portant et dans la force de l'âge, qui, voulant s'élancer d'une voiture, alors que le train était encore en marche, glissa sur le marchepied mouillé et tomba sur le coude. Il crut avoir une fracture de l'olécrâne, mais, après examen, ayant reconnu qu'il n'en était rien, il se hâta de gagner une voiture et se fit reconduire chez lui. Durant le trajet, il sentit son épaule se gonfler et en même temps survint une douleur tensive insupportable. Je le vis immédiatement, c'est-à-dire deux heures après l'accident, et je constatais qu'en effet l'épaule avait déjà acquis un volume considérable et qu'un épanchement manifeste s'était produit. Était-ce du sang? ou de la sérosité synovio-sanguinolente? C'est ce qu'il était difficile de décider. Une application de ventouses et le repos absolu, puis des émollients et quelques réactifs enrayèrent la marche de cet épanchement rapide, et si atrocement douloureux que, dans la nuit qui suivit, le blessé fut obligé de se chloroformer à plusieurs reprises pour éviter des crises convulsives.

Parfois les épanchements peuvent acquérir un volume tellement considérable que le membre prend, ainsi que je l'ai dit ailleurs, la forme d'un gigot de mouton; passez-moi cette comparaison vulgaire qui a du moins le mérite de bien faire comprendre ce que je veux dire.

Un des plus remarquables exemples de cette variété que j'aie rencontré est un fait que j'ai observé à l'hôpital Saint-Louis et dont l'observation a été recueillie par un de nos élèves. M. Lebreton. Je vous résumerai en quelques mots ce qu'elle renferme de plus intéressant.

Il s'agit d'un homme âgé de 48 ans qui, en jouant avec un camarade, fit un violent mouvement de bras droit. Aussitôt douleur très vive à l'épaule et gonflement immédiat. Le surlendemain il se présente à la consultation, et ce qui nous frappe tout d'abord c'est le volume considérable de son épaule et sa déformation. Trois jours après le début des accidents, je constate que cette énorme tuméfaction est due à un épanchement articulaire. La fluctuation était partout manifeste, et du côté du creux axillaire on trouvait une tumeur considérable qui repoussait en dedans et en bas les vaisseaux et nerfs axillaires. Le pouls de ce côté était affaibli, il y avait de l'œdème et un engourdissement qu'expliquait la compression du faisceau vasculo-nerveux. Le bras était écarté du tronc, et on ne pouvait le ramener dans l'adduction sans faire beaucoup souffrir le malade; d'autre part il paraissait plus long, et effectivement la mensuration comparée donnait tout près de deux centimètres d'allongement. A ce propos je dois vous faire observer que souvent la simple vue accuse un allongement que la mensuration ne confirme pas. C'est ce que l'on nomme pour la coxalgie *l'allongement apparent*, qu'il faut bien distinguer de celui qui est *réel*. Ici, comme à la hanche, le même phénomène se représente, et je dirai même qu'il est constant dans les cas d'épanchement articulaire un peu considérable, ce qui tient certainement à la laxité de la capsule fibro-synoviale qui unit l'humérus au scapulum. Dans la coxalgie au contraire, il est si rare et si difficile à constater qu'il est encore, vous le savez, un sujet de controverse entre les chirurgiens. Les expériences de Bonnet, qui injectait de l'eau dans l'articulation, ont d'ailleurs démontré que ces deux faits de l'abduction du bras et de son allongement se produisaient sur le cadavre quand on forçait l'injection.

Cette quantité de liquide me fit hésiter sur le parti à prendre. Mes internes me demandaient si ce n'était point là le cas de faire une ponction évacuatrice. Je résistai à leur impulsion par cette raison que les ponctions articulaires ne sont pas toujours sans danger, et que d'ailleurs elles ne constituent qu'un moyen mécanique qui ne modifie point les tissus malades. Comme cependant c'est là la principale, je dirais presque l'unique indication thérapeutique qu'il faut remplir dans les arthrites avec épanchement. Des ventouses réitérées furent successivement appliquées, puis plus tard des vésicatoires, et enfin l'immobilité et la compression. Le malade après cinq semaines sortit guéri, pouvant se servir de son bras assez bien pour reprendre sa profession de cordonnier. Je l'ai revu depuis; l'épanchement n'avait pas reparu; en sorte que je dois le considérer comme guéri définitivement, car je l'avais bien prévenu que ces affections étaient sujettes à récidive, et que, s'il lui survenait un gonflement ou de la douleur, il devait revenir nous consulter.

En effet ces arthrites avec épanchement ont une grande tendance à se reproduire, et ce n'est qu'après plusieurs répétitions qu'on voit s'établir une des deux formes de tumeurs blanches que j'ai décrites sous le nom d'*arthrite pseudo-membraneuse* et *arthrite fongueuse*. C'est à l'articulation du genou qu'on voit s'établir dans tout leur développement ces deux formes de tumeurs blanches et c'est là qu'il faut en chercher les types; mais je les ai rencontrées aussi à l'épaule. C'est pourquoi je dois entrer dans quelques détails à leur sujet.

La forme *pseudo-membraneuse* survient en général après plusieurs récidives d'épanchements articulaires mal traités, chez des sujets imprudents, doués d'une constitution débile ou détériorée. La nature du liquide, séro-synovial au début, devient plus tard louche avec des flocons, ainsi que l'ont établi des ponctions aspiratrices faites à distance. Puis la synoviale s'épaissit, ce que l'on constate par le toucher, surtout dans les points où elle se réfléchit, car alors le cul-de-sac synovial forme une sorte de bourrelet élastique et douloureux. Cet épaississement se produit de deux façons : 1° par addition de couches pseudo-membraneuses qui s'appliquent successivement sur la surface synoviale; 2° par infiltration des tissus sous-synoviaux. — C'est d'ailleurs exactement ce que l'on observe dans quelques cas de pleurite aiguë avec pyothorax. Plus tard les liquides épanchés deviennent franchement purulents : l'action ulcérative, s'exerçant sur un ou plusieurs points du sac capsulo-synovial, crée des fusées purulentes, qui versent le pus à l'extérieur, et c'est presque toujours dans les mêmes points que se font ces ouvertures spontanées. J'en dirai bientôt la cause.

Telle est la sucession des phénomènes observés dans la scapulalgie à forme pseudo-membraneuse.

Dans la scapulalgie *fongueuse,* qui est beaucoup plus rare, la lésion pathologique est essentiellement constituée par le développement de fongosités analogues à celles qu'on observe à la surface des vieux ulcères. Elles s'accumulent dans la cavité, et donnent alors une masse très fluctuante, si trompeuse que des praticiens exercés s'y sont mépris et y ont enfoncé le bistouri, croyant ouvrir des collections purulentes. Dans ces cas, il ne sort que du sang noirâtre, c'est-à-dire veineux, provenant de la blessure faite aux néo-vaisseaux capillaires de la fongosité. Ces fongosités, nées à la surface de la membrane synoviale, recouvrent bientôt toutes les surfaces articulaires, envahissent et remplissent l'articulation, puis ulcèrent les téguments et finissent par se faire jour à l'extérieur sous forme de bourgeons saignants ayant l'apparence de bourgeons de mauvaise nature. C'est qu'effectivement ils se multiplient, ils pullulent, ils prolifèrent, envahissant les tissus du voisinage à la façon des affections malignes progressives, à ce point qu'un grand pathologiste anglais, Benjamin Brodie, donnait à cette affection le nom de *cancer de la synoviale.*

La mollesse du tissu, l'absence de fluctuation véritable, le gonflement pâteux et fongueux des tissus périphériques, tels sont les symptômes qui différencient les scapulalgies fongueuse et pseudo-membraneuse.

Je vous disais que la scapulalgie qui a son point de départ dans les parties molles pouvait débuter parfois par un autre tissu que la capsule fibro-synoviale, c'est-à-dire par les parties molles périarticulaires. Velpeau est, à ma connaissance, le premier qui, d'une manière générale, ait insisté sur cette variété de périarthrite pouvant devenir une arthrite véritable. Dans mon mémoire sur les tumeurs blanches, j'ai rappelé les travaux de mon premier maître, en y insistant et en citant des faits nouveaux à l'appui. Mais, si ces faits sont vrais, d'une manière générale, c'est surtout à l'articulation scapulo-humérale qu'on peut en vérifier la réalité. Ainsi, il existe, en dehors de l'articulation de l'épaule, une sorte d'articulation complémentaire, sur laquelle j'ai insisté dans mon traité d'anatomie médico-chirurgicale, laquelle, située entre la face externe de la capsule articulaire d'une part, la face profonde du deltoïde et la voûte acromio-claviculaire de l'autre, peut à son tour devenir le siège de phénomènes pathologiques sur lesquels M. Simon Duplay a attiré l'attention dans un excellent mémoire publié dans les *Archives gén. de médecine* en 1872.

Ces périarthrites scapulaires, assez rares d'ailleurs, peuvent devenir l'origine d'abcès sous-deltoïdiens et plus tard des causes de raideurs articulaires qui en imposent pour des ankyloses véritables. Vous lirez avec fruit une leçon clinique de M. S. Duplay sur ce sujet, publiée dans l'*Union médicale* (1872, p. 229). Mais insister plus longtemps sur les périarthrites serait m'éloigner du but de notre enseignement.

2° *Scapulalgie débutant par le squelette.* — Je reviens maintenant à la scapulalgie proprement dite, et particulièrement à celle qui a pour point de départ les tissus qui recouvrent les os et les os eux-mêmes. Je vous en ai déjà exposé, longuement et avec détails, les symptômes dans deux observations dont l'une fait l'objet de la première leçon, et dont l'autre a servi de préambule à celle-ci. Si quelquefois, comme dans la deuxième observation, la maladie éclate brusquement et par une sorte d'explosion qui envahit simultanément tous les tissus qui composent le moignon scapulaire, le plus ordinairement l'inflammation débute sourdement par la partie centrale de l'os huméral, et s'annonce par de vives douleurs précédant les signes extérieurs de un, deux, quatre, six mois et plus. C'est là, d'ailleurs, un caractère commun à toutes les ostéites, qu'elles soient ou non articulaires.

Lorsque le gonflement arrive, on reconnaît qu'il est *central*, que les parties molles extérieures n'y participent que très peu, quoiqu'elles soient souvent rouges, chaudes et douloureuses. Les mouvements deviennent en même temps plus douloureux et difficiles, et, comme l'articulation ne contient point de liquide, ou très peu, le bras, au lieu d'être écarté, est rapproché du tronc contre lequel il cherche un point d'appui qui l'immobilise. En même temps, le malade soutient le coude avec la main du côté opposé comme pour éviter que le poids du membre ne tiraille douloureusement les liens articulaires. Ce sont là, des symptômes qui distinguent suffisamment cette forme des précédentes, dans lesquelles nous avons vu le membre en abduction avec augmentation notable du volume de l'épaule et fluctuation manifeste. La main, portée dans l'aisselle, n'y trouve aucune tuméfaction; quand on presse entre les doigts le moignon scapulaire, on sent un empâtement profond, parfois des inégalités, et la pression arrache souvent des cris aux malades.

Ajoutez à ces signes les douleurs profondes, survenant principalement la nuit, puis la marche lente et par accès de la maladie, chaque exacerbation laissant derrière elle une trace qui aggrave la situation; et vous aurez un tableau à peu près complet de cette variété de scapulalgie au début. Plus tard, les exacerbations, les intermittences se rapprochent; de petits épanchements articulaires se succèdent, puis bientôt, dans un des points indiqués précédemment, il se forme un empâtement qui se ramollit et devient un abcès, lequel, une fois ouvert, demeure fistuleux.

Pour fixer vos idées sur ces divers symptômes et les faire passer sous vos yeux en leur donnant la vie, pour ainsi dire, je vais vous rapporter les points saillants d'une leçon clinique faite à la Pitié en 1865, et que M. Paul Hybord, alors interne du service, a rédigée avec une sagacité et une exactitude qui ne laissent rien à désirer.

Observation III

Le nommé G..., âgé de 26 ans, entre le 20 mars 1865, à l'hôpital de la Pitié, salle Saint-Gabriel, n° 21. — Cet homme, d'une apparence assez vigoureuse, rapporte que, depuis l'âge de 15 à 16 ans environ, il a éprouvé des douleurs dans l'épaule gauche et le bras correspondant. Ces douleurs, le plus souvent intermittentes, ne l'empêchaient pas de vaquer à ses occupations. Aussi ne s'en occupa-t-il pas tout d'abord, les attribuant, soit à des rhumatismes, soit à la fatigue que lui occasionnait sa profession d'ouvrier sculpteur.

Vers 1860, ces douleurs devinrent plus intenses, plus fréquentes, et toujours plus aiguës à chaque nouvelle apparition; toutefois, comme le repos du membre et quelques cataplasmes suffisaient à les calmer ou à les faire disparaître, le malade ne consulta aucun médecin, et ne suivit aucun traitement.

En novembre 1864, dix ans après le début des accidents, il eut une telle exacerbation dans ses souffrances qu'il fut obligé de suspendre complètement son travail, et de garder le lit; en même temps, il lui sembla que les mouvements du bras étaient plus difficiles, moins étendus, et, en janvier 1865, il découvrit, comme par hasard, en portant les doigts dans l'aisselle, une tuméfaction de la grosseur d'une noix environ. Cette tuméfaction augmenta insensiblement, en même temps qu'elle devenait peu à peu plus douloureuse; les mouvements du bras étaient de plus en plus limités et pénibles. Aussi le malade se décida-t-il à entrer à l'hôpital.

Après un examen rapide, M. Richet, pensant reconnaître dans cette tuméfaction axillaire un abcès ganglionnaire, fit une ponction qui donna issue à une assez grande quantité de pus séreux, filant; en pressant sur les divers points de l'aisselle, pour faciliter la sortie de ce pus, il parut que ce liquide venait de très loin, et semblait suivre le bord axillaire de l'omoplate. Ces caractères attirèrent l'attention, et, après un second examen et un interrogatoire plus complet, on conclut que cet abcès devait être symptomatique d'une lésion, soit des os, soit des éléments de l'articulation de l'épaule.

L'examen des symptômes concomitants assurèrent bientôt le diagnostic; en effet, l'épaule était aplatie, le deltoïde appliqué sur les os semblait comme collé sur eux; de plus, il était déjà notablement atrophié. Quant aux mouvements de la jointure, ils étaient pour la plupart réduits de plus de moitié dans leur étendue; la rotation et l'abduction surtout étaient presque impossibles. En palpant la région, on constatait que la tête était considérablement augmentée de volume, et faisait une saillie assez accusée en avant; enfin, en imprimant quelques légers mouvements à cette tête humérale, on percevait l'existence de craquements annonçant que les cartilages étaient déjà altérés. D'après ces symptômes, le chirurgien jugea qu'il avait affaire à une scapulalgie ayant pris son origine, selon toutes probabilités, dans le squelette.

L'ouverture de l'abcès resta fistuleuse, le pus diminua peu à peu de quantité, et, après un mois passé à l'hôpital, le malade demanda à sortir, bien qu'averti qu'il n'était pas guéri (10 avril 1865).

Deux mois après (12 juin), il rentrait à l'hôpital; pendant tout ce temps, il n'avait plus souffert, et s'était cru guéri, quoique les mouvements du bras fussent toujours presque aussi difficiles. Mais, depuis quelques jours, les douleurs avaient reparu, et en même temps une seconde tuméfaction s'était formée au niveau de la paroi antérieure du creux axillaire, ce qui l'avait décidé à venir de nouveau se confier à nos soins.

Cet abcès, plus volumineux que le premier, soulevait le bord antérieur de l'aisselle, et semblait avoir suivi dans sa marche la coulisse bicipitale. Il fut ouvert et resta fistuleux; un stylet, introduit par cet orifice, pénétra, d'une part, jusque dans l'articulation, et d'autre part dans l'intérieur de la tête humérale, dont le tissu était nécrosé et ramolli. En présence de ces symptômes, une résection était nécessaire. M. Richet la proposa au malade, qui ne tarda pas à l'accepter.

Voici quel était l'état de ce jeune homme le jour même de l'opération. Le moignon de l'épaule était déformé, aplati, atrophié; les fibres du deltoïde, en parties disparues ou envahies par la dégénérescence graisseuse, sont collées contre les parties dures du moignon scapulaire; tout le tissu cellulaire sous-deltoïdien est épaissi, induré. Le bras, l'avant-bras, et la main du côté correspondant, sont également atrophiés, ce qui tient à ce que, depuis l'âge de 15 ans environ, le malade s'est servi de moins en moins de ce membre.

Au niveau du bord postérieur de l'aisselle, on voit l'ouverture du premier abcès, et à la partie antérieure existe la fistule dont j'ai déjà parlé, et qui conduit le stylet jusqu'au centre de la tête humérale cariée et dans l'articulation, en suivant la coulisse bicipitale.

Quant aux mouvements du bras, ils se résument en quelques légers glissements qui se passent dans les articulations de l'omoplate et de la clavicule. Car c'est à peine s'il existe encore quelques imperceptibles glissements entre la tête et la cavité glénoïde.

La résection de la tête humérale malade est pratiquée le 27 juin. L'opération fut assez laborieuse, par suite de la présence de brides fibreuses courtes, semées entre les extrémités osseuses, et surtout à cause de l'impossibilité dans laquelle s'est trouvé le chirurgien de faire pivoter la tête pour amener sous le bistouri les différentes attaches musculaires. Toutefois, se servant, tantôt de ciseaux courbes, tantôt d'un bistouri boutonné pour couper d'abord les brides, puis les insertions tendineuses, on parvint à isoler complètement la tête, puis à la détacher de ses adhérences fibreuses. On put alors l'amener au dehors, la faire saillir et la réséquer.

Au bout de trois mois, le malade quittait l'hôpital parfaitement guéri, et pouvant déjà faire exécuter quelques mouvements à son bras.

En résumé, les phénomènes qui caractérisent les deux variétés principales de scapulalgie, celles qui envahissent primitivement les tissus fibro-synoviaux et celles qui ont pour point de départ le squelette et ses annexes, périoste et cartilages, offrent des différences notables que nous retrouverons également dans les altérations anatomiques et les terminaisons.

TROISIÈME LEÇON

Terminaisons de la scapulalgie par résolution, par suppuration pouvant aller jusqu'à l'épuisement et la mort, par luxation spontanée, par ankylose.

Messieurs,

Dans notre dernière conférence je vous ai exposé les différents symptômes qui accompagnent ordinairement la scapulalgie. Je vous l'ai montrée débutant parfois insidieusement et brusquement sous le couvert d'une autre affection et avec des allures qui ne sont pas les siennes d'ordinaire ; d'autres fois au contraire, et le plus ordinairement, procédant par étapes à d'assez longs intervalles, afffectant une sorte d'intermittence avec des accalmies et des exacerbations qui appartiennent surtout à l'arthrite proprement dite, tandis que la première manière est plutôt le fait, soit des périostites de croissance, soit des synovites.

Nous avons ensuite étudié les symptômes prédominants dans chacune des variétés : il me reste aujourd'hui à vous présenter les diverses terminaisons de la maladie.

A. — Comme pour toutes les arthrites, la *résolution* ou guérison spontanée est rare.

Lorsque la maladie est traumatique, ou qu'elle survient chez un sujet qui n'est en possession d'aucune diathèse bien prononcée, on comprend qu'elle peut effectivement guérir, soit spontanément, soit par l'intervention du médecin.

Au contraire, s'il s'agit d'une scapulalgie survenant sans cause apparente bien appréciable, chez un sujet manifestement scrofuleux, rhumatisant, ou simplement de constitution frêle et débile et placé dans de mauvaises conditions hygiéniques, ou encore obligé de se servir de son membre pour gagner sa vie, ne vous attendez pas à voir la maladie s'arrêter dans son évolution, bien moins encore à rétrograder. Il est, au contraire, à peu près certain que, quoi qu'on fasse, on n'arrivera qu'à retarder la marche de la scapulalgie.

Je ne voudrais pas cependant vous décourager absolument, et je vous rappellerai l'exemple de ce cordonnier de l'hôpital Saint-Louis dont je vous ai exposé l'histoire dans notre dernière séance, et qui guérit définitivement d'un épanchement aigu considérable sous l'influence d'une énergique médication et du repos.

Si l'affection a pour point de départ le système osseux, et non les tissus fibro-synoviaux, comme dans le cas précédent, si en un mot il s'agit d'une ostéite articulaire, ce n'est que tout à fait exceptionnellement qu'on en pourra espérer la résolution ; l'ostéite de la tête humérale, comme d'ailleurs toutes les ostéites, est une affection essentiellement récidivante et contre laquelle la médication interne est la seule efficace, par la raison que seule cette médication peut modifier la constitution diathésique, ce qui ne veut pas dire qu'il faille se borner à cette seule médication.

B. — Une des terminaisons les plus habituelles de la maladie qui nous occupe, c'est la *suppuration*. Tantôt l'épanchement articulaire devient purulent et constitue alors une sorte d'abcès articulaire qui ulcère la synoviale et s'ouvre dans des points qui sont presque constamment les mêmes, c'est-à-dire sur le bord antérieur de l'aisselle en suivant la longue portion du biceps jusqu'à l'endroit où la synoviale articulaire qui tapisse la coulisse bicipitale se réfléchit sur le tendon de cette longue portion. D'autres fois, c'est en suivant le tendon du sous-scapulaire que le pus vient se faire jour sur le bord antérieur du scapulaire. Souvent enfin, c'est sous le deltoïde que se rompt la capsule fibro-synoviale et que s'épanche le pus. Il est rare qu'il se porte dans la fosse sous-épineuse en suivant le tendon de ce muscle. Je n'en ai vu qu'un cas. Si la suppuration provient des os malades, elle peut envahir la cavité articulaire, et alors, pour apparaître au dehors, elle suit la marche précédemment indiquée. Au contraire, si la portion d'os qui suppure est située en dehors de la synoviale, l'abcès peut s'ouvrir directement à l'extérieur, et alors une fistule s'établit partout ailleurs que dans les points précédemment indiqués.

Les fistules une fois formées se ferment, puis se rouvrent; la suppuration diminue et parfois augmente; elle prend souvent des qualités nocives, comme dans les cas où le pus croupit dans des foyers qui se vident incomplètement. Les ganglions axillaires et sus-claviculaires, puis bientôt ceux de la chaîne trachéo-bronchique, se tuméfient et suppurent, des abcès se forment dans les poumons, et les malades succombent à l'épuisement ou à une sorte d'intoxication putride qui n'est pas l'infection purulente. Quelquefois même l'opération de la résection ou l'amputation ne font que retarder cette marche envahissante de la maladie. J'en ai recueilli deux exemples dont j'aurai à vous entretenir à propos de l'anatomie pathologique.

C. — Il semblerait que, quand la suppuration a envahi l'articulation et que les moyens d'union se trouvent ainsi compromis dans leur intégrité par une destruction partielle ou complète, les extrémités articulaires dussent se quitter facilement et des luxations pathologiques s'établir. Or la plus grande incertitude règne encore sur ce sujet parmi les auteurs, et cela faute d'observations; quelques-uns les admettent parce qu'ils croient les avoir observées, mais ils n'en fournissent aucune preuve qui puisse entraîner la conviction de leurs adversaires; ces derniers les nient résolument parce qu'ils ne les ont point vues; Bonnet est de ce nombre, et Malgaigne, toujours sceptique, sans les rejeter absolument, les considère comme fort douteuses.

C'est ainsi que Lobstein[1], Sanson[2] et Nélaton[3], non seulement les admettent; mais en décrivent plusieurs variétés.

« Dans la troisième période, dit L.-J. Sanson, le membre *se raccourcit tout à coup;* le coude est dirigé en arrière et en dehors; l'épaule est aplatie, et la tête de l'humérus *vient faire saillie au-dessous de la clavicule*... Cette maladie peut, après que *le déplacement est opéré*, guérir par la formation d'une articulation normale. » Nélaton, dans son *Traité de pathologie chirurgicale*, est encore plus explicite : « Plus tard, dit-il, l'humérus *se déplace*, et vient se porter soit dans l'aisselle, soit sous la clavieule, ce qui donne lieu à des *luxations consécutives spontanées comme pour la coxalgie;* alors le bras se raccourcit notablement. »

Crocq, de Bruxelles, se demande pourquoi l'articulation scapulo-humérale serait plus exempte de luxations que d'autres articulations, la hanche, par exemple. Mais, il faut bien le dire, si tous affirment, aucun n'apporte de

1. Lobstein, *Anat. path.* t. II, p. 316.
2. J. Sanson et Roche, *Pathologie méd. chir.*, t. II, p. 142.
3. Nélaton, *Élém. de path. chir.*, t. II, p. 270.

faits à l'appui de son opinion. On comprend donc que ces luxations aient pu être considérées jusqu'ici comme non démontrées, et qu'elles soient restées à l'état de simple vue théorique.

Pour ma part, j'ai observé ces luxations spontanées, et même je les crois *moins rares* qu'on ne le pense généralement. Lorsque je vous aurai exposé les quelques observations qui me sont propres, j'espère que vous partagerez mon opinion. Mais *moins rares* ne veut pas dire qu'elles soient fréquentes, et ne vous attendez pas à les rencontrer comme terminaison habituelle de la scapulalgie. Cette rareté relative s'explique d'ailleurs assez bien par la mobilité même du scapulum et de l'articulation scapulo-humérale. L'omoplate, en effet, et, par suite, la cavité glénoïde, se déplacent avec une grande facilité, et suivent toujours plus ou moins l'humérus, de telle sorte qu'il faudrait, pour que la tête humérale quittât la cavité glénoïde, que les tendons des muscles fussent rompus, ou qu'une grande violence eût lieu, le scapulum étant fixé. C'est le contraire de ce que l'on observe à l'articulation coxo-fémorale, où les luxations spontanées sont si fréquentes. Là, point de tendons qui retiennent la tête appliquée contre l'os coxal, tandis que cet os lui-même est fixe, et ne peut suivre la tête du fémur dans ses divers mouvements.

Mais, avant de nous engager plus avant dans la description de ces luxations spontanées, permettez-moi de vous faire observer qu'il ne faut pas les confondre avec ces déplacements *temporaires* et facilement réductibles qu'on observe parfois au début ou dans le cours de la scapulalgie; ceux-là sont dus à la présence d'un épanchement abondant dans la capsule. Dans ce cas, la tête se trouvant séparée de l'omoplate, et flottant pour ainsi dire dans les liquides épanchés, il suffit d'un mouvement un peu exagéré du bras dans un sens pour déterminer son déplacement dans le sens opposé. C'est ce qu'il était facile de constater, par exemple, chez le malade de l'hôpital Saint-Louis déjà cité, et dont l'épanchement était considérable.

L'articulation était remplie de liquide; les ligaments relâchés, et la tête humérale quittait la cavité glénoïde pour se subluxer en avant ou en arrière, suivant que l'on portait l'extrémité inférieure du bras dans le sens opposé; le déplacement se maintenait jusqu'à ce qu'un nouveau mouvement ramenât l'os. Plus tard, lorsque l'épanchement, à la suite d'un traitement approprié et énergique, diminua et disparut, la capsule reprit ses dimensions normales, et toute tendance au déplacement cessa. Dans ce cas, il s'agissait d'un épanchement séro-synovial, mais on conçoit facilement qu'une sécrétion purulente considérable puisse produire, à une période plus avancée de la maladie, les mêmes résultats. Ces déplacements, essentiellement temporaires, ne doivent donc pas être confondus avec les vraies luxations spontanées qui ont pour caractères d'être fixes et difficiles, sinon même impossibles, à réduire et à maintenir.

Ces dernières, en effet, se produisent en général par un mécanisme tout différent et à une tout autre époque de la scapulalgie. C'est en général à la dernière période qu'apparaissent ces déplacements spontanés, alors que les surfaces articulaires ont été modifiées, altérées dans leurs formes par la suppuration, et que les ligaments, ramollis ou détruits, sont impuissants à retenir les os en contact. A cette époque, la luxation se produit sous l'influence combinée du poids du membre et de la contraction musculaire; elle peut encore être favorisée par un épanchement de pus dans la cavité synoviale, et, dans certains cas, par l'action mécanique des fongosités elles-mêmes.

Ces luxations s'accomplissent lentement et peuvent s'arrêter dans leur évolution ; d'où la nécessité d'en reconnaître deux variétés qui sont : la *luxation incomplète* ou *subluxation* et la *luxation complète*.

Contrairement à ce que l'on observe à la hanche, où le déplacement une fois commencé s'effectue presque toujours complètement, et où la tête a une tendance constante à s'éloigner de plus en plus de la cavité cotyloïde, ici la luxation complète est rare, si rare que des chirurgiens d'une grande pratique la nient, ne l'ayant jamais rencontrée. Le plus souvent, en effet, la tête se déplace incomplètement et reste à cheval sur le bord antérieur de la cavité glénoïde.

En général, dans toutes les autres articulations, lorsque la luxation complète s'effectue, une rémission notable dans les symptômes se manifeste immédiatement, à moins toutefois que le squelette ne soit profondément malade ; si la tête s'arrête, s'il n'y a que subluxation, les accidents continuent. Pour expliquer ce phénomène acquis par l'observation attentive des faits au lit des malades, j'ai coutume de comparer les deux surfaces articulaires à deux tisons enflammés qui, rapprochés, entretiennent la combustion ; tandis que, dès qu'on les éloigne, ils s'éteignent chacun de leur côté. Or je n'ai pas assez d'observations pour affirmer que dans la scapulalgie les choses se passent de la même manière. Effectivement, dans le seul cas de luxation complète de la tête que j'ai observé, il existait au centre un séquestre considérable qui ne permettait pas cette rémission, et j'ai dû faire la résection. Je reviendrai sur ce fait, important à plusieurs points de vue. D'autre part, j'ai vu un certain nombre de subluxations dans lesquelles la maladie avait effectivement continué, malgré le déplacement, puisque j'avais été forcé d'intervenir chirurgicalement ; mais j'en ai aussi observé d'autres cas, fort rares il est vrai, où la maladie avait paru enrayée dès que la subluxation s'était effectuée. D'où je conclurai que la luxation spontanée dans la scapulalgie n'apporte aucun élément appréciable au diagnostic. Il n'en est pas de même pour le traitement, car il est certain que le déplacement de la tête favorise l'opération de la résection.

1° *Luxation incomplète.* — Cette variété, surtout lorsque la scapulalgie débute par le squelette, n'est pas très rare; pour mon compte, sur neuf malades auxquels j'ai pratiqué la résection de l'épaule, trois fois j'ai trouvé la tête humérale subluxée, ce qui me porterait à admettre que cet accident est plus fréquent qu'on ne l'a cru jusqu'à ce jour. Dans ces déplacements, voici comment étaient disposées les surfaces articulaires. Elles avaient perdu en partie leurs rapports normaux et ne se correspondaient plus exactement; la tête humérale débordait en avant le bord antérieur de la cavité glénoïde sur lequel elle se plaçait à cheval. Je n'ai jamais observé la subluxation en arrière; la raison en est probablement dans l'attitude que les malades donnent à leur membre; on sait en effet que, par une sorte de mouvement instinctif, ils portent le coude en arrière et par suite impriment à l'humérus un mouvement de bascule qui fait saillir son extrémité supérieure en avant. Il arrive donc ici pour l'épaule ce qui se produit pour les tumeurs blanches du genou et la coxalgie; les malades choisissent et conservent toujours la position dans laquelle les douleurs sont les moins vives. Il est dès lors facile de s'expliquer, par cette attitude vicieuse et permanente du bras, les rapports normaux de la tête humérale avec la cavité glénoïde.

Ces déplacements ne peuvent se constituer sans que les surfaces articulaires ne soient le siège d'altérations variables. Trois fois, en y comprenant le malade dont je vous ai parlé dans la première leçon, j'ai trouvé le bord antérieur de la cavité glénoïde usé, dépouillé de son cartilage et ayant subi déjà un commencement de carie ou de nécrose. D'autre part, la tête humérale est creusée d'un sillon plus ou moins profond; une rainure profonde et très accusée divise en deux parties inégales la tête de l'os.

Est-il possible de reconnaître ce déplacement durant la vie, et cette subluxation s'accompagne-t-elle de symptômes particuliers? Lorsque le gonflement a disparu, que l'atrophie musculaire est considérable, ce diagnostic est souvent possible, je dirais presque facile, et sur la plupart des malades que j'ai observés j'ai pu reconnaître le déplacement avant l'opération. Ainsi, sur un malade auquel j'ai pratiqué la résection le 9 juillet 1868, il m'avait été possible d'annoncer cette subluxation de la tête humérale en avant, et l'examen de la pièce anatomique confirma le diagnostic en nous faisant voir le même sillon profond répondant au bord antérieur de la cavité glénoïde, tel que je vous le signalais tout à l'heure.

Quoi qu'il en soit, il ne faudrait pas croire que le diagnostic soit toujours possible, et telle est la raison qui a fait déclarer rare cette subluxation de l'humérus. Les signes qui pourraient aider à la reconnaître ne sont pas toujours assez tranchés pour prévenir toute erreur, alors surtout que les tissus périphériques sont infiltrés de dépôts inflammatoires ou sillonnés de trajets fistuleux. Cependant la présence, en avant de l'apophyse coracoïde, d'une saillie dure, douloureuse, plus considérable qu'au début de la maladie, la position du coude en arrière et écarté du tronc, la difficulté de le ramener en avant et près du corps, un frottement rugueux et un ressaut brusque perçus dans les mouvements imprimés au bras malade; tels sont les signes qui peuvent faire présumer cette subluxation en avant.

2° *Luxation complète.* — Lorsque la tête humérale a entièrement abandonné la cavité glénoïde, quand la luxation est complète, le diagnostic doit être facile pour un chirurgien exercé; c'est au moins ce qui existait dans le cas que j'ai observé. Comme pour la variété précédente, c'était à la partie antérieure que s'était effectué le déplacement, et pour les mêmes raisons que je vous ai déjà exposées. Il s'est produit sous mes yeux, insensiblement, progressivement et irrésistiblement; j'ignore s'il peut se faire brusquement, comme paraissent le croire quelques auteurs, la tête se portant directement en dedans (*luxation axillaire de Nélaton*), plus souvent en avant (*luxation sous-claviculaire*).

Mais, en pareille matière, il me paraît prudent de ne pas devancer l'observation et de laisser la parole aux faits. Voici le résumé d'une observation qui ne peut laisser dans l'esprit aucun doute.

Observation IV.

G..., âgée de 27 ans, modiste, entra le 2 décembre 1861, à l'hôpital Saint-Louis, dans le service de mon collègue, M. Devergie, pour être soignée de douleurs violentes qu'elle ressentait dans l'épaule droite depuis un mois environ. Au commencement de janvier 1862, un abcès s'étant formé dans le moignon de l'épaule, M. Devergie me pria de venir voir la malade, que je fis passer, après l'avoir examinée, dans mon service, comme atteinte de scapulalgie. De janvier en mars, trois abcès se formèrent successivement: ils furent ouverts et restèrent fistuleux, puis les mouvements du bras devinrent de jour en jour plus difficiles et plus douloureux. L'exploration directe avec le stylet ne permit pas alors d'arriver sur une portion osseuse dénudée, et cependant les symptômes observés me portaient à croire que la maladie siégeait dans la partie centrale de la tête humérale.

Vers le commencement de mars, je m'aperçus pour la première fois que la tête tendait à quitter la cavité glénoïde, et à se porter en avant et en haut. Le 26 du même mois, je constatai que le sommet de la tête, situé plus haut que l'acromion, débordait en avant la voûte acromio-claviculaire des trois quarts de sa circonférence environ. Plus de doute, la luxation était accomplie, et s'était effectuée en moins de trois semaines.

Le 29 mars, je dus pratiquer la résection de l'extrémité supérieure de l'humérus, un peu au-dessous du col chirurgical : pendant l'opération, le diagnostic de la luxation fut pleinement confirmé. Voici en quels termes je trouve ce déplacement signalé par l'interne qui a recueilli l'observation : « Un point important à constater, c'est que la tête de l'humérus a été trouvée à deux centimètres en avant de la cavité glénoïde, et qu'elle était *complètement luxée en avant et en haut*. Elle n'avait plus aucun point de contact avec la surface articulaire de l'omoplate, qu'on a eu même quelque peine à retrouver à la partie la plus profonde de la plaie. La cavité glénoïde avait pour ainsi dire disparu, comblée qu'elle était par des tissus de nouvelle formation. »

Voilà donc un cas de luxation complète reconnue par les symptômes et constatée par la dissection opératoire, si je puis ainsi m'exprimer. La quantité de liquide épanché dans l'articulation était médiocre. Quant à la luxation, elle s'est effectuée progressivement, et il est probable, d'après ce que nous savons des faits de luxation incomplète précédemment cités, qu'elle a été incomplète, avant d'arriver à être définitivement constituée ; ce qui correspondrait, jusqu'à un certain point, à ce que l'on observe dans certaines luxations traumatiques dites secondaires.

Dans un premier degré, la tête humérale se subluxe et vient se mettre à cheval sur le bord antérieur de la cavité glénoïde ; elle peut se fixer dans cette position et le déplacement ne pas augmenter. C'est ce que nous avons observé plus particulièrement dans les cas qui reconnaissent pour cause l'ostéite articulaire, cas dans lesquels les ligaments et la capsule ne deviennent malades que consécutivement. Ce premier degré répond à la luxation incomplète traumatique, de Malgaigne.

Dans un second degré, la tête abandonne tous ses rapports avec la surface glénoïdienne de l'omoplate et se place en avant d'elle. Puis, sous l'influence de causes diverses, contractions musculaires, positions vicieuses, le déplacement peut s'accentuer encore, et la tête humérale remonter en haut et en avant vers la clavicule; ce deuxième degré correspond à la luxation complète traumatique en avant, ou intra-coracoïdienne de Malgaigne.

Est-il possible de s'opposer à la formation de ces luxations? Une fois commencées, peut-on en enrayer la marche? Cela me paraît douteux. Je crois cependant qu'on peut prévenir la production de ces déplacements, dans quelques cas, et à coup sûr en retarder la marche en employant dès le début de la maladie l'immobilisation de l'articulation. Mais ne vous flattez pas trop de cet espoir, si déjà la suppuration s'est produite, si les tissus cellulaires sont altérés. Chez la malade dont je vous parlais tout à l'heure, malgré une immobilisation aussi absolue que possible, trois semaines ont suffi pour compléter la luxation.

D. — La terminaison par ankylose est un mode de guérison de la scapulalgie qui n'est point rare. Ici, comme partout ailleurs, il faut distinguer entre l'ankylose vraie et la fausse ankylose.

L'ankylose vraie ou par fusion est rare dans la scapulalgie, ce qu'expliquent l'extrême mobilité de la tête, la forme aplatie et le peu d'étendue de la cavité glénoïde. J'en ai vu un seul cas appartenant à mon collègue Demarquay, qui l'avait trouvé sur un cadavre, alors que nous étions prosecteurs à la Faculté. Une section verticale, divisant la tête humérale et le col de l'omoplate, permettait de voir que là, comme dans tous les cas d'ankylose vraie, il y avait fusion absolue du tissu spongieux appartenant aux deux os; c'est à peine si l'on retrouvait quelques vestiges indiquant l'interligne articulaire.

Quant à la fausse ankylose, elle est assez fréquente, et, sous ce rapport, je partage tout à fait les opinions de Bonnet.

M. Crocq va beaucoup plus loin, et pense que, si elle a été regardée comme étant relativement plus rare que dans les autres jointures, c'est qu'on la méconnaît le plus ordinairement, assertion évidemment trop absolue.

De son côté, M. S. Duplay, dans son étude sur la périarthrite, semble croire qu'un certain nombre de fausses ankyloses de l'épaule sont à tort attribuées à l'articulation scapulo-humérale elle-même et qu'elles reconnaissent pour cause des adhérences établies entre les parois de la bourse séreuse sous-deltoïdienne. Parmi les faits qu'il cite à l'appui de son opinion, il en est un au moins qui ne saurait être contesté, puisqu'il a été suivi d'autopsie, et que l'on a constaté que la raideur de l'épaule ne pouvait être attribuée qu'à des brides fibreuses unissant les parois de cette bourse sous-deltoïdienne. (*Union médicale*, t. XIV, 1872, p. 233.) Néanmoins, je crois ces cas extrêmement rares; car, depuis que mon attention a été attirée sur ce sujet, je n'en ai pas encore rencontré un seul. Au contraire, tous les faits assez nombreux de pseudo-ankylose humérale qui ont passé sous mes yeux depuis, et que j'ai soumis à une analyse patiente et sévère, étaient bien évidemment des faits se rattachant à de véritables arthrites scapulo-humérales et dans lesquels l'effacement de la séreuse sous-deltoïdienne, s'il existait, ne devait jouer qu'un rôle fort secondaire.

J'ai d'ailleurs des preuves irrécusables de la réalité de ces pseudo-ankyloses, dues à la présence de brides entre les surfaces articulaires elles-mêmes.

Dans près de la moitié des cas (4 sur 9) où j'ai dû faire la résection, j'ai rencontré ces adhérences, lesquelles, je dois le dire, ont toujours singulièrement compliqué l'opération.

Ainsi le malade dont j'ai rapporté l'observation dans ma première leçon offrait un bel exemple d'ankylose incomplète par brides fibreuses. Vous avez vu comment ce moignon huméral, — car on ne pouvait plus guère donner le nom de *tête* à cette masse irrégulière que j'ai enlevée, — était recouvert de fausses membranes qui unissaient intimement et dans une position vicieuse ce qui restait de la tête avec la cavité glénoïde. Ici, les adhérences n'étaient pas assez serrées pour empêcher tout mouvement, ainsi d'ailleurs que j'ai pu m'en assurer, lorsque le squelette fut à découvert ; mais il faut avouer que cette mobilité était bien peu de chose, puisque, même en saisissant avec les doigts la tête isolée des parties molles, il m'était difficile de la constater.

Ces adhérences occupent parfois tout le pourtour de la tête et deviennent alors une des plus grandes difficultés de l'opération ; c'est particulièrement ce qui arriva chez deux malades opérés à l'hôpital de la Pitié en 1863 et 1865. Dans le premier cas, il s'agissait d'une jeune fille âgée de 28 ans, dont l'observation a été recueillie par le docteur Charles, alors mon interne ; je parvins facilement sur les tissus fibro-synoviaux et la capsule articulaire. « Cette dernière, est-il dit dans l'observation, fut divisée, ainsi que les tendons des muscles sus et sous-épineux et sous-scapulaire ; mais ce ne fut pas sans quelque difficulté, car le pourtour de l'articulation et la capsule elle-même étaient renforcés par un tissu dense, lardacé, lequel opposait une grande résistance au tranchant du bistouri et maintenait les deux surfaces osseuses solidement appliquées l'une contre l'autre. »

Chez le jeune malade, auquel je fis en 1865 la résection de la tête humérale, et dont je vous ai déjà rapporté en partie l'histoire à l'occasion de la marche intermittente de la scapulalgie à début osseux, je constatai quelque chose d'analogue. Dans les notes recueillies par moimème, je trouve, en effet, le passage suivant : « L'opération fut assez laborieuse ; après avoir coupé la peau et les fibres du deltoïde, j'arrivai sur des tissus considérablement épaissis qui s'inséraient sur la tête humérale, et je fus obligé de procéder à une véritable dissection afin de pouvoir isoler l'humérus. L'absence presque absolue de mobilité rendait impossible le mouvement de rotation de l'humérus, si utile pour amener successivement les attaches musculaires sous le tranchant du couteau, ainsi que cela est prescrit dans les traités de médecine opératoire, lesquels, par parenthèse, n'ayant en vue que l'opération sur le cadavre, n'ont pas prévu cette difficulté. Je fus donc obligé d'aller à la recherche des insertions tendineuses avec un bistouri boutonné. Malgré cette dissection laborieuse, la tête adhérait encore tellement par des brides à la cavité glénoïde, qu'il fut très difficile de l'amener au dehors. »

Cette terminaison par fausse ankylose semble, d'après mes observations, appartenir plus spécialement à la variété de scapulalgie qui a débuté par les os ; plus rarement, vous la rencontrerez, à ce degré du moins, dans la forme fibrosynoviale.

Lorsque le squelette n'est point profondément altéré et que la suppuration n'est pas abondante, on peut sans doute considérer l'ankylose comme une issue relativement heureuse, comme une sorte de guérison. Dans ces cas, les malades ne souffrent pas beaucoup, et, quoique leur bras ne jouisse que de mouvements limités, ils acceptent cette situation. Malheureusement, une violence extérieure, des mouvements intempestifs ou trop étendus ont souvent ramené une inflammation qui n'était qu'assoupie.

Voilà pourquoi il vous faudra soigneusement distinguer cette pseudo-ankylose de celle qui succède à la scapulalgie fibro-synoviale. Cette dernière est, au contraire, une guérison solide, et on peut, sans crainte, par des massages et des manipulations scientifiquement dirigés, tenter d'agrandir le champ des mouvements.

Si au contraire le squelette est le siège de carie ou de nécrose étendues, malgré les adhérences et la fausse ankylose, la maladie se réveillera infailliblement et spontanément, et alors, quand vous serez dans l'obligation d'intervenir et de faire la résection, ces commencements de néoplasie réparatrice vous seront un obstacle et une complication dont il faut que vous soyez prévenus.

Il faut d'ailleurs ne pas oublier, quand il s'agira de décider la question de mobilisation articulaire chez ces malades, que rarement on réussit à maintenir les mouvements récupérés par la déchirure des brides ; à la longue la mobilité supplémentaire de l'omoplate sur le thorax atténue dans une très grande mesure cette raideur de l'articulation scapulo-humérale elle-même.

QUATRIÈME LEÇON

Anatomie pathologique. — Lésions des parties molles adjacentes. — Lésions des tissus fibro-synoviaux. — Lésions du squelette superficielles et profondes. — Lésions des cartilages.

Nous voici arrivés à l'anatomie pathologique de la scapulalgie. Mais soyez sûrs que je ne céderai pas à la tentation de vous faire à ce propos l'histoire des lésions anatomiques des tumeurs blanches en général, laquelle m'a cependant occupé, depuis le début de ma carrière. Je me bornerai à vous signaler les faits qui se rattachent d'une façon toute spéciale à la scapulalgie.

A. *Lésions des tissus qui avoisinent l'articulation.* — Je commencerai d'abord par passer en revue les lésions des parties molles adjacentes. Je ne vous parlerai ni des fistules que j'ai dit déjà être presque toujours situées dans les mêmes points (pour des raisons anatomiques sur lesquelles je n'ai pas à revenir), ni des lésions qu'on rencontre dans le tissu cellulaire sous-cutané ou dans les interstices musculaires, et qui ne diffèrent en rien de celles qu'on observe partout ailleurs. Cependant le voisinage du thorax dans certains grands décollements qui se propagent du côté de l'aisselle ne doit pas être absolument oublié, quoique, pour mon compte, je pense qu'on ait beaucoup exagéré ce danger. On trouve, en effet, dans la thèse de M. Péan, l'observation d'une jeune fille qui, dans le cours d'une scapulalgie, eut un abcès qui, après avoir traversé les muscles intercostaux, entre la première et la deuxième côte, s'ouvrit dans la cavité pleurale et y détermina un épanchement mortel. (PÉAN, travail cité, p. 15.) Peut-être ce fait aurait-il besoin de commentaires; tel qu'il est présenté, il faut en tenir compte, et j'ai dû vous le signaler.

Maintenant, je veux attirer votre attention sur deux points : les lésions des muscles et bourses séreuses avoisinant l'articulation scapulo-humérale; les lésions des glandes lymphatiques axillaires et sus-claviculaires.

Tous les muscles qui entourent l'épaule, et plus particulièrement le deltoïde, sont fréquemment le siège d'altérations diverses qui ont souvent une grande importance sur les phénomènes consécutifs. Ainsi, le deltoïde, le biceps, et souvent même le triceps et le sous-scapulaire sont décollés et disséqués par les fusées purulentes qui s'échappent de l'articulation, et j'ai trouvé au milieu de leurs fibres des clapiers dans lesquels le pus séjournait. Par suite, l'inflammation s'empare de leurs interstices fibrillaires; les fibres charnues elles-mêmes, privées de toute action physiologique par suite de l'immobilité forcée, s'altèrent, et passent à l'état graisseux. C'est le deltoïde qui est surtout frappé, et cela tient sans doute à ce qu'il est privé rapidement d'innervation en raison de la disposition du nerf circonflexe, qui, dans son trajet semi-circulaire autour du col de l'humérus, est très exposé à la compression et à des dégénérescences inflammatoires.

Cette transformation graisseuse des muscles est annoncée par l'amaigrissement notable de l'épaule, par leur amincissement progressif, et enfin par leur insensibilité aux courants excito-moteurs. Duchenne de Boulogne a démontré, en effet, qu'ils ne répondaient plus que faiblement à l'action des courants d'induction.

Il importe que le chirurgien, qui est appelé près des malades dont le système musculaire de l'épaule est arrivé à cet état d'émaciation, ne méconnaisse pas cet état, car il est une contre-indication formelle à la résection, puisque le malade, après l'opération, n'aura conservé qu'un membre absolument inutile. J'ai été témoin d'un cas de ce genre ; tout a échoué contre cette inertie musculaire, le bras pendait le long du thorax, et le malade en paraissait plutôt embarrassé. Mais, dans ce cas, le procédé opératoire, malheureusement choisi, avait dû nécessairement couper le nerf circonflexe, ce qui avait entraîné la paralysie complète du deltoïde.

Une autre lésion propre encore à la région deltoïdienne, c'est l'inflammation de la bourse séreuse qui sépare la face profonde de ce muscle de la capsule articulaire. J'ai déjà eu l'occasion, à propos des symptômes, de vous parler des travaux de M. Simon Duplay, qui a fixé l'attention du chirurgien sur ce phénomène qu'il appelle la *péri-arthrite scapulo-humérale*. Dès 1865, j'avais, après d'autres chirurgiens, appelé l'attention sur cette complication de la scapulalgie; mais c'est à M. Duplay qu'il appartient d'avoir démontré que cette affection se développe parfois isolément, indépendamment de l'arthrite scapulaire, et qu'elle détermine dans ces cas des phénomènes immédiats et consécutifs qui pourraient en imposer et faire croire à une scapulalgie.

Toujours est-il qu'il est rare que, dans les arthrites purulentes scapulo-humérales anciennes, la bourse séreuse sous-deltoïdienne reste indemne; le plus habituellement elle est envahie par la suppuration. Alors ses parois adhèrent et la cavité séreuse s'efface ; circonstance qui n'est pas sans influence, plus tard, sur le rétablissement des mouvements. Cet élément de pronostic ne doit donc pas être négligé.

Un phénomène que je n'ai vu cité nulle part et qui n'est cependant point rare dans cette affection puisque je l'ai observé deux fois sur douze cas, c'est la suppuration chronique avec fistules des glandes axillaires, pouvant plus tard, par propagation à la chaîne des mêmes glandes péri-bronchiques, entraîner la mort.

Je vous donnerai un résumé de ces deux cas.

Dans le premier, il s'agit de cette jeune femme, dont je vous ai parlé déjà, et qui avait une luxation spontanée complète de l'humérus intra-coracoïdienne. Je fis la résection, malgré un engorgement assez avancé des glandes axillaires et des glandes sus et sous-claviculaires. Après quatre mois, la plaie de la résection était fermée, elle paraissait guérie, et il ne restait que ce gonflement ganglionnaire dont j'étais loin de soupçonner l'importance. J'envoyai la malade en convalescence. Un an après, ces engorgements devinrent des abcès que je fus obligé d'ouvrir ; la persistance de la suppuration, qui était intarissable, empêcha la malade de se remettre, et bientôt elle succomba à une sorte d'intoxication purulente qui se propagea par la chaîne des ganglions et vaisseaux lymphatiques jusque dans le système veineux.

J'aurais dû cependant me tenir en garde contre cette terminaison possible, car j'avais autrefois disséqué un cas où cette infection purulente par les lymphatiques fut démontrée par l'autopsie, et précisément dans un fait de tumeur blanche du genou. Toute la chaîne ganglionnaire était remplie de pus, depuis les glandes de l'aine jusqu'à l'embouchure du canal thoracique dans la veine sous-clavière. (Voyez mon *Mémoire sur les tumeurs blanches*, 1853.)

J'ai retrouvé cette suppuration des glandes lymphatiques sus et sous-claviculaires chez un opéré de Nélaton.

Cet homme, que les élèves appelaient le zouave de Malakoff, parce que, effectivement, il avait été blessé à l'épaule à l'assaut de cette forteresse, vint se présenter à moi à la Pitié deux ans après son opération de résection, d'ailleurs bien réussie. Plusieurs d'entre vous l'ont pu voir au n° 30 de la salle Saint-Gabriel, où je l'ai conservé longtemps en observation attentive, redoutant pour lui une terminaison fâcheuse, que je faisais tous mes efforts pour éloigner. Les creux axillaire et sus-claviculaire étaient criblés d'ouvertures dans lesquelles nous faisions des injections iodées presque pures. Après plusieurs mois de traitement, comme la suppuration avait notablement diminué, et que sa santé s'était améliorée, je le laissai partir pour la campagne. J'ignore ce qu'il est devenu depuis. Mais je dois avouer que j'ai eu pendant longtemps pour lui des craintes sérieuses, bien que l'opération eût été pratiquée pour une lésion traumatique par coup de feu.

B. *Lésions des tissus fibro-synoviaux.* — Dans cette dénomination je comprends les lésions de la capsule fibreuse et celles de la synoviale qui la tapisse : or elles ne diffèrent pas ici de celles que l'on trouve partout ailleurs.

Pour saisir la succession des phénomènes qui se produisent dans les cas d'inflammation de ces membranes, je vous engage à relire la relation des expériences que j'ai instituées sur les animaux et qui ont été reprises vingt années après par M. Paquet (thèse de Paris, 1867, *Étude sur les tumeurs blanches*), avec des résultats analogues à ceux auxquels j'étais arrivé.

La scapulalgie qui débute par les tissus fibro-synoviaux et qui s'y maintient longtemps sans envahir plus ou moins les tissus environnants est rare, et plus rares encore sont les cas dans lesquels on a pu examiner les lésions isolées.

Je dois à l'obligeance de mon collègue, le professeur Laugier, qui savait que je m'occupais de ce sujet, l'occasion d'étudier une articulation dans ces conditions. Le malade, homme de 40 ans environ, mais de chétive constitution, était depuis plusieurs mois atteint d'arthrite suppurée de l'articulation scapulo-humérale, et on se proposait de lui faire une opération lorsqu'il fut pris d'infection purulente et succomba. La dissection nous permit de reconnaître :

1° Que le muscle deltoïde appliqué sur la capsule y adhérait intimement, que le tissu cellulaire sous-deltoïdien était infiltré et induré et que la bourse séreuse qui le sépare de la capsule articulaire était le siège d'un épanchement séro-purulent sans communication avec la cavité synoviale; les fibres du muscle pâles et décolorées n'avaient d'ailleurs pas souffert dans leur structure intime ;

2° Deux fistules existaient, l'une sur le bord antérieur de l'aisselle, l'autre en arrière sur le bord antérieur du scapulum, toutes deux communiquant avec l'articulation;

3° La capsule fibreuse et la synoviale, intimement soudées l'une à l'autre, offraient une épaisseur de près d'un centimètre en quelques endroits; la face interne était couverte de fongosités mamelonnées et offrant une couleur noirâtre due à l'imbibition des liquides purulents altérés par le contact de l'air. Ces fongosités, examinées au microscope, offraient tous les caractères assignés à ces néoplasies. Le tissu conjonctif sur lequel elles reposaient par leur face profonde avait perdu sa résistance habituelle ; il était ramolli, et ses fibres avaient perdu cette apparence brillante et nacrée propre aux tissus fibreux fasciculés. Deux ouvertures à bords arrondis et également tapissées de fongosités se voyaient en avant et en arrière. Elles livraient passage aux liquides purulents et constituaient l'orifice interne des trajets fistuleux signalés ;

4° Les tendons du sous-scapulaire et de la longue portion du biceps qui avaient servi de conducteurs au pus étaient recouverts de fongosités et offraient les mêmes altérations de tissu que la capsule fibreuse ;

5° Enfin les surfaces articulaires, presque partout dépouillées de cartilage, étaient également recouvertes de fongosités implantées dans les cellules osseuses. Mais des coupes verticales pratiquées dans la tête de l'humérus nous firent voir nettement que l'altération ne dépassait pas la surface de l'os ; en un mot, il était évident que la couche corticale de la tête humérale était seule malade, et encore pas même dans toute son étendue.

Vous avez tiré déjà sans doute les conclusions qui ressortent de cet examen, à savoir : 1° que la maladie dont Laugier avait suivi les symptômes et qu'il déclarait être une synovite fongueuse était bien évidemment, en effet, une dégénérescence fongoïde de la synoviale et que la lésion s'était, comme toujours, propagée aux tissus fibro-conjonctifs qui la soutiennent ; 2° que les cartilages et les os n'avaient participé à la maladie que secondairement, ainsi qu'en témoignaient leurs altérations superficielles de peu d'importance ; qu'en un mot, l'ostéite en surface n'était qu'une ostéite consécutive, ainsi que je l'ai établi dans mon travail sur les tumeurs blanches, tandis que la lésion primitive et fondamentale résidait dans les tissus fibro-synoviaux, et plus spécialement dans la synoviale elle-même.

Vous venez de voir, dans cette observation d'anatomie pathologique, que la synoviale fongueuse offrait à sa surface interne deux ouvertures qui n'étaient autres que l'orifice interne des fistules qui conduisaient les liquides articulaires jusqu'à l'extérieur. Sir B. Brodie est un des premiers auteurs qui aient étudié le mode de formation des ouvertures accidentelles qui se produisent ainsi à la surface des synoviales malades dans les affections articulaires, et il les attribue, avec raison selon moi, à l'ulcération. Rien n'est plus ordinaire, en effet, que de voir se produire, à la surface des fongosités, un travail de destruction ou, si vous aimez mieux de régression, par suite duquel les éléments moléculaires qui les composaient périssent par l'envahissement de la graisse et laissent à leur place une ulcération; c'est par cette brèche ouverte que les liquides articulaires se précipitent au dehors de l'articulation et de là se frayent un chemin sinueux et irrégulier jusqu'à l'extérieur. Ce travail ulcératif est commun à toutes les néo-membranes, fongueuses ou non, qui se créent à la surface des solutions de continuité, aussi bien que sur les surfaces synoviales, et tous les jours, nous assistons à ce travail de destruction des bourgeons, dans les vieux ulcères variqueux, par exemple, ou dans des brûlures en voie de réparation. L'opinion de B. Brodie est donc très plausible et doit être admise.

Mais ce n'est pas toujours de cette façon que se produisent les fistules articulaires dans les tumeurs blanches, et j'ai indiqué depuis longtemps que dans un certain nombre de cas elles s'établissaient par une rupture subite de la membrane ramollie, et cela sous l'influence d'un mouvement brusque, ou d'une violence extérieure. C'est ce que j'ai observé plusieurs fois pour le cul-de-sac synovial sous-bicipital, par exemple.

Eh bien! dans le fait qui nous occupe, ce n'est ni de

cette manière ni par ulcération que les fistules s'étaient produites; elles s'étaient établies tout naturellement et par le fait d'une disposition anatomique normale, à savoir : la communication de la grande synoviale de l'épaule avec celle de la longue portion du biceps et celle du sous-scapulaire. C'est pour cette raison que les ouvertures, ainsi que j'ai eu le soin de le faire observer, étaient régulières, arrondies, lisses, pourvues de fongosités, tandis que les ouvertures accidentelles sont généralement irrégulières et déchiquetées, à moins qu'elles ne remontent à une date fort ancienne.

Dans l'observation que je viens de vous présenter, vous avez pu voir un bel exemple de cette forme de synovite, dite *fongueuse*, fort rare à l'épaule, mais assez fréquente au genou, et que j'ai soigneusement distinguée de la synovite *pseudo-membraneuse*. Je regrette de n'avoir pas, pour l'articulation scapulo-humérale, de type de cette deuxième variété à vous offrir; c'est une lacune que vous pouvez d'ailleurs facilement combler, pour ce qui concerne l'anatomie pathologique, en vous reportant à ce que j'en ai dit dans le travail déjà plusieurs fois cité.

C. *Lésions du squelette.* — Les altérations du squelette qui entre dans la composition de l'articulation scapulo-humérale peuvent offrir ici toutes les variétés qu'on observe partout ailleurs. La tête de l'humérus, particulièrement, est constituée par un tissu spongieux abondant et très vasculaire, mal protégé contre les violences extérieures et les influences du voisinage par une couche corticale fort mince. On comprend donc facilement que ce soit sur elle que portent spécialement les lésions dans les arthrites, surtout quand on songe que ce même tissu spongieux, dans la cavité glénoïde, est au contraire peu abondant, beaucoup moins vasculaire, et mieux protégé.

C'est donc dans la tête humérale que nous rencontrerons les lésions les plus sérieuses; elles sont plus rares et jamais isolées pour la cavité glénoïde.

Dans quelques cas, d'ailleurs peu communs, vous rencontrerez au milieu du tissu spongieux de la tête humérale une matière blanche ou jaunâtre plus ou moins dure, et vous serez tenté de croire d'abord que vous avez sous les yeux de la matière tuberculeuse. Défiez-vous, et, avant de vous prononcer, examinez au microscope ces prétendus tubercules, vous n'y trouverez que les éléments du pus, c'est-à-dire des globules purulents et pyoïdes plus ou moins déformés, mélangés avec une quantité variable de graisse; c'est ce que j'appelle du *pus concret,* c'est-à-dire sans liquide, mélangé avec des blocs graisseux, en un mot une matière caséiforme, mais purulente.

J'ai donné le nom d'ostéite primitive à l'inflammation qui, dans les tumeurs blanches, se développe d'emblée dans le tissu osseux et de là gagne et envahit les tissus environnants, de même que je réserve le nom d'ostéite secondaire à cette variété d'inflammation qui se propage de la synoviale aux tissus osseux.

Dans la tête de l'humérus, j'ai vu l'ostéite débuter tantôt par la surface, d'autres fois par la partie centrale. Dans le premier cas, c'est une véritable ostéo-périostite, et j'en ai recueilli deux exemples qui ont été dessinés avec un talent et une fidélité remarquables par le docteur Hybord. Sur l'une de ces pièces, on peut voir que la tête est réduite à une sorte de moignon irrégulier, rugueux, et qui ne rappelle que de bien loin la forme hémisphérique. A l'état frais, nous y avons constaté tous les caractères d'une ostéite intense, qui s'était propagée par continuité de tissu aux grand et petit trochiters. La partie centrale n'offrait encore que des lésions peu avancées.

Sur la deuxième pièce, au contraire, non seulement la tête de l'os lentement rongée a presque entièrement disparu, mais on observe un phénomène des plus intéressants : c'est l'augmentation considérable des espaces cellulaires par suite de la disparition d'un grand nombre des lamelles limitantes sous l'influence de la résorption progressive inflammatoire.

Une large plaque de carie avec tous les caractères microscopiques de cette altération existait à la surface de l'os.

Dans les cas où la maladie débute au contraire par le tissu spongieux central, les altérations n'ont plus les mêmes caractères, les liquides sécrétés ne trouvant pas d'issue, tout effort sur les parois cellulaires les écarte, les fait disparaître, et il se forme de petits foyers disséminés, parfois même des cavités assez considérables.

La première des pièces que je vous soumets est un cas d'ostéite scrofuleuse centrale de la tête; elle provient de la jeune femme opérée à la Pitié (observation du docteur Charles); la tête a disparu à peu près complètement. De vastes cavités sont creusées dans la substance spongieuse, et chacune d'elles était occupée par une portion osseuse dite séquestrée ou nécrosée; ce séquestre était lui-même entouré d'une matière blanche et concrète, caséiforme. La plus grande de ces cavités était au centre même de l'os. Cet os en entier est poreux et léger, il est véritablement comme soufflé, et c'est là le caractère de l'ostéite scrofuleuse.

L'autre pièce, au contraire, est un type de l'ostéite rhumatismale centrale. Elle a été recueillie sur un soldat d'Afrique auquel j'ai fait la résection et qui a succombé à l'infection purulente. C'est le seul malade que j'aie perdu pour opération dans la scapulalgie. La pièce osseuse est remarquable par sa dureté, sa consistance et son poids. Au centre, vous voyez des cavités qui logeraient une aveline, lesquelles contenaient des portions nécrosées qui baignaient dans une sorte de gelée sanguinolente, au milieu de laquelle nous avons trouvé quelques globules purulents et sanguins. La première section avait laissé sur le corps de l'humérus une portion d'une de ces cavités, ce qui m'avait obligé à recouper l'os séance tenante un peu plus bas. Rien à l'extérieur ne pouvait faire soupçonner cette particularité. On constatait d'ailleurs sur cette pièce tous les caractères de l'ostéite, à l'œil nu et au microscope.

Si l'on n'avait vu ces pièces qu'à l'état sec, on serait tenté peut-être de considérer ces cavités comme des abcès. Mais il n'en est rien; car toutes ces cavités contenaient des séquestres.

La pièce que je vous présente provient de la résection pratiquée sur le malade dont l'observation m'a servi d'entrée en matière pour ma première leçon sur ce sujet. La cavité est considérable, on en voit une autre au début, beaucoup plus petite, située à la partie supérieure. Cette cavité, dans laquelle il n'y avait qu'un tout petit séquestre. avait ses parois très irrégulières, qui témoignaient bien qu'il s'agissait d'une véritable carie centrale de la tête. On sait, en effet, depuis les travaux de Ranvier, que c'est à la nécrobiose des lamelles intercellulaires envahies par la graisse que sont dues les cavités à parois irrégulières et anfractueuses qu'on trouve au centre des os. (RANVIER, *Archives de physiologie*, 1868, p. 69.) Les véritables abcès des os offrent au contraire des parois lisses; leur contenu est du pus franc, sans mélange avec des fragments osseux nécrosés; enfin, ils sont fort rares.

Telles sont les principales lésions que vous rencontrerez dans la tête de l'humérus; elles sont beaucoup moins prononcées sur la cavité glénoïde, aussi sont-elles généralement mal connues.

Je les crois presque toujours consécutives, soit aux altérations des tissus fibro-synoviaux, soit aux lésions mêmes de la tête humérale ; aussi restent-elles superficielles et par conséquent faciles à enlever, circonstance bien importante pour le résultat final après la résection. Trois fois sur douze cas de résection, j'ai été forcé de faire, soit la rugination, soit l'enlèvement partiel de cette cavité.

Notamment chez l'opéré de l'observation n° 1, ayant trouvé le bord antérieur de la cavité nécrosé, et le fond couvert de fongosités, je me suis décidé à faire la section du col de l'omoplate immédiatement en arrière du bord glénoïdien. L'examen de cette portion enlevée nous permit d'y reconnaître tous les phénomènes de l'ostéite carieuse, ostéite superficielle et par conséquent consécutive, due au contact des parties malades environnantes. La rapide et solide guérison du malade vint d'ailleurs donner à ces appréciations anatomiques une consécration sans réplique.

Une expérience déjà longue m'a même tellement convaincu du peu de profondeur des lésions dans ces cas, que je me bornerais dorénavant à la rugination ou à la cautérisation, à moins d'une nécrose démontrée comme dans le cas qui précède.

Je ne voudrais pas cependant que vous puissiez croire que je nie absolument les lésions organiques primitives et profondes du col de l'omoplate et de la cavité articulaire qui le surmonte ; je dis simplement que je n'en ai pas encore rencontré et que je n'en connais pas d'exemple avéré. Mais il est bien certain que, comme toute autre portion du système osseux, celle-là peut être atteinte par les lésions propres à ce système.

C. — Restent enfin les *lésions des cartilages*, dont jusqu'ici je ne vous ai rien dit, parce qu'effectivement je n'ai rien de nouveau à vous apprendre. Ici, comme partout ailleurs dans les tumeurs blanches, le cartilage, organe passif physiologiquement parlant, suit passivement les altérations des os et de la synoviale. Je ne vous décrirai pas, bien entendu, les diverses altérations qu'on y observe, parce qu'elles sont les mêmes que partout ailleurs ; mais je saisirai cette occasion pour vous déclarer de nouveau que les opinions de quelques histologistes, notamment de MM. Ranvier et Paquet, n'ont nullement ébranlé la mienne. J'avais dit dans mon premier travail, publié en 1844, que le cartilage, dépourvu de vaisseaux, soit séreux soit sanguins, pourvu seulement d'un appareil endosmotique, vivait par imbibition ou endosmose. Si la nature des liquides qui lui sont fournis est bonne, il maintient son intégrité ; si elle est mauvaise, il périclite. Dès cette époque, j'avais institué des expériences sur les animaux pour étudier cette question, que je crois avoir élucidée et étayée sur des preuves irrécusables en 1844. Depuis, d'autres auteurs, plus versés que je ne le suis dans les études micrographiques, Birkett et Redfern entre autres, ont repris cette question par un autre côté et sont arrivés à des résultats qui ont avec les miens beaucoup d'analogie, et je ne désespère pas de voir revenir de nouveau à l'opinion que je soutiens depuis longtemps, comme l'expression de la vérité clinique.

Vous voudrez bien remarquer en effet qu'il ne s'agit nullement ici de dissidences sur les faits eux-mêmes entre ces savants histologistes et nous, c'est simplement affaire d'interprétation. Les uns et les autres nous voyons les mêmes lésions, nous reconnaissons les mêmes altérations ; seulement, m'appuyant sur la clinique, sur l'observation quotidienne des malades et sur l'expérimentation des animaux, je dis : Ces altérations sont consécutives, elles ne sont que le corollaire d'autres lésions qui les ont précédées et les commandent. Mes contradicteurs au contraire croient pouvoir proclamer la doctrine des altérations primitives et isolées des cartilages comme causes premières des lésions qu'on rencontre dans les tumeurs blanches !

CINQUIÈME LEÇON

Diagnóstic différentiel de la scapulalgie. — Diagnostic absolu.
Pronostic.

Messieurs,

Vous connaissez les symptômes variés de la scapulalgie, les diverses lésions qui la constituent; nous pouvons aborder maintenant son diagnostic.

Il comprend deux points principaux :

1° Reconnaître la maladie et la différencier de celles qui peuvent la simuler; c'est le diagnostic différentiel;

2° Rechercher à quelle variété elle appartient; c'est le diagnostic absolu.

C'est là une tâche difficile et de laquelle dépend la solution thérapeutique; on ne saurait donc y attacher trop d'importance.

1° *Diagnostic différentiel.* — Parmi les affections qui peuvent atteindre le moignon de l'épaule, il en est quelques-unes qu'il suffira de nommer pour éloigner l'idée d'une confusion ; ainsi la paralysie du deltoïde et la névralgie du plexus brachial.

Il n'en est pas de même de la contracture deltoïdienne

qui pourrait simuler une arthrite scapulaire aiguë au début, comme on voit à la hanche certaines contractures des muscles péri-articulaires simuler ou parfois masquer une véritable coxalgie. Dans ce cas quelques inhalations de chloroforme suffisent à dissiper l'incertitude. C'est ce que j'ai fait sur une jeune fille de 10 ans qui depuis plusieurs semaines, au dire des parents, ne voulait pas se servir de son membre et le tenait appliqué contre le thorax, l'avant-bras fléchi sur le bras. Le deltoïde était en contraction permanente, dur et étroitement appliqué sur l'articulation; on ne pouvait parvenir à glisser les doigts dans l'aisselle. Dès que l'état anesthésique fut établi, je pus explorer l'articulation qui était dans un état tout à fait normal, et je fis exécuter au membre des mouvements très variés et très étendus. Je n'ai jamais pu savoir quelle avait été la cause de cette contracture douloureuse qui n'a pas reparu. J'ai supposé qu'une adénite axillaire avait pu y donner lieu. Peut-être s'agissait-il d'une contracture hystérique.

La partie supérieure de l'humérus est quelquefois le siège d'affections aiguës ou chroniques, lesquelles au début pourraient simuler l'arthrite et donner lieu à une erreur de diagnostic.

Le fait suivant, que j'ai observé avec M. Coffin, un de mes anciens internes, dans sa clientèle particulière, vous servira d'utile enseignement.

Le fils d'un boulanger de la rue Neuve-des-Petits-Champs, âgé de 19 ans, fut pris, sans cause bien appréciable, de violentes douleurs dans l'épaule droite pour lesquelles la famille fit appeler le docteur Coffin. La fièvre était intense; les douleurs au toucher, intolérables; un gonflement notable avec rougeur des téguments occupait tout le moignon scapulaire; notre confrère diagnostiqua une arthrite aiguë avec épanchement. Il importe de noter que le jeune malade tenait son membre fortement serré contre le thorax et le maintenait dans cette position avec le bras du côté opposé, sans permettre qu'on le touchât. Des sangsues, des cataplasmes, des purgatifs réitérés, des narcotiques, tout fut mis en usage sans qu'on pût parvenir à calmer la douleur et empêcher le gonflement d'augmenter.

Trois semaines s'étaient écoulées depuis le début des accidents. M. Coffin, ayant remarqué qu'à la partie antérieure du moignon scapulaire survenait une saillie fluctuante, désira s'adjoindre un chirurgien et me désigna. Connaissance prise des antécédents que je viens de relater, je procédai à l'examen, non sans de grandes difficultés, et je reconnus, en glissant deux doigts enduits de cérat dans l'aisselle, qu'on pouvait facilement atteindre la tête humérale, que l'artère et les nerfs n'étaient point soulevés, et que par conséquent il n'y avait point d'épanchement articulaire.

D'autre part, la fluctuation qui existait à la partie antérieure de l'épaule dans la bosselure signalée précédemment par mon confrère s'étendait à tout le deltoïde qui était soulevé jusqu'à son insertion à l'humérus. Enfin, les légers mouvements de rotation, même ceux en avant et en arrière, ne déterminaient, pour ainsi dire, point de douleurs, tandis que la pression directe était intolérable. Nous en conclûmes qu'il existait une collection sous le deltoïde, non articulaire, dont il fallait chercher l'origine et le point de départ. Nous hésitions entre une collection purulente dans le tissu cellulaire sous-deltoïdien, c'est-à-dire dans cette pseudo-séreuse péri-articulaire, et une collection sous le périoste. Or l'âge du malade, la spontanéité de l'affection, son développement rapide, accompagné de phénomènes généraux graves et de douleurs simulant la névralgie rhumatismale ostéo-périostique, me firent pencher pour une périostite phlegmoneuse suppurée de la partie supérieure de l'humérus.

Deux larges incisions furent pratiquées parallèlement aux fibres du deltoïde en avant et en arrière de l'épaule. Un flot de pus séreux avec flocons s'échappa, et le doigt porté dans le fond du foyer constata que tout le tissu supérieur de l'humérus était séparé de son périoste excepté en trois points, en avant et en dedans, là où s'insère la coulisse bicipitale, en bas, au niveau de l'insertion deltoïdienne et du côté de l'articulation dans le point où le périoste s'unit au cartilage et se confond avec les insertions tendineuses des grand et petit trochiters. J'annonçai aux parents que les accidents allaient cesser et que je ne désespérais pas de voir la maladie se terminer sans nécrose. Cet espoir n'a pas été trompé, car, un mois environ après notre opération, les plaies étaient fermées et il ne restait plus qu'un peu de raideur dans les mouvements; principalement, une notable difficulté dans l'abduction et l'élévation, qui finit par disparaître complètement. J'ai revu depuis plusieurs fois le jeune homme qui ne se ressentait nullement de cette grave affection.

Ainsi, la périostite phlegmoneuse de la partie supérieure de l'humérus peut donner le change et faire croire à une scapulalgie aiguë; certainement la confusion sera parfois fort difficile à éviter. Néanmoins, vous avez de grandes probabilités de ne pas vous tromper en tenant compte de cette donnée, à savoir : que l'articulation est libre, ce dont on s'assure par l'introduction du doigt dans l'aisselle, ainsi que je vous ai enseigné à le faire.

Cependant, il faut prévoir le cas où la présence d'une collection aussi considérable de pus dans le voisinage de l'articulation pourrait déterminer un épanchement de voisinage, ce que j'ai notamment observé pour l'articulation du genou dans un cas de périostite phlegmoneuse de l'extrémité inférieure du fémur chez une jeune fille. La difficulté ne serait pas insoluble et pourrait être élucidée par une ponction capillaire avec l'aspirateur pratiquée dans l'épanchement articulaire, ponction, en général, inoffensive et qui, ici particulièrement, n'offrirait aucun danger. La nature du liquide séro-synovial, dont l'écoulement ne modifierait en rien la collection sous-deltoïdienne, démontrerait la réalité d'une périostite phlegmoneuse isolée.

Vous comprendrez, d'après ce que je viens de vous dire, la possibilité d'une erreur de diagnostic entre une périostite suppurée rapide de l'extrémité supérieure de l'humérus et une scapulalgie aiguë; parfois aussi il peut y avoir confusion possible entre une ostéo-périostite chronique suppurée de cette même portion osseuse et une scapulalgie chronique. C'est, en effet, ce qui arrive; mais le cas est infiniment moins épineux. Effectivement, les fistules ne sont pas situées dans les mêmes points que celles de la scapulalgie; elles sont moins sinueuses, plus directes et permettent d'aborder facilement la portion d'os malade qu'on constate être située plus ou moins au-dessous de la tête; enfin, l'articulation reste en général indemne, et, comme elle n'est pas douloureuse, on peut facilement s'en assurer. Voilà des signes qui permettent de sortir d'embarras, sinon dans tous les cas, du moins dans leur grande majorité.

Je me hâte toutefois d'ajouter qu'il y a telle circonstance où la distinction deviendra impossible à établir, c'est quand la tête de l'os elle-même participe à la maladie; mais alors l'ostéite est articulaire, et j'ai établi dans mon mémoire sur les tumeurs blanches que l'ostéite était une des formes de la tumeur blanche.

Vous pourrez rencontrer dans votre pratique des cas analogues à celui que je vais vous rapporter et qui, certainement, pourraient vous induire en erreur ou au moins vous mettre dans le doute, comme j'y ai été moi-même. Il s'agit d'une suppuration chronique avec fistule des ganglions axillaires.

Le malade, âgé de 34 ans, d'un tempérament sec et bilieux, était couché au n° 18 de notre salle Sainte-Marthe. Il m'avait été envoyé comme ayant une affection des os, probablement de l'articulation scapulo-humérale, m'écrivait le médecin qui me l'adressait. La paroi antérieure de l'aisselle, jusque sous la clavicule, et le creux axillaire étaient criblés d'ouvertures par lesquelles en pressant on faisait sortir un pus ichoreux et fétide.

Le stylet introduit dans les diverses ouvertures ne rencontrait que des brides fibreuses très dures, mais nulle part les os. D'ailleurs, il s'enfonçait partout profondément, se rendant dans le sommet du creux axillaire, comme vers un centre. Le membre était œdématié, froid, peu douloureux, plutôt même engourdi ; les mouvements spontanés étaient impossibles, non à cause de la douleur, mais parce que le creux axillaire était occupé et réellement envahi par des brides fibreuses, par ce tissu que Delpech nommait si justement *tissu inodulaire*. Toutefois, on pouvait s'assurer, soit en palpant le moignon de l'épaule, soit en imprimant des mouvements forcés à l'humérus, que la tête roulait sans obstacles directs dans la cavité glénoïde ; de plus, cette tête n'avait pas augmenté de volume et n'offrait aucun point douloureux. Or ceci me permit d'établir que le point de départ de cette suppuration chronique et fistuleuse n'était ni dans l'articulation, ni dans les os qui la composent, et par exclusion j'arrivai à lui donner pour point de départ la fonte purulente graduelle et successive de toutes les glandes lymphatiques de l'aisselle. Ce n'est pas ici le lieu de vous faire l'histoire de cet homme, ce serait sortir de mon sujet. Seulement, il importe que vous sachiez que l'opération très compliquée que je lui pratiquai démontre qu'en effet il s'agissait bien d'une suppuration chronique ayant pour origine et siège les ganglions eux-mêmes sans altération de l'articulation scapulo-humérale.

Ce malade était un type de cette affection suppurée chronique des ganglions axillaires que nous voyons de temps à autre dans nos salles de chirurgie des grands hôpitaux, et j'en possède d'autres observations encore.

Il était d'autant plus important d'attirer votre attention sur ces fistules ganglionnaires idiopathiques que je vous ai rapporté précédemment deux cas de suppuration fistulaire de ces mêmes ganglions survenus à la suite de scapulalgie chronique et qu'il ne faut point confondre ces deux formes d'adénites suppuratives si différentes.

L'*hydarthrose* proprement dite de l'articulation scapulo-humérale est fort rare, aussi bien l'hydarthrose aiguë que l'hydarthrose chronique, la seule qu'on puisse confondre avec la tumeur blanche.

L'hydarthrose aiguë, si l'on peut donner ce nom à une affection qui n'offre presque aucune acuité, n'est qu'une variété de l'arthrite, et, à ce titre, ne peut être différenciée d'elle.

Quant à l'hydarthrose que l'on pourrait à la rigueur confondre avec la tumeur blanche ou arthrite chronique, elle n'est le plus ordinairement elle-même qu'une forme de l'arthrite que nous étudierons bientôt sous le nom d'*arthrite déformante*, et à propos de laquelle je chercherai à établir le diagnostic entre ces deux variétés.

La périarthrite scapulo-humérale, caractérisée par l'inflammation de la bourse séreuse sous-deltoïdienne, peut aussi être confondue avec la scapulalgie soit au début, soit à sa terminaison.

Au début, dans la période des phénomènes inflammatoires, on aura pour se guider et éviter l'erreur les caractères distinctifs que j'ai mis en relief dans l'observation de périostite phlegmoneuse sous-deltoïdienne; je n'ai pas besoin d'y insister. Mais c'est quand la maladie aura déterminé des adhérences entre la face profonde du deltoïde et la face externe de l'humérus, s'opposant ainsi aux libres mouvements de cet os sur le scapulum, qu'il deviendra difficile d'établir le diagnostic avec l'ankylose scapulo-humérale. Il sera même d'autant plus difficile qu'on n'aura pas ici, comme dans la contracture, la ressource du chloroforme. Suivant M. Duplay, cette périarthrite se distinguerait alors d'une affection articulaire par l'absence de déformation et de gonflement ailleurs que dans la région sous-deltoïdienne; par la nécessité où se trouve le scapulum soudé avec l'humérus de suivre tous les mouvements imprimés à ce dernier os; dans quelques cas une crépitation sous-acromiale; enfin la constatation de douleurs très vives au-dessous de l'acromion et des insertions deltoïdiennes à l'humérus; au contraire, leur absence au niveau de l'articulation.

Vous remarquerez que la plupart de ces symptômes ne sont malheureusement pas nettement accusés et qu'il en est un certain nombre qui appartiennent également à la scapulalgie proprement dite. La vérité est que la périarthrite n'est le plus ordinairement qu'une conséquence de l'arthrite, et qu'il est fort rare que les deux affections ne coexistent pas. D'où la difficulté, dans le très grand nombre des cas, d'un diagnostic différentiel possible.

2° *Diagnostic absolu de la scapulalgie.* — Il se trouve pour ainsi dire implicitement contenu dans tout ce que j'ai dit, soit à propos de l'étiologie et de la symptomatologie, soit à l'occasion des lésions anatomiques. Néanmoins, il y a quelque utilité à résumer en quelques phrases concises le diagnostic des deux variétés principales de la scapulalgie après avoir présenté son diagnostic différentiel.

La scapulalgie fibro-synoviale débute en général par un gonflement du moignon scapulaire bientôt suivi d'un épanchement articulaire. Cet épanchement diminue, disparaît même quelquefois pour revenir à la suite d'un mouvement exagéré ou forcé, d'une violence extérieure telle qu'une chute, une contusion, ou bien encore sous l'influence d'un brusque changement de température. Ces alternatives entraînent bientôt des altérations dans la synoviale qui se recouvre de fongosités ou de pseudomembranes (forme fongueuse, forme pseudo-membraneuse), et bientôt des fistules purulentes se forment dans des points presque constamment les mêmes.

Enfin la maladie se termine tantôt par ankylose, tantôt par propagation au squelette, et dans ce dernier cas l'intervention chirurgicale devient souvent indispensable.

La scapulalgie qui débute par le squelette, ou ostéo-périostite articulaire, met un temps beaucoup plus long dans son évolution et procède en général par soubresauts, avec des intermittences parfois fort longues, et sans qu'on puisse souvent préciser la raison qui préside à ces brusques réapparitions. Le gonflement est beaucoup moins rapide en général, il est aussi moins aigu et moins considérable. Les épanchements articulaires ne sont pas la règle comme dans le cas précédent; ils sont l'exception, et rarement ils acquièrent une amplitude notable. Les douleurs, beaucoup plus vives que dans la forme précédente, prennent le caractère nocturne qui, quoi qu'on en ait pu dire, est bien plus fréquent et plus prononcé dans les affections du squelette et de ses annexes, que dans celles des parties molles.

Enfin, après une durée de six, huit ou dix mois, et quelquefois de plusieurs années avec les mêmes symptômes, un ou plusieurs abcès se forment au pourtour de l'articulation; les uns, et c'est le plus grand nombre, communiquent directement avec l'article dont ils sont en quelque sorte le *diverticulum;* les autres, provenant directement des portions osseuses extra-articulaires, trouvent une issue plus directe. L'emploi du stylet explorateur complétera le diagnostic. Quant à savoir si c'est l'humérus seul, ou avec lui la cavité glénoïde, qui est malade, c'est fort difficile à déterminer à l'avance. Suivant Péan, Nélaton aurait imaginé d'ausculter ces deux os pendant qu'on les frappe avec un stylet : ce moyen est ingénieux, mais peu pratique. Je l'ai maintes fois essayé sans avantage. (PÉAN, *loco citato*, p. 33.) Rarement cette forme guérit spontanément, même par ankylose. Comme il y a toujours des séquestres, c'est-à-dire des corps étrangers, il faut qu'ils soient expulsés, et il est à peu près sans exemple qu'une guérison solide et durable puisse avoir lieu sans intervention chirurgicale.

Je dois vous prévenir que je viens de vous tracer ce que je pourrais appeler des types de chacune des deux variétés de scapulalgies, construits avec les symptômes observés dans un grand nombre de cas; mais ne vous attendez pas à rencontrer dans la pratique des exemples aussi complets. Les cas que vous verrez se rapprocheront un peu plus, un peu moins de chacun d'eux, et toujours assez pour pouvoir les reconnaître, mais il manquera souvent un ou plusieurs caractères du tableau général que je viens de vous soumettre.

Le *pronostic* de la scapulalgie est toujours sérieux, mais il est variable suivant l'âge des sujets et leur tempérament; ainsi il est certain que dans le jeune âge elle est infiniment moins grave que dans l'adolescence et, à plus forte raison, que dans l'âge mûr. Relativement à la pathogénie, la scapulalgie qui est liée à une diathèse est toujours plus grave que celle qui survient à la suite d'une lésion traumatique, et parmi les diathèses il est clair que l'arthrite qui survient chez un scrofuleux aura moins de chances de guérir que celle qui se développera sous l'influence du rhumatisme ou de la syphilis; car sur cette dernière surtout la médication est toute-puissante, tandis qu'elle n'a qu'une action très limitée sur la première.

La variété de tumeur blanche influera beaucoup aussi sur le pronostic que vous serez appelés à porter; celle qui n'atteint que les tissus fibro-synoviaux offre infiniment moins de dangers et expose moins à l'intervention chirurgicale que l'ostéite articulaire, qui se termine presque constamment par carie ou nécrose et oblige à pratiquer de sérieuses opérations.

N'oubliez jamais que ce qui peut arriver de plus heureux à un individu atteint de scapulalgie, c'est de guérir par une ankylose ou pseudo-ankylose plus ou moins prononcée. N'hésitez pas à en prévenir la famille, tout en ménageant vos expressions et en ne prononçant qu'avec beaucoup de réserve le mot d'ankylose, le public ayant en général ce que j'appelle l'*ankylophobie*. Souvenez-vous que, pour certains, leur promettre une guérison avec ankylose serait les éloigner de vous à tout jamais. Mais n'en persistez pas moins à dire qu'après la guérison il restera nécessairement de la raideur et une gêne dans les fonctions du membre qui pourront durer un temps variable, mais toujours assez long.

A la longue, en effet, surtout s'il s'agit de pseudo-ankylose, les mouvements gagnent en amplitude, et la mobilité du scapulum sur le thorax supplée dans une grande mesure à celle de l'articulation scapulo-humérale.

SIXIÈME LEÇON

Traitement de la scapulalgie. — 1° Traitement général. — 2° Traiteme local : antiphlogistiques, révulsifs, cautérisation. — Ignipuncture.

MESSIEURS,

Dans la scapulalgie, ainsi d'ailleurs que dans toute tumeur blanche, quelle que soit l'articulation affectée, le traitement doit être *général* et *local.*

1° *Traitement général.* — Tous les auteurs de pathologie, tous les chirurgiens insistent sur l'utilité d'un traitement général dans les affections du squelette, et, soyez-en persuadés, ce n'est pas sans raison ; car, presque toujours, l'apparition de ces maladies coïncide avec une constitution plus ou moins fatiguée, et parfois profondément altérée par la diathèse scrofuleuse ou rhumatisante. Quelquefois aussi, bien que plus rarement, elles reconnaissent pour origine l'existence d'une syphilis constitutionnelle.

Si vous ne combattez pas ces différentes causes, vous ne pouvez espérer une guérison solide ; le traitement général constitue l'adjuvant indispensable. C'est donc tout d'abord à cette influence générale que vous devrez vous attaquer, même dans les cas graves.

Les symptômes inflammatoires dominent-ils, la réaction générale est-elle très vive, ayez recours aux antiphlogistiques. Mais aux saignées locales accordez la préférence sur les saignées générales. Ces dernières affaiblissent beaucoup les malades, et, à moins d'indications spéciales, symptômes réactionnels très intenses, constitution vigoureuse, je vous engage à leur préférer les antiphlogistiques locaux. A plus forte raison agirez-vous ainsi si la douleur est bornée à l'articulation, et si la réaction fébrile est peu accentuée. C'est aux ventouses scarifiées que je m'adresse ordinairement; selon moi, elles agissent beaucoup mieux que les sangsues, et ne déterminent jamais ces accidents locaux, suppuration, menace de phlegmasie cutanée, que j'ai vus parfois survenir à la suite des applications de sangsues.

Si vous soupçonnez que la maladie soit due à une influence rhumatismale, vous aurez recours aux divers moyens mis en usage dans ce cas. Le sulfate de quinine réussit le plus souvent. Chez la jeune fille de l'observation II, l'administration de ce médicament a fait presque entièrement disparaître les douleurs. Nous avons ensuite employé les bains de vapeur qui ont produit une diminution notable du gonflement; ce qui confirme l'opinion que j'avais émise : à savoir, que le rhumatisme avait été la cause de sa scapulalgie.

Si l'affection était reconnue de nature syphilitique ou simplement soupçonnée telle, le traitement général approprié devrait être prescrit, alors même que les lésions seraient déjà très avancées, que des abcès multiples se seraient développés. J'ai vu, en 1860, avec mon confrère, M. Hillairet, un malade qui avait une tumeur blanche du genou droit; les désordres étaient considérables et on désirait avoir mon avis au sujet d'une opération regardée comme imminente. Après examen attentif, je crus reconnaître certains caractères que j'ai depuis longtemps signalés comme appartenant à la syphilis; puis, ayant découvert sur la surface du corps des traces d'une affection de la peau, nous interrogeâmes le malade, qui ne fit aucune difficulté d'avouer qu'il avait eu un chancre, lequel avait été suivi de l'apparition de divers autres accidents, plaques muqueuses, roséole, etc. Dès lors, plus de doute : le diagnostic que les symptômes nous avaient fait soupçonner se confirmait. Un traitement par les mercuriaux iodurés fut institué et, moins de six semaines après, toutes les fistules étaient taries, et la maladie marchait à grands pas vers la guérison.

Si pareils doutes se présentaient dans un cas de tumeur blanche scapulo-humérale, c'est au traitement général que vous devriez recourir d'abord. J'irai même plus loin, et je considère comme une sage précaution, dans le cas de gonflement des os avec ou sans abcès, d'instituer au moindre doute un traitement général par l'iodure de potassium seul ou associé aux préparations mercurielles.

Mais le plus souvent c'est à une constitution plus ou moins altérée par la scrofule que vous aurez affaire, et vous devrez alors recourir aux toniques, aux reconstituants; l'huile de foie de morue, les diverses préparations iodurées et ferrugineuses devront tour à tour ou simultanément être ordonnées. Pour faciliter l'action de ces divers médicaments, il faudra placer le malade dans les meilleures conditions hygiéniques possibles; lui conseiller l'habitation à la campagne dans une chambre bien aérée, exposée au soleil, et enfin lui donner une alimentation fortifiante. Toutes les fois que les accidents inflammatoires ne s'y opposeront pas, que l'état général le permettra, la marche au grand air sera vivement recommandée; ce conseil est d'autant plus facile à mettre ici à exécution, que, grâce à un appareil inamovible bien fait, on peut éviter les inconvénients et supprimer la douleur due à cette cause.

2° *Traitement local.* — Il comprend le traitement de la scapulalgie à ses diverses périodes, à l'état aigu et à l'état chronique, et enfin celui des terminaisons telles que raideur articulaire, ankylose et luxation spontanée.

A. *Période aiguë.* — Quelle que soit la variété d'arthrite aiguë à laquelle vous aurez affaire, la première indication qui s'impose, c'est la situation à donner au membre. Or, cette situation, les malades vous l'indiquent par leur attitude même. Tous ils cherchent instinctivement à immobiliser la jointure en rapprochant le bras du tronc pour y chercher un point d'appui; de plus, saisissant de l'autre main l'avant-bras fléchi sur le bras, ils font tous leurs efforts pour le fixer dans cette position.

Vous ne sauriez mieux faire que de vous conformer à ces indications. Vous appliquerez donc soit l'écharpe de Mayor, soit la simple écharpe, soit mieux, une bande roulée en spirale autour du membre et du tronc. Je préfère beaucoup ces moyens de contention que fait lui-même le chirurgien à tous ceux qu'on trouve dans l'arsenal des fabricants, et qu'il faut réserver pour les scapulalgies chroniques; et encore!

Le bras ainsi fixé, les douleurs ne cessent pas, mais elles deviennent plus modérées, et je m'explique mal que quelques auteurs, M. Voisin (*Gazette médicale*, 1831), par exemple, et M. Barthez (*Thèse de Paris*, 1839, p. 24) aient donné le conseil de faire dès le début exécuter des mouvements à l'articulation malade. Ce dernier trouve même à cette méthode les avantages que nous trouvons dans l'immobilisation : la douleur, dit-il, d'abord considérable dans les premiers mouvements imprimés à la jointure, diminue graduellement, et c'est ainsi qu'à l'aide de ces mouvements sagement combinés et continués on prévient la formation de l'ankylose.

Évidemment il y a ici confusion, et nous ne parlons pas des mêmes choses; car nous voyons, d'autre part, Bonnet, Malgaigne, Nélaton et Crocq donner unanimement le conseil de fixer le mieux possible l'articulation malade, et il ne paraît pas admissible de supposer que de pareils hommes aient donné ce conseil sans avoir, je ne dirai pas, seulement de bonnes raisons, mais des preuves et des observations à l'appui. De mon côté, depuis longtemps, j'insiste, après mon maître Velpeau, sur cette immobilisation indispensable, surtout au début (voir mon mémoire sur les tumeurs blanches, 1844, *in Annales de la chirurgie française et étrangère*) et je ne comprends l'utilité des mouvements et des massages qu'à une période beaucoup plus avancée de la maladie, alors qu'on n'a plus à redouter d'exaspérer ou de réveiller les phénomènes inflammatoires.

Vous maintiendrez donc le membre appliqué contre le tronc et l'avant-bras fléchi et appuyé sur la partie antérieure de la poitrine avec une longue bande de toile, et en garnissant de ouate les points saillants du squelette. Si, les jours suivants, vous vous apercevez que votre bandage se dérange, vous pouvez le fixer d'une manière plus durable, soit avec des bandes de diachylon, soit avec d'autres bandes trempées dans un mélange solidifiant, le stuc, la dextrine ou le silicate de potasse. Pour mon compte, je préfère de longues et larges bandes de diachylon, parce qu'elles sont plus souples et gènent moins les mouvements indispensables de la respiration. Aussi sont-ils bien mieux supportés par les patients. Il faut avoir soin de laisser le moignon de l'épaule malade tout à fait à découvert, de façon à ce que l'on puisse, non seulement suivre la marche de la maladie, mais aussi permettre l'application des différentes médications dont nous allons actuellement examiner la valeur.

Antiphlogistiques. — Ils sont bien passés de mode, si vous voulez bien me permettre cette expression qui a l'air d'être banale et qui exprime au fond une vérité trop vraie. Vous êtes jeunes, Messieurs, et vous n'avez pas encore assez vécu pour savoir que dans les sciences, et surtout dans les sciences biologiques, les mouvements d'opinion sont essentiellement variables et que les esprits obéissent au courant dominant sans examen et uniquement parce qu'il faut être dans le mouvement et ne pas rester en arrière ; en un mot, parce que c'est *la mode*, pour me servir de l'expression consacrée. Cette saillie de Récamier, répondant à quelqu'un qui lui demandait s'il ne prendrait pas avec avantage un médicament nouveau et en grande vogue : *Dépêchez-vous pendant qu'il guérit*, me paraît exprimer parfaitement cet état de choses et je crains bien qu'il ne soit éternellement vrai.

Les antiphlogistiques ne sont plus de mode, il paraît qu'ils ne guérissent plus. Or, c'est là, je n'hésite pas à le dire, une erreur contre laquelle depuis longtemps je proteste dans ma pratique. Non pas que j'applique le traitement antiphlogistique à tous les sujets et avec la rigueur de Broussais. Non, certes. Très rarement j'ai recours aux émissions sanguines générales; notre population hospitalière, affaiblie par un mauvais régime et surtout par les excès, ne les supporterait pas. Mais de temps à autre nous voyons des sujets forts, vigoureux et sanguins qui font exception; chez ceux-là, je n'hésite pas, au début, à faire pratiquer une ou plusieurs saignées. Mais c'est très exceptionnel, et la méthode antiphlogistique que je vous recommande, c'est non pas les sangsues, mais les ventouses scarifiées, et voici pourquoi : les ventouses ont une action à la fois révulsive et antiphlogistique; avec elles on a de plus l'avantage de ne tirer de sang que ce que l'on veut et de saigner directement les capillaires de la région. Au contraire, les sangsues n'ont aucune action autre que de tirer du sang; elles saignent parfois des veines d'un assez gros calibre, et alors tirent du sang en beaucoup plus grande abondance qu'on ne le voudrait; en un mot, elles font souvent une saignée générale là où l'on ne voudrait qu'une émission locale. J'ai dit déjà que, de plus, en perforant les téguments, en ouvrant la couche sous-cutanée, elles provoquaient parfois des phlegmons, ou tout au moins une suppuration limitée aux piqûres, suppuration qu'on a le plus grand intérêt à éviter.

Aussi, vous pourrez, particulièrement à l'épaule, faire répéter ces applications de ventouses; la région s'y prête, les surfaces étant plus planes et moins tourmentées qu'au coude et au genou, par exemple.

Souvent il m'arrive de prescrire des ventouses simplement scarifiées, sans extraction de sang et uniquement dans le but de faire cesser la douleur et d'appeler le sang dans les téguments chez les individus affaiblis ; c'est un moyen qui m'a rendu les plus grands services. J'y reviens tous les deux ou trois jours pendant la période aiguë de la maladie, et je fais ensuite recouvrir les scarifications avec des cataplasmes de farine de lin arrosés d'huile de jusquiame. En général, il faut se servir de verres à ventouses de petites dimensions, et se borner à entamer la surface du derme avec le scarificateur.

Émollients et fondants. — Cette médication, qui joue

un grand rôle dans le traitement de la scapulalgie, n'a cependant qu'une action bien douteuse et fort limitée. Certainement il est agréable pour le malade d'avoir l'épaule bien enveloppée d'un cataplasme émollient maintenu à une bonne et douce température. Mais on est forcé de convenir que son action est bien négative; c'est de lui qu'on peut dire qu'il remplit parfaitement les conditions de l'aphorisme : *primo non nocere*. J'en dirai autant des pommades dites fondantes, telles que les pommades à l'iodure de plomb ou de potassium, et toutes celles imaginées par le charlatanisme avec le vieux saindoux, etc., etc. Une seule pommade mériterait peut-être d'échapper à cet ostracisme, c'est l'onguent napolitain ou la belladone en extrait. Celle-là agit par l'absorption du mercure ou de la belladone, c'est-à-dire sur la constitution tout entière, et alors se pose la question de savoir s'il ne serait pas préférable d'administrer directement ces médicaments. Mais c'est là une question de thérapeutique générale que je ne veux pas soulever.

Révulsifs. — Sous le nom de méthode révulsive, il faut comprendre toute cette série de moyens, depuis le vésicatoire jusqu'au fer rouge, à l'aide desquels le chirurgien s'efforce d'attirer à l'extérieur, de déplacer en l'appelant sur le tégument externe, la modification morbide articulaire. Les vésicants doivent être placés en première ligne, et ils ont une utilité et une efficacité incontestables. Parmi les vésicants, c'est aux vésicatoires cantharidés que je donne la préférence, mais on comprend qu'on puisse aussi avoir recours à la pommade de Gondret, ou à la pommade à l'azotate d'argent, telle que l'employait Jobert.

Les vésicatoires ne doivent être prescrits, comme d'ailleurs tous les révulsifs, que quand la période suraiguë est passée ; autrement ils risquent de donner un coup de fouet aux phénomènes inflammatoires. Je vous en ai montré un exemple indiscutable. Mais, dans les cas d'épanchements articulaires déjà anciens, ou n'ayant que peu de tendance à l'inflammation, ils sont très utiles. Il faut les placer vis-à-vis des surfaces articulaires et éviter de les faire suppurer. En général, dès le troisième jour, ils peuvent être dépouillés de leur épiderme, et alors, sur le derme mis à découvert, on peut appliquer, soit des médicaments dits fondants, soit de la teinture d'iode, afin de prolonger l'action révulsive. Dans le même but, depuis longtemps déjà, je me sers du coton iodé qui m'a donné de bons résultats. Seulement il faut ne l'employer que quand le derme commence à se recouvrir d'une nouvelle couche épidermique ; car cette application est parfois assez douloureuse. Sous cette action combinée du vésicatoire et du coton iodé j'ai vu des épanchements déjà anciens, avec épaississement des parois de la synoviale, s'amender notablement et quelques-uns disparaître sans retour.

Tels sont les principaux moyens que vous aurez à votre disposition pour combattre la maladie dans sa période aiguë.

B. *Période chronique.* — Cette période, qui correspond à l'arthrite chronique ou tumeur blanche proprement dite, est infiniment plus rebelle à la thérapeutique médicale que la précédente, et c'est à elle que s'adresse la thérapeutique chirurgicale. Mais, avant d'en arriver à cette dernière, il faut avoir épuisé la série des moyens que nous allons passer en revue et qui ont effectivement rendu des services et souvent même guéri des cas qu'on aurait pu croire désespérés.

Lorsque les révulsifs que je viens de passer en revue ont échoué et que la maladie entre malgré tout dans la période chronique, il ne faut pas hésiter à recourir à la cautérisation potentielle ou au cautère actuel.

Les caustiques ont été de tout temps et à juste titre considérés comme un excellent moyen contre les affections chroniques des articulations, et j'ai souvent recours à l'application de la potasse caustique ou de la pâte de Vienne dans celle de l'épaule. Je fais placer les cautères en couronne demi-circulaire au nombre de deux, quatre et même six, à un centimètre au-dessous de la voûte acromio-claviculaire, en forme de croissant embrassant le sommet de l'épaule.

Bonnet conseillait d'appliquer la potasse caustique en un ou plusieurs points, puis d'entourer le membre de ouate, de le fixer dans un bandage inamovible et de l'abandonner à lui-même pendant trois semaines et même un mois, en faisant suivre simultanément au malade un traitement général approprié. C'est là sans contredit un moyen énergique et qui a donné quelques succès. Je vous le recommande.

La *compression*, si utile, si efficace, dans le traitement des tumeurs blanches arrivées à leur période chronique, ne peut malheureusement être employée ici qu'avec beaucoup de difficultés, à cause de l'impossibilité où l'on se trouve d'entourer complètement l'articulation par les circulaires de la bande compressive. Toute la partie interne ou axillaire échappe à l'action, et lorsqu'on veut par un coussin placé dans l'aisselle essayer d'y remédier, on détermine souvent un œdème considérable du membre et des douleurs intolérables par l'action qu'on exerce en même temps sur le paquet vasculo-nerveux. Cependant, malgré ces difficultés, j'ai retiré de bons résultats du bandage compressif tel que j'ai l'habitude de l'employer partout ailleurs. Je le construis de la manière suivante : je fais d'abord placer une bonne couche de ouate depuis la main jusqu'à l'épaule et l'aisselle, et j'en remplis le creux axillaire lui-même, en ayant soin cependant de ne point trop la presser pour éviter qu'elle offre une trop grande résistance. Puis, avec une large bande de flanelle j'exerce une première et douce compression de bas en haut sur tout le membre, en y soumettant aussi l'épaule au moyen d'un spica qui entoure le thorax et croise sur le cou. Enfin, par-dessus cette bande de flanelle j'en applique une autre en caoutchouc qui la recouvre partout. Puis l'avant-bras fléchi sur le bras est appliqué contre la poitrine, et maintenu dans cette situation par l'écharpe Mayor, ou tout autre moyen de contention, une bande en toile par exemple, ou une simple serviette, un bandage de corps soutenu par des bretelles. Toute la partie sous-deltoïdienne de l'articulation se trouve ainsi efficacement comprimée, le membre soutenu par des tours de bande ne s'engorge pas, quoique l'aisselle soit remplie et soumise à une douce pression par le rapprochement du bras contre la poitrine; et enfin, à cette douce compression générale, vient se joindre l'immobilisation.

La *cautérisation au fer rouge* a eu aussi ses partisans décidés, depuis A. Séverin qui en faisait certainement abus. Il est certain que la cautérisation transcurrente et la cautérisation mouchetée ou ponctuée, telle que la pratiquait M. Jules Guérin, constituent un révulsif énergique. Dans les synovites fongueuses scapulaires, je pense qu'elle peut être fort utile et qu'elle devrait être essayée; mais je n'ai pas d'exemple à vous citer pour ou contre cette méthode. La cautérisation au fer rouge s'emploie surtout dans les arthrites fistuleuses avec fongosités qu'il faut réprimer, et alors que la suppuration a ramolli et détruit les moyens d'union. Dans ces cas désespérés elle n'est qu'une ressource bien aléatoire, et, pour mon compte, j'y ai depuis longtemps renoncé, d'abord parce qu'elle effraye beaucoup les malades, et puis parce qu'elle leur donne un éloignement invincible pour d'autres opérations plus utiles.

Quelques-uns d'entre vous s'étonneront sans doute de ne point me voir placer ici l'*ignipuncture*, méthode nouvelle que j'ai appliquée dernièrement encore dans plusieurs cas de scapulalgie. Mais l'ignipuncture n'est point un révulsif; c'est un modificateur direct des parties profondes, dont l'étude trouvera sa place un peu plus loin.

Modificateurs des parties profondes. — Sous ce titre je comprends : les ponctions articulaires avec ou sans injections; les injections médicamenteuses à travers les fistules, et l'ignipuncture.

Les ponctions articulaires simples, avec ou sans aspiration, se pratiquent afin de délivrer la cavité articulaire du liquide qu'elle contient. On peut employer la ponction pratiquer dans la période aiguë, mais pour mon compte je la répudie comme inutile et parfois dangereuse. Elle est inutile, parce que, à moins d'une indication tout à fait urgente, comme la distension exagérée de la capsule synoviale, elle est toujours suivie d'une rapide reproduction des liquides; elle est dangereuse parce qu'elle expose à la suppuration, ainsi que l'a démontré l'expérience. Sous ce dernier rapport, il semble que la simple ponction sans aspiration soit moins grave que celle avec aspiration. L'action énergique de l'appel au vide semble en effet produire une surexcitation de la séreuse qui facilite la suppuration. C'est au moins ce qui résulte de mes observations pour les ponctions de la cavité pleurale, résultat confirmé par la statistique de M. Peter.

Lorsque au contraire la scapulalgie est à l'état chronique et que la cavité articulaire contient du pus, la ponction peut être assimilée à l'ouverture d'un abcès. Toutefois il faut bien savoir que cette ouverture sera bien rarement suivie de succès, qu'il faudra la renouveler, et qu'enfin on sera forcément conduit à pratiquer de larges ouvertures, soit avec le caustique, soit avec le bistouri. C'est pour cette raison que Velpeau et Bonnet avaient conseillé de faire suivre les ponctions d'une injection afin de modifier les surfaces articulaires et synoviales. On sait maintenant que ces tentatives, auxquelles d'ailleurs on a renoncé, ne sont *jamais* suivies de succès.

Il n'en est pas de même des injections médicamenteuses dans les cas où la scapulalgie est compliquée de fistules. Alors, presque toujours, le pus qui sort difficilement, qui *croupit* dans les sinuosités des trajets, prend une odeur infecte qui donne lieu à des accidents de résorption. Or, par des injections avec la teinture d'iode ou l'eau alcoolisée, on fait cesser les accidents. J'ai donné des soins à un jeune collégien auquel je faisais pratiquer, pour une scapulalgie suppurée, avec dénudation de plusieurs points de la tête de l'humérus, des injections avec de l'eau de noyer alcoolisée. Depuis plus de six mois, ces injections étaient pratiquées par la mère de l'enfant avec la plus grande persévérance, et je ne fus pas peu étonné de voir les fistules se tarir, puis se fermer, pour ne se plus rouvrir qu'à des intervalles fort éloignés. Aujourd'hui cet enfant, qui a été plus de deux ans en traitement, peut être considéré comme guéri. Mais l'ankylose de la tête avec le scapulum me paraît être complète.

L'*ignipuncture*, ai-je dit, n'est pas un révulsif; c'est un modificateur des parties profondes, et c'est à ce titre que je vous en parle actuellement. Vous savez en quoi elle consiste ; ce sont des aiguilles de platine chauffées au rouge blanc que j'enfonce à travers les parties molles jusqu'au squelette, et qui, lorsqu'elles sont retirées, ne laissent à la surface des téguments, pour toute trace, qu'une piqûre insignifiante. Aussi ne peut-on pas dire qu'elles exercent sur la peau, qu'elles touchent en un point aussi limité, une action révulsive, et la meilleure preuve, c'est que c'est à peine si, les jours suivants, on trouve autour de la piqûre une rougeur pâle, et presque jamais plus tard de suppuration. D'autre part, au contraire, en traversant toute l'épaisseur des parties molles jusqu'au squelette, en y portant la chaleur du fer rouge, elles amènent une modification nutritive profonde, dont j'ai étudié ailleurs avec soin les manifestations et les résultats. Donc l'ignipuncture est un puissant moyen modificateur des tissus profonds et maladifs de l'articulation.

Vous comprenez que ce moyen ne s'adresse et ne peut guère s'adresser qu'aux parties molles ; les os échappent à peu près complètement à son action. Aussi est-ce dans les cas de scapulalgie fibro-synoviale que jusqu'ici je l'ai appliqué, et c'est surtout à la forme fongueuse qu'il s'adresse. Cependant je l'ai essayé dans d'autres variétés : par exemple, dans la scapulalgie avec ostéite consécutive au début, et j'ai échoué ; après avoir obtenu un an de rémission dans les symptômes, je me suis vu forcé de pratiquer la résection de la tête humérale. Je l'ai au contraire employé deux fois avec succès dans l'arthralgie déformante rhumatismale ; je vous rapporterai bientôt ces deux observations.

Enfin, l'ignipuncture, dans les cas de fistules avec suppuration abondante et fongosités, me paraît encore préférable à la cautérisation actuelle par l'ancienne méthode, par la raison qu'elle atteint bien plus profondément et jusqu'au centre de la cavité articulaire.

Mais ce n'est pas ici le lieu d'exposer le manuel opératoire de l'ignipuncture non plus que ses indications ou contre-indications avec les précautions qu'il faut prendre pour éviter tout accident.

A la période aiguë, l'ignipuncture doit être rejetée ; mais, lorsque les accidents inflammatoires ont disparu et que les liquides s'accumulent dans une capsule synoviale dont les parois commencent à s'épaissir, — ce qui devient une preuve de chronicité — je n'hésite pas à plonger dix ou douze aiguilles de platine rougies jusqu'au centre de l'articulation pour établir des fistules temporaires qui laissent écouler pendant quelques heures les liquides. J'obtiens ainsi un double résultat : la cessation de la tension de la capsule synoviale par l'évacuation d'une certaine quantité de liquide, et sa modification puissante par le calorique rayonnant.

Reste maintenant à déterminer les points sur lesquels il faut pratiquer l'ignipuncture dans la scapulalgie. Ces points sont les suivants : les faces externe, antérieure et postérieure du moignon scapulaire dans une zone qui s'étend depuis la voûte acromio-coracoïdienne jusqu'à 3 centimètres au-dessous. Il ne faut pas trop s'approcher de l'interstice pectoral-deltoïdien à cause de la veine céphalique et surtout à cause des vaisseaux et nerfs axillaires, car, si le cautère glissait en dedans et trop profondément, il pourrait les léser.

Cette zone représente un assez vaste espace, qui correspond à la plus grande partie de l'articulation. Toutefois la portion axillaire échappe complètement à l'action des pointes de feu ; mais on n'a pas de plus grandes facilités au genou qui ne peut être attaqué que par le creux poplité, ou au coude, qu'on ne peut guère atteindre que par sa face postérieure.

On pratiquera dix ou douze piqûres en une seule séance. Quinze jours au plus après, on peut recommencer la même opération et y revenir ainsi à trois ou quatre reprises.

La douleur n'est pas très vive, et surtout elle ne persiste pas longtemps. On doit donc, chez les sujets peu craintifs, se passer de chloroforme.

Pendant vingt-quatre heures après l'opération, il faut maintenir des compresses d'eau fraîche ou des cataplasmes sur les piqûres. Aucune réaction ne se manifeste ; le lendemain, une sorte d'eschare noirâtre se remarque au sommet d'un petit mamelon, dont elle forme le centre un peu déprimé ; tout autour, les téguments, dans une étendue de 1 à 2 millimètres, offrent une teinte rosée. Profondément, il ne survient aucun gonflement et à peine de réaction. Enfin, il est très rare de voir les piqûres suppurer, et jamais, sauf dans des cas tout à fait exceptionnels, je n'ai vu s'établir des trajets fistuleux permanents, livrant passage aux liquides articulaires. Si on veut obtenir ce résultat, il faut, à plusieurs reprises, plonger l'aiguille rougie dans le même trajet, y introduire ensuite une corde à boyau. Encore, par ces moyens, ne parvient-on pas toujours à maintenir la fistule en permanence.

Ainsi l'ignipuncture, seule ou associée à d'autres moyens, vous offrira une précieuse ressource dans les scapulalgies synoviales fongueuses.

SEPTIÈME LEÇON

Suite du traitement de la scapulalgie. — Désarticulation de l'épaule. — Résection. — Examen comparatif de ces deux méthodes. — Préférence donnée à la résection. — Deux classes de procédés. — Procédés à lambeaux. — Procédés à incisions multiples et simples. — Procédé de Robert à incision simple. — Ses avantages. — Des résections sous-périostées. — Résultats immédiats et consécutifs de la résection.

MESSIEURS,

Lorsque tous les moyens que nous venons de passer en revue ont échoué, que la suppuration continue, et que le malade s'épuise, il vous reste une dernière et suprême ressource, c'est l'ablation des parties malades. Pour obtenir ce résultat, deux méthodes sont en présence; la désarticulation scapulo-humérale et la résection.

Nous allons les examiner et les comparer. La *désarticulation* scapulo-humérale est une des plus sérieuses opérations de la chirurgie, qui n'a pris sa place définitive dans les cadres de la médecine opératoire que depuis le commencement de ce siècle. Elle a donné des résultats relativement satisfaisants dans les lésions traumatiques et pathologiques, ainsi que nous le verrons en pénétrant dans les détails de la statistique. Mais, en ce qui concerne spécialement sa valeur comme ressource ultime dans les tumeurs blanches de l'épaule, la question est encore en litige.

On a fait valoir en sa faveur qu'elle supprimait pour ainsi dire instantanément et complètement la cause de tous les accidents, et qu'en substituant à une cavité suppurante, irrégulière et fongueuse, dans les sinuosités de laquelle croupit le pus, une plaie régulière et nette, qu'on peut absterger facilement et panser de même, on mettait le malade dans les conditions les plus favorables pour la guérison.

On a dit encore qu'elle constituait une opération bien réglée, rapide et facile, surtout mise en regard de la résection. Mais je vous ferai observer, pour ce qui concerne la régularité, la netteté de la plaie et la suppression immédiate de la suppuration, que, si cela est incontestable lorsqu'il s'agit d'une amputation de la cuisse pour une tumeur blanche du genou, où il est possible de s'éloigner du siège du mal autant qu'on le désire, cela n'est plus vrai dans la désarticulation scapulo-humérale appliquée à la scapulalgie, puisque vous êtes obligé de tailler vos lambeaux dans la région deltoïdienne traversée par des trajets fistuleux, ou dont la face profonde forme les parois du foyer suppurant, dont vous conservez forcément une partie, et, pour ce qui regarde le squelette, si vous ne procédez pas de suite à la rugination ou à la résection de la cavité glénoïde, vous gardez au centre même de la plaie un noyau maladif qui fera avorter la réunion, entretiendra la suppuration et fera perdre le fruit de l'opération.

Il faudra donc réséquer la cavité glénoïde ou la ruginer; mais alors vous compliquez et dénaturez l'opération. Je dis que vous la compliquez, car ce n'est plus une simple désarticulation avec tous ses avantages que vous aurez pratiquée, mais une désarticulation, *plus une résection;* et j'ajoute que vous la dénaturez au point de nous interdire toute comparaison de ses résultats avec ceux qui ont été obtenus dans les cas de désarticulation sans résection, comme dans les traumatismes ou blessures par armes de guerre, par exemple. Il est donc raisonnable de supposer que cette complication d'une résection avec rugination de la cavité glénoïde ajouterait encore à la mortalité déjà considérable que nous aurons à signaler après la désarticulation pure et simple.

Quant à la facilité et à la rapidité d'exécution de la désarticulation, sans nier qu'elle ait son importance, il ne faudrait pas l'exagérer.

Néanmoins, et malgré ces réserves, je n'hésite pas à reconnaître qu'à ces deux seuls points de vue, la résection serait inférieure à la désarticulation.

La résection, en effet, est une opération toujours laborieuse, difficile, et de longue durée; d'autant plus, d'ailleurs, qu'on choisit les procédés à incision simple qui, sans contredit, sont les meilleurs. Puis la plaie reste toujours plus ou moins anfractueuse après l'ablation des os malades, le pus peut y séjourner, et il faut pour l'en empêcher des artifices de pansement et de grands soins; enfin, il faut convenir qu'il est rare qu'après la section partielle de l'humérus, on ne laisse pas, soit dans le canal médullaire, soit dans le périoste de la portion qu'on conserve, des éléments inflammatoires.

Mais où la résection reprend son avantage décisif, c'est dans la comparaison des résultats.

D'abord, la désarticulation prive le malade de son membre, définitivement et sans ressource. Elle guérit peut-être, mais elle mutile. La résection conserve le membre, et, alors même qu'il ne fonctionne pas dans sa totalité, comme c'est parfois le cas quand l'articulation nouvelle ne se reconstitue pas, ou que le deltoïde ne reprend pas ses fonctions, l'avant-bras et la main rendent encore de grands services au blessé au moyen d'appareils prothétiques ingénieux et d'une grande simplicité. Mais d'ailleurs, c'est là le cas le plus rare, et la règle, c'est qu'après la guérison les opérés se servent de leur membre tout entier. Je reviendrai d'ailleurs sur ce sujet de façon à ne laisser aucun doute dans vos esprits.

Vous pourriez croire, peut-être, que ces avantages inappréciables et décisifs sont achetés au prix de dangers sérieux, et que la mortalité est plus considérable après l'opération, en apparence plus irrégulière, de la résection, qu'après celle, plus réglementaire, de la désarticulation.

Détrompez-vous : la statistique ne vous laissera aucun doute à ce sujet.

M. Legouest (*Chirurgie d'armée*, page 725) donne les chiffres suivants, indiquant la mortalité après la désarticulation scapulo-humérale, pratiquée surtout pour lésions traumatiques.

HÔPITAUX DE PARIS

	Opérés.	Morts.	Mortalité p. 100.
Malgaigne	13	10	77,0
Trélat	27	17	63
Journées de Juin 1848	9	3	33,3
Campagne d'Orient (armée anglaise)	45	14	31,1
— - (armée française)	207	135	65,2
	301	179	59,5

Soit une mortalité de 59,05 p. 100.

Voici maintenant un tableau indiquant la mortalité dans les cas de résection à la suite de traumatisme :

	Opérés.	Morts.
Gunther	69	10
Esmarch (guerre du Schleswig)	19	7
Guerre de Crimée (armée anglaise)	12	2
— — (armée française)	6	4
TOTAL	106	23

Ainsi, dans les mêmes conditions, c'est-à-dire alors que l'une et l'autre étaient pratiquées presque exclusivement pour des traumatismes, la désarticulation scapulo-humérale est trois fois plus grave que la résection.

De mon côté, j'ai pu rassembler, dans les journaux et écrits périodiques, 157 cas de résection scapulo-humérale pour diverses lésions, soit traumatiques, soit pathologiques, et j'ai relevé 22 cas de mort, ce qui ne donnerait plus qu'une proportion de 14 p. 100. Enfin, si je ne consultais que ma statistique personnelle, elle ne serait que de 10 p. 100, puisque, sur 10 opérés, je n'en ai perdu qu'un.

Ces chiffres sont éloquents et sans réplique, et on peut dire qu'ils tranchent définitivement la question en faveur de la résection. Ils permettent encore d'ajouter ceci, à savoir : que la résection scapulo-humérale est, absolument parlant, une des moins graves parmi les grandes opérations de la chirurgie.

La *résection* scapulo-humérale a été réellement inventée par White, de Manchester (WHITE, *Cure of surgery* — London, 1770), quoique, quelques années auparavant, en 1740, un chirurgien français, Thomas de Pézenas, cité par Vigarous, ait enlevé la tête humérale nécrosée à travers une incision deltoïdienne.

Le fait est assez curieux pour mériter d'être rapporté.

Une enfant, âgée de 4 ans, atteinte de variole grave, fut prise, pendant sa convalescence, de douleur avec gonflement de l'épaule. Peu de temps après le docteur Thomas constata que la tête de l'humérus nécrosée était devenue mobile. Il pratiqua une incision et l'enleva. A l'âge de 19 ans, l'enfant se servait bien de son bras.

Il est difficile de voir là autre chose qu'une extraction de séquestre (VIGAROUS, *Opuscule sur la dégénération des os*, page 94, 1789).

C'est donc bien à White qu'appartient la priorité. Non seulement il pratiqua cette opération le 14 avril 1768, à l'hôpital de Manchester, sachant très bien ce qu'il allait faire, c'est-à-dire la résection de toute la moitié supérieure de l'humérus, pour éviter la désarticulation, mais encore il a posé nettement les indications de cette résection, et peut-être même pourrait-on lui reprocher d'aller un peu loin, quand il propose de l'appliquer toutes les fois que la tête humérale est le siège de phénomènes inflammatoires intenses. C'est à partir de cette époque (1770) que les chirurgiens anglais, enhardis par le succès éclatant que White avait rapporté à la Société Royale de Londres, marchèrent sur ses traces. En France, Moreau père et fils, et plus tard Roux et Dupuytren, mirent en pratique la nouvelle méthode : ce ne fut donc que beaucoup plus tard que les chirurgiens allemands, quoi qu'en ait pu prétendre Günther, entrèrent dans la voie tracée par White. Mais, s'ils y sont entrés tardivement, ce n'a pas été sans éclat, ainsi que le prouvent les travaux de Wagner, de Stromeyer, de Günther lui-même, et plus récemment ceux de Langenbeck et de Heyfelder.

En France, si on voulait, parmi les chirurgiens modernes, citer ceux qui ont pratiqué cette résection, il faudrait les citer tous, car elle est devenue, on peut dire, classique. C'est même pour cette raison que chacun s'abstient, bien à tort, de publier ses propres observations, dans cette pensée que la question est jugée. Or, vous avez pu voir déjà, pour ce qui concerne l'anatomie pathologique, la symptomatologie et le diagnostic, qu'elle est loin de l'être, et qu'il existe encore bien des points obscurs en litige. L'examen des divers et si nombreux procédés opératoires vous prouvera qu'il en est de même pour ce qui regarde le traitement chirurgical.

Des divers procédés opératoires de la résection. — Ils sont si nombreux et si variés qu'il semble aujourd'hui difficile qu'on puisse en imaginer de nouveaux. On a, en effet, attaqué l'articulation par tous les côtés accessibles, et qui n'étaient pas défendus par les gros vaisseaux et les nerfs axillaires, c'est-à-dire en avant, en dehors, en arrière, en haut, par des incisions simples ou multiples, ou bien par des lambeaux qui la mettent largement à découvert. C'est même là la base adoptée par Malgaigne (MALGAIGNE, *Manuel de médecine opératoire*, page 236. Paris, 1861) pour classifier ces divers procédés.

Il m'a semblé plus simple, et à la fois plus pratique, de les diviser en deux groupes : dans l'un, je range les procédés à incision simple ou multiple ; dans l'autre, les procédés à lambeaux. Puis, avant de passer à leur examen, je vais vous énoncer le critérium qui me permettra de les juger et de me prononcer entre eux.

Pour qu'un procédé soit reconnu bon, il faut d'abord qu'il remplisse ces deux conditions : 1° respecter l'intégrité des muscles et des nerfs qui les animent ; 2° permettre après l'opération l'écoulement facile des liquides. Tout procédé qui ne remplira pas suffisamment ces deux conditions doit être considéré comme défectueux.

Or, d'une manière générale, nous pouvons établir que tous les procédés à lambeaux affaiblissant dans une notable proportion la puissance des muscles qu'ils divisent transversalement, doivent être mis en suspicion, de même qu'un bon nombre des procédés à incisions multiples.

D'autre part, tous les procédés à incision simple, qui ne laissent pas au pus un facile écoulement, devront également être rejetés.

Cela posé, nous allons passer en revue, rapidement, ces divers procédés, pour nous arrêter à la description de celui de Robert, à incision simple antérieure, auquel je donne la préférence, et que j'ai définitivement adopté comme remplissant le mieux ces conditions.

A. *Procédés à lambeaux. Procédé de Manne.* — Manne proposa de tailler à la face externe de l'épaule un lambeau quadrilatère, au moyen de deux incisions verticales parallèles réunies inférieurement par une incision transversale.

Procédé de Moreau père. — C'est celui de Manne renversé; le lambeau, toujours quadrilatère, a sa base tournée en bas, vers le coude; l'auteur se proposait de pouvoir, par cette modification, prolonger ses incisions verticales suivant les exigences des lésions et l'étendue de la portion d'os à réséquer.

Procédé de Morel. — Morel substitue au lambeau quadrilatère un lambeau demi-circulaire à base supérieure; c'est également celui de Dupuytren, avec cette différence que le chirurgien de l'Hôtel-Dieu taille son lambeau plus long et par transfixion; il est indiqué de saisir le muscle deltoïde d'une main, de le soulever pour le détacher des parties profondes, puis de plonger le couteau immédiatement au-dessous de la voûte acromio-coracoïdienne, de façon à raser l'os en descendant jusqu'à l'insertion deltoïdienne.

Ce procédé est facile et rapide sur le cadavre; mais, dans la scapulalgie, il est moins commode, par la raison que le deltoïde adhère le plus souvent si intimement aux tissus fibro-synoviaux qu'il fait pour ainsi dire corps avec eux.

Les procédés de Sabatier et de Briot, qui consistent à tailler un lambeau triangulaire à base supérieure, sont encore plus défectueux que les précédents.

Quelque illustres que soient encore les noms qui se rattachent à ces différents procédés, je n'hésite pas à vous déclarer qu'il faut les rejeter tous, et je suis heureux de me rencontrer ici avec Malgaigne : « S'il ne s'agissait que de la commodité du chirurgien, dit mon savant collègue, les procédés à large lambeau seraient préférables. Mais ils séparent ainsi la masse du deltoïde de toute communication avec ses nerfs et ses vaisseaux ; il en résultera d'abord un sentiment de froid dans le lambeau, et de plus une paralysie nuisible à la force du membre [1]. »

B. *Procédés à incisions multiples ou simples.* — Examinons d'abord les procédés à incisions multiples. Le plus ancien de tous est celui de Bent ; il est né pour ainsi dire du hasard. En effet, son auteur, qui ne songeait guère à inventer un nouveau procédé, après avoir pratiqué l'incision verticale externe de White, fut forcé, pour se donner du jour, de faire une seconde incision dirigée horizontalement en dedans ; cette seconde incision sépara la partie antérieure du deltoïde de ses attaches à la clavicule.

Bromfield fait partir l'incision horizontale de l'angle inférieur de l'incision verticale.

Baudens, qui d'abord avait adopté le procédé de Robert, imagina de le modifier, mais, selon moi, d'une manière peu heureuse. Il proposa une incision verticale dans le même point que Robert, c'est-à-dire à la partie antérieure de l'articulation, et d'y ajouter la section sous la peau des fibres du deltoïde pour se donner du jour. On ne s'explique pas pourquoi il tenait à ménager les téguments.

1. MALGAIGNE. *loc. cit.*, p. 238.

Buzairies amplifie le procédé de Baudens en pratiquant largement deux incisions horizontales à l'angle supérieur de la verticale; c'est une véritable incision en T.

Aucun de ces procédés ne doit être adopté; d'une manière générale on les réservera pour les cas où une difficulté survient pendant l'opération qui peut en compromettre le résultat final. Ils ont tous plus ou moins le défaut très grave de couper en partie le deltoïde et, par suite, d'exposer le bras à un affaiblissement plus ou moins complet.

Les *procédés à incision simple* sont au nombre de cinq principaux, les procédés de White, de Stromeyer, de Nélaton, d'Ollier et de Robert.

a. Procédé de White [1]. — Ce procédé, le premier de tous par la date, est bon ; mais il n'est pas parfait. White commence son incision sur la région médiane du moignon de l'épaule, à égale distance des deux bords axillaires, immédiatement au-dessous de l'acromion, et la conduit plus ou moins bas suivant l'étendue de la portion d'os à enlever; il ouvre ensuite la capsule, fait saillir la tête humérale entre les lèvres de la plaie et pratique la résection.

Langenbeck [2] a légèrement modifié ce procédé; il avance un peu son incision en avant et en dedans de façon à tomber juste sur la coulisse bicipitale.

Le procédé de White est bon; il a cependant des inconvénients sérieux; il traverse le deltoïde dans sa partie la plus épaisse, la plus charnue; il sépare du nerf circonflexe la moitié antérieure de ce muscle; enfin, ce qui est plus grave, l'incision se fait dans un point où, règle générale, ne

1. White. *loc. cit.*
2. Langenbeck. *Gazette hebdomadaire*, décembre 1857.

se trouve pas la tête humérale, laquelle est le plus souvent, ainsi que vous le savez, plus ou moins déplacée en avant; aussi est-on obligé de recourir à des incisions complémentaires. Le procédé de Langenbeck est meilleur, c'est un acheminement vers celui de Robert; toutefois, il n'a pas tous les avantages de ce dernier et conserve encore la plupart des inconvénients de celui de White.

b. Procédé de Stromeyer [1]. — C'est le plus mauvais de tous ceux à incision unique. On pratique à la partie postérieure de l'épaule une incision demi-circulaire à concavité antérieure, partant du bord postérieur de l'acromion et descendant obliquement en bas et en dehors dans une étendue de 10 centimètres environ. Je ne lui reconnais qu'une seule utilité, celle de faciliter l'écoulement du pus, le malade étant couché sur le dos; par contre, l'incision coupe le nerf circonflexe presque à son entrée dans le deltoïde, de sorte qu'on est à peu près certain qu'aucune fibre de ce muscle ne restera innervée.

Il y a vingt ans environ, sans connaître le procédé de Stromeyer, de mon côté, j'avais imaginé, en répétant sur le cadavre, l'opération de la résection que je devais pratiquer le lendemain, d'aller rechercher la tête humérale au moyen d'une incision faite à la partie postérieure. Mais cette incision n'était ni verticale comme celle de White, ni demi-circulaire comme celle de Stromeyer, mais oblique en bas et en dehors, de façon à pénétrer dans un des interstices cellulaires du deltoïde sans intéresser ses fibres. Sur le cadavre, j'arrivai sans beaucoup de peine sur la tête de l'humérus, et j'avais été séduit par cette idée que, le malade étant couché sur le dos, le pus trouverait une issue facile par cette incision

1. STROMEYER. *Gunshot fractures, by D. Stromeyer*. London, 1856, p. 120.

postérieure. Mais le lendemain, lorsque je voulus appliquer mon procédé en examinant à ce point de vue mon malade, je m'aperçus bien vite que je ne pourrais parvenir sans de grandes difficultés sur la tête de l'os, notablement portée en avant; je renonçai donc à mon innovation et recourus au procédé de Robert que je n'ai jamais abandonné depuis.

c. Procédé de Nélaton [1]. — Pénétré de la nécessité de respecter le nerf circonflexe, Nélaton pénétrait dans l'articulation par une incision horizontale parallèle à la voûte acromio-claviculaire, suivant sa direction à un demi-centimètre au-dessous d'elle et s'étendant de l'apophyse coracoïde à 2 ou 3 centimètres en avant de l'épine du scapulum. Il entrait donc dans l'article par sa partie supérieure.

Ce procédé a, selon moi, plusieurs inconvénients; d'abord, il fait de l'articulation une sorte de cul-de-sac ouvert par sa partie supérieure seulement, où se collecte le pus, ce qui force de recourir à des contre-ouvertures; de plus, il coupe *toutes les insertions acromiales du deltoïde.* Je sais bien qu'en ce point le muscle est plus fibreux que charnu; mais il n'en est pas moins séparé de ses attaches, et, pour tout le temps que durera la cicatrisation, c'est-à-dire plusieurs mois peut-être, ce qui doit l'affaiblir considérablement plus tard. Le nerf circonflexe est respecté et, par suite, le deltoïde reste innervé; cela est vrai, mais à quoi sert cette innervation. si le muscle s'atrophie!

Tel est pourtant le résultat que j'ai constaté chez le zouave dont je vous ai entretenu précédemment et dont la photographie représente très bien et la forme du membre et les fistules multiples dont étaient criblés les

1. Nélaton, *Thèse de Péan*, Paris, 1860, p. 76.

creux sus et sous-claviculaires. Je suis convaincu que ce procédé défectueux ne survivra pas à son auteur.

Procédé d'Ollier. — Il consiste, après avoir reconnu l'interstice qui sépare le grand pectoral du deltoïde, à l'inciser, en rejetant la veine céphalique, et à attaquer la capsule par sa partie interne et antérieure. Ce procédé, qui n'a aucun avantage sérieux sur celui de Robert, a le grand inconvénient de rendre l'opération très laborieuse à cause de la difficulté de maintenir et de rejeter en arrière pendant toute sa durée le faisceau interne du deltoïde qui tend toujours à revenir en avant et à recouvrir l'incision profonde faite à la capsule. Je partage donc l'avis de notre collègue lorsqu'il dit que, sur des cadavres de sujets jeunes, il donne un très beau résultat d'amphithéâtre; mais, nous l'avons déjà vu, autre chose est d'opérer sur le vivant ou sur le cadavre.

d. Procédé de Robert[1]. — C'est le procédé par excellence, celui qui répond le mieux aux deux conditions exposées en commençant cette discussion. C'est à tort qu'il a été attribué à Malgaigne : il se peut que ce dernier auteur en ait publié la première description, mais l'idée première en revient à Robert qui, de plus, le mit le premier à exécution sur le vivant. Il le faisait d'ailleurs depuis longtemps répéter aux élèves dans ses cours de l'école pratique quand parut le manuel de Malgaigne.

Du reste, Malgaigne n'hésite pas à lui donner la préférence sur tous les autres; peut-être l'orgueil paternel entre-t-il pour quelque chose dans cette appréciation, car il le décrit comme *sien*. Quoi qu'il en soit, il est évident que ce procédé a sur tous les autres l'avantage : 1° de laisser la plus grande partie du deltoïde en communi-

1. VELPEAU, *Médecine opératoire*, t, II, p. 703, 1839.

cation avec le nerf qui l'anime; 2° il donne au pus une issue facile; 3° enfin, il attaque la tête humérale dans le point où elle est le plus rapprochée des téguments et vers lequel elle a toujours de la tendance à se porter, par le fait même de la position du bras. Comme je n'ai fait que vous indiquer ce procédé à l'occasion du malade que j'ai opéré devant vous lors de ma première leçon, je crois utile d'entrer ici dans des détails circonstanciés.

Il se compose de trois temps.

1er *Temps. Incision des parties molles.* — Cette incision doit commencer à 1 centimètre environ au-dessous de la clavicule et à égale distance de l'acromion et de l'apophyse coracoïde; elle descend le long de la partie antérieure du bras en suivant le trajet de la longue portion du biceps; on l'arrête au point où l'on suppose qu'il sera nécessaire de réséquer la tête humérale. Si la lésion osseuse se continuait plus bas, il ne faudrait pas hésiter à prolonger l'incision dans une étendue équivalente. L'incision doit pénétrer du premier coup et hardiment jusqu'au squelette.

Chez le malade que j'ai opéré devant vous, j'ai été obligé de faire dévier un peu l'incision à cause de la présence de la fistule interne que je voulais y comprendre. Rarement il vous sera possible d'exécuter sur le vivant un procédé opératoire dans toute sa pureté; il faut toujours suivre les indications de la nature et savoir modifier un procédé suivant les exigences de la maladie.

Cette incision des parties molles donne rarement beaucoup de sang; dans certains cas cependant, quelques rameaux deltoïdiens fournissent un écoulement assez abondant pour gêner l'opérateur; il devient alors nécessaire, avant de passer outre, d'en pratiquer la ligature.

2e *Temps.* Il comprend le *dégagement de la tête hu-*

mérale et la désarticulation. — Il faut, surtout quand on n'a pas une grande habitude, quitter le bistouri pointu et en prendre un boutonné afin de ne pas s'exposer à blesser quelque gros vaisseau par une échappée. Je me sers souvent aussi de forts ciseaux courbes. Le dégagement de la tête humérale, la section des fibres tendineuses qui s'y insèrent n'est pas toujours chose facile. Cela est même souvent fort difficile et, ici encore, il ne faut pas vous en rapporter à ce que disent généralement les traités de médecine opératoire. En effet, l'extrémité humérale est le plus ordinairement maintenue et fixée par des adhérences de nouvelle formation, serrées et nombreuses, qui fixent l'os aux parties molles périphériques et à l'omoplate, et c'est à peine si on peut lui imprimer quelques légers mouvements. C'est pourquoi vous n'avez pas la ressource de faire tourner le bras de façon que les différentes insertions tendineuses qui existent encore puissent se présenter successivement sous le tranchant du bistouri, ainsi qu'il est dit dans ces traités qui n'ont en vue que le cadavre. Le chirurgien, ne l'oubliez pas, est le plus généralement obligé de sculpter pour ainsi dire la tête au milieu de toutes ces adhérences, de toutes ces brides fibreuses; aussi est-ce toujours un temps très long et qui exige beaucoup de patience et de sang-froid.

Vous aurez soin de respecter le tendon de la longue portion du biceps; vous comprenez, en effet, de quelle utilité sera sa conservation au point de vue des mouvements ultérieurs. Voici ce que je vous conseille. Une fois l'incision des parties molles pratiquées, allez immédiatement à la recherche de la gaine du biceps; ouvrez-la, si toutefois votre incision ne l'a déjà fait, détachez le tendon et portez-le en dedans; un aide le maintiendra dans cette position au moyen d'un crochet écarteur; et ainsi vous n'aurez plus à vous en préoccuper durant toute l'opération; de plus, l'ouverture de la gaine a encore l'avantage de vous conduire sûrement jusque dans la cavité articulaire. Dans quelques cas cependant cette manœuvre sera inutile ou difficile; inutile si, comme cela se présente dans quelques cas rares, le tendon a été plus ou moins complètement détruit ou détaché par la suppuration; difficile : car parfois le tendon enflammé a contracté des adhérences intimes avec sa gaine.

Je vous ai dit qu'il était utile de conserver la capsule articulaire autant que possible, malgré l'opinion contraire de Guthrie; c'est pourquoi, une fois parvenus sur la tête, vous aurez soin de ne pas vous en écarter; vous raserez donc l'os le plus près possible, précaution qui aura ce double avantage de conserver la plus grande partie de la capsule si elle peut l'être, et de vous tenir toujours loin des organes importants.

3e *Temps*. Il consiste à *faire saillir la tête humérale entre les lèvres de la plaie et à la réséquer ainsi que la cavité glénoïde*. — Que d'instruments n'a-t-on pas inventés pour faire sortir cette tête? Des tire-fonds, des crochets, des pinces de toutes sortes ont été tour à tour préconisés. Les chirurgiens qui ont vanté l'emploi de ces différents instruments, et en particulier des tire-fonds, semblent n'avoir jamais fait cette opération que sur le cadavre. Rarement le tissu osseux offre assez de résistance pour qu'on puisse y implanter solidement des instruments. Pour arriver à dégager facilement la tête, il faut d'abord l'isoler aussi complètement que possible des tissus qui peuvent la retenir, puis porter fortement le coude en arrière et en haut, et, avec des crochets mousses passés derrière l'extrémité humérale devenue libre, l'attirer au dehors. Cela fait, on examine l'os avec soin et l'on résèque toute la partie jugée malade, soit avec la scie ordinaire, soit avec celle dite de Butler, soit avec la scie à chaîne; pendant cette dernière manœuvre, il faut protéger les parties molles contre les déchirures de la scie avec une attelle en corne ou en laiton, ou des compresses doublées passées derrière la tête de l'humérus, entre elle et les parties molles.

La tête une fois enlevée, le chirurgien explore la cavité glénoïde. Cet examen n'est pas toujours facile, vu la profondeur à laquelle elle se trouve située au-dessous de l'acromion; c'est le doigt qui sert d'organe explorateur et conducteur à la fois. Si une partie ou la totalité de cette cavité est reconnue malade, il faut la réséquer avec des pinces coupantes, ou ces espèces de tenailles dites triquoises, dont se servent les vétérinaires, et que Velpeau a introduites dans la pratique chirurgicale. Afin d'enlever plus facilement la cavité et le col qui la supporte, Nélaton a imaginé une sorte de pince incisive analogue à une tenaille ordinaire dont les mors tranchants se rapprochent au moyen d'un écrou transversal. Je ne reproche qu'une seule chose à cet instrument, du reste bien conçu : c'est son volume énorme; il est absolument impossible de le placer au fond de la plaie, à moins de déterminer de véritables désordres, quand on a employé l'incision de Robert. Pour ma part, lorsque j'ai une cavité glénoïde à réséquer, je préfère les pinces coupantes ordinaires, ou bien encore la gouge à main tranchante; en effet, ainsi que je l'ai établi, il est rare que cette cavité soit malade dans toute son étendue et profondément; le plus souvent il suffit d'en réséquer le bord antérieur ou de ruginer sa surface articulaire.

Pansement. — Il est rare que, l'opération terminée, on soit dans la nécessité de faire des ligatures, le sang s'arrête seul. Je prends des boulettes de charpie attachées avec des fils, et, après les avoir trempées dans une solution de perchlorure neutre à 15°, je les porte dans le fond de la plaie. Ce n'est pas uniquement dans le but d'obvier à tout écoulement de sang, c'est aussi pour modifier la vitalité des tissus altérés et fongueux au milieu desquels séjournaient les os malades. Je n'ai eu qu'à me louer à tous les points de vue de ce mode de pansement. Une fois, j'avais négligé de faire moi-même le pansement. Je dus, deux heures après, l'enlever pour le renouveler à cause de l'écoulement sanguin, et je m'aperçus alors qu'on avait négligé de tremper toutes les boulettes dans la solution de perchlorure ferrique.

Une légère compression doit être exercée sur le moignon avec une bande en spica, puis je fixe le membre au thorax à l'aide d'un appareil inamovible, ou mieux avec deux larges bandes de diachylon.

J'ajouterai, ce dont vous pourrez vous convaincre au lit du malade, que la réaction est en général très modérée et que souvent le malade n'a même pas de fièvre traumatique.

De la résection dite sous-périostée. — Quel que soit le procédé qu'on ait choisi pour parvenir au squelette, on doit se poser, lorsqu'on y est arrivé, la question de savoir si on conservera ou non le périoste. Depuis les beaux travaux de notre distingué collègue, le professeur Ollier, de Lyon (*Traité expérimental et clinique de la régénération des os et de la production accidentelle du tissu osseux*, Paris, 1867), cette question des résections sous-périostées, née à la fin du XVIIIe siècle, puis abandonnée, est de nouveau reprise avec ardeur; elle a ses admirateurs fervents, mais elle a aussi ses détracteurs. Il serait déplacé de vous en faire l'histoire et de vous en exposer les principes à propos de la scapulalgie, mais je veux vous en parler pour ce qui touche son application à la résection scapulo-humérale.

Voici en quoi elle consiste. Une fois l'incision des parties molles pratiquée et le squelette mis à découvert, on s'assure si le périoste offre une suffisante résistance pour pouvoir être séparé, sans trop de difficultés et de déchirures, de la surface sur laquelle il s'implante. Alors, avec une spatule mince et émoussée, solidement emmanchée, on décolle le périoste en insinuant doucement l'extrémité arrondie et mousse de l'instrument entre le tissu osseux et sa membrane génératrice.

Quand le périoste est épaissi par le travail pathologique antérieur, on n'éprouve parfois que fort peu de difficultés, excepté au niveau des attaches tendineuses, aux trochiters et au fond de la coulisse bicipitale. Mais si le périoste n'a pas été préalablement préparé par le travail pathologique, croyez-moi, Messieurs, vous devez y renoncer, et cela pour deux raisons : d'abord parce que vous compliquerez et allongerez beaucoup le manuel opératoire, ensuite parce que ce que vous aurez ainsi obtenu à grand'peine ne sera que d'une utilité fort contestable. J'ai toujours vu dans ce cas le périoste ainsi péniblement arraché se mortifier et tomber par lambeaux dans les premiers pansements.

Je ne suis pas, vous le voyez, un admirateur quand même de la méthode, bien moins encore son détracteur ; je suis avant tout un ami de la vérité, et elle m'oblige à dire que dans la scapulalgie je l'ai rarement vue possible et utile.

Vous pourrez voir cependant, dans le remarquable ouvrage de M. Ollier, un cas de résection du tissu supérieur de l'humérus sur une jeune fille de 15 ans, atteinte, dit l'observation, d'une ostéo-arthrite de l'extrémité supérieure de l'humérus. (Ollier, *op. cit.*, t. II, pp. 46 et suivantes, avec planches.)

L'opération fut suivie d'un succès complet, et, l'os s'étant régénéré, la jeune malade put se servir encore fort bien de son membre.

Mais est-ce bien là un fait de résection sous-périostée pouvant servir à éclairer la question de la résection scapulo-humérale? C'est ce que je vais examiner avec vous, et, j'ai à peine besoin de vous l'affirmer, avec le sincère désir de rechercher la vérité.

Lorsque Thomas, de Pézenas, sur une enfant de 4 ans, fut conduit à extraire la partie supérieure de l'humérus nécrosée et mobile à la suite d'une périostite suppurée, suite de variole, a-t-il fait une résection de la tête analogue à celle que nous pratiquons habituellement? Vous avez déjà répondu non. Il a fait simplement une extraction de séquestre *articulaire*.

Dans le cas de White, la partie supérieure de l'humérus était totalement séparée de son périoste, comme dans le cas de Thomas, seulement la portion dénudée n'était point mobile, et il fallut faire la résection. Ce décollement préalable du périoste avait, il faut en convenir, singulièrement simplifié l'opération.

Le docteur Surtin, en 1850, se trouvant en présence d'un cas analogue, se comporta de même. (*Revue médico-chirurgicale de Paris*, 1851.)

A la suite d'une périostite phlegmoneuse de la presque totalité de la diaphyse de l'humérus, sauf les deux extrémités articulaires qui y avaient échappé, vous m'avez vu, il y a deux ans (1865), réséquer et extraire cette diaphyse sans être obligé de faire le décollement du périoste que la nature s'était chargée de pratiquer. Or cette jeune fille, âgée de 14 ans, est aujourd'hui complètement guérie et son os, de la reproduction duquel je n'ai jamais douté, me fondant sur les expériences de Troja, s'est en effet reproduit et offre même une notable solidité. Qui donc pourrait donner ces faits comme exemples de succès du *décollement* du périoste et de reproduction osseuse après le décollement?

Or le fait de la jeune Louise Gaillard, l'intéressante opérée de M. Ollier, est du même genre, et, si l'on se reporte aux détails de l'opération, on y verra (p. 47) que l'on arrive sur l'os après avoir incisé le périoste, et que, sans *couper un seul tendon*, on sépare la tête de l'humérus de tous les tissus fibreux qui l'entourent.

Plus loin il est dit que « l'os, en plusieurs points, était dépouillé de son périoste et recouvert de masses de pus concret ».

L'opérateur, il faut le reconnaître, ne doit pas avoir eu beaucoup plus de peine pour décoller le périoste que n'en ont eu White et Surtin, et que je n'en ai eu moi-même.

D'où je me crois en droit de conclure que cette opération de M. Ollier, comme celles de White, de Surtin, la mienne, et comme bien d'autres que je pourrais citer, est certainement un beau cas de résection; mais que l'opérateur aurait tort s'il se flattait d'avoir, en décollant le périoste qui déjà l'était en presque totalité, préparé ou aidé la régénération de l'os. Il faut bien reconnaître que, dans ces cas, c'est la nature qui a fait l'œuvre difficile, et que nous l'avons simplement aidée.

Est-ce donc à dire que je veuille nier qu'on puisse parfois favoriser cette régénération par des manœuvres opératoires sagement combinées? Non, assurément! Je suis convaincu du contraire pour l'avoir fait avec succès. Mais, si vous voulez toute ma pensée, la voici : cela n'est possible et utile que quand la nature, par un travail pathologique antérieur, a déjà préparé le décollement périostique, et a rendu l'opération facile et praticable. Dans le cas, au contraire, où le décollement se fait avec difficulté, alors que le périoste n'est pas encore épaissi, détaché de l'os, et qu'on ne peut l'arracher que par lambeaux, l'opération a si peu de chances d'être utile que je vous donne le conseil d'y renoncer.

Les résultats immédiats et consécutifs de l'opération offrent un grand intérêt, et doivent être étudiés avec soin.

Dès le lendemain de l'opération un gonflement, parfois assez considérable, s'empare du moignon scapulaire, par suite d'une sorte de boursouflement qui s'empare des muscles et particulièrement du deltoïde. Au moins c'est ce que j'ai observé dans les premières dissections que j'ai pratiquées. Car, depuis que j'ai pris l'habitude de panser avec le perchlorure de fer, j'ai été frappé du peu de gonflement qui suit l'opération. Vous avez pu suivre le malade chez lequel un écoulement de sang assez abondant m'a forcé de faire, deux heures après le premier pansement, une nouvelle application de boulettes imbibées de perchlorure à 15°, et vous avez vu que c'est à peine si les muscles se sont tuméfiés dans les premiers jours, ainsi que cela arrive ordinairement quand on a fait un pansement simple, et que, dès le dixième jour, la cavité s'était resserrée au point de ne plus admettre qu'une boulette de la grosseur d'une noix.

Ce resserrement de la cavité articulaire est le phénomène capital et qui domine d'abord. Il s'opère par une sorte de resserrement actif des parois musculaires périphériques, en même temps que par la tuméfaction que je viens de vous signaler. Il faut d'ailleurs le faciliter et l'aider en soulevant tous les jours davantage le coude et le fixant dans cette position, de manière à diminuer la distance entre la cavité glénoïde et l'humérus réséqué.

Un autre phénomène que vous observerez constamment, c'est la chute, et l'entraînement, par les injections, d'une quantité souvent très considérable de débris fibro-conjonctifs; il dure pendant huit ou dix jours, très abondant, pour se ralentir ensuite. Ces débris proviennent des extrémités tendineuses détachées de leurs insertions à la tête humérale, de portions de la capsule, des pseudo-membranes de nouvelle formation et aussi des lambeaux du périoste quand on en a tenté le décollement.

Ce n'est que quand toutes les parties flottantes se sont détachées qu'on commence à s'apercevoir que les parois de la cavité, jusque-là irrégulières, inégales et anfractueuses, commencent à se régulariser et se recouvrent de granulations qui chaque jour deviennent plus apparentes et mieux organisées.

L'extrémité humérale réséquée apparaît à la partie inférieure, avec une coloration rouge à son centre et d'un blanc mat à sa circonférence: et la cavité glénoïde, si l'on a été conduit à en faire la rugination, bourgeonne également de son côté.

Le vingt-neuvième jour, sur un de mes opérés, dont la plaie avait été pansée avec la solution de perchlorure, nous pûmes encore voir, à l'aide d'un éclairage spécial dirigé à travers la boutonnière que formait alors la plaie d'entrée, que la cavité était complètement constituée et partout, même sur la surface osseuse, par une membrane granuleuse analogue à celle des cavités osseuses dont on a extrait un séquestre.

A partir de cette époque le rétrécissement de la plaie extérieure se fit si rapidement qu'il ne nous fut plus possible de l'éclairer suffisamment pour la bien voir. Bientôt il ne resta plus qu'une sorte d'orifice fistuleux donnant issue à un liquide qui n'était plus du pus; mais une sorte de lymphe plastique filante, ayant quelque analogie avec la synovie.

Tels sont les phénomènes qu'il m'a été permis de noter sur les malades soumis à mon observation.

Voyons s'ils s'accordent avec les faits qu'ont signalés les auteurs expérimentés sur les animaux.

Ces expériences ont été faites d'abord en France par Chaussier[1] ; il réséquait la tête de l'humérus chez des chiens et observait ensuite ce qui se passait entre les extrémités osseuses réséquées et dans les parties molles périphériques. En Allemagne, Wagner et Textor[2] reprirent et complétèrent ces expériences; de leur côté, Larghi et Borelli[3] en Italie, puis enfin Ollier[4] ont ajouté quelques faits intéressants, surtout en ce qui concerne la conservation du périoste. Voici en quelques mots les résultats de ces expériences.

A la suite de l'opération, on ne panse pas l'animal, et on abandonne la plaie à elle-même; le caillot sanguin qui la remplit est expulsé au bout de cinq à six jours. A la surface de ce caillot, il s'est formé de toutes pièces une membrane de bourgeons charnus qui tapisse la face interne de la cavité artificielle résultant de l'ablation de la tête humérale. Chaussier et Wagner pensent que ce qui reste de l'ancienne capsule s'élimine peu à peu, et que la membrane granuleuse n'est pas formée à ses dépens; d'autres auteurs admettent, au contraire, que la capsule sert à la reproduction d'un nouveau manchon ligamenteux; telle est l'opinion de Steilin[5]. La plaie représente, ainsi constituée, une cavité enkystée analogue à ce que Miescher a nommé la capsule de la fracture. Cette membrane granuleuse devient à son tour une véritable capsule, qui par sa face interne adhère aux muscles et aux tissus

1. Chaussier. *Mém. de la Soc. méd. d'Observ.* t. III, p. 395, an VIII.
2. Textor. *Neuer Chiron*, t. I, fasc. 1, 3, p. 11, Wurtzbourg, 1843.
3. Larghi. *Arch. gén. de méd.*, t. XIV, p. 240, 1847.
4. Ollier. *Loco citato*, t. II, p. 323, note.
5. Steilin. *Ueber den Heilungsprozess nach Resectionen der Knochen.* Dissert. Zurich, 1849.

fibreux, s'insérant, d'une part, sur l'humérus et, d'autre part, au pourtour de la cavité glénoïde. Se forme-t-il une véritable séreuse dans l'intérieur de cette espèce de manchon? C'est ce qui ne me semble pas absolument démontré, jusqu'ici, malgré les assertions affirmatives de Steilin.

Quant à l'extrémité de l'humérus, elle se gonfle, prend l'aspect et la forme d'une tête humérale plus ou moins irrégulière, grâce au travail de périostite qui se produit au niveau de la section de l'os. Suivant quelques-uns, cette extrémité, ainsi modifiée, se recouvrirait de fibro-cartilage pour s'adapter aux nouvelles fonctions qu'elle est appelée à remplir; enfin elle serait attirée en haut vers la cavité glénoïde par l'action combinée des muscles et du tissu fibreux.

Telles sont, en quelques mots, les modifications réparatrices observées tant dans les tissus fibro-synoviaux que dans les tissus osseux à la suite des résections chez les animaux.

Vous devez vous apercevoir que ces résultats ressemblent beaucoup à ceux qu'il nous a été permis d'observer sur nos opérés, avec cette restriction toutefois que jamais nous n'avons pu constater la présence d'une lamelle fibro-cartilagineuse de nouvelle formation sur les extrémités osseuses réséquées, ni leur gonflement. Cela tient sans doute à ce que nos examens directs se sont trouvés forcément interrompus au moment même où ces phénomènes allaient probablement se présenter.

En effet, quelques autopsies d'individus opérés antérieurement de résection de l'épaule ont permis à Textor, à Chaussier, à Syme, à Ried, de constater les divers modes suivant lesquels s'organise la nouvelle articulation. L'extrémité de l'humérus a été trouvée tantôt effilée (Textor), d'autres fois arrondie (Syme); mais on n'a pas constaté la reproduction de la tête humérale, même dans les cas où, comme dans celui de Chaussier, il y avait eu nécrose antérieure, ce qui suppose la conservation du périoste. Il est vrai que notre savant collègue Ollier pense que cette régénération de la tête humérale ne pouvait pas être observée après les opérations pratiquées par les méthodes antérieures à la sienne. Il faut donc attendre, avant de se prononcer sur ce point de la régénération, que des faits nouveaux se soient produits.

Quant à la nouvelle capsule, Ried la trouve en partie formée par l'ancienne et en partie par les muscles; de même, Textor a signalé une sorte de ménisque fibreux inter-articulaire interposé entre l'humérus et la cavité glénoïde et qui n'était probablement qu'un débris capsulaire; des brides fibreuses ont été vues allant du col de l'omoplate à l'humérus et constituant de véritables ligaments.

La présence de ces débris de la capsule et des tissus fibreux s'insérant sur les deux surfaces articulaires de la pseudarthrose me conduit naturellement à discuter la question de la conservation de cette capsule lors de la résection. Pour mon compte, je dis, contrairement à d'autres chirurgiens, qu'il est très important de la conserver, soit en totalité soit en partie, toutes les fois qu'on n'est pas obligé de la sacrifier pour cause d'altération trop profonde. J'ai pour vous donner ce conseil deux raisons : la première, basée sur l'anatomie pathologique qui nous montre le parti que tire la nature de ces débris capsulaires pour reconstituer la néo-capsule; la deuxième, puisée dans l'examen des phénomènes cliniques qui démontrent que cette capsule constitue une barrière solide qui ferme les interstices musculaires et empêche le pus de s'y infiltrer et de fuser au loin.

J'arrive maintenant à vous entretenir des *résultats consécutifs* à la résection, c'est-à-dire à étudier le rétablissement des mouvements du bras et les services qu'il peut rendre. Ce n'est qu'après un temps variable suivant les sujets, mais qui en général ne dépasse pas trois mois, que le membre peut commencer à agir de façon à rendre quelques services.

Cependant, chez les malades auxquels on a pu ménager la capsule, la guérison peut être beaucoup plus rapide. Voici un individu, employé de commerce aujourd'hui, et ancien zouave, âgé de 37 ans, auquel j'ai pratiqué, il y a un mois, la résection de la tête pour une carie profonde de la tête. La rapidité du resserrement de la cavité a été vraiment merveilleuse ; vous voyez que je ne puis y introduire maintenant autre chose qu'une petite sonde, et encore est-elle serrée dans l'ouverture.

Le malade que j'ai fait venir ici, dans cet amphithéâtre, pour vous être présenté, se lève depuis plusieurs jours et veut absolument nous quitter demain ; il prétend qu'il peut déjà se servir de son membre, mais je crois que c'est par bravade[1] ; je ne doute pas que la conservation des tendons du biceps et du triceps et en grande partie celle de la capsule n'aient beaucoup contribué à ce résultat. Néanmoins je crois prudent de continuer à lui faire porter une double écharpe qui soutiendra son membre et s'opposera aux mouvements trop étendus.

Quelques-uns d'entre vous, se basant sur ce qui se passe après certaines résections, celles du coude par exemple, et, craignant l'ankylose, me demandaient ces jours derniers, à la visite, s'il ne serait pas utile de favoriser les mouvements au lieu de les réprimer. Je leur réponds que jamais encore

1. Ici le malade veut se livrer à des mouvements que les internes ont quelque peine à réprimer.

on n'a observé d'ankylose à la suite de résections scapulo-humérales et que la crainte d'un mal imaginaire ne doit pas faire tomber dans des périls trop réels.

Plus tard, six mois, une année après l'opération, le membre a repris une grande partie de ses fonctions utiles. J'ai fait venir comme démonstration de ce fait un brave ouvrier que j'ai opéré en 1865 à la Pitié et qui m'est tout dévoué. Il travaillait à la raffinerie de sucre C. Say, et y est rentré après son opération. Il a repris son même travail, il conduit la brouette et va vous dire lui-même que, excepté le mouvement direct d'élévation du bras en haut, qu'il ne fait que par artifice, tous les autres se font presque aussi bien qu'avant l'opération. Voici en quoi consiste cet artifice; il est d'abord obligé de porter le bras en avant; alors il l'élève lentement, puis, par un mouvement de rotation, il ramène la main sur le sinciput; dans le mouvement tournant on sent la partie supérieure de l'humérus se rapprocher insensiblement de la cavité glénoïde pour y prendre un point d'appui par une énergique contraction du deltoïde. Quant aux mouvements en avant et en arrière, ils sont si bien conservés que vous l'avez vu, il n'y a qu'un instant, soulever ce lourd fauteuil et l'enlever à plus d'un pied du sol.

Veuillez encore remarquer combien la régularité des formes est peu altérée par le procédé opératoire de Robert. N'est-ce point là un signe certain que le deltoïde n'a pas gravement souffert? Au contraire, chez le zouave de Malakoff opéré par Nélaton avec son procédé, le moignon de l'épaule est si complètement déformé qu'il est certain que le deltoïde a dû perdre considérablement de sa puissance contractile par le fait du détachement de presque toutes ses insertions supérieures. Je crois donc qu'en présence de ces deux résultats si différents vous n'hésiterez pas à prononcer avec moi que le procédé de Robert, à tous les points de vue, est supérieur, non seulement au procédé de Nélaton, mais à tous les autres.

De l'ankylose. — C'est un mode de terminaison de la scapulalgie qui n'est pas très rare, et au sujet duquel vous serez fréquemment appelés à donner votre avis.

Ici, comme partout ailleurs, l'ankylose peut être fausse ou vraie, c'est-à-dire incomplète ou complète. Nous avons vu que cette dernière était excessivement rare, et que quelques auteurs ont même été jusqu'à la nier.

Occupons-nous donc de celle que vous aurez surtout l'occasion de traiter : la fausse ankylose.

Dans quelques cas, c'est une simple raideur que les massages méthodiques, les douches et les frictions feront plus ou moins promptement disparaître; mais, si des brides fibreuses très courtes et très serrées unissent les deux surfaces articulaires, il est peu probable que cette médication suffise. C'est alors qu'il faudra avoir recours à l'opération qu'on a désignée sous le nom de *mobilisation* de l'articulation. Mais, comme cette opération est fort douloureuse, il faudra d'abord avoir recours au chloroforme qui offre encore cet autre avantage de relâcher le système musculaire. Le malade étant donc plongé dans la résolution, vous procéderez à cette mobilisation de la manière suivante :

Il faut d'abord *fixer l'omoplate*. Or c'est fort difficile ; le meilleur moyen, c'est de placer dans le creux axillaire un coussin débordant le bord de l'omoplate et d'appliquer sur le coussin le plein d'une alèze dont les deux chefs, ramenés sur l'épaule opposée, sont ensuite solidement maintenus par deux aides vigoureux ; un troisième placera son genou ou la paume de la main sur la fosse sus-épineuse, de manière à empêcher l'élévation de l'os. Cela fait, le chirurgien saisit à pleines mains l'extrémité inférieure et la partie moyenne du bras et commence avec douceur et précaution des mouvements de circumduction puis de rotation de l'os sur lui-même, de façon à déchirer *l'une après l'autre* les diverses adhérences ou brides qui retiennent les os. Si, en effet, on voulait agir par des tractions directes, on échouerait certainement parce qu'elles s'exerceraient alors sur toutes les brides simultanément et qu'il faudrait déployer, pour en triompher, une force qui dépasserait la limite de résistance du tissu osseux. Les exemples de fractures de l'humérus signalés dans ces mobilisations n'ont pas eu d'autres causes. Vous aurez donc bien soin de commencer avec douceur et par circumduction, et bientôt vous sentirez les brides céder successivement jusqu'à ce que la mobilisation devienne complète.

Malheureusement, mobiliser n'est pas le plus difficile; il faudra conserver cette mobilité, et c'est là que les difficultés commencent; on devra matin et soir soumettre l'épaule à un massage méthodique, et imprimer, malgré les souffrances du malade, de légers mouvements pour s'opposer à la reproduction des adhérences. Or il faut bien que vous sachiez que, malgré tout, bon nombre de nos opérés renonceront au bénéfice de l'opération plutôt que de consentir à ces souffrances réitérées, et cependant l'articulation scapulo-humérale est certainement de toutes les articulations celle où la mobilisation a le plus de chances de réussite.

HUITIÈME LEÇON

De la scapulalgie dite *arthralgie* ou arthrite chronique rhumatismale, ou déformante, ou sèche. — De la scapulalgie des nouveau-nés.

Messieurs,

Vous rencontrerez dans votre pratique un certain nombre d'individus atteints d'affection de l'articulation scapulo-humérale offrant avec celles que nous venons de décrire une certaine analogie, mais en différant cependant sous beaucoup de rapports, constituant ainsi une maladie distincte, exigeant une description spéciale. C'est l'*arthralgie rhumatismale,* encore dite *sèche* ou *déformante.*

On l'observe plus particulièrement au genou et à la hanche; mais j'en ai eu quelques exemples à l'épaule, et, comme le diagnostic offre parfois une certaine difficulté, j'ai pensé qu'il ne serait pas inutile d'entrer dans quelques détails à son sujet.

Quelques médecins, parmi lesquels je citerai nos collègues les professeurs Lasègue et Charcot, regardent cette arthralgie chronique comme une variété de l'arthrite rhumatismale, tandis que d'autres, M. Gosselin, par exemple, se fondant sur ce qu'elle peut survenir à l'occasion d'un traumatisme, sont disposés à la considérer comme en étant distincte.

Je me range à l'avis de MM. Lasègue et Charcot par cette raison que, si l'arthralgie déformante semble naître parfois à la suite d'un traumatisme, il faut convenir cependant que bien plus souvent elle survient sans cause appréciable chez les sujets déjà rhumatisants.

Ici, comme dans bien d'autres circonstances, le traumatisme ne joue que le rôle de cause déterminante.

Quant à cette dénomination d'arthrite sèche qu'a voulu lui imposer Deville, elle ne vise qu'une des périodes de la maladie, laquelle encore n'est pas constante ; à savoir celle dans laquelle, l'épanchement ayant disparu, il ne reste que les déformations et les lésions arthritiques proprement dites.

J'adopte donc le nom d'*arthralgie rhumatismale* pour la distinguer de l'arthrite rhumatismale, mais en la séparant cependant de l'arthrite goutteuse.

L'arthralgie rhumatismale est de tous les âges, mais je me hâte d'ajouter que, si on la rencontre dans l'adolescence et dans l'âge adulte, elle est bien plus fréquente chez les vieillards. Bien plus, je suis fort porté à croire que la scapulalgie des enfants nouveau-nés, que Duchenne, de Boulogne, a désignée sous le nom d'*obstétricale*, et que j'appelle de son vrai nom, scapulalgie *congénitale*, est de même nature, c'est-à-dire rhumatismale héréditaire. Je vous exposerai bientôt mes idées sur ce sujet; je reviens à l'arthralgie rhumatismale proprement dite.

Cette affection débute lentement, sourdement, insidieusement, par des douleurs qui sont facilement confondues avec le rhumatisme, à cause de leur variabilité et de l'influence exercée par leur apparition et leur durée, par les variations atmosphériques. Mais bientôt les douleurs deviennent plus fréquentes, et alors, après plusieurs atteintes, par une palpation attentive, on peut découvrir que le moignon de l'épaule est plus volumineux et plus irrégulier que celui du côté opposé. Ce gonflement est dû à un épanchement, d'abord peu abondant, et qui se résorbe en partie ou en totalité, lorsque la crise est passée.

Les mouvements sont difficiles et douloureux, mais non impossibles, et c'est même là un des caractères de cette singulière affection. Rarement le gonflement dépasse les limites de la cavité articulaire, et les téguments ne rougissent ni ne s'enflamment.

Il est rare qu'à cette période la maladie ne soit pas confondue avec l'hydarthrose, avec laquelle elle a, il faut en convenir, de nombreux points de contact. Mais bientôt la scène va changer, et l'affection prendra les vrais signes qui la caractérisent. Le ligament capsulo-synovial s'épaissira, ainsi que les gaines tendineuses; les os se déformeront, principalement la tête humérale; le liquide, au lieu d'augmenter, diminuera; des craquements caractéristiques se manifesteront, soit dans les mouvements spontanés, soit dans ceux qu'on communique, et ils sont ordinairement assez forts pour être entendus à distance. Je dois vous recommander de rechercher ces craquements dès le début de la maladie; c'est un précieux symptôme pour apprécier l'état des cartilages et du ligament, et depuis longtemps je mets en pratique l'auscultation articulaire qui les révèle dès qu'ils se manifestent. Pour que cette auscultation soit efficace, vous aurez soin, après avoir appliqué votre oreille directement et sans l'intermédiaire du stéthoscope sur la jointure, de recommander au malade de faire lui-même des mouvements, car alors les surfaces articulaires sont appliquées et frottent l'une contre l'autre, bien plus exactement que dans les mouvements communiqués.

C'est à cette deuxième période que l'arthralgie peut

prendre le nom de *sèche*, parce qu'alors le liquide est peu abondant, et que les frottements rugueux peuvent faire croire à son absence.

Il ne faudrait pas cependant s'abuser sur ce fait de la disparition de l'épanchement, car parfois, s'il semble disparaître, c'est pour se porter ailleurs, pour s'infiltrer par exemple dans une des gaines tendineuses qui s'ouvrent dans l'articulation, ainsi que cela s'observe dans la gaine du poplité au genou, et dans les gaines du biceps ou du sous-scapulaire à l'épaule. En voici un exemple, que je vous citerai d'autant plus volontiers qu'il a failli m'induire en erreur. L'observation a été recueillie par un de mes internes, le docteur P. Hybord.

Le nommé Gemot (Charles-Désiré), sculpteur, âgé de 26 ans, entre le 30 mars 1865 à l'hôpital de la Pitié, salle Saint-Gabriel, n° 21, dans le service de M. Richet.

Il présente dans l'aisselle gauche, accolée à son bord postérieur, une tumeur assez volumineuse. Il se plaint de vives douleurs dans le bras et l'épaule.

Après examen assez rapide, le chirurgien déclare qu'il s'agit d'une tumeur fluctuante, probablement d'une adénite suppurée, il demande un bistouri, fait une ponction, et demeure un peu étonné de ne voir sortir qu'un liquide épais, filant, et légèrement teint de sang.

Immédiatement frappé par la nature du liquide et la position de la tumeur, M. Richet introduit un stylet par la plaie, et pénètre profondément du côté de l'articulation. Il déclare alors qu'il s'agit, non d'une adénite, mais d'une collection provenant de l'articulation, laquelle, après avoir suivi le tendon du sous-scapulaire, avait perforé cette gaine, et était venue apparaître sur le bord postérieur de l'aisselle. On interroge alors le malade avec soin, et on apprend que, depuis l'âge de 15 ans, il éprouve des douleurs dans l'épaule et le bras; qu'elles reparaissent de temps à autre, tantôt plus fortes, tantôt moins, mais qu'elles ne l'empêchaient point de vaquer à ses affaires. Il appelait cela son rhumatisme.

Mais il y a cinq ans, vers 1860, ces douleurs devinrent plus vives et plus lentes à se dissiper. En même temps, son épaule se déformait, et il avait plus de difficultés à faire certains mouvements, surtout celui en arrière, et celui d'élévation.

En novembre 1864, il eut une atteinte plus violente. Son articulation augmenta de volume plus que de coutume, et, en janvier 1865, il sentit, en portant la main dans l'aisselle, comme une grosseur qui n'était pas douloureuse.

La tumeur ayant grossi, sans toutefois le faire beaucoup souffrir, il songea à venir réclamer les secours de l'art, et entra à la Pitié.

Voici les symptômes observés du côté de l'articulation, le lendemain de l'évacuation du liquide :

1° L'épaule est aplatie, au lieu d'être arrondie comme celle du côté droit;

2° Le muscle deltoïde atrophié et aplati est appliqué sur la tête humérale, et paraît comme collé au squelette;

3° Le bras a une certaine difficulté à s'écarter du thorax; on y parvient cependant en aidant le malade. Si alors on cherche à imprimer des mouvements, on perçoit et on entend des craquements qui annoncent des lésions déjà anciennes et profondes des cartilages. Les mouvements ne sont pas très douloureux, mais ils sont assez limités.

4° En effet, on trouve que la synoviale, qui ne contient plus du tout de liquide depuis que l'ouverture fistuleuse existe, est épaissie ainsi que la capsule.

5° Mais c'est surtout la tête de l'humérus qui est déformée; elle est augmentée de volume et fort irrégulière. En pressant dessus, il semble qu'on la fait ployer; le malade dit alors éprouver de la souffrance.

6° Enfin, le malade se plaint de douleurs irradiantes dans l'avant-bras et les doigts, douleurs qui suivent évidemment le trajet du nerf radial. Cette douleur s'explique par la compression de ce nerf dans son trajet axillaire, lorsqu'il se rapproche du bord postérieur de l'aisselle pour s'insinuer dans la gouttière radiale de l'humérus. M. Richet conclut, de tous ces symptômes, que cette affection, qui ne peut pas être rangée dans la classe des arthrites proprement dites scapulalgie fongueuse, ostéo-périostique, articulaire, suppurante ou autre, est un exemple d'*arthralgie*, de nature probablement *rhumatisante*. En effet, ce malade déclare avoir, depuis son enfance, des douleurs dans tous les membres; ses doigts et ses poignets déformés en portent les traces évidentes.

Aucun accident ne suivit l'ouverture de cette collection séro-synoviale; au contraire, le malade se déclara soulagé, et, dès le 10 avril, il demanda avec instance sa sortie, qu'on ne crut pas devoir lui refuser.

Vous remarquerez que, dans ce cas type d'*arthralgie rhumatismale*, le malade continuait depuis dix ans à se servir de son membre; que la maladie revenait à de longs intervalles de deux à trois années, par accès coïncidant avec des accès de rhumatismes; que, malgré ces retours, le liquide articulaire était peu abondant; enfin, et surtout, qu'il n'était pas purulent. Je dois ajouter que, plusieurs années après, ce malade est revenu nous consulter pour une autre atteinte moins sérieuse, qui céda à quelques bains de Barèges. La fistule s'était fermée peu de semaines après sa sortie de la Pitié, et depuis ne s'était pas rouverte. L'articulation ne s'était pas gonflée, mais les craquements avaient notablement augmenté, sans aggravation des douleurs.

J'ai voulu vous rapporter ce fait avec quelques détails, parce qu'il offre un exemple frappant d'une arthralgie *non sèche*, et cependant caractérisée par des craquements notables.

En voici un autre cas. Il s'agit d'un homme qui est dans nos salles depuis plusieurs semaines, et auquel je me propose d'appliquer un traitement nouveau, l'*ignipuncture*, qui a quelquefois réussi.

Son histoire étant également un exemple très net et très instructif de ce genre de scapulalgie, je vais vous en retracer les faits principaux.

C'est un grand garçon de 17 ans, couché au n° 26 de notre salle Saint-Martin. Il paraît que, dès l'âge de 10 ans, il s'est plaint de douleurs dans l'épaule droite; mais, en même temps, il accusait des douleurs analogues, quoique moins fortes, dans d'autres jointures, et particulièrement dans les genoux. Sa mère est goutteuse, et même assez impotente, paraît-il. Son père est mort, et n'a jamais souffert de rhumatismes. Les douleurs de l'épaule apparaissaient et disparaissaient sans laisser de traces jusqu'à l'année dernière, époque à laquelle il prétend que son épaule gonfla notablement. Depuis, elle n'a jamais repris son volume normal, elle subit des alternatives de gonflement et de diminution. La santé générale, d'ailleurs, est très bonne.

Les phénomènes que nous observons et sur lesquels je vais appeler *de visu* votre attention sont les suivants : impotence momentanée du bras qui tombe le long du tronc quand il n'est pas soutenu ; l'épaule est abaissée. Cependant le malade imprime à son membre, sans trop de souffrance, des mouvements en avant, en arrière et de rotation, mais l'élévation et l'abduction se réduisent à peu de chose. Dans ces divers mouvements, de notables craquements se font entendre même à distance, et sont perçus par la main. L'épaule, vous le voyez, est amaigrie et déformée ; et cependant la tête de l'humérus a certainement triplé de volume, et elle se dessine irrégulière à travers le deltoïde atrophié, et les téguments amincis. Ces derniers semblent comme collés entre eux et sur le squelette. C'est certainement à cette atrophie qu'est dû le peu d'étendue et de puissance des mouvements spontanés.

On trouve, en effet, entre la tête et l'acromion, un intervalle de près de 2 centimètres, dans lequel je puis introduire l'indicateur, ce qui fait que cette tête semble *tombée* comme dans la paralysie du deltoïde.

Or, il n'en est rien. Le deltoïde n'est point paralysé, pas plus que les autres muscles de l'épaule, ainsi que s'en est assuré le docteur Duchenne, de Boulogne, notre excellent ami, qui a bien voulu me prêter son concours pour l'examen de ce cas singulier. Il y a donc simplement affaiblissement de l'action musculaire par le fait de l'inaction à laquelle le malade condamne son membre par suite de la douleur.

Et cependant les douleurs dans les mouvements qu'on imprime au membre ne sont pas très vives, et les mouvements sont relativement faciles, car la capsule ligamenteuse articulaire est plutôt lâche que resserrée.

La pression sur la tête détermine de la douleur ; il semble même qu'en pressant énergiquement avec le doigt, le tissu osseux fléchisse. Mais ce n'est là peut-être qu'une illusion. Disons enfin qu'il n'y a pas d'épanchement appréciable pour le moment.

Comment nommer cette affection?

Ce n'est pas une arthrite inflammatoire, car il n'y a ni gonflement, ni rougeur, ni empâtement, soit dans les parties molles extérieures, soit dans le périoste qui enveloppe la partie supérieure de l'humérus.

Il n'y a pas à songer un seul instant à la synovite fongueuse, non plus qu'à la synovite pseudo-membraneuse.

J'ai longtemps pensé à une ostéite centrale de la tête humérale, et je dois même vous avouer qu'après l'examen premier fait en ville avec le docteur Faivre, j'avais déclaré à ce jeune homme qu'une grave opération serait probablement nécessaire, et il l'avait acceptée. C'était même dans cette intention qu'il était entré dans nos salles. Toutefois, après mûres réflexions et examen approfondi, j'ai dû modifier mon opinion. Je pense, en effet, que, s'il s'agissait d'une ostéite centrale de l'humérus, il y aurait, depuis plusieurs années que la maladie dure, des caries, nécroses ou abcès ayant donné lieu à des manifestations extérieures, ce qui n'est pas. Le périoste lui-même n'est pas enflammé, ni soulevé, ou décollé par des infiltrations suppuratives.

Or, si ce n'est ni une synovite fongueuse ou pseudo-membraneuse, ni une ostéo-périostite articulaire ; cela ne peut être qu'une variété d'arthrite rhumatisante, une de ces affections dans lesquelles, sous l'influence de cette cause générale agissant sur une articulation, la nutrition des éléments qui la composent est déviée, se dénature et se pervertit, d'où ces gonflements des os, ces érosions consécutives des cartilages, ces tophus et ces concrétions qui déforment les surfaces articulaires et produisent tous les autres symptômes déjà énumérés.

Voilà la raison pour laquelle je renonce à faire une résection et à essayer un moyen que vous m'avez vu souvent employer déjà avec succès, c'est-à-dire l'ignipuncture. D'ailleurs, en étudiant le traitement de la scapulalgie, je reviendrai encore sur ce malade.

En combinant les symptômes énumérés dans ces deux observations, vous aurez ainsi un exposé assez complet des symptômes et de la marche de cette arthrite rhumatismale chronique.

Je vais les résumer :

Début insidieux; ordinairement la chronicité s'établit d'emblée ; il est rare qu'elle succède à un état aigu. Cependant Adams et notre collègue, M. Charcot, en citent quelques cas.

La douleur se fait sentir surtout dans les premiers mouvements; elle s'atténue ensuite, et, selon la remarque d'Adams, cette atténuation, qui permet au malade de se servir de son membre, ne contribue pas à l'aggravation du mal.

Bientôt apparaissent la déformation de la jointure, et un gonflement temporaire, dû à l'épanchement; plus tard, ce gonflement devient permanent et il est accompagné de notables craquements en raison des altérations des os, des concrétions cartilagineuses, et des indurations périarticulaires.

Comme dernier terme de ces altérations anatomo-pathologiques, survient parfois la destruction de la jointure, et, comme conséquence, le déplacement spontané des surfaces articulaires qui s'abandonnent et se subluxent ou se luxent.

Pour ce qui concerne l'anatomie pathologique de cette affection, je n'ai aucune observation personnelle à ajouter à ce qui a été dit par Cruveilhier, Adams, Deville, Otto Weber et Ranvier, et je vous renvoie à ce qu'ont écrit ces auteurs sur cette matière.

Vous voyez, d'après les détails dans lesquels je viens d'entrer, que, s'il n'est pas facile, il est cependant toujours possible de distinguer l'arthrite rhumatismale chronique de l'épaule, de la tumeur blanche proprement dite ; mais ce n'est pas la seule forme avec laquelle on pourra la confondre. Il en est deux autres qui pourront offrir de grandes difficultés de diagnostic différentiels, et le rendre parfois insoluble : je veux parler des arthropathies syphilitiques et goutteuses.

Pour ce qui est de la scapulalgie syphilitique, n'en ayant jamais rencontré un seul cas, je ne puis que présumer ce qu'elle serait d'après ce que j'ai observé dans d'autres jointures.

L'arthropathie syphilitique marche d'une manière beaucoup plus rapide et surtout plus aiguë ; elle donne lieu à des douleurs qui reviennent surtout le soir et s'exaspèrent la nuit ; le repos, en effet, ne les calme point ; enfin, et surtout, les antécédents et le traitement achèvent d'éclairer sur la nature vraie du mal.

Il n'en est pas de même de l'arthrite goutteuse vraie. Si ses lésions ont avec celles de l'arthrite rhumatismale chronique de si grandes analogies, c'est qu'il semble, en effet, que cette dernière ne soit qu'un premier degré de la diathèse goutteuse. Ce ne serait donc plus qu'un diagnostic différentiel à établir entre deux degrés de la même maladie.

Le traitement de l'arthrite rhumatismale chronique est bien pauvre et bien peu efficace. Pour ceux qui, comme moi, croient à l'origine rhumatismale de cette arthrite, il est évident qu'il faudra recourir à tous les moyens généraux qui ont paru avoir de l'action sur cette affection : les bains et douches de vapeurs aromatiques, sulfureux ou arsenicaux. Puis, les moyens altérants, tels que l'iode et ses composés, l'arsenic sous toutes les formes, et les carbonates alcalins.

Comme traitement local, j'ai usé alternativement des douches et du massage, puis des révulsifs de toutes sortes, vésicatoires, teinture d'iode, moxas, sans grand succès.

Le seul moyen qui m'ait paru avoir parfois une action véritable, c'est le fer rouge ; et encore, lorsqu'on l'applique à la surface des téguments seulement, son action n'est que temporaire ; le soulagement n'est pas durable.

Au contraire, l'ignipuncture, qui porte l'action modificatrice du fer rouge jusque dans les profondeurs des tissus, apporte parfois, non seulement une sédation absolue des douleurs, mais encore un arrêt dans la marche progressive des déviations nutritives.

J'en ai eu plusieurs exemples bien nets pour les articulations de la hanche et du genou, et voilà la raison pour laquelle je veux l'appliquer à ce jeune garçon que je vous ai montré tout à l'heure et qui va revenir pour subir cette opération.

Je vais d'abord tracer à l'encre deux lignes horizontales suivant lesquelles j'enfoncerai un cautère : une première ligne sera menée de l'apophyse coracoïde à l'épine de l'omoplate, en se tenant à 1 centimètre au-dessous de la saillie de la voûte acromio-coracoïdienne ; une deuxième sera tirée à 2 centimètres au-dessous. Je me propose non seulement d'atteindre la capsule et d'entrer dans la cavité articulaire, mais encore de pénétrer dans le tissu osseux lui-même, et aussi profondément que je le pourrai.

Jusqu'ici je n'ai jamais eu d'accidents à constater à la suite de cette opération ainsi pratiquée.

On comprend quelle puissante modification doit imprégner à la nutrition une aussi énergique cautérisation[1].

Nous voici arrivés, Messieurs, au terme de ces leçons sur les diverses variétés de scapulalgie et jusqu'ici vous avez dû remarquer qu'il n'a été question de cette affection que chez des individus âgés de plus de 15 ans. Voici cependant une forme d'arthralgie scapulo-humérale, que vous rencontrerez assez souvent chez des nouveau-nés ou des enfants en bas âge et qui a été pour la première fois décrite par le docteur Duchenne, de Boulogne, en 1861. Il faut dire que cet éminent observateur ne la reconnut pas tout d'abord, et attribua ces phénomènes qui lui apparaissaient pour la première fois, comme la conséquence de manœuvres obstétricales pouvant entraîner des paralysies des muscles du bras et de l'épaule. Ce n'est que quelques mois après qu'il reconnut, en voyant d'autres exemples de cette scapulalgie, qu'il avait commis sur le premier enfant une erreur de diagnostic, et c'est alors que, rectifiant son appré-

1. Cette opération fut en effet pratiquée le 14 décembre 1872 et, quinze jours après, le malade quittait l'Hôtel-Dieu pour rentrer dans sa famille et reprendre sa vie habituelle. La cicatrisation des piqûres n'était pas encore achevée. L'innocuité avait été complète, à peine un peu de rougeur autour des piqûres et point de suppuration. Les douleurs, peu intenses avant l'opération, avaient tout à fait disparu, les mouvements étaient les mêmes; le gonflement, qui avait d'abord augmenté, a fini par diminuer.

Depuis, le docteur Faivre m'a dit avoir revu son malade qui se servait de son bras sans se plaindre, et aujourd'hui (décembre 1879), quatre ans après l'opération. il n'a pas éprouvé une seule fois depuis l'opération le besoin de consulter de nouveau pour son bras; la maladie semble donc arrêtée. Mais je n'ai point vu moi-même le malade, et je ne puis rendre compte des modifications survenues dans l'état anatomique du bras.

ciation première, il intitula son observation : *Luxation sous-épineuse obstétricale compliquant ou occasionnant la paralysie infantile du membre supérieur.* Cette première observation mérite de vous être rapportée ; parce qu'elle offre un tableau presque complet des symptômes.

Sa troisième édition, *Traité de l'électrisation localisée,* 1re partie, page 364), Duchenne rapporte qu'en un mois il a vu trois cas semblables, et il possédait alors huit observations de ces luxations sous-épineuses infantiles; cette affection ne serait donc pas fort rare, et, pour mon propre compte, depuis que mon attention a été attirée sur ce sujet, j'en ai vu trois cas, dont un double.

L'intimité qui me liait à Duchenne m'a permis de voir dans son cabinet deux autres faits, indépendamment de ceux qui me sont propres, et j'ai plusieurs fois discuté avec lui cette question sur laquelle nous différions un peu d'opinion. Suivant Duchenne, en effet, cette affection reconnaîtrait *toujours* pour cause une lésion traumatique produite par l'accoucheur, dans les conditions suivantes. Dans les accouchements difficiles, et quand l'enfant est volumineux, après le passage de la tête, les épaules éprouvent parfois une certaine difficulté à sortir. Or la pratique habituelle, pour les dégager, est de passer les doigts recourbés en crochets sous les aisselles et d'exercer ainsi des tractions sur l'origine du membre supérieur. C'est à ces tractions qu'il attribuait la paralysie simultanée du deltoïde, du sous-épineux, du biceps et des fléchisseurs de l'avant-bras qu'on observe assez souvent dans ces cas, indépendamment de la luxation, et de la luxation scapulo-humérale elle-même.

C'est précisément sur cette étiologie que dans nos discussions portaient mes doutes et mes objections. Je disais qu'on observait des cas où l'accouchement n'avait présenté aucune difficulté. Les enfants, dès les premiers jours qui avaient suivi, avaient cependant les caractères de cette luxation, avec impossibilité de mouvoir les membres. J'ajoutais qu'il n'était point rare d'observer la même lésion à la hanche, c'est-à-dire la *luxation coxalgique congéniale*, et qu'il n'était pas possible de lui reconnaître une origine traumatique, au moins de la nature de celle signalée pour l'articulation scapulo-humérale. J'en concluais naturellement qu'il pouvait se produire à l'épaule, pendant la vie intra-utérine, des luxations congéniales analogues à celles qu'on avait depuis longtemps étudiées à la hanche, et que c'était là une question à revoir et qui exigeait de nouvelles recherches.

Pour soutenir mon opinion, je n'avais, il est vrai, aucun fait d'anatomie pathologique à produire, mais je m'appuyais sur une observation clinique prise dans ma pratique personnelle, et qui s'était passée sous mes yeux. Depuis, j'ai montré ce fait à Duchenne, qui fut appelé en consultation, et pendant plusieurs mois l'enfant fut soumis par lui à la faradisation localisée. Cette observation est trop intéressante pour ne pas vous être rapportée avec quelques détails.

Mme ***, âgée de 24 ans, fut accouchée par le Dr Campbell d'un troisième enfant. L'accouchement, quoique traînant un peu en longueur, se fit naturellement, sans application de forceps, et par l'extrémité céphalique. Dès que la tête fut dégagée, les épaules s'engagèrent à leur tour, et furent facilement amenées au dehors. L'enfant, d'un volume moyen, n'avait pas souffert; en un mot, tout se passa régulièrement, et comme dans un accouchement très ordinaire.

Le lendemain, la garde, en faisant la toilette de l'enfant, crut s'apercevoir que son bras gauche restait immobile et en avertit le Dr Campbell, qui, après examen, déclara qu'en effet ce membre était un peu moins développé que le droit, et ordonna des frictions qui furent sans résultat.

Les choses restèrent en l'état pendant un mois; après quoi, la mère, inquiète, amena l'enfant à ma consultation, me rapportant les circonstances que je viens de vous énumérer.

Après examen attentif, je reconnus en effet que le membre thoracique gauche était moins développé que le droit; que l'épaule était un peu aplatie, et que l'avant-bras était en pronation. Les mouvements spontanés étaient très bornés; cependant je constatai que l'enfant retirait son membre en le traînant le long du thorax, quand on le pinçait. En étudiant avec plus de soin quels étaient les muscles plus particulièrement atteints, je trouvai que c'était le deltoïde d'abord, puis les muscles fléchisseurs de l'avant-bras sur le bras.

Mon attention se porta alors sur les articulations, et je constatai que la tête de l'humérus n'était plus dans la cavité glénoïde. Je la cherchai inutilement en avant; je la trouvai en arrière, sous le bord postérieur de l'acromion, reposant par conséquent sur le bord postérieur de la cavité glénoïde. En imprimant des mouvements de rotation à l'humérus, je m'assurai qu'elle suivait tous les mouvements, et qu'il n'y avait point de fracture. Néanmoins, il se produisait des craquements, comme lorsque des surfaces cartilagineuses irrégulières frottent entre elles. La mensuration donnait une légère différence d'un demi-centimètre de l'acromion à l'épicondyle.

Pendant cette exploration, qui fut longue, l'enfant ne cessa de pousser des cris; mais on sait qu'à cet âge cela ne tire pas à conséquence : ce n'est souvent qu'un signe d'impatience. Avant de porter mon diagnostic, j'examinai de nouveau la configuration de l'épaule, et je fus frappé du peu de déformation apparente qu'elle présentait, ce qui tenait sans aucun doute à l'épaisse et ferme couche de tissu graisseux sous-cutané que présentent toujours les nouveau nés. Il est certain que, si je n'eusse été prévenu et mis en garde par les travaux de Duchenne, la lésion scapulaire aurait pu passer inaperçue.

Certain alors de mon diagnostic, j'annonçai à la mère qu'il s'agissait d'une lésion sérieuse, très difficile à guérir, et qu'avant de rien tenter je désirais faire voir l'enfant à un confrère expérimenté.

Ce langage ferme et net fit impression sur elle, et probablement l'effraya beaucoup, car je ne la revis plus que six mois après environ.

La forme de l'épaule, la tenue du membre, sa position, n'avaient point varié; seulement je pus m'assurer que les mouvements spontanés du bras et de l'avant-bras étaient plus accentués, et j'en fis part aux parents, qui furent tout heureux du résultat de leur traitement. Ils avaient, en effet, frictionné le membre avec toutes sortes de baumes conseillés par des religieuses, et remportèrent l'enfant, très satisfaits d'avoir pu me montrer ce qu'ils appelaient un succès.

Je fus encore plusieurs mois, cette fois, sans les revoir, jusqu'à ce qu'enfin ils comprirent que l'enfant pourrait fort bien rester estropié, comme je leur avais dit.

C'est alors qu'ils se décidèrent à accepter la consultation avec le Dr Duchenne, qui, après avoir examiné l'enfant avec soin, confirma mon diagnostic. Il fut convenu, vu la répugnance des parents à tenter la réduction de la luxation, qu'on commencerait par la faradisation des muscles, et pendant plus de six mois, une ou deux fois par semaine, cette électrisation localisée fut pratiquée, et n'amena que bien peu de changements dans l'état du membre.

Pendant plusieurs années, le traitement fut pour ainsi dire abandonné. Je voyais l'enfant une ou deux fois par année, et même plus tard, je fus plusieurs années sans la voir.

Enfin, vers l'âge de sept ans, elle me fut amenée de nouveau, et alors je fus frappé de la diminution de longueur du membre luxé, et je crus de mon devoir d'avertir la famille que, loin de diminuer, la difformité et l'impotence du membre iraient en s'accentuant. C'est alors seulement qu'on me pria de tenter la réduction de la luxation. Je dois vous avouer que ce ne fut qu'avec une certaine répugnance que je consentis à m'en charger.

Je redoutais, en effet, non seulement de ne pas réussir, mais encore de fracturer ou d'arracher l'épiphyse supérieure. Je craignais aussi que la réduction n'amenât point l'amélioration sur laquelle on aurait été en droit de compter plusieurs années auparavant.

Je résolus donc de tenter cette réduction, non par les méthodes de force, c'est-à-dire par les tractions, mais par les procédés de douceur, et particulièrement par la rotation jointe à l'impulsion directe, c'est-à-dire à ce que j'ai nommé le *refoulement*. Ce ne fut qu'après plusieurs tentatives, et alors que je désespérais de réussir, que je parvins enfin à repousser la tête sous la voûte acromiale. Ce refoulement se fit petit à petit, et non brusquement; et, lorsqu'après des efforts réitérés je crus avoir réussi, je n'eus pas plutôt abandonné le membre, que la tête reprit sa position vicieuse, mais je dois dire qu'il me fut très facile de la réduire de nouveau.

Après la réduction, le membre avait repris son attitude normale, c'est-à-dire qu'il avait cessé d'être tourné dans la rotation en dedans et que l'avant-bras et la main étaient en supination.

Il ne s'agissait plus que de maintenir le membre dans cette position et la tête de l'os dans sa nouvelle cavité. Pour cela, j'ai fait construire par notre habile artiste, M. Collin, un brassard pressant le bras et l'avant-bras et articulé au coude. Ce brassard soutient une pelote qui appuie en arrière sur la tête humérale et la maintient réduite; puis, pour que le membre soit fixement maintenu dans cette position, il est attaché à un corset par des liens élastiques qui ne permettent que des mouvements de rotation légers, et s'opposent à son retour dans la rotation en dedans.

L'enfant supporte bien cet appareil depuis deux mois; mais jusqu'ici je ne puis dire que nous ayons réussi, car le membre a toujours une tendance à reprendre sa position première.

Il importe d'ajouter qu'avant la réduction la paralysie ou plutôt l'impotence musculaire du deltoïde et du fléchisseur de l'avant-bras avait beaucoup diminué, puisque l'enfant pouvait porter sa main sur le sommet de la tête.

Cette observation me paraît bien propre à démontrer qu'il ne s'agissait pas ici d'une luxation produite par des manœuvres obstétricales qui n'avaient pas existé, mais qu'elle doit être rangée dans la classe des luxations spontanées congénitales. Dès lors il est permis de dire qu'elle a succédé à une arthralgie analogue à celle dont je vous ai tracé l'histoire au commencement de cette leçon, c'est-à-dire à des lésions de nutrition des tissus ostéo-cartilagineux et ligamenteux.

J'ai interrogé avec soin les parents de l'enfant relativement à la diathèse rhumatismale. Le père a fait plusieurs saisons à Vichy pour des douleurs articulaires : pourquoi donc répugnerait-on à admettre que le rhumatisme, que tous les médecins s'accordent à regarder comme essentiellement héréditaire, ne vienne à exercer son action sur l'enfant qui vient d'être procréé? pourquoi donc serait-il nécessaire que cette influence ne se se fît sentir qu'après un certain nombre d'années révolues, dans l'âge adulte par exemple ou même au delà? Ne voyons-nous pas des enfants issus de parents cancéreux ou syphilitiques naître avec des cancers ou de la syphilis déclarée? Pourquoi n'en serait-il pas de même des rhumatisants? C'est là une question qui certainement ne peut pas être résolue uniquement avec des faits cliniques comme celui que je viens de vous exposer. Il faut, comme pour la coxalgie congénitale, des faits d'anatomie pathologique : c'est à vous, c'est à votre génération qu'il appartient de les produire et de faire la lumière sur cette question encore bien obscure.

ECTROPION — BLÉPHAROPLASTIE

NEUVIÈME LEÇON

Ectropion. — Coloboma congénital. — Blépharorraphie.

Messieurs,

Les opérations destinées à rendre aux paupières leur forme, leur direction et par conséquent leurs usages sont nombreuses et variées. Dans une carrière déjà longue, j'ai eu l'occasion d'en pratiquer un grand nombre, et je veux aujourd'hui vous exposer tout à la fois les principes qui m'ont guidé et quelques-uns des résultats obtenus.

Pour que les paupières puissent jouer vis-à-vis du globe oculaire le rôle protecteur qui leur appartient, il est indispensable que leurs bords libres viennent exactement s'affronter, et qu'elles possèdent leur hauteur et leur largeur normales.

Si l'un ou l'autre des bords ciliaires se trouve renversé en dehors; si l'une des paupières, par le fait d'une perte de substance ou de traction exercée sur elle par une cicatrice, cesse de s'appliquer exactement sur le globe oculaire ou ne peut le recouvrir sur toute l'étendue de son hémisphère, il est utile, et parfois il devient indispensable, de pratiquer une opération réparatrice. En rendant aux paupières leur forme, on leur restitue leurs fonctions.

Lorsque les bords ciliaires sont renversés en dehors, la difformité prend le nom d'*ectropion;* mais, quelque commune qu'elle soit, elle n'est pas la seule qui entraîne le défaut d'occlusion des paupières. Le *coloboma* palpébral, soit *congénital*, soit *traumatique*, consistant dans une fissure verticale d'une ou des deux paupières, a souvent pour conséquence d'empêcher les bords ciliaires de s'appliquer l'un contre l'autre sur toute leur étendue. La rétraction des fibres de l'orbiculaire produisant l'écartement des lèvres de la solution de continuité, celle-ci prend la forme d'un V ouvert du côté du bord libre, et dans cet espace triangulaire le globe de l'œil reste à découvert. Cette disposition s'observe surtout dans les cas de coloboma traumatique, lorsque la paupière a été fendue ou déchirée par un agent vulnérant : le boursouflement des bords de la plaie produit alors un léger renversement en dehors des deux lambeaux. Lorsqu'il est congénital, le coloboma peut consister dans une fissure à bords parallèles et garnis de cils ; il peut siéger soit au milieu de la paupière, soit au voisinage d'un des angles; il est simple ou double. Chez un enfant de cinq ans que j'opérai à l'Hôtel-Dieu en 1873, il existait un coloboma à chacune des paupières supérieures au niveau de leur tiers interne. Je pratiquai une opération des plus simples, j'avivai assez largement les bords de la fissure, et je les réunis par quelques points de suture: le succès que j'obtins fut complet.

Je ne rechercherai pas avec vous, Messieurs, quelle est l'étiologie du coloboma congénital, qui coïncide souvent avec d'autres vices de conformation. On est tenté de voir dans cette difformité, comme dans le bec-de-lièvre, le résultat d'un arrêt de développement.

Une intervention chirurgicale est également nécessaire lorsque les déformations existent en sens inverse. Si les bords ciliaires sont tournés en dedans; si l'œil, loin de rester à découvert, est masqué pour ainsi dire par le fait d'un rétrécissement de la fente palpébrale, conséquence fréquente de l'entropion, une opération doit encore ici rendre aux paupières leur configuration normale et s'opposer à ce qu'elles entravent le libre exercice de la vision.

Quoique l'*entropion* soit beaucoup moins communément observé que l'ectropion, j'ai eu cependant l'occasion de pratiquer plusieurs fois une opération destinée à remédier à cette affection.

Il y a des cas, Messieurs, où les paupières, sans être renversées ni en dedans ni en dehors, exigent cependant une restauration : je veux parler de ceux où elles ont subi une perte de substance portant soit sur leur bord libre, soit sur une portion plus étendue de leur surface. Ces pertes de substance peuvent être la conséquence d'un travail ulcératif ou gangréneux; mais la plupart du temps elles succèdent à l'ablation d'une tumeur qui, presque toujours, est de nature épithéliale.

Dans une observation que j'aurai l'occasion de vous citer, les deux paupières avaient été détruites presque en totalité par une pustule maligne; dans plusieurs circonstances, j'enlevai des cancroïdes, et à l'opération succéda un vide, que je dus combler soit immédiatement, soit au bout de quelques mois.

Rien de plus divers, vous le voyez, que les conditions dans lesquelles se pratiquent les anaplasties palpébrales; rien de plus varié également que les procédés mis en usage pour corriger les difformités. Tantôt, en effet, il suffit de favoriser le redressement des bords ciliaires maintenus renversés en dehors par des brides cicatricielles, tantôt il est nécessaire de rendre aux paupières un peu de l'étoffe qui leur manque, ou de les reconstituer en totalité lorsqu'elles ont été complètement détruites. Toutes ces opérations réparatrices peuvent être désignées sous le nom de *blépharoplastie*. Quelques chirurgiens croient devoir ne comprendre sous cette dénomination que les opérations par lesquelles on refait la paupière à l'aide de tissus nouveaux empruntés aux régions voisines; pour moi, la blépharoplastie doit recevoir un sens plus large et peut s'appliquer à tous les actes chirurgicaux destinés à restituer leur forme normale aux voiles palpébraux.

Je n'ai pas l'intention, Messieurs, de vous tracer l'histoire de la blépharoplastie, ni de l'ectropion; toutefois, l'ectropion étant une des difformités qui réclament le plus souvent les secours de la chirurgie réparatrice, je vous en parlerai brièvement.

Le renversement des paupières ou ectropion peut être simple, double ou quadruple, c'est-à-dire qu'il affecte soit l'un des voiles palpébraux, le supérieur ou l'inférieur; soit les deux paupières d'un seul côté, soit, ce qui est extrêmement rare, les quatre paupières. L'ectropion est dit général, lorsque la paupière est régulièrement et en totalité renversée; il est partiel, si la difformité ne siège qu'au voisinage d'un des angles. Quant à ses variétés, elles sont nombreuses et assez mal déterminées.

En laissant de côté l'ectropion congénital, difformité extrêmement rare, on peut admettre un *ectropion muqueux* ou conjonctival, un *ectropion musculaire* et un *ectropion cicatriciel*.

L'ectropion muqueux n'est, en réalité, qu'une complication passagère ou permanente de certaines affections de la conjonctive. Il peut être aigu ou chronique ; dans le premier cas, il est le fait du boursouflement de la conjonctive entraînant la bascule du cartilage tarse ; dans le second, l'inflammation de la muqueuse palpébrale produit une altération du cartilage qui, ramolli et aminci, se renverse sous la pression des fibres extra-palpébrales de l'orbiculaire.

Je n'insisterai, Messieurs, ni sur ces ectropions muqueux, ni sur les ectropions musculaires, qui, chez les gens âgés, sont la conséquence d'une atonie de l'orbiculaire et qui peuvent succéder aussi à une paralysie faciale de vieille date. L'ectropion cicatriciel est la variété la plus intéressante, celle qu'on observe chaque jour et qui se recommande le plus particulièrement à notre étude.

Le mode de formation d'un *ectropion cicatriciel* est des plus simples. Toute cicatrice située au voisinage du pourtour de l'orbite et ayant un point fixe constitué soit par une adhérence au squelette, soit par une perte de substance qui ne pourra se combler que par l'attraction des tissus vers un centre fictif, entraînera la peau de la paupière et produira le renversement de son bord libre. Grâce à sa mobilité, le voile palpébral est destiné à céder à la plus légère traction exercée sur lui, et, la peau attirant le bord libre du cartilage tarse, celui-ci bascule sur son grand axe en se rapprochant par sa face externe de la couche cutanée.

Les causes de l'ectropion cicatriciel sont très nombreuses, et je n'entreprendrai certes point de vous les énumérer toutes. Chez les malades dont j'aurai à vous parler surtout au point de vue des opérations qu'ils ont subies, la difformité a succédé deux fois à un abcès ossifluent de la région malaire, deux fois à une pustule maligne, deux fois également à des brûlures de la face. Les gourmes, les ulcérations syphilitiques tertiaires peuvent aussi être suivies de cicatrices entraînant le renversement en dehors des paupières; mais, de toutes ces causes, les abcès du pourtour de l'orbite et les brûlures sont, à coup sûr, les plus fréquentes.

En 1868, à l'hôpital de la Clinique, j'opérai, le 7 mai, un homme atteint d'ectropion cicatriciel de la paupière inférieure gauche.

A la suite d'un coup de pied de vache ayant porté sur l'os de la pommette, il était survenu un abcès de la région malaire. La suppuration avait été longue, car elle n'avait été tarie qu'au bout d'un an, et peu à peu la paupière inférieure gauche s'était de plus en plus renversée en dehors. Lorsque le malade vint nous demander des soins, il était dans l'état suivant. Au niveau de l'os malaire, existait un îlot cicatriciel d'où partaient des brides attirant vers lui, comme vers un centre, la paupière inférieure d'une part, et de l'autre l'aile du nez et la commissure buccale. Le bord palpébral, quoique dévié sur toute sa longueur, l'était surtout au niveau de son tiers interne; les cils étaient collés à la joue, et le point lacrymal renversé regardait presque directement en bas. Dans le grand angle de l'œil, se voyait une chéloïde d'un médiocre volume développée aux dépens d'une portion de bride cicatricielle. Quoique la déformation fût déjà de date ancienne, le globe oculaire n'avait pas encore souffert. La cornée était saine, et la conjonctive ne présentait pas d'altérations importantes.

Chez ce malade, dont je vous reparlerai d'ailleurs, l'abcès qui avait été le point de départ de la cicatrice, et par conséquent la cause de l'ectropion, était évidemment sous-périostique. Il était donc consécutif à un traumatisme. Mais souvent ces abcès se forment spontanément, surtout chez les enfants, soit à la suite d'une fièvre éruptive, soit sous l'influence d'une constitution scrofuleuse. Quoiqu'ils puissent se développer aux dépens du périoste de tout le pourtour de l'orbite, et par conséquent de l'os frontal ou du maxillaire supérieur, ils siègent de préférence au niveau de l'os malaire, au-dessous ou au voisinage de l'angle externe de l'œil.

J'en ai observé un grand nombre, et, en 1870, j'opérai également à la Clinique un ectropion ayant une semblable origine sur une jeune femme de 23 ans.

Cette malade jouissait alors d'une excellente santé, et sa figure régulière aurait été assez jolie, sans l'affreuse difformité qui en altérait les traits; elle nous rapporta qu'à l'âge de 12 ans, il lui survint un abcès au-dessous de la paupière inférieure gauche. Cet abcès s'ouvrit spontanément, et il sortit, avec le pus, de petits fragments d'os; puis, il se produisit une cicatrice qui, peu à peu, entraîna la paupière en bas. La déformation se prononça chaque jour davantage, et lorsque la malade se présenta à l'hôpital, elle se trouvait dans l'état suivant.

Au-dessous des deux tiers internes de la paupière inférieure gauche était une cicatrice adhérente au rebord orbitaire, et l'on sentait l'os de la pommette rugueux et inégal. Cette cicatrice était étoilée ; une de ses branches descendait sur la joue, une autre remontait vers la tempe, et deux autres se dirigeaint vers la paupière. Il semblait que les téguments fussent partagés en trois lambeaux ou segments, deux pour la joue et le troisième pour la paupière. Celle-ci était attirée en bas, et le bord ciliaire se trouvait collé à la peau ; la muqueuse palpébrale était rougeâtre, granuleuse, et en totalité renversée; d'où il résultait que le globe oculaire se trouvait à découvert, et exposé au contact de l'air : aussi la cornée s'était-elle enflammée consécutivement, et était-elle presque opacifiée et parsemée de vaisseaux ; on pouvait même craindre que bientôt elle ne s'ulcérât et ne se perforât, si l'on n'arrêtait pas les progrès du mal.

Dans ces deux observations, la paupière inférieure renversée était attirée en bas, chez le premier malade surtout, au niveau de son extrémité interne, et chez la jeune femme vers sa partie médiane ; mais, dans nombre de cas, lorsque l'abcès siège près de l'angle externe de l'œil, c'est cette extrémité de la paupière inférieure qui seule est renversée et attirée en bas et en dehors. La physionomie des malades est donc très diversement altérée suivant le point d'insertion des brides cicatricielles, suivant leur nombre et suivant le siège du point fixe d'où partent les traînées de tissu inodulaire. Quelle que soit la cause de l'ectropion cicatriciel, la difformité peut être plus ou moins prononcée. Tantôt en effet le bord ciliaire est simplement tourné en avant, le cartilage ayant encore sa direction presque normale ; tantôt au contraire la face oculaire de ce dernier regarde en haut, si l'ectropion siège à la paupière inférieure; et enfin, dans certains cas, le cartilage a exécuté un demi-tour complet, et les cils se collent soit contre les sourcils, soit à la joue, comme chez les deux malades dont je viens de décrire l'aspect.

Chez le premier, je vous ai dit, Messieurs, que les brides cicatricielles attiraient vers l'os malaire, comme vers un centre, non seulement la paupière, mais l'aile du nez et la commissure buccale; la difformité était donc encore plus affreuse que chez les malades atteints d'ectropion simple. Cette déviation du nez et de la commissure labiale ou d'une des lèvres est une des conséquences fréquentes des cicatrices de la face, mais elle s'observe moins souvent par le fait des abcès ossifluents qu'à la suite des brûlures ou des traumatismes ayant à la fois détruit de vastes portions des téguments et lésé le squelette en plusieurs points.

En août 1860, je vis à Guéret avec le Dr Fayolle une jeune fille de 18 ans qui, plusieurs mois auparavant, à la suite d'une chute de voiture avait eu un traumatisme de toute la partie gauche de la face. Une horrible mutilation en était résultée ; une portion de l'arcade sourcilière du frontal avait été détachée et avait dû être enlevée. L'arcade orbitaire inférieure elle-même avait été fracturée; les parties molles, très mutilées, s'étaient cicatrisées au niveau du front; quant à la joue, labourée par des cicatrices nombreuses et profondes, elle était le siège d'une affreuse difformité.

La paupière inférieure avait été détruite dans sa partie moyenne, et son tiers interne d'une part, son tiers externe de l'autre, abaissés et déjetés en bas, étaient maintenus adhérents par du tissu cicatriciel, sur lequel on reconnaissait quelques cils implantés sur des lambeaux qui avaient été autrefois le bord ciliaire. La conjonctive, attirée en bas, était également fixée en ce point. Il y avait donc renversement, c'est-à-dire ectropion aussi complet que possible de la paupière inférieure, avec destruction d'une grande partie de son tissu propre. De ce point, formant une dépression profonde, partaient comme d'un centre plusieurs autres sillons profonds, traces de plaies ou de déchirures alors cicatrisées, et dont les bords adhéraient au squelette. L'aile du nez, fortement attirée vers le centre cicatriciel commun, était relevée au-dessus de la ligne horizontale, sur laquelle elle devait se trouver placée dans l'état normal, et la commissure buccale elle-même, entraînée par l'action rétractile du tissu inodulaire, avait suivi l'aile du nez dans son mouvement d'ascension.

La difformité ne consistait donc point simplement dans des cicatrices qui bridaient le front et détruisaient l'harmonie de la région fronto-sourcilière, mais encore et surtout dans la rétraction qui entraînait vers le point central de la joue toutes les parties molles environnantes, c'est-à-dire la paupière inférieure, l'aile du nez et la commissure buccale. La paupière supérieure gauche était, en outre, attirée en bas et bridée par les cicatrices de la paupière inférieure; tout le côté droit de la face était lui-même entraîné du côté gauche par la déviation du nez et de la bouche.

J'ajouterai que, par suite de l'ectropion de la paupière inférieure,la cornée ne pouvait plus s'abriter d'une manière complète, et que cette membrane ulcérée près de son bord inférieur était sur le point de se perforer. [1]

On ne peut guère imaginer, Messieurs, un ensemble de difformités plus prononcées que celles dont cette malade était atteinte, et ce fait vous offre un exemple des effets produits par l'attraction qu'exercent sur les parties molles de la face les brides cicatricielles s'irradiant d'un ou de plusieurs centres. Je vous rapporterai les détails de l'opération que j'ai pratiquée dans ce cas; mais je veux vous faire remarquer d'abord quelques-unes des conséquences de l'ectropion.

Lorsque la difformité date d'un certain temps, la paupière renversée subit en général quelques altérations qui ne sont pas sans importance au point de vue opératoire. Sous l'influence du contact de l'air, la conjonctive palpébrale s'enflamme, rougit, s'épaissit, et presque toujours devient la source d'une sécrétion puriforme plus ou moins abondante; ce n'est qu'à la longue qu'elle peut subir parfois une sorte de cutisation qui la

1. Obs. rapportée dans la thèse de Cruveilhier.

rend sèche et comme calleuse. Presque toujours le cartilage tarse s'amincit et se déforme en s'allongeant dans le sens des tractions exercées sur lui par les brides; enfin les glandes de Meibomius peuvent s'altérer, et le bord ciliaire, privé plus ou moins complètement de ses poils, s'arrondit ou devient irrégulier.

Ces complications du côté de la paupière renversée sont peu de chose à côté de celles que l'on voit souvent survenir vers le globe oculaire lui-même, et tout d'abord vers la cornée. Chez cette jeune fille de Guéret, il existait une ulcération de la cornée assez profonde pour qu'on pût craindre une perforation; chez la malade de la Clinique qui resta si longtemps dans nos salles comme infirmière et que plusieurs d'entre vous ont connue sous le nom de Mélanie, la cornée commençait à s'opacifier et à se vasculariser.

Ces deux faits vous prouvent à quel point il est utile que le globe oculaire trouve sous les voiles palpébraux un abri suffisamment protecteur. Rien n'est plus fréquent chez les malades atteints d'ectropion que les altérations de la conjonctive et de la cornée, depuis le pannus et l'opacification des lames de cette membrane jusqu'à son ulcération, sa perforation et la perte de l'œil. A quoi devons-nous les attribuer? Selon moi à plusieurs causes : un peu à la lubréfaction imparfaite du globe oculaire par les larmes qui, dans certains cas coulent sur le plan incliné que leur offre la paupière inférieure et s'évaporent vite sans avoir été maintenues un temps suffisant à la surface de l'œil; mais surtout à l'irritation produite par le contact incessant de l'air et des poussières qu'il tient en suspension sur la conjonctive et parfois sur une portion de la cornée ou sur cette membrane en totalité. On comprend ainsi pourquoi la cornée s'altère surtout au niveau de son bord inférieur chez les malades atteints, comme les nôtres, d'ectropion de la paupière inférieure. L'œil peut en effet s'abriter presque en entier sous la paupière supérieure ; une petite portion seulement de la cornée reste dans quelques cas constamment à découvert, et c'est là que se développent les altérations. Celles-ci peuvent même faire complètement défaut lorsque l'ectropion est surtout latéral, comme chez le premier malade dont je vous ai parlé, et permet encore à la paupière inférieure de protéger par sa partie moyenne, la circonférence de la cornée. Si la cornée peut rester saine lorsqu'il existe un ectropion latéral de la paupière inférieure, ou lorsque la paupière supérieure s'abaisse assez pour la recouvrir entièrement pendant le sommeil, grâce à la rotation de l'œil qui la porte fortement en haut, il est très rare de ne pas voir cette membrane s'altérer dans les cas d'ectropion double, et même dans ceux où la paupière supérieure seule est renversée. La paupière inférieure en effet est incapable de servir de refuge à la cornée, et celle-ci finit en général tôt ou tard par s'opacifier ou s'ulcérer. Il n'y a guère d'exception que pour les cas où la conjonctive boursouflée forme de véritables replis muqueux que les fibres extraorbitaires du muscle orbiculaire appliquent sur le globe de l'œil lors de leur contraction.

Je me rappelle cependant avoir opéré en 1868 à la Clinique un malade chez lequel la cornée avait résisté pendant vingt-six ans à une exposition presque complète à l'action de l'air : c'était un homme de 30 ans, couché, je m'en souviens, au n° 2, et qui était atteint d'un ectropion des deux paupières du côté gauche.

Il nous rapporta qu'à l'âge de 3 ou 4 ans il avait eu le visage brûlé, ce qu'on devinait sans peine en voyant les nombreuses cicatrices dont il était couturé. Du côté gauche les déformations étaient particulièrement prononcées. Des brides fibreuses faisaient relief sur le front, sur la tempe, sur la joue; le nez lui-même avait souffert, mais l'état des paupières attirait surtout l'attention. La paupière supérieure était entièrement renversée; son bord libre se trouvait collé au sourcil, dont les poils rares se mêlaient aux cils. La face muqueuse du voile regardait en avant, sa face cutanée n'existait plus; le cartilage tarse était luxé. La déformation de la paupière inférieure était aussi complète, mais la peau ne paraissait pas avoir été détruite sur une aussi vaste étendue : Le bord ciliaire regardait en bas, et la conjonctive formait un bourrelet assez épais au-dessous du globe oculaire. Celui-ci, par le fait du renversement des deux voiles destinés à la protéger, se trouvait nécessairement à découvert, mais la cornée était absolument saine.

Pourquoi, Messieurs, cette exception à la règle? Je cherche vainement à me l'expliquer.

Je ne reviendrai pas sur la symptomatologie de l'ectropion : les quelques malades dont j'ai cherché à vous dépeindre la physionomie vous offrent à peu près tous les traits caractéristiques de cette difformité; je me bornerai à ajouter ici que l'épiphora constitue, avec un léger écoulement puriforme, le seul trouble fonctionnel dont se plaignent les malades en l'absence de complications oculaires. Cet écoulement des larmes est suffisamment expliqué dans les cas d'ectropion de la paupière inférieure par l'inclinaison du cartilage et par la déviation du point lacrymal inférieur, qui chez un de mes malades, le premier dont je vous ai parlé, regardait presque directement en bas. Cet épiphora est du reste beaucoup moins prononcé l'été que l'hiver, et, sous l'influence d'une température un peu élevée, il peut disparaître presque complètement.

Quoiqu'il ne constitue pas un état réellement pénible,

l'ectropion est cependant une difformité telle que la plupart des malades réclament instamment une opération qui la fasse disparaître ou puisse tout au moins l'atténuer. Nous devons céder d'autant plus volontiers à ce désir que nous seuls savons les dangers que court si souvent l'organe de la vision. On peut affirmer que bien rarement une blépharoplastie est une opération de complaisance, et j'avoue quant à moi que, fût-elle destinée seulement à corriger un peu ce que la physionomie de certains malades a de profondément hideux, je n'hésiterais pas à recourir au besoin aux procédés les plus laborieux et les plus pénibles pour le patient.

Nous ne sommes plus, Messieurs, au jour où maître Jan, après avoir passé en revue les diverses opérations appliquées par les anciens à la cure de l'ectropion, finissait par déclarer cette difformité à peu près incurable. Grâce aux merveilleux progrès de la chirurgie réparatrice accomplis dans ce siècle, nous sommes en mesure d'opposer au renversement des paupières un traitement presque toujours efficace. Toutefois les opérations praticables dans les différents cas sont si peu semblables à elles-mêmes que le chirurgien doit prendre avant tout conseil des circonstances. Je n'entreprendrai donc point, de vous décrire ni seulement de vous énumérer tous les procédés applicables à la restauration des paupières. Je me bornerai à vous exposer les principes qui doivent, selon moi, procéder au choix des opérations et à vous rapporter quelques-unes des tentatives couronnées d'un succès plus ou moins complet qui sont dues à mon initiative personnelle.

Je vous ai parlé déjà des ectropions désignés sous les noms d'ectropions muqueux et d'ectropions musculaires; dans ces variétés on peut parfois remédier à la difformité en agissant soit sur la muqueuse, soit sur le cartilage tarse, le plus souvent aminci et allongé. De nombreux procédés ont été fondés sur ce principe que, en faisant subir à la conjonctive ou au cartilage des pertes de substance de formes variées, on doit obtenir le retour de la paupière à sa direction normale, par le fait de l'attraction exercée sur elle par du tissu de cicatrice ou par suite du raccourcissement du cartilage. Je vous citerai seulement ici le procédé si ancien d'Antyllus et la méthode de Bordenave; les procédés de tarsorraphie de William Adams, de Dieffenbach et de Grœfe. Ces opérations ne me semblent nullement convenir aux ectropions cicatriciels, et, lorsque la paupière renversée est adhérente au squelette ou fixée dans sa situation vicieuse par des brides du tissu inodulaire, leur insuffisance me paraît évidente.

L'incision de Celse, faite pour libérer le bord palpébral, a bien pour résultat de permettre à la paupière de recouvrer sa mobilité et sa direction, et, combinée aux procédés précédents, on pourrait fonder sur elle quelques espérances; mais la difformité ne tarde pas à se reproduire lorsque la perte de substance commence à se combler. La suture des paupières, dont je vous parlerai bientôt, est même incapable de lutter contre la force qui sollicite le voile palpébral à reprendre sa position primitive.

Il est donc toujours nécessaire, en présence d'un ectropion cicatriciel, de libérer la paupière par un procédé tel qu'il ne se produise pas dans son voisinage une cicatrice susceptible d'amener à nouveau son renversement. Ce grand principe étant admis, on peut hésiter dans le choix d'un des procédés connus, ou imaginer telle ou telle opération analogue à celles qui portent un nom d'auteur. Mais ce n'est pas tout : dans bien des cas il ne suffit pas de libérer la paupière, et, lorsque celle-ci a subi une déformation ou une perte de substance, il est indispensable de lui restituer sa configuration normale, de lui rendre l'étoffe qui lui manque, si je puis ainsi parler. De cette nécessité sont nés des procédés nombreux par lesquels on emprunte aux parties voisines des lambeaux destinés à combler les vides que la chute d'une escarre, un travail ulcératif quelconque ou une plaie peuvent avoir produits sur le voile palpébral. Enfin il arrive souvent qu'une tumeur, telle qu'un cancroïde de la paupière, exige l'ablation plus ou moins complète de cette membrane, et qu'il faille la reconstituer en en utilisant les débris ou en en formant de toutes pièces une nouvelle. Toutes ces opérations, qui sont essentiellement du domaine de la chirurgie plastique ou réparatrice, ont été comprises sous le nom de blépharoplastie.

Avant d'aborder l'étude de la blépharoplastie proprement dite, permettez-moi, d'abord, de vous dire quelques mots d'une opération que l'on pratique journellement comme complément de la réparation des paupières : je veux parler de la *blépharorraphie*. Lorsqu'autrefois l'on traitait un ectropion par la simple incision libératrice de Celse, les chirurgiens s'ingéniaient à trouver un moyen qui permît à la plaie ainsi faite de se cicatriser sans que la paupière fût de nouveau entraînée par le tissu inoculaire. C'est ainsi que Roger de Parme remplaçait les brins de charpie insérés entre les lèvres de la plaie par une plaque de plomb qu'il introduisait entre les bords de l'incision; cette plaque était garnie de trous armés de fils qui servaient à coudre la plaque avec la peau. Guy de Chauliac conseillait l'usage des mèches; puis on mit en usage les bandelettes agglutinatives ou l'on se servit de fils fixés soit sur le front, soit sur la joue, pour maintenir élevés ou abaissés l'un ou l'autre des bords ciliaires. M. Mirault, d'Angers, conçut, en 1842, l'idée de remplacer ces différents moyens par la suture des paupières, et cette idée fit fortune. Il est juste de dire cependant que ce fut M. Maisonneuve qui, en 1847, publia la première observation de blépharorraphie, après avoir exposé son procédé à la Société de chirurgie à la fin de l'année précédente. Depuis lors, tous les chirurgiens pratiquèrent la suture des paupières en en modifiant, chacun suivant son gré, le manuel opératoire; et, quant à moi, je pourrais à peine compter le nombre de fois où j'ai fait cette petite opération.

Voici la manière dont je l'exécute. Lorsque, dans un cas d'ectropion, j'ai libéré la paupière et que les deux bords ciliaires peuvent aisément s'affronter, je saisis avec une pince à griffes très fine l'arête tranchante qui répond aux orifices des glandes de Meibomius, immédiatement en dehors d'un des points lacrymaux; je la traverse alors de part en part avec la lame d'un kératotome, et je l'incise à petits coups et en sciant légèrement jusqu'à la commissure externe, reprenant de temps en temps avec la pince le petit lambeau, que je soulève ainsi et qui me fournit un point d'appui. Il importe, dans cet avivement qui constitue le premier temps de la blépharorraphie, de respecter les cils et les points lacrymaux; on peut aussi ne pas aviver l'angle externe des paupières, et laisser là, comme au niveau du grand angle, un espace libre destiné au passage des larmes ou des mucosités, ce qui permet de faire plus tard quelques injections entre les paupières et le globe de l'œil.

Dans le deuxième temps, je réunis les surfaces cruentées par plusieurs points de suture. Je me sers d'aiguilles très fines, ainsi que je vous l'ai dit, et j'emploie des fils de soie capillaires; je préfère la suture entrecoupée à tous les autres modes de réunion, et je pose cinq ou six points assez rapprochés par conséquent. Quelques chirurgiens se contentent d'aviver en trois ou quatre endroits les bords ciliaires, mais je préfère une fusion complète des paupières à ces adhérences partielles, qui peuvent à la longue se laisser distendre et former de simples brides. J'enlève les fils du deuxième au troisième jour, et, en général, j'obtiens une cicatrisation par première intention sur toute la longueur des surfaces avivées. Si elle a manqué sur quelques points, il est très rare que la réunion ne s'opère pas les jours suivants, soit spontanément, soit à la suite d'une ou deux légères cautérisations avec le crayon de nitrate d'argent.

La blépharorraphie, Messieurs, a des applications nombreuses et son utilité est incontestée; mais, si elle rend surtout des services comme adjuvant à la blépharoplastie en permettant à la rétractilité des cicatrices voisines de l'orbite de s'épuiser sans produire le renversement des paupières, là n'est pas borné son emploi. Je vous ai prouvé par des faits les dangers que courait la cornée lorsqu'elle était pendant un certain temps exposée au contact de l'air : or l'expérience nous montre aussi qu'un des moyens les plus efficaces de favoriser la cicatrisation des ulcérations de cette membrane est de la protéger par l'occlusion des paupières. Il est donc des cas où, sans qu'il y ait d'ectropion et de perte de substances des voiles palpébraux, la blépharorraphie est une ressource précieuse pour guérir les ulcères cornéens rebelles, et pour mon compte j'y ai eu recours plusieurs fois. Quel que soit le but qu'on se propose en suturant les bords palpébraux, que l'on veuille abriter la cornée malade ou résister à l'attraction exercée par du tissu cicatriciel, il est indispensable de ne pas désunir les paupières trop tôt. Au bout de quinze à dix-huit mois, la rétractilité du tissu inodulaire me paraît épuisée, et c'est alors que j'entreprends en général de séparer les bords palpébraux. Dans les cas où j'ai fait une blépharoplastie, j'ai l'habitude de procéder par opérations successives, c'est-à-dire pratiquées à quelques jours d'intervalle, afin de m'assurer que la paupière restaurée ou remise en place n'a plus aucune tendance à se laisser entraîner loin de sa situation normale. Ce n'est donc que sur une étendue de 3 ou 4 millimètres qu'à l'aide de ciseaux fins je pratique une section entre les deux rangées de cils qui marquent la limite des bords palpébraux; et j'examine les jours suivants si l'écartement n'est pas trop considérable. Il m'est arrivé dans certains cas de suspendre la désunion pendant plusieurs mois; mais, si la paupière n'a aucune tendance à se déplacer, je la termine assez rapidement.

Quelque secours qu'apporte la blépharorraphie aux opérations dirigées contre l'ectropion, il ne faut jamais lui demander plus qu'elle ne peut donner. Dans les cas d'ectropion cicatriciel un peu prononcé elle ne suffit pas pour corriger tout ce que la méthode de Celse, c'est-à-dire la simple incision libératrice, a de défectueux. Lorsqu'une traction énergique est exercée sur la paupière inférieure, par exemple par la cicatrice qui succède à cette incision, la paupière supérieure peut fort bien ne pas offrir un point d'appui suffisant à l'inférieure, à laquelle elle est soudée et se laisse entraîner elle-même en bas. Lorsque plus tard on désunit les deux voiles palpébraux, la difformité se trouve donc reproduite, et le malade n'a retiré comme bénéfice de l'opération qu'une irrégularité plus ou moins accentuée des deux bords ciliaires. Il faut, par conséquent, ne combiner la blépharorraphie qu'avec une opération qui à elle seule serait presque efficace, et ne pas oublier qu'elle est incapable de remédier par elle-même à une difformité.

DIXIÈME LEÇON

Des différentes méthodes d'anaplastie. — Des ectropions cicatriciels.

MESSIEURS,

Dans la dernière leçon, je vous ai parlé de la blépharorraphie et je vous ai fait remarquer que ce n'était là qu'une opération accessoire dans la série des actes chirurgicaux ayant pour but la réparation des paupières. En étudiant aujourd'hui avec vous la blépharoplastie proprement dite, je chercherai à vous faire comprendre les indications qu'il faut suivre et les principes qui doivent vous guider dans le choix des procédés opératoires. Les difficultés que vous avez à surmonter seront très diverses : aussi les opérations que vous devrez pratiquer seront-elles plus ou moins compliquées. Les cas les plus simples sont ceux où la paupière, renversée et bridée par des adhérences, est néanmoins intacte et possède pour ainsi dire toute son étoffe ; les plus complexes, ceux où il ne reste plus que quelques lambeaux du voile palpébral, qu'il faut cependant reconstituer en cherchant à rendre au malade une physionomie aussi peu disgracieuse que possible.

La plupart des anaplasties peuvent se rattacher à deux grandes méthodes, connues sous le nom de *méthode française* et de *méthode indienne*. Dans l'une et dans l'autre, on utilise pour la réparation des organes et des régions la propriété qu'ont les tissus mobilisés de se greffer et de vivre dans une situation nouvelle. Mais, dans la première, on se contente, pour les déplacer, de leur imprimer un simple mouvement de glissement. A cette méthode, dite aussi méthode par glissement, se rattachent de nombreux procédés de blépharoplastie, applicables surtout à ces cas simples auxquels je faisais allusion il n'y a qu'un instant.

La *méthode indienne* comprend les opérations dans lesquelles, pour combler un vide, on emprunte aux parties voisines de la perte de subtance un ou plusieurs lambeaux, qui ne peuvent s'appliquer sur elle qu'en subissant une torsion sur leur pédicule, après avoir été disséqués et par conséquent isolés des tissus sous-jacents.

Dans la méthode dite *italienne*, le lambeau réparateur est pris sur une partie éloignée, au bras par exemple, pour le restauration d'une partie de la face. Cette méthode est inapplicable à la blépharoplastie ; mais j'aurai l'occasion de vous en parler dans une de nos prochaines réunions.

Je ne vous décrirai pas les divers procédés de blépharoplastie qui appartiennent à la méthode française : ils conviennent surtout, je le répète, aux cas d'ectropions où la paupière est renversée, mais non détruite. Je repousse comme éminemment défectueux ceux où, après avoir libéré la paupière, on mobilise un lambeau au-dessus ou au-dessous d'elle pour l'amener par glissement jusqu'à son bord adhérent et l'y suturer. Si la réunion se fait, c'est trop compter sur l'élasticité de ce lambeau que d'espérer qu'il n'entraîne pas la paupière en regagnant par sa rétraction sa place primitive ; si la réunion manque, le procédé présente les inconvénients de la méthode de Celse[1].

1. Procédés de Serre, de Montpellier, et de Baudens.

Dans un autre groupe de procédés dérivant de la même méthode par glissement, mais rationnels, se rangent le procédé de Warthon Jones, que Roux attribue à Riberi, de Turin ; ceux de Dieffenbach et de M. A. Guérin et le mien. Dans tous, sauf dans le dernier, on taille au-dessous de la paupière inférieure un ou plusieurs lambeaux qui remontent avec le bord palpébral qu'on peut suturer au bord ciliaire de l'autre paupière ; le corps même du voile a donc repris sa situation normale et les incisions sont dirigées de telle sorte que le vide laissé par l'ascension du lambeau ou des lambeaux peut être effacé par la réunion des bords de la plaie suivant une ligne verticale. Il ne se forme pas là de cicatrice susceptible de causer la récidive de la difformité. Dans le procédé seul de M. A. Guérin, il reste deux pertes de substances triangulaires au-dessous de la paupière, ce qui me semble un inconvénient.

En 1863, je reçus à l'hopital de la Pitié dans mon service, salle Saint-Augustin, n° 8, une malade nommée S... (Marguerite), âgée de 66 ans, qui deux ans auparavant s'était fait à la paupière inférieure droite une blessure assez profonde avec des ciseaux.

Au dire de cette femme, la cicatrisation de la plaie n'avait duré que quinze jours ; toutefois il s'était produit rapidement un renversement considérable du voile palpébral. Voici, Messieurs, l'opération que je pratiquai chez cette malade :

Par une première incision courbe à convexité inférieure, parallèle au bord ciliaire renversé en dehors, je séparai l'ectropion de la surface cutanée située immédiatement au-dessous ; une deuxième incision concentrique à la première fut ensuite pratiquée à environ treize millimètres de celle-ci ; enfin une troisième incision réunit les deux autres en tombant perpendiculairement sur leur milieu. Ainsi se trouvaient tracés deux lambeaux quadrilatères qui se touchaient par un de leurs bords, et dont les bases correspondaient chacune à un des angles de l'œil. La dissection de ces lambeaux rendit aux tissus leur laxité et permit au bord ciliaire de reprendre sa situation normale.

Je fis alors la blépharorraphie; puis, remontant un peu les deux lambeaux, je les suturai l'un à l'autre sur la ligne médiane, et je réunis également leurs bords supérieurs à la lèvre supérieure de la première incision, c'est-à-dire à la base de la paupière. Après l'ascension et la suture des lambeaux il restait donc entre eux et les ligaments de la joue une perte de substance qui ne pouvait se fermer qu'après un travail de suppuration. J'espérais que, grâce à la suture des paupières, la rétraction du tissu cicatriciel ne produirait pas d'effet bien fâcheux, mais c'était une erreur : deux mois plus tard, cédant aux instances de la malade, je commençai à rétablir l'orifice palpébral, opération que j'exécutai en trois fois de novembre 1863 à mai 1864, et à partir de ce moment l'ectropion se reproduisit.

Au mois de janvier 1866 la malade rentra dans mon service pour se soumettre à une seconde opération ; elle se plaignait d'éprouver du côté des paupières une sensation continuelle de picotement et de corps étranger. Pendant tout le temps qu'avait duré la fusion des bords palpébraux, elle n'avait pas souffert; mais, détail assez curieux, elle avait eu de la photophobie, quoique la cornée fût parfaitement à l'abri des rayons lumineux. Je constatai que la paupière inférieure droite était de nouveau renversée en bas et qu'elle était maintenue dans cette situation par un tissu cicatriciel blanchâtre, irrégulier dans ses contours et dont les lignes correspondaient à peu près aux anciennes incisions ; les ligaments étaient rétractés et peu mobiles.

Pourtant la paupière jouissait de quelques mouvements; elle obéissait, quoique très incomplètement, aux contractions de l'orbiculaire. L'œil était à découvert sur une certaine étendue; malgré cela la cornée, qui pouvait encore s'abriter sous la paupière supérieure, était restée saine.

Quant à l'ectropion, il comprenait toute l'étendue transversale de la paupière. Large de 0,006 environ à sa partie moyenne, sa surface allait en se rétrécissant latéralement et se terminait en pointe de chaque côté.

Le 7 janvier, je pratiquai chez cette malade, pour la seconde fois, l'opération que je vous ai décrite, mais j'y apportai une modification des plus importantes :

Dans un premier temps, je fis une première incision courbe, parallèle au bord ciliaire renversé, passant à 2 millimètres au-dessous de lui et terminée au-dessous des angles externe et interne de l'œil. La paupière ainsi dégagée se relevait facilement.

Dans un deuxième temps, j'avivai les bords palpébraux.

Dans un troisième temps, je pratiquai une incision concentrique à la première, à convexité inférieure par conséquent, et à 12 millimètres au-dessous d'elle; puis je réunis ces deux lignes courbes par une incision verticale les coupant par leur milieu. J'avais ainsi tracé deux lambeaux ayant leur base tournée en sens opposé; celle-ci était plus large que leur extrémité; elle se trouvait un peu oblique par rapport à l'angle correspondant de l'œil et s'en écartait légèrement par sa partie inférieure. La hauteur des lambeaux était la même que la distance qui séparait les deux lignes courbes, et de 12 millimètres par conséquent, quoiqu'un peu moindre sur la ligne médiane.

Dans un quatrième temps, Messieurs, je fis deux petites incisions qui, partant de l'incision courbe inférieure, à 3 millimètres de l'incision verticale, se rejoignaient à 15 millimètres plus bas; j'excisai les tissus sur l'étendue du V ouvert en haut ainsi tracé.

Il ne me restait plus qu'à placer les sutures. Je me servis de fils de soie très fins et réunis en premier lieu les bords palpébraux par cinq points; puis, après avoir disséqué les lambeaux, je les remontai, et les fixai au bord supérieur de la première incision courbe par des points de suture

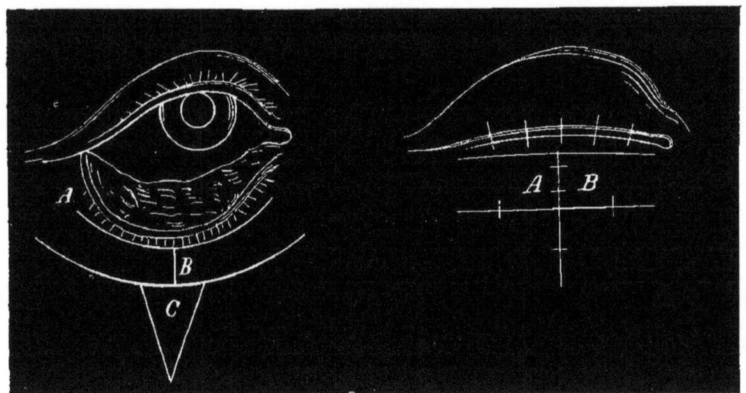

entrecoupée. Un autre point réunit leurs extrémités. Enfin les bords du V qui se trouvaient séparés par une surface vive, furent rapprochés à leur tour, et je plaçai quelques fils sur les bords de l'incision courbe inférieure[1].

1. Application d'eau froide pendant toute la journée et la nuit.

Le lendemain, M. Richet enlève quatre points de suture, avec des incisions inférieures. La réunion n'a pas eu lieu au point de rencontre des quatre incisions; un des angles d'un des lambeaux menace de se sphacéler. Le surlendemain, on enlève les autres fils, excepté ceux des paupières. Une petite eschare s'est faite au point menacé.

Au quatrième jour, M. Richet coupe les fils qui réunissent les paupières. La réunion ne s'est faite que vers les angles, dans une grande étendue. A la partie moyenne, les surfaces avivées se sont désunies dans une étendue de 5 à 6 millimètres. Dans ce point la paupière inférieure a encore une grande tendance au renversement.

Quelques jours après la cicatrisation complète des incisions, M. Richet pose deux points de suture sur les paupières dans l'étendue de l'ouverture

Après divers incidents qui vinrent compromettre dans une certaine mesure les succès de l'opération, la guérison de la difformité fut néanmoins obtenue; et je l'attribue en grande partie à la modification que j'avais fait subir au procédé primitif, l'incision d'une petite portion des téguments. Le rapprochement des bords du V tracé à l'aide de deux incisions obliques permit aux deux lambeaux de se maintenir dans leur situation nouvelle, et le fait que je viens de vous rapporter vous prouve bien combien il est utile de s'opposer par un artifice opératoire quelconque à l'attraction exercée sur les tissus par les cicatrices qui viennent combler les pertes de substances laissées au voisinage des paupières restaurées.

Mon procédé, comme quelques-uns de ceux qui se rattachent à la méthode française, est parfaitement indiqué dans un grand nombre de cas d'ectropion où l'étoffe de la paupière ne manque pas; il est simple et selon moi doit être souvent efficace.

Lorsqu'au contraire le voile palpébral a subi une perte de substance un peu notable, et à plus forte raison s'il n'existe pour ainsi dire plus ou se trouve converti en un tissu cica-

dont il vient d'être question. Les fils sont enlevés le lendemain. Il subsiste encore un petit pertuis qui peu à peu se cicatrise, de telle sorte qu'on peut à peine y introduire l'extrémité d'un fin stylet à l'époque de la sortie de la malade (mars 1865).

Elle rentre à l'hopital au mois de décembre de la même année. M. Richet incise alors en deux fois avec la sonde cannelée la suture palpébrale. Après la désunion complète, l'œil se montre sain; à peine la conjonctive oculaire est-elle un peu injectée. La paupière se maintient très bien dans sa position aux deux extrémités de son bord libre; à sa partie moyenne, elle s'écarte très légèrement du globe de l'œil sans se renverser. Somme toute, le résultat est bon. Le temps écoulé depuis l'époque de l'opération est assez considérable pour qu'on puisse considérer la guérison comme définitive. En admettant qu'à la longue le tissu cicatriciel exerce son influence, ce ne pourra être que dans une faible mesure et sur une petite portion de la paupière.

(Observ. prise par M. Le Dentu et publiée par Ed. Cruveilhier, th. d'ag., 1886, *de l'Ectropion*.

triciel difforme, il faut réparer la paupière à l'aide de lambeaux qui ne peuvent guère être amenés dans leur situation nouvelle qu'en subissant non plus un déplacement par glissement, mais une torsion plus ou moins prononcée. En un mot, il faut recourir aux procédés qui appartiennent à la méthode indienne. M. Denonvilliers, fort habile, vous le savez, dans toutes les opérations anaplastiques, a cherché à éviter la torsion des lambeaux et a beaucoup insisté sur la nécessité de lui substituer ce qu'il appelait un pivotement. En se contentant d'incliner les lambeaux sans les tordre, on évite en effet la difformité qui résulte de la saillie formée par le pédicule et on supprime l'opération complémentaire qui consiste à sectionner celui-ci lorsque la greffe est terminée. Les lambeaux ont en outre d'autant moins de chance de se gangréner qu'ils ont une base plus large et sont moins tordus sur eux-mêmes. Comme M. Denonvilliers, je vois tout avantage à tordre les lambeaux le moins possible, et par conséquent à les prendre au voisinage du point où ils doivent être amenés; toutefois je n'hésiterais pas à faire subir à un lambeau une torsion même très prononcée plutôt que de m'écarter d'un principe que j'ai formulé il y a déjà longtemps dans les termes suivants: *Tout lambeau dans les autoplasties doit être taillé de telle sorte que sa rétraction inévitable soit mise à profit pour aider à corriger la difformité qu'on est appelé à combattre.*

Ce principe est surtout applicable à la blépharoplastie, quoiqu'il le soit aussi à un grand nombre d'autres anaplasties, ainsi que j'espère vous le démontrer plus tard.

Pour s'y conformer, on doit tailler le lambeau destiné à refaire ou à soutenir une des paupières de telle façon que son pédicule soit au-dessus des commissures pour la paupière inférieure et au-dessous d'elles pour la supérieure.

Si une cicatrice a entraîné le voile palpébral en dehors, le lambeau sera pris sur le front ou sur la joue, mais son pédicule devra se trouver autant que possible près de la racine du nez. Si la bride cicatricielle tire la paupière en dedans, la base du lambeau sera tournée en dehors, et se trouvera située plus ou moins haut, suivant que l'une ou l'autre des paupières aura besoin d'être restaurée.

Vous vous rappelez peut-être, Messieurs, le malade dont je vous ai parlé dans ma dernière leçon, et qui était atteint d'un ectropion cicatriciel de la paupière inférieure gauche. Dans ce cas il fallait détacher le bord palpébral, et insinuer entre lui et les brides qui l'attiraient en bas un lambeau qui reconstituât la paupière : cette opération devait avoir pour conséquence nécessaire de permettre à l'aile du nez et à la commissure labiale de reprendre leur situation normale : je procédai de la façon suivante :

Me conformant à mon principe relativement aux points où doivent être pris les lambeaux dans les anaplasties palpébrales, je résolus de tailler un lambeau au-dessus d'une ligne représentant l'axe horizontal de la fente palpébrale, et je le pris dans l'espace intersourcilier.

Le premier temps de l'opération consista dans la libération du bord palpébral inférieur que je disséquai jusqu'à ce qu'il soit assez mobilisé pour s'appliquer sans tiraillement au bord ciliaire supérieur.

Dans un second temps j'avivai les bords palpébraux et j'en fis la suture.

Le troisième temps fut le plus long et celui qui exigea les soins les plus minutieux. Je traçai à l'encre et disséquai ensuite le lambeau fronto-nasal destiné à combler l'espace laissé libre entre la joue et ce qui restait de la paupière, c'est-à-dire du bord ciliaire. Je fis pivoter ce lambeau sur son pédicule; puis, dans un quatrième temps, je le suturai aux bords de la plaie. La perte de substance qui avait succédé à la libération du bord palpébral fut ainsi comblée; quant à celle qu'avait produite entre les deux sourcils la dissection du lambeau, elle fut effacée par le rapprochement de ses bords suivant une ligne verticale, à l'aide de cinq points de suture.

Cette opération complémentaire eut pour résultat d'abaisser le pédicule du lambeau et d'éviter que celui-ci fût attiré trop violemment en haut et en dedans; il était utile que cette attraction s'exerçât dans une certaine mesure, afin d'empêcher la nouvelle paupière de se renverser de nouveau; mais cependant sans aller trop loin et dépasser le but.

Cette opération fut suivie d'un succès complet. Elle est un bel exemple de blépharoplastie pratiquée d'après la méthode indienne. Je vous ferai remarquer que dans ce cas la plaie succédant au décollement du lambeau put être avec avantage effacée immédiatement par le rapprochement de ses bords.

Lorsque le bord ciliaire est intact, quoique le corps même de la paupière manque en partie ou en totalité, il est indiqué, après l'avoir libéré, de pratiquer la blépharoraphie. On conserve alors la conjonctive palpébrale, qui s'oppose à ce que le lambeau destiné à reconstituer la paupière se greffe au globe oculaire; mais, si le voile palpébral est complétement détruit, y compris son bord libre, si en un mot il faut refaire de toutes pièces une paupière, on doit se contenter de tailler un lambeau assez large pour qu'une fois mis en place il conserve une hauteur suffisante.

Dans un cas où la paupière inférieure gauche manquait en totalité, je taillai sur le front et parallèlement au sourcil un lambeau ayant la forme et dépassant de beaucoup les dimensions de la perte de substance à combler. Ce lambeau avait son pédicule à la région temporale, un peu au dessus de la commissure palpébrale externe; lorsqu'il fut taillé, je le fis pivoter et le greffai avec du fil de soie très fin à la place de la paupière inférieure. J'avais eu un instant l'idée d'aviver le bord libre de la paupière inférieure et de faire la blépharorraphie, afin de maintenir le lambeau parfaiment étalé, mais je renonçai à ce projet dans la crainte de voir la surface cruentée contracter des adhérences avec la conjonctive oculaire.

J'obtins ainsi chez ce malade un très beau succès, qui ne s'était pas démenti au bout de sept ans.

La nouvelle paupière inférieure était dépourvue de cils; bien entendu, mais elle remplissait parfaitement ses fonctions. Quoiqu'un peu boursouflée, elle ne constituait pas une difformité par trop choquante; le pédicule du lambeau s'était aplati, et à la perte de substance de la région frontale n'avait succédé qu'une cicatrice peu apparente.

Il ne faut pas oublier, pour apprécier à sa juste valeur le résultat de cette opération, que, dans tous les cas où l'on refait une paupière détruite en totalité, le lambeau se roule presque toujours un peu sur lui-même, ce qui le rend saillant et légèrement bombé, quelque précaution que l'on prenne pour obtenir son aplatissement.

Dans les cas où l'on enlève une tumeur de la paupière, telle qu'un cancroïde, par exemple, opération qui entraîne fatalement la résection d'une portion plus ou moins considérable du voile, il est très important de respecter, si faire se peut, le bord ciliaire. Il est en effet possible de l'utiliser lorsque le moment est venu de pratiquer une blépharoplastie, et le fait suivant vous le prouvera.

Chez une femme de mon service, à l'hopital de la Clinique, j'enlevai, au mois de février 1869, un vaste cancroïde de l'angle interne de l'œil; l'opération fut faite en grande partie à l'aide du bistouri, mais je fus obligé d'avoir recours en outre à une application de caustique. J'avais disséqué le bord palpébral inférieur et je l'avais mis en réserve, pour ainsi dire, afin de le retrouver lorsque je voudrais reconstituer la paupière. A la fin du mois d'avril de la même année, c'est-à-dire deux mois environ après l'ablation de la tumeur, je me décidai à pratiquer l'opération complémentaire à laquelle j'avais songé en ménageant le bord palpébral. Celui-ci s'était recroquevillé en quelque sorte en dehors, et, détail assez curieux, le globe oculaire, attiré en dedans, était venu boucher la perforation des fosses nasales qui avait succédé à l'ablation du cancroïde; mais l'œil était ainsi dépourvu en bas et en dedans de toute protection, et la cornée commençait à s'altérer : il y avait donc urgence à restaurer la paupière inférieure.

Dans un premier temps, je dus développer ce qui restait du bord palpébral pour me rendre un compte exact de ce qu'il en manquait en dedans. J'enlevai en second lieu le tissu cicatriciel qui s'était formé au niveau de la partie interne du rebord orbitaire inférieur, et je pus alors apprécier le vide qu'il fallait combler.

Dans un troisième temps, je taillai un lambeau sur la joue ayant son pédicule à la racine du nez, et je le relevai pour l'appliquer au-dessous des débris de la paupière inférieure à laquelle je le suturai. Le voile palpébral se trouvait donc reconstitué en dehors par son bord libre soutenu par la pointe du lambeau, en dedans par le lambeau lui-même ayant son pédicule situé plus haut que la commissure, suivant mon principe.

Il me parut en outre utile de pratiquer la blépharoraphie,

de soutenir provisoirement la nouvelle paupière, et de bien protéger la cornée déjà légèrement malade.

Je veux, Messieurs, vous terminer l'histoire de cette femme, qui revint mourir dans mon service au mois d'avril 1870, c'est-à-dire un an après avoir subi l'opération que je viens de vous décrire. Je vous dirai d'abord que celle-ci avait admirablement réussi au point de vue du rétablissement de la forme. Le globe oculaire, il est vrai, était porté en dedans et ne jouissait pas de toute sa mobilité, mais la cornée était saine et suffisamment protégée par la nouvelle paupière inférieure. Malheureusement, quelques mois après l'opération, la malade se mit à tousser, et bientôt elle recommença à maigrir et à perdre ses forces; puis il se développa à l'angle externe de l'œil, c'est-à-dire du côté opposé au siège de la tumeur primitive, une petite saillie d'abord dure, mais qui ne tarda pas à se ramollir et à s'ulcérer; bref il y avait là récidive à distance du cancroïde, et la malade succomba. A l'autopsie nous trouvâmes au sommet du poumon gauche une vaste caverne, et, dans tout le parenchyme, des tubercules disséminés et infiltrés. La malade était donc morte phthisique tout en portant un épithélioma.

J'appelle surtout votre attention sur la façon bizarre dont la perte de substance faite par le bistouri et le caustique s'était comblée. Le globe oculaire adhérait à tout le pourtour de la perforation des fosses nasales; sa demi-circonférence était engagée dans la cavité qui avait succédé à l'extirpation de la tumeur, et une sonde introduite par la narine le repoussait vers l'orbite; il n'y avait pas trace de reproduction du cancroïde au niveau de l'angle interne des paupières.

Dans les trois derniers faits que je vous ai rapportés,

Messieurs, j'ai reconstitué la paupière inférieure à l'aide d'un lambeau pris dans les régions intersourcilière, temporo-frontale et malaire ; dans ces trois cas je me suis conformé au principe que je vous ai développé, et le pédicule se trouvait toujours situé au-dessus d'une ligne passant par les deux commissures. L'observation suivante vous montrera qu'il n'y a pas de règle sans exception.

Jules C..., âgé de vingt-deux ans, entra en 1858 à l'hopital Saint-Louis dans mon service salle Saint-Augustin.

Ce malade avait perdu l'œil gauche en 1857, à la suite d'une pustule maligne, dont le traitement avait nécessité des incisions et des cautérisations ; il en était résulté un ectropion de la paupière supérieure, causé par des cicatrices serrées qui unissaient le bord ciliaire au sourcil. L'adhérence était complète ; la paupière supérieure ne pouvait être ramenée sur l'œil ; la conjonctive épaissie et saillante s'abaissait seule pendant la contraction de l'orbiculaire. La paupière inférieure était aussi un peu renversée. Au-dessous d'elle se trouvait une cicatrice linéaire horizontale ; des brides s'étendant jusqu'au sourcil attiraient en haut la commissure externe élevée à un demi-centimètre environ au-dessus du niveau de l'angle interne. Le sourcil lui-même était légèrement abaissé au-dessous de celui du côté droit.

Je songeai immédiatement à faire disparaître, au moyen de la blépharoplastie et de la prothèse oculaire, la hideuse difformité dont était affecté ce malade, et je procédai de la façon suivante :

J'incisai d'abord une portion de la cornée afin d'obtenir un moignon capable de supporter un œil de verre, puis, au mois de juillet suivant, je pratiquai la blépharoplastie.

1° Avec un bistouri droit, je fis une incision curviligne qui s'étendait de l'angle interne de l'œil jusqu'au-dessous de l'extrémité externe du sourcil, en suivant le bord ciliaire de la paupière supérieure. Je disséquai toutes les adhérences et rétablis dans sa situation normale la paupière dont le cartilage était intact. La plaie qui succéda à cette incision était large d'environ deux centimètres.

2° J'avivai le bord ciliaire des paupières dans leurs deux tiers externes.

3° Je traçai le lambeau qui devait servir à la restauration de la paupière supérieure au moyen de deux incisions parallèles au sourcil dans toute son étendue, en laissant entre elles un intervalle de deux centimètres et demi; j'eus soin de faire l'incision inférieure sur le sourcil même, de manière à emporter avec le lambeau une bordure de poils qui devait servir à garnir le bord ciliaire et je la prolongeai jusqu'à l'extrémité externe de l'incision faite au-dessous du sourcil, pour libérer la paupière. L'incision supérieure fut conduite vers la région temporale sur le prolongement du sourcil, à trois centimètres et demi environ de l'extrémité externe de l'incision inférieure. Le lambeau disséqué avait à peu près neuf centimètres de longueur et deux centimètres et demi de largeur.

Après avoir soigneusement lavé la plaie qui existait au-dessous du sourcil, je fis la blépharoplastie et fixai le lambeau dans sa nouvelle position au moyen de points de suture nombreux. La plaie du front ne fut pas réunie, mais recouverte, ainsi que le lambeau, de compresses imbibées d'eau froide.

Il ne survint aucun accident, et la réunion se fit promptement.

Au mois de décembre, je présentai mon malade à la Société de chirurgie; il était opéré depuis cinq mois et demi et se trouvait dans l'état suivant:

Les paupières étaient unies dans leur moitié externe; le bord palpébral supérieur portait quelques cils surmontés par une rangée de poils appartenant au lambeau. Le sourcil avait subi dans sa moitié externe un mouvement d'ascension produit par une cicatrice qui représentait la plaie faite au-dessus de lui; cette cicatrice n'avait pas une largeur de plus de trois à quatre millimètres au-dessus du sourcil et de cinq millimètres à la région temporale. Le lambeau ne se distinguait des parties voisines que par une coloration plus pâle; les cicatrices qui le circonscrivaient se trouvaient cachées, l'une sous le sourcil, l'autre sous les poils qui bordaient la nouvelle paupière. Celle-ci n'était nullement bombée ni rétractée.

L'année suivante, en 1859, le malade rentra à l'hôpital pour se faire ouvrir les paupières. Au mois de juillet, la désunion fut faite en une fois sur la sonde cannelée et poussée jusqu'à l'angle externe. On put placer un œil de verre sur le moignon oculaire, et la nouvelle paupière le maintenait solidement.

(Obs. rapportée dans la thèse de Cazelles, *Traitement de l'Ectropion cicatriciel*, 1860.)

Vous voyez par là le parti qu'on peut tirer pour la prothèse oculaire de la blépharoplastie, et cette observation vous montre aussi qu'on peut utiliser dans certains cas les poils des sourcils pour la réparation des bords ciliaires. Chez ce malade j'ai reconstitué la paupière supérieure à l'aide d'un lambeau dont le pédicule, contrairement à mon principe, n'était pas situé au-dessous de la commissure. Le succès que j'ai obtenu prouve qu'il ne faut pas être trop absolu et que, s'il est bon d'avoir une règle, on peut parfois s'en écarter sans inconvénient.

Je ne vous ai décrit, jusqu'à présent, Messieurs, que des opérations relativement simples et à un seul lambeau ; mais il y a des cas que la multiplicité des cicatrices et l'étendue des pertes de substances rendent éminemment complexes. Il faut souvent alors prendre plusieurs lambeaux, parfois dans des points défavorables, et les croiser, afin de leur permettre de se soutenir mutuellement. Il peut être mauvais de pratiquer de nombreux débridements et des incisions libératrices se croisant en divers sens ; bref, dans ces blépharoplasties compliquées, le chirurgien est fréquemment dans l'impossibilité de se conformer aux principes même les meilleurs, et l'on ne doit pas se montrer trop sévère dans l'appréciation des résultats.

Je veux vous rapporter encore quelques faits qui vous montreront les difficultés que l'on a parfois à surmonter ; à vous, dans des cas semblables ou analogues, à imiter la conduite de vos maîtres ou à imaginer des combinaisons nouvelles d'incisions et de lambeaux.

J'ai opéré, le 5 juillet 1873, un malade atteint d'une difformité des plus prononcées.

Cet homme, âgé de quarante ans, était employé à la Compagnie des chemins de fer de l'Est ; il avait été atteint, nous dit-il, d'une pustule maligne qui avait détruit une grande partie des deux paupières du côté droit, et il pensait avoir contracté cette maladie en déchargeant des peaux d'animaux malades.

Après trois mois passés à l'hôpital,la cicatrisation était complète; mais celle-ci ne s'était pas effectuée sans produire une affreuse difformité: le malade vint nous trouver, encouragé par un succès que nous avions obtenu dans des conditions analogues.

La gangrène avait détruit les deux paupières du côté droit presque en totalité; de plus, elle s'était étendue aux téguments de la pommette et de la tempe, et il en était résulté une vaste cicatrice occupant ces deux régions. Les débris des deux paupières, ceux de l'inférieure surtout, étaient renversés en dehors; les téguments de la tempe paraissaient avoir été soulevés, disséqués, par le fait du sphacèle du tissu cellulaire sous-cutané, et ils se trouvaient ramassés en quelque sorte et recroquevillés vers la région auriculaire; quant à l'os de la pommette, il n'était recouvert que par une pellicule cicatricielle très adhérente.

Le globe oculaire se mouvait librement dans l'orbite et pouvait encore s'abriter un peu sous la paupière supérieure, grâce à l'épaississement et au boursouflement de la conjonctive. Néanmoins la demi-circonférence inférieure de la cornée, privée de toute protection, commençait à s'ulcérer. La vision n'était pas encore troublée, mais on pouvait affirmer qu'elle serait prochainement compromise.

L'état du malade justifiait pleinement une opération, et celle-ci fut faite le 5 juillet de la manière suivante:

Dans un premier temps je pratiquai, à quelques millimètres des deux bords ciliaires qui existaient encore, une incision libératrice qui permit de les détacher et d'opérer leur rapprochement.

Ces deux incisions se rejoignaient en dehors de la

commissure externe, qui fut elle-même libérée. Je fis ensuite la blépharoraphie.

Dans un second temps je cherchai à tailler des lambeaux destinés à combler la perte de substance qui avait succédé à l'opération précédente; mais ces lambeaux durent être pris à distance, car il n'existait plus de téguments au voisinage immédiat des paupières.

Je voulais, pour rester fidèle à mon principe, donner pour soutien au bord ciliaire inférieur un lambeau dont la base fût située au moins à la hauteur d'une ligne passant par les deux commissures; or, comme il était impossible de prendre ce lambeau en dehors où il n'existait que du tissu cicatriciel, je le taillai en dedans; sa base répondait à la racine du nez au niveau du grand angle de l'œil et il était formé par la peau de la joue. Après l'avoir disséqué, je le remontai dans l'espace laissé libre par l'ascension du bord ciliaire auquel je le suturai. Puis pour le soutenir je procédai de la façon suivante : je décollai les téguments de la tempe afin de les faire glisser jusqu'à la rencontre de la pointe du lambeau et je taillai dans le tissu cicatriciel de la pommette un second lambeau qui fut amené par échange sous la pointe du premier et fut suturé avec lui.

Quant à la paupière supérieure, il était presque impossible de la reconstituer, vu l'absence de téguments dans son voisinage. Mais je pensai que le bord ciliaire serait maintenu par son union avec la paupière inférieure et que le tissu cicatriciel qui se formerait serait suffisant pour constituer un voile passable.

Le résultat de cette opération ne fut pas merveilleux; néanmoins la cornée se trouva protégée par la nouvelle paupière inférieure, et la difformité fut sinon corrigée, du moins atténuée d'une façon notable.

Je viens de vous citer, Messieurs, un premier spécimen

de ces blépharoplasties où l'on soutient les lambeaux les uns par les autres. Cet *échange* des lambeaux est souvent un artifice utile qui permet à ceux-ci, lorsqu'ils sont réunis, de céder à la rétraction qui les attire vers leurs pédicules dirigés en sens inverse et de se redresser comme une sangle courbe sur les extrémités de laquelle on tirerait. Ces lambeaux résistent ainsi aux cicatrices qui viennent combler les pertes de substance et qui tendent à les écarter de leur nouvelle situation, mais vous comprenez combien il est important que les pédicules soient bien placés. S'ils étaient situés trop bas par exemple, dans une réparation de la paupière inférieure, les lambeaux seraient d'autant plus exposés à se renverser ou à s'abaisser qu'ils seraient sollicités à la fois par l'attraction exercée sur eux par les cicatrices sous-jacentes et par leur propre rétraction vers les pédicules.

Chez cette malade dont je vous ai déjà parlé dans ma première leçon et qui est restée si longtemps dans mon service de la clinique comme infirmière sous le nom de Mélanie, je pratiquai le 16 mai 1870 une opération assez analogue à celle que je vous ai décrite en dernier lieu. Cette malade, vous vous le rappelez, avait un ectropion très prononcé de la paupière inférieure gauche produit par une cicatrice étoilée très étendue et adhérente au squelette.

Dans un premier temps, je détachai le bord palpébral par une incision courbe et je fis la blépharoraphie. Dans un second temps je dessinai et taillai les lambeaux qui devaient combler la perte de substance produite par l'ascension du bord palpébral.

En troisième lieu j'enlevai la cicatrice étoilée et les brides qui en partaient. Enfin dans un quatrième temps je fis les points de suture.

Le deuxième temps est le seul sur lequel il soit nécessaire

d'insister; suivant le trajet des brides cicatricielles qui rayonnaient de l'îlot cicatriciel situé dans la région molaire, je taillai deux lambeaux, l'un AB interne et inférieur, l'autre CD externe et supérieur. Le premier avait sa base directement en dedans, le second avait la sienne tournée du côté de la tempe, c'est-à-dire en haut et en dehors.

Lorsque les bords palpébraux furent suturés et après l'ablation de la cicatrice E, il restait une surface dépourvue de téguments qu'il s'agissait de combler à l'aide des deux lambeaux AB et CD, disséqués et mobilisés; je pouvais me contenter de les relever et de les suturer au bord palpébral, mais ils auraient eu tous deux une grande tendance à se laisser attirer en bas par la cicatrice, et l'ectropion se serait reproduit. C'est pourquoi je préférai changer la situation de chacun d'eux par rapport à l'autre, et faire passer le lambeau AB au-dessus du lambeau CD. Le lambeau AB fut alors suturé au bord palpébral et réuni également par quelques points au lambeau CD. Grâce à cet échange le lambeau AB devait soutenir la paupière d'une façon d'autant plus efficace qu'il était lui-même soutenu par le lambeau CD; quant à celui-ci, par le fait de la situation élevée de sa base, il devait avoir une grande tendance à remonter et par conséquent à attirer en haut le lambeau AB placé au-dessus de lui. Au-dessous des lambeaux restait une perte de substance irrégulièrement triangulaire qu'il m'était impossible de combler, mais il me sembla qu'elle devait disparaître par le rapprochement de ses bords, sans entraîner un abaissement notable de la paupière inférieure.

Le succès de cette opération fut compromis par un érysipèle de la face extrêmement grave qui survint le lendemain même; je dus laisser les fils en place plus longtemps que je n'ai l'habitude de le faire, et la réunion des lambeaux put s'effectuer partout, sauf en un petit point correspondant au sommet du lambeau interne AB situé alors au-dessus de l'externe et au voisinage de la commissure externe des paupières. La pointe de ce lambeau se mortifia même sous l'influence sans doute de l'érysipèle, et la chute de l'eschare fut suivie d'un petit îlot cicatriciel qui plus tard entraîna légèrement en bas la portion voisine de la paupière inférieure. Je ne désunis cependant les bords palpébraux qu'au bout de dix-huit mois et par petites incisions répétées à plusieurs semaines d'intervalle. Le résultat de l'opération fut donc une amélioration plutôt qu'une cure véritable, mais j'ai revu le malade il y a peu de temps, et il est probable qu'à l'aide d'une opération complémentaire assez simple je corrigerai un jour le très léger ectropion de l'angle externe qui s'est reproduit.

Parmi ces cas où le visage est couturé de cicatrices produisant la déviation non seulement des paupières, mais encore du nez et de la bouche, je n'en observai jamais de plus complet que celui de cette jeune fille dont je vous ai déjà parlé et que je vis à Guéret. Je ne retracerai pas de nouveau le portrait de cette malade, mais je veux vous décrire l'opération que je pratiquai lorsqu'elle vint à Paris neuf mois après le jour où je l'examinai chez elle. Suivant mon habitude, je m'étais refusé à rien tenter avant que le travail réparateur qui s'effectuait fût terminé, et quand le moment d'agir me sembla venu, je résolus d'entreprendre la restauration de la face en deux fois. Il fut bien entendu que je laisserais complètement de côté dans la première opération la paupière supérieure et les cicatrices sourcilières et frontales pour ne m'occuper que de l'ectropion de la paupière inférieure et de la déviation de l'aile du nez et de la commissure labiale. Plus tard, au bout d'un an au moins, je devais songer à achever mon œuvre dont la première partie n'était déjà que trop difficile à mener à bien.

Avant tout il s'agissait de détacher la cicatrice étoilée, Une première incision allant jusqu'aux os fut pratiquée obliquement en bas et en dehors depuis la partie supérieure de l'aile du nez jusqu'au milieu de la joue. Puis l'aile du nez fut détachée de ses adhérences au squelette, et ainsi mobilisée elle put être rejetée en bas; la commissure labiale dégagée reprit aussitôt sa situation normale.

Ce premier résultat obtenu, il fallait délivrer de ses adhérences ce qui restait de la paupière inférieure et la reconstituer.

Ce lambeau soutenait donc la paupière par son bord supérieur, tandis qu'il repoussait en bas et vers la ligne médiane par son bord inférieur l'aile du nez et la commissure. Je plaçai dix-huit points de suture entrecoupée à l'aide de fils de soie très déliés.

Les suites de cette opération furent d'abord des plus heureuses. Dès le surlendemain on put enlever les deux tiers des sutures; on ne conserva que celles qui unissaient les deux lambeaux et la paupière inférieure sur la ligne médiane et celles de la blépharoraphie. Quant au lambeau interposé entre la paupière et l'aile du nez, il était parfaitement adhérent par sa face profonde.

Le quatrième jour, le sommet du lambeau palpébral interne bleuit et les larmes commencèrent à filtrer en ce point, c'est-à-dire sur la ligne médiane à l'union des deux lambeaux. Les jours suivants la brèche s'agrandit, et bientôt, le sommet du lambeau tombant en gangrène, il se produisit une perte de substance de la paupière affectant une forme triangulaire et par laquelle les larmes coulaient sur la joue.

Malgré cet accident le résultat de l'opération fut excellent. Le nez et la bouche se trouvèrent replacés dans leur situation normale. Le lambeau interposé entre l'aile du nez et la paupière inférieure était parfaitement soudé et maintenait ces deux organes écartés en comblant toute dépression. Quant à l'ectropion, il était parfaitement corrigé, mais il restait sur la ligne médiane une brèche par laquelle coulaient les larmes et que je me promis de chercher à combler plus tard. La cornée dont l'ulcération était cicatrisée pouvait désormais trouver un abri sous les paupières; sous le rapport de l'utilité, c'est-à-dire de la protection du globe oculaire, l'opération était donc véritablement suivie de succès. La malade, fort satisfaite, retourna dàns son pays en me promettant de venir me retrouver l'année suivante; malheureusement je ne la revis plus.

Je veux en terminant vous parler d'un malade que je vais opérer devant vous et qui présente une affection curieuse de la région palpébro-temporale.

Il s'agit d'une affection cutanée développée dans des conditions assez bizarres chez un homme couché au n° 26 de la salle Sainte-Marthe (Hôtel-Dieu); cet homme est âgé de 41 ans; c'est un ancien soldat. Il raconte qu'en Crimée un obus vint éclater à ses côtés et lui projeta au visage une quantité considérable de terre et de graviers; il fut même légèrement blessé au niveau de la tempe gauche. Porté à l'ambulance, sa plaie fut nettoyée et pansée, et peu de jours après il était guéri. Il rentra en France, où il fut attaché à la Compagnie du chemin de fer de l'Est et resta environ treize ans sans rien éprouver de nouveau du côté de son ancienne blessure. Il vit alors apparaître sur un point de la cicatrice qu'il portait en dehors de l'angle externe des paupières, un bouton qu'il montra au médecin de la Compagnie. Ce bouton très douloureux s'ulcéra, et le médecin en sondant la petite plaie en retira un gravier. L'extraction de ce corps étranger ne fut pas suivie de la cicatrisation de l'ulcération; les bords de la plaie se gonflèrent, les tissus prirent un mauvais aspect, d'autres boutons se développèrent à côté du premier, et au bout d'un certain temps on fut obligé de procéder à une opération en règle. Dans cette opération qui dura vingt minutes, dit le malade, on enleva une assez large portion des téguments; cependant le mal reparut, et, pendant la guerre, abandonné à lui-même, il continua à progresser.

Actuellement la région palpébro-temporale du côté gauche est occupée par une série de tubercules agminés, formant par leur réunion une sorte de demi-cercle ou de croissant dont une des cornes atteint la queue du sourcil tandis que l'autre se prolonge sous la peau de la paupière inférieure. La commissure palpébrale externe forme le centre de ce demi-cercle dont la convexité se développe dans la région temporale. Ces tubercules sont durs, résistants; on pourrait comparer les plus jeunes à des pustules d'acné indurées, transparentes et s'enfonçant profondément sous la peau. Ceux dont le développement est moins récent n'ont pas la même apparence; ils offrent à leur centre une ulcération cratériforme circonscrite par des bourgeons charnus, rougeâtres et saignant facilement; si après avoir écarté ces bourgeons de façon à mettre à nu le fond du cratère on presse sur une de ces petites tumeurs, on en fait sortir une matière blanchâtre, granuleuse, caractéristique et qui à elle seule peut nous permettre d'établir le diagnostic. Les parties malades ont contracté des adhérences avec les tissus sous-jacents. Ces adhérences s'étendent jusqu'au périoste; elles semblent intimes au niveau de la queue du sourcil. Le bord palpébral semble sur le point d'être atteint, cependant il est encore intact, les ganglions parotidiens ne sont nullement engorgés. Le malade ne souffre que fort peu, et vous avez pu constater qu'il jouit en apparence de tous les attributs de la santé.

Qu'est-ce donc, Messieurs, que l'affection en présence de laquelle nous nous trouvons ? Il y a des syphilides dont l'éruption affecte une forme circinée fréquente dans la région frontale où elles constituent la *corona Veneris*; ces syphilides s'ulcèrent et prennent ainsi un aspect qui n'est pas sans analogie avec celui de la tumeur que porte notre malade. L'idée de syphilide peut cependant être écartée, car les tubercules syphilitiques sont moins gros et moins saillants à la surface de la peau, sous laquelle ils rampent en quelque sorte; ils ne saignent pas au moindre contact comme ceux auxquels nous avons affaire, et surtout, quand on les presse, on n'en fait pas sortir cette matière grumeleuse que je vous ai signalée.

D'ailleurs toute autre manifestation fait défaut et des syphilides de cette date seraient accompagnées d'autres accidents de la même nature. Je ne parle pas des antécédents syphilitiques, qui sont niés par le malade, car nous avons appris à ne pas tenir compte des dénégations de ce genre. Un traitement antisyphilitique a du reste été suivi sans aucun profit et l'iodure de potassium que prend le malade depuis huit jours n'a modifié en rien l'aspect de la tumeur; nous admettrons donc que celle-ci n'est pas syphilitique.

Serait-elle de nature scrofuleuse, une variété de molluscum? Rien, vraiment ne nous autorise à l'admettre.

Mais il est une affection cutanée, décrite par M. Devergie sous le nom d'*impetigo rodens* qui présente avec celle dont notre malade est atteint une certaine analogie. Cet impetigo a été divisé par mon savant collègue de l'hôpital Saint-Louis en deux variétés principales : l'*impetigo non ulcéreux* et l'*impetigo rodens ulcéreux*. La première se présente sous deux formes : dans l'une ce sont de petites productions légèrement saillantes et ressemblant à des boutons d'acné, qui se développent surtout au voisinage des paupières et du nez. Dans l'autre ce sont de petites vésico-pustules qui apparaissent le plus souvent au voisinage de l'angle interne de l'œil, s'ouvrent spontanément et se recouvrent d'une petite croûte rugueuse et jaune. L'ensemble de ces vésicules occupe à peine l'étendue d'une grosse tête d'épingle. Cet état de choses reste stationnaire pendant un temps plus ou moins long, dix, quinze, vingt jours ou plus, pendant lesquels la croûte tombe, et laisse une cicatrice presque imperceptible. Arrive alors une seconde éruption semblable à la première, mais ayant pour point de départ la limite de la circonférence de la cicatrice.

L'impétigo rodens devient ulcéreux dès son début. Né avec les apparences de l'impétigo, il forme en très peu de temps une petite ulcération qui creuse les tissus ; il s'élargit par une série d'éruptions vésico-pustuleuses, puis les bords de l'ulcération se relèvent, bourgeonnent, s'endurcissent légèrement et saignent au moindre attouchement, mais l'induration n'est jamais très prononcée. Cette variété se montre fréquemment sur les joues et au voisinage du nez et des yeux. Elle est souvent traçante en longueur et détruit les angles des paupières ; elle n'est pas sensiblement douloureuse.

Vous voyez maintenant combien cette affection ressemble à celle de notre malade ; mais chez ce dernier les tubercules sont trop saillants pour qu'on puisse admettre l'existence d'un simple impétigo, et leur contenu grumeleux est de nature à dissiper l'hésitation que nous pourrions avoir à porter un diagnostic précis.

Il se développe parfois sur les cicatrices des tubercules désignés sous le nom de chéloïdes ; mais les chéloïdes se déchirent et ne s'ulcèrent pas; enfin elles ne contiennent pas de matière grumeleuse.

Je ne doute pas que nous n'ayons affaire ici à un cancroïde, et nous en trouvons tous les caractères dans la partie la plus ancienne de la tumeur. En effet, à la queue du sourcil est une élévation assez marquée, creusée d'une ulcération taillée à pic et fortement adhérente au squelette; au fond du cratère on voit des points par lesquels sort cette matière jaunâtre que Lebert a désignée sous le nom de vermiothe. La tumeur est donc un cancroïde, et j'affirme en outre que c'est un cancroïde glandulaire, sans pouvoir spécifier si le point de départ de la maladie est dans les glandes sébacées ou dans les glandes sudoripares, ce qui, d'ailleurs, importe peu.

Comment expliquer maintenant que cette affection, classée par les auteurs dans la catégorie des tumeurs cancéreuses ou de mauvaise nature, et qui pour nous n'est qu'un pseudo-cancer, se soit développée à la suite d'un traumatisme? Nous pouvons admettre que le traumatisme a été pour quelque chose dans son développement ou tout au moins dans sa localisation; mais, s'il n'y avait pas eu une autre cause que cette irritation chronique produite par le gravier resté sous la peau, il est probable qu'il n'y aurait pas eu de cancroïde. Or cette cause, nous la trouvons dans les antécédents héréditaires du malade, antécédents qui constituent, nous le savons, une prédisposition à ces sortes d'affections. Ses parents sont morts jeunes, nous dit-il; sa mère a succombé épuisée, jaune et sèche comme du bois, selon sa propre expression; elle avait depuis longtemps des pertes sanguinolentes et fétides. Ces détails ne font-ils pas reconnaître un cancer ou un cancroïde de l'utérus? Ne nous montrent-ils pas la part qu'a eue l'hérédité dans le développement de la tumeur?

Les cas où un cancroïde a eu pour point de départ une irritation chronique des téguments ne sont pas rares. L'année dernière j'opérais un cancroïde développé autour d'un cautère chez un individu prédisposé par ses antécédents héréditaires à une affection cancéreuse. J'en ai enlevé un autre chez un prêtre d'Orléans; la tumeur s'était également développée autour d'un cautère, et l'on voyait encore le pois au milieu des bourgeons de mauvaise nature. Il fallut, pour faire l'ablation du mal en totalité, racler la tumeur dans une assez grande étendue; aujourd'hui le malade meurt d'un cancroïde des ganglions axillaires. Il est fréquent de voir des cancroïdes succéder à de vieux ulcères des jambes. Chez tous ces malades la prédisposition est le point essentiel; l'irritation locale ne fait qu'appeler les manifestations et déterminer la localisation de la diathèse.

Quoiqu'il y ait eu récidive après la première opération pratiquée chez notre malade, il est bien évident qu'on ne peut chercher à le guérir qu'à l'aide d'un traitement chirurgical, car on a essayé sans succès tous les genres de médications. Devons-nous nous servir des caustiques ou employer le bistouri? Telle est la première question que je veux me poser, mais je la résoudrai promptement. J'abandonne l'idée de faire usage des caustiques devant la nécessité qui s'impose à nous de tenter immédiatement une opération réparatrice, et je me servirai du bistouri. Je n'hésiterai pas à procéder avec hardiesse et à enlever une grande portion des deux paupières, ainsi qu'une étendue notable des téguments de la région temporale. Dans un premier temps je retrancherai environ un tiers des voiles palpébraux en conservant toutefois les bords ciliaires; j'enlèverai également la commissure externe et le cul-de-sac conjonctival. J'aurai fait ainsi une perte de substance formée de deux surfaces écartées en forme d'angle ouvert en dedans et se confondant en dehors. Il me faudra ensuite pratiquer sur-le-champ une anaplastie, et je procéderai de la manière suivante : pour combler la plaie, qui offrira, comme je l'ai dit, la forme d'un V ou d'un fer à cheval, je taillérai deux lambeaux rectangulaires, l'un au-dessus, l'autre au-dessous des branches du V, et leur base répondra au sommet de la perte de substance; en les faisant basculer et en les tordant légèrement sur leur pédicule, chacun d'eux pourra reconstituer la paupière correspondante. Grâce à quelques points de suture les unissant l'un à l'autre près du sommet de l'angle, la commissure externe se trouvera rétablie.

Après l'opération il restera deux pertes de substance à peu près triangulaires aux points où auront été pris les lambeaux; ces surfaces situées, l'une dans la région temporale, l'autre dans la région malaire, se cicatriseront peu à peu, car je n'en pourrai pas rapprocher les bords. J'espère que, grâce à la situation des deux pédicules et à la fusion des lambeaux au niveau de la nouvelle commissure, nous ne verrons pas se produire d'ectropion[1].

1. L'opération fut faite en tous points comme l'avait indiqué M. Richet. Le troisième et le quatrième jour, les sutures furent enlevées, les lambeaux paraissaient accolés. Le sixième jour le malade fut en proie à tous les phénomènes prodromiques d'un érysipèle de la face qui parut d'abord au niveau de l'œil droit, puis passa à gauche et envahit les lambeaux. La réunion n'eut pas lieu partout. Néanmoins la cicatrisation se fit, et la guérison eut lieu. On explora avec une épingle la sensibilité des lambeaux et le malade rapporta ses sensations exactement aux points piqués et non aux endroits qu'occupaient avant l'opération les lambeaux cutanés. Au début, on voyait des poils assez nombreux sur les lambeaux; quand le malade a quitté l'hôpital, ces poils avaient disparu.

La tumeur, examinée par M. Liouville, était un épithélioma tubulé ou cancroïde glandulaire, ainsi que le diagnostic en avait été porté.

RHINOPLASTIE ET CHÉILOPLASTIE

ONZIÈME LEÇON

Indications de la rhinoplastie. — Méthode franco-indienne. — Méthode italienne. — De quelques cas de chéiloplastie après traumatisme et après gangrène de la bouche.

Messieurs,

Il est fréquent de voir une même cause produire dans la région faciale une difformité complexe, et je vous ai cité plusieurs exemples d'ectropion accompagné de déviation du nez et de la commissure labiale. Parfois il suffit, pour rendre aux orifices sensoriaux leur configuration normale, de diviser ou d'enlever des cicatrices qui exercent une traction sur un des points de leur circonférence, et l'on évite la récidive de la difformité en comblant les plaies produites par ces opérations libératrices à l'aide de lambeaux destinés à occuper les vides; mais souvent il faut faire plus, l'étoffe des paupières manque en partie ou en totalité, et j'espère vous avoir montré les services que peut rendre dans ces cas la blépharoplastie.

La rhinoplastie et la chéiloplastie sont des opérations en tous points analogues à la blépharoplastie, et elles consistent à restaurer le nez et les lèvres dont la substance a été détruite, ou dont la forme est altérée.

On peut dire que les régions ont, comme les organes, leurs maladies, et nous voyons les paupières, le nez et les lèvres, le plus souvent attaqués par des lésions différentes. Je vous ai rapporté plusieurs faits dans lesquels une pustule maligne avait entraîné du côté des paupières des désordres considérables; il est exceptionnel de voir cette même affection détruire le nez ou la lèvre. Tandis que la syphilis et la scrofule sont, neuf fois sur dix peut-être, la cause de la destruction plus ou moins complète du nez, le cancroïde envahit de préférence la lèvre, et surtout la lèvre inférieure. On pourrait sans doute trouver la cause de ces localisations diathésiques, mais cette recherche m'entraînerait trop loin, et je me borne à vous indiquer le fait. Vous comprendrez ainsi comment, la plupart du temps, la chéiloplastie succède à une ablation de tumeur, et constitue une opération complémentaire à laquelle on peut songer d'avance et qu'on peut préparer en quelque sorte, en attaquant le néoplasme par le bistouri, tandis que la rhinoplastie s'impose à nous dans des conditions qu'a seule créées, en général, l'affection destructive de l'organe à réparer. Il y a cependant des cas où l'on n'a qu'à tirer le meilleur parti possible de la situation qui est faite : je veux parler des cas où les lèvres ont été détruites par une affection gangréneuse ou par un agent vulnérant.

Il n'est, en effet, pas rare de voir le nez et la lèvre supérieure mutilés à la suite d'un traumatisme ; l'anaplastie doit alors comprendre deux opérations plus ou moins distinctes, et pouvant être pratiquées à plusieurs jours ou même à plusieurs années d'intervalle. C'est ainsi que j'ai opéré en 1873 un malade qui déjà avait subi une chéiloplastie ; je dus, pour achever la restauration faciale, pratiquer chez lui la rhinoplastie, et je veux vous rapporter le fait avec détails.

Il s'agissait d'un jeune homme de 14 ans qui était tombé du haut d'un cerisier et dont la lèvre supérieure et le nez avaient été, pendant la chute, accrochés et arrachés par une branche. Le rebord alvéolaire supérieur se trouvait à découvert, et on apercevait dans la cavité des fosses nasales la lame perpendiculaire de l'ethmoïde à peu près intacte, quoique ébréchée. Le médecin qui fut appelé immédiatement après l'accident fit un premier pansement, et le malade fut adressé au Dr Bernard qui lui reconstitua une lèvre supérieure de la façon suivante. Il tailla de chaque côté de la commissure labiale un lambeau quadrilatère qu'il ramena au-devant du rebord alvéolaire supérieur; puis il réunit les deux lambeaux sur la ligne médiane. Lorsque je vis le malade, la nouvelle lèvre faisait un assez bon effet et remplissait fort bien ses fonctions; l'enfant toutefois n'en était pas moins difforme, car le nez n'avait pas été réparé. A sa place se voyait une ouverture triangulaire divisée en deux moitiés par la lame perpendiculaire de l'ethmoïde, et au fond de laquelle apparaissaient à droite et à gauche les cornets rouges et tuméfiés. Cet hiatus était bordé par les débris des téguments arrachés qui s'étaient rétractés et soudés intimement au squelette. Du côté gauche existait un bourrelet épais et charnu qui contenait évidemment quelques fibres musculaires, car il était susceptible de se contracter légèrement. A la muqueuse qui le recouvrait je reconnus une portion de la lèvre supérieure dont on distinguait le bord libre. C'était, à n'en pas douter, la moitié gauche de cette lèvre qui n'avait été que décollée, et qui s'était renversée en haut, tandis que la moitié droite avait été complètement arrachée.

En explorant la sensibilité olfactive, je ne la trouvai pas sensiblement affaiblie. Je vous signale cette particularité; car, en général, lorsque toute la saillie nasale a disparu, l'odorat n'existe plus ou tout au moins il a perdu beaucoup de sa finesse. Le fait s'explique par l'inflammation chronique de la muqueuse, inflammation qui se propage quelquefois aux voies lacrymales et devient souvent la cause d'une sécrétion plus ou moins fétide. Quand bien même l'absence du nez ne constituerait pas une hideuse difformité, il serait encore fort important de rendre aux fosses nasales un abri qui pût protéger la muqueuse pituitaire contre l'action irritante de l'air, et l'on peut dire de la rhinoplastie comme de la blépharoplastie que ce n'est pas seulement une opération de complaisance ou de coquetterie, mais une opération vraiment utile.

Je conviendrai cependant qu'il n'est pas toujours indispensable d'intervenir chirurgicalement : j'irai même plus loin : un nez artificiel est bien souvent préférable, au point de vue de la forme comme au point de vue des fonctions, à un nez fabriqué de toutes pièces à l'aide de lambeaux cutanés. Je vous ai déjà dit qu'on ne devait pas trop demander aux anaplasties, et nous avons appris par expérience à nous contenter parfois de peu ; mais il faut avouer qu'il y a bien des cas où, sans être trop exigeants, les malades doivent regretter qu'on leur ait imposé des souffrances hors de proportion avec l'utilité et la beauté des résultats obtenus par une opération. Que penser, Messieurs, de ces bourrelets informes et souvent violacés qui constituent au-devant de l'orifice des fosses nasales soit une sorte de voile, soit un appendice sans soutien, sinon qu'ils représentent une difformité peut-être plus affreuse que celle qu'ils servent à masquer? Je dirai donc qu'il y a des cas où l'on doit se contenter de remplacer un nez naturel par un nez artificiel; et je ne serais pas loin de partager les idées de Roux qui n'approuvait guère que les rhinoplasties partielles. L'abstention me semble devoir être la règle lorsque le squelette du nez est détruit en totalité ; mais, lorsqu'il existe un reste de charpente sur laquelle des lambeaux peuvent être appliqués, je crois qu'il est possible de pratiquer une restauration avec grande chance d'obtenir un résultat avantageux.

Chez le petit malade dont je vous ai rapporté l'histoire, la lame perpendiculaire de l'ethmoïde offrait ce point d'appui que je considère comme indispensable au succès de toute rhinoplastie ; il existait en outre des débris tégumentaires qu'on pouvait utiliser comme lambeaux ; je me décidai donc à entreprendre une opération que j'exécutai de la manière suivante :

Dans un premier temps j'avivai les bords de l'orifice nasal. Dans un second temps je taillai deux lambeaux, l'un à droite, l'autre à gauche, le long de l'apophyse montante des maxillaires, et j'eus soin de conserver le périoste à leur face profonde ; puis je les affrontai par leur bord interne et je plaçai les points de suture. J'avais obtenu ainsi une voûte soutenue par la lame perpendiculaire de l'ethmoïde. Enfin, dans un dernier temps, je façonnai les débris de la lèvre supérieure qui faisaient partie du lambeau gauche de manière à reconstituer un sorte de lobule.

Le résultat fut assez bon, et je n'eus pas à regretter de n'avoir point appliqué un nez artificiel.

Le procédé dont je fis usage était bien indiqué, puisque j'avais à ma disposition des tissus exubérants qu'il était avantageux d'utiliser. Il dérive à la fois de la méthode indienne et de la méthode française, car je déplaçai les lambeaux sans les tordre, mais en leur faisant subir toutefois un pivotement; il appartient donc à une méthode mixte qu'on pourrait, avec M. le professeur Montet, de Montpellier, nommer *franco-indienne.*

La méthode française appliquée à la rhinoplastie convient surtout aux cas où il reste au pourtour de l'orifice nasal des débris de tégument ayant appartenu au nez et susceptibles d'être utilisés, soit qu'on les relève simplement, soit qu'on les décolle et qu'on mobilise les tissus voisins pour augmenter leur étendue. On peut également l'employer dans la rhinoplastie partielle, ainsi que l'a fait M. Rouge de Lausanne, pour restaurer le lobule; mais, si le nez est détruit en totalité, il vaut mieux avoir recours à la méthode indienne.

L'idée de prendre des lambeaux à une grande distance de la perte de substance à combler et de les tordre sur leur pédicule pour les mettre en place, nous vient des Indiens qui, à l'aide de la peau du front, reconstituaient les nez mutilés. La méthode indienne, qui comprend toutes les anaplasties analogues à la rhinoplastie faite de cette façon, est donc bien nommée, et il ne sera pas sans intérêt pour vous de connaître l'opération qui sert de type à tout un groupe de procédés.

Dans la rhinoplastie indienne on commence par aviver les bords de l'orifice des fosses nasales, puis on taille sur le front un lambeau triangulaire à base supérieure et à sommet tronqué répondant à la racine du nez; à la base du triangle tient un petit prolongement médian destiné à reconstituer la sous-cloison. Ce lambeau, dont les dimensions sont en rapport avec celles de la perte de substance à combler, est ensuite disséqué et rabattu en bas, et, pour que sa face saignante regarde en arrière, il est nécessaire de le tordre sur son pédicule. On termine enfin l'opération par l'application des points de suture dont un est destiné à fixer l'appendice médian qui doit représenter la sous-cloison à la lèvre supérieure préalablement avivée.

Je n'insisterai pas sur toutes les modifications qu'on a fait subir à ce procédé. Remise en honneur par un Anglais, par Carpue en 1816, la rhinoplastie indienne fut ensuite pratiquée par Delpech, Velpeau, Lisfranc, Blandin et beaucoup d'autres. Les uns se préoccupèrent de diminuer la torsion du pédicule en taillant le lambeau frontal, non plus sur la ligne médiane, mais dans une direction inclinée, ou en prolongeant de diverses manières les incisions latérales qui le limitent ; les autres voulurent épaissir la sous-cloison en la doublant par un lambeau pris à la lèvre ou en la repliant sur elle-même. Bref, malgré toutes ces modifications, on n'arriva qu'à des résultats peu satisfaisants en général dans tous les cas où l'on ne trouvait pas de charpente à donner au lambeau, et le procédé indien primitif est à peu près abandonné aujourd'hui.

C'est encore à plus juste titre, Messieurs, que la rhinoplastie par la *méthode italienne* est délaissée. Inaugurée et appliquée en Sicile par les Branca, cette méthode fut préconisée au XVIᵉ siècle en Italie par Tagliacozzi. Elle consistait à prendre le lambeau destiné à reconstituer le nez sur le bras du sujet lui-même et à le greffer au pourtour de l'orifice nasal. Tagliacozzi procédait de la manière suivante : après avoir pris les dimensions de la perte de substance à combler, il taillait sur la face antérieure du bras un lambeau triangulaire qu'il disséquait de la pointe à la base laissée adhérente. Puis il réunissait au-dessous de lui une partie de la plaie et la laissait suppurer quelques jours, afin d'augmenter son épaisseur et sa vascularité. Après quoi ce lambeau était appliqué contre les bords de l'orifice nasal avivés et maintenu par des points de suture. Lorsque la réunion paraissait accomplie, le lambeau était détaché du bras et façonné. Graefe modifia ce procédé en appliquant le lambeau immédiatement après l'avoir taillé et sans attendre qu'il ait suppuré.

L'opération du chirurgien italien n'a plus aujourd'hui qu'un intérêt historique et chacun comprend les inconvénients de cette méthode dont le moindre consiste dans l'attitude pénible à laquelle sont condamnés les malades, malgré les appareils compliqués imaginés pour immobiliser le bras. Je vous répéterai donc, en terminant cette courte étude de la rhinoplastie, que l'opération convient surtout aux réparations partielles et aux cas où l'on peut donner aux lambeaux une charpente capable de s'opposer à leur affaissement.

Je vous parlerai dans un instant, Messieurs, d'une malade chez laquelle je compte pratiquer une chéiloplastie ; mais je veux auparavant vous rapporter encore un exemple de rhinoplastie faite par moi récemment avec un très beau succès. L'opéré était un homme de 30 ans dont le nez et la lèvre supérieure avaient été arrachés par une morsure de cheval. La perte de substance était considérable, les deux tiers de la lèvre manquaient, et les gencives, le bord alvéolaire et les incisives ainsi que les canines se trouvaient à découvert. Le nez n'était pas entièrement détruit ; mais par une large brèche située du côté gauche on distinguait les cornets et la lame perpendiculaire de l'ethmoïde. La difformité était donc analogue à celle que présentait le petit malade dont je vous ai cité l'histoire, avant l'opération que lui pratiqua le Dr Bernard. J'avais à reconstituer à la fois la lèvre supérieure et le nez : je commençai par la chéiloplastie. Je songeai d'abord à recourir à la méthode française et à tailler sur les joues deux lambeaux que j'aurais fait glisser à la rencontre l'un de l'autre et suturés sur la ligne médiane. Je renonçai à cette idée et préférai prendre les lambeaux de chaque côté des commissures dans les téguments mentonniers, comme l'avait fait mon confrère de Saumur. Je fis donc deux incisions dirigées verticalement en bas et réunies par une ligne horizontale à leur extrémité inférieure, et je disséquai les lambeaux; après quoi je les relevai en les tordant légèrement sur leur pédicule situé en haut et je les amenai au-devant du rebord alvéolaire supérieur. Quelques points de suture les maintinrent dans cette situation et je rapprochai les bords des pertes de substances de la région mentonnière.

Cette opération fut faite le 15 juillet 1873; le 19 je procédai à la rhinoplastie qui devait compléter la restauration faciale. Je n'eus à tailler cette fois qu'un lambeau du côté gauche, et je le pris dans la peau de la joue; je lui donnai une forme quadrilatère et je le fis pivoter sur son large pédicule situé en haut, afin de l'amener sur la perte de substance à combler; puis ses bords furent suturés à ceux de l'orifice béant préalablement avivés.

J'avais ainsi pratiqué à quatre jours d'intervalle les deux opérations nécessitées par les désordres résultant du traumatisme et employé dans la chéiloplastie la méthode indienne; dans la rhinoplastie, la méthode mixte ou franco-indienne. Le succès fut aussi complet que l'on pouvait le désirer.

Je ne veux pas ici vous décrire les innombrables procédés appliqués à la restauration des lèvres; l'histoire de la chéiloplastie m'entraînerait trop loin, les pertes de substance des lèvres faites dans un but chirurgical et succédant à l'ablation des tumeurs varient par leur forme ainsi que par leur étendue, et nécessitent des opérations plus ou moins compliquées et difficiles. Dans certains cas, on n'a qu'une simple encoche en forme de V dont il suffit de rapprocher les bords par quelques points de suture pour la faire disparaître. Dans d'autres, une grande partie ou la totalité d'une des lèvres peut manquer, et il faut emprunter aux téguments voisins l'étoffe qui fait défaut au voile membraneux; on a recours alors à des procédés autoplastiques, empruntés soit à la méthode indienne soit à la méthode française. Je vous ai déjà cité deux exemples de chéiloplastie de la lèvre supérieure pratiquée à l'aide de lambeaux pris dans la région mentonnière et relevés par torsion de leur pédicule; on peut restaurer de la même façon la lèvre inférieure. Ce procédé, qui appartient à M. Sédillot donne les meilleurs résultats. Mais bien souvent on emploie avec succès la méthode française et, par des incisions variées, on facilite la mobilisation des téguments voisins qui, après avoir été disséqués par leur face profonde, si cela est nécessaire, viennent par glissement combler les pertes de substance.

Je veux en terminant vous parler d'une jeune fille chez laquelle je compte restaurer la lèvre supérieure sans faire autre chose que de mobiliser les tissus destinés à combler la vaste brèche qui découvre presque toute la longueur du bord alvéolaire.

Cette malade, âgée de 20 ans et d'une bonne constitution, est dans nos salles depuis plus de quinze jours.

A l'âge de 3 ans (il y a dix-sept ans par conséquent), elle aurait eu, nous dit-elle, une maladie de la bouche et des lèvres, maladie qu'elle caractérise mal, et qui serait survenue à la suite d'un *scorbut*, selon son expression. Bientôt la lèvre supérieure aurait pris une teinte noire et, peu de temps après, serait tombée tout d'une pièce au moment d'un repas. La partie antérieure des maxillaires supérieurs, correspondant aux os intermaxillaires, s'est en outre détachée et est également tombée avec les dents qui y étaient implantées. La mère a conservé ces différents débris, elle nous les a remis, et vous pourrez les examiner vous-mêmes; les dents sont au nombre de six. Enfin, la sous-cloison du nez et une partie du cartilage de la cloison ont été détruites par la maladie.

Avant d'aller plus loin, nous devons nous demander à quelle cause on peut rattacher la perte de substance qui existe aujourd'hui et sous quelle influence se sont produits ces désordres? Selon toute probabilité, la difformité que nous avons sous les yeux est le résultat d'une *gangrène* de la bouche, complication qui survient assez souvent chez les enfants à la suite des fièvres éruptives et de toutes les maladies graves; cependant, nous devons rechercher si elle n'aurait pas eu pour point de départ une autre affection, telle qu'un lupus rongeant, par exemple.

Sans doute, le lupus rongeant est parfois l'origine de pertes de substance énormes et de difformités affreuses. Tous, Messieurs, vous avez rencontré quelques-uns de ces malheureux dont le nez ou toute autre partie du visage avait été détruit par un lupus. Mais ici, je suis persuadé que la difformité reconnaît une autre cause, et voici pourquoi.

Si la perte de substance avait été occasionnée par un lupus, nous trouverions tout autour de l'orifice buccal des cicatrices irrégulières, sinueuses, rayonnant dans tous les sens, et se prolongeant plus ou moins loin sur les parties environnantes. Ici, rien de semblable; les cicatrices sont nettes, bien circonscrites; les tissus sont souples et non ratatinés ou tiraillés dans toutes les directions; enfin, la malade ne porte pas de traces de scrofule, et rien ne nous fait supposer qu'elle soit strumeuse.

La difformité serait-elle due à la syphilis? Je ne le crois pas non plus, et je ne discuterai pas davantage le diagnostic étiologique.

Actuellement la malade se trouve dans l'état suivant :

Au-dessous du nez existe une perte de substance assez considérable de la lèvre supérieure; située surtout à droite, elle laisse à découvert la cavité buccale, et permet d'apercevoir le maxillaire supérieur droit déformé et quelques dents ou restes de dents. Les deux cavités nasale et buccale sont à ce niveau réunies; la sous-cloison a disparu, ainsi que la partie la plus antérieure du cartilage de la cloison. Le nez, n'étant plus contenu, est épaté; son lobule est aplati et incliné vers la bouche.

L'aile du côté droit manque en totalité, et celle de gauche a été tellement tiraillée par la cicatrice qu'elle est à peine déprimée; le cartilage de l'aile n'a pas été entièrement détruit.

Du bord droit de la narine part un débris de muqueuse labiale qui va se continuer avec la lèvre inférieure et former la commissure labiale droite; ce débris a environ un demi-centimètre d'étendue et adhère intimement au squelette. Du bord de la narine gauche part également un autre lambeau de muqueuse qui va constituer la commissure labiale gauche en se continuant avec la lèvre inférieure. Mais, tandis qu'à droite la lèvre supérieure n'est plus réduite qu'à un tubercule muqueux, à gauche, au contraire, elle forme les deux tiers environ de la lèvre entière. Quand on saisit ce bourrelet entre les doigts, on sent qu'il se contracte, grâce à la présence des fibres de l'orbiculaire des lèvres, et il est aussi moins fortement adhérent au squelette.

Les deux maxillaires supérieurs ont perdu leur place respective par suite de la destruction de l'os intermaxillaire. Au dire de la malade, ils seraient restés écartés l'un de l'autre pendant un certain temps, puis, peu à peu, ils se seraient rapprochés et soudés.

Vous comprenez alors que, par suite de la perte de substance osseuse, la courbe décrite par le bord dentaire des maxillaires ait diminué d'étendue, et que les dents supérieures soient en moins grand nombre qu'à l'état normal.

En effet, si nous comptons les dents de la mâchoire supérieure, pour savoir celles qui font défaut, voici le résultat que nous obtenons ; il reste :

A gauche.	1 dent de sagesse. 4 molaires. 1 débris de canine. 1 incisive.
A droite.	1 dent de sagesse. 3 molaires. 1 chicot.
	12 dents.

D'après ce calcul, il manquerait donc quatre dents seulement, c'est-à-dire une incisive à gauche ; et trois dents à droite : une canine et deux incisives.

Or, il est tombé six dents avec l'os intermaxillaire ; du reste voici les pièces, vous voyez les six dents. Comment donc expliquer que la malade ait perdu plus de dents qu'il ne lui en manque aujourd'hui ? C'est que, sans doute, il y avait dans l'épaisseur de l'os intermaxillaire deux des futures dents qui devaient remplacer les dents de lait après leur chute naturelle. Du moins, c'est la seule explication qui me paraisse plausible.

Par suite de la diminution de courbure du bord alvéolaire supérieur, l'inférieur, qui est intact, le déborde antérieurement, et les dents d'en bas passent en avant de celles d'en haut. Aussi la mastication se fait-elle uniquement avec les molaires.

Enfin, disons, pour être complet, que la langue vient constamment s'interposer entre les arcades dentaires, et qu'il en résulte une espèce de sifflement quand la malade parle, il y a même certaines consonnes que celle-ci ne peut prononcer, ce qui tient à l'absence presque totale de lèvre supérieure.

Je vous ai dit déjà que c'était à la méthode française que je comptais m'adresser pour refaire la lèvre, et voici les divers temps de l'opération que je vais pratiquer : ils sont au nombre de trois.

1er *temps.* — Libération, à l'aide d'incisions, et décollement des deux bourrelets labiaux qui persistent. Le gauche, étant le plus considérable, fera tout le chemin, et sera amené au contact du droit. Ces deux lambeaux, préalablement avivés, seront réunis par quelques points de suture entrecoupés.

Dans ce premier temps, le bord labial supérieur sera reconstitué; mais vous comprenez qu'il existera encore entre lui et le nez une perte de substance qu'il faudra combler; c'est ce que je ferai dans un second temps.

2e *temps.* — Je prolongerai les deux incisions libératrices à droite et à gauche sur les joues; je formerai ainsi deux lambeaux latéraux qui seront détachés du squelette et que je ferai glisser à la rencontre l'un de l'autre.

Ces deux lambeaux, qui tiendront à la narine correspondante, seront réunis sur la ligne médiane par deux points de suture.

Pour achever l'opération, il ne restera donc plus qu'à réunir ces lambeaux avec le bord labial reconstruit; c'est ce qui constituera le troisième temps.

3e *temps*. — Les deux lambeaux latéraux, qui augmenteront la hauteur de la nouvelle lèvre, seront réunis par des points de suture au bord labial.

Mais, pour que la réunion des lambeaux soit plus facile, pour empêcher tout tiraillement, et afin de porter le nez plus en avant, je compléterai l'opération en traversant le nez avec une tige d'argent qui maintiendra les narines rapprochées.

La nouvelle lèvre supérieure sera donc constituée par la réunion de quatre lambeaux :

Deux inférieurs, formés par les anciens bourrelets muqueux, débris de l'ancienne lèvre.

Deux supérieurs, que j'emprunterai aux joues et que je ferai glisser l'un sur l'autre après les avoir détachés des os sous-jacents.

Enfin, comme pansement, des compresses imbibées d'eau fraîche seront maintenues sur la partie restaurée[1].

1. Le lendemain, une partie des fils est enlevée; M. Richet ne laisse que ceux qui réunissent les deux lambeaux inférieurs (trois fils) et ceux qui maintiennent en contact les deux lambeaux supérieurs (deux fils) : l'état général de la malade est parfait (bouillons, potages, qu'elle prend avec un biberon).

Le surlendemain, tous les autres fils sont enlevés, à l'exception de celui qui maintient la partie muqueuse du bord labial. Les quatre lambeaux sont solidement soudés. L'état général est toujours très satisfaisant.

Deux jours après, le dernier fil est enlevé. Les deux rondelles de gutta-percha et la tige d'argent qui maintient le nez sont également retirées.

Quelques jours plus tard, il survient à gauche un peu de gonflement et un commencement d'érysipèle qui fait suppurer les lambeaux et donne naissance à un petit abcès qui est ouvert. Tous les accidents se calment promptement, et la malade sort un mois après l'opération dans l'état suivant.

La lèvre supérieure est en partie reconstituée; elle le serait complètement sans les accidents inflammatoires qui sont survenus. Le bord labial est formé, mais il existe à droite une petite encoche au niveau de la suture des deux lambeaux inférieurs. Il existe aussi un petit orifice au-dessous du nez par suite de la suppuration du lambeau supérieur gauche.

La lèvre est donc presque entièrement reconstituée; elle est un peu violacée; cette coloration disparaîtra probablement à la longue. Les cicatrices tendent à s'effacer, la prononciation est plus facile, la parole plus nette et moins sifflante.

DOUZIÈME LEÇON

Division congénitale du voile du palais. — Bec-de-lièvre de la lèvre supérieure à droite de la ligne médiane. — Division du bord alvéolaire, et d'une petite portion de la voûte osseuse palatine.

MESSIEURS,

J'ai tenu à réunir et à rapprocher les deux malades qui vont faire le sujet de cette leçon, car ils ont entre eux une véritable analogie. Comme vous le savez, la lèvre supérieure et l'arcade dentaire, la voûte palatine et le voile du palais forment une voûte demi-circulaire destinée à diriger les aliments jusque dans le pharynx. Or cette voûte qui se développe, ainsi que nous l'ont fait voir les recherches embryogéniques les plus récentes, par deux portions latérales primitivement distinctes, peut offrir des arrêts de développement plus ou moins étendus, constituant autant de variétés. Tantôt l'arrêt de développement se produit entre l'os incisif et les pièces voisines, la réunion des deux pièces palatines ne se fait pas sur la ligne médiane, celle du voile du palais non plus, et l'on a une variété de bec-de-lièvre compliqué, dans laquelle une fissure s'étend de la lèvre supérieure à la luette. Tantôt il y a division simple du voile du palais, tantôt aussi la fissure qui sépare la lèvre supérieure en deux parties inégales, ne s'étend que jusqu'au canal palatin antérieur et la voûte palatine ainsi que le voile du palais sont intacts.

Nous avons aujourd'hui un exemple de ces deux dernières difformités.

Le premier malade est un enfant âgé de cinq ans. Il a une division congénitale du voile du palais, et cet arrêt de développement ne se relie à aucun vice héréditaire : le père et la mère sont parfaitement conformés; ils ont eu huit enfants, et les sept autres sont très régulièrement constitués. Le voile du palais est divisé dans presque toute sa hauteur, excepté près du rebord osseux de la voûte où il est réduit à une minceur telle qu'il semble que la muqueuse existe seule à ce niveau. C'est là, je l'avoue, une condition défavorable, car il pourrait, après la suture, persister en ce point une fistulette que nous serions obligé d'oblitérer plus tard. La partie inférieure des deux lèvres de la division est plus épaisse, ainsi que la luette, grâce au muscle uvulo-palatin tassé, si je puis ainsi parler, dans la moitié inférieure. Chez ce malade, lorsque le voile du palais se contracte, on voit les extrémités inférieures de la division se rapprocher, arriver presque au contact, et la fente interceptée, de triangulaire devenir ovalaire. Ce fait a beaucoup embarrassé les différents auteurs qui ont étudié ce vice de conformation, et tous ont cherché par quel mécanisme le rapprochement pouvait avoir lieu. Pour ma part, je crois que ce mouvement est dû au muscle uvulo-palatin, qui, prenant son point fixe sur l'épine nasale postérieure, ramène en se contractant vers la ligne médiane l'extrémité inférieure de la luette. J'insiste avec intention sur ce phénomène, et j'y vois une garantie de succès : après l'opération les deux lèvres de la suture, loin de s'écarter, auront ainsi de la tendance à se maintenir au contact.

Messieurs, l'opération de la staphyloraphie est née d'hier, car ce fut en 1817 que Roux, le premier, la pratiqua régulièrement. Avant lui, Lemonnier, ainsi que Velpeau l'a prouvé dans son *Traité de médecine opératoire*, l'avait déjà tentée; mais de cet essai à une opération exacte, régulière et méthodique, il y avait loin. Roux eut le mérite de la faire entrer dans la science, d'en tracer exactement le manuel opératoire, et le médecin anglais Stephenson, sur lequel Roux l'avait pratiquée, venait donner à l'Académie de médecine, en présence de l'opérateur, le récit de son observation.

D'abord, à quel âge doit-on opérer les malades atteints de cette difformité? On a beaucoup discuté sur ce point. Roux, qui avait une pratique et une expérience étendues, a posé en principe qu'il fallait toujours attendre l'âge de seize ou de dix-sept ans. Je ne partage nullement son avis. En effet, l'un des plus grands inconvénients de la division congénitale du voile du palais réside dans la difficulté pour le malade de parler, d'articuler nettement et de se faire comprendre. Aussi, ces enfants restent-ils en général inférieurs comme intelligence à leurs camarades. J'ai, assisté du professeur Denonvilliers, opéré à l'hôpital Saint-Louis un jeune boucher âgé de quatorze ans. Ce pauvre garçon, qui ne proférait que des sons inintelligibles, était, par suite de son infirmité, devenu le jouet de ses camarades, et il en concevait un tel désespoir qu'il avait résolu, si l'opération n'était pas possible, de se jeter par la fenêtre. Il avait une division, non seulement du voile, mais encore de la voûte. L'opération dura trois quarts d'heure, elle fut pénible, mais elle réussit pleinement. Aujourd'hui, cet homme est boucher à Lagny, et vous trouverez son observation dans une thèse soutenue il y a trois ans par un de mes élèves.

D'autre part, sachez que, quand un malade n'a été opéré que vers l'âge de dix-sept, dix-huit ans, il est très rare qu'il recouvre d'une manière satisfaisante et régulière l'articulation des sons. En voici la raison. Chez ces malades, les apophyses ptérygoïdes auxquelles s'insèrent les muscles péristaphylins, n'étant bridées ni retenues par aucune force, restent très écartées l'une de l'autre, absolument comme les parties non réunies du maxillaire supérieur, quand le bec-de-lièvre a été opéré tardivement. Aussi, quand on a suturé les deux moitiés du voile du palais qui n'a pas subi un développement parallèle à celui des apophyses, celui-ci ne représente plus qu'une membrane immobile; il demeure rigide et tendu. C'est pourquoi j'ai résolu de ne jamais pratiquer la staphyloraphie après dix-neuf ou vingt ans. Je ne trouve à l'opération tardive aucun avantage physiologique, ni pour la phonation ni pour la déglutition. A quoi bon alors faire subir au malade une opération douloureuse, pénible, capable même d'amener la mort, car je dois vous rappeler que Roux, sur treize opérés, a eu deux décès à la suite d'angine gangréneuse et de phlegmon diffus du pharynx? Bien plus, un voile artificiel bien construit fonctionnera tout aussi bien, sinon mieux, que ce voile qui demeure rigide et immobile.

Or, chez notre petit malade, les apophyses ptérygoïdes sont peu écartées; la suture favorisera, je crois, leur rapprochement, absolument comme la suture dans le bec-de-lièvre aide au rapprochement des os maxillaires. J'ai dit : je crois; j'aurais dû dire je suis sûr; car je vous ferai voir un de ces jours un jeune enfant que j'ai opéré d'un bec-de-lièvre double avec saillie considérable de l'os intermaxillaire, chez lequel toutes les parties osseuses sont maintenant au contact.

Ainsi donc, Messieurs, pour tous ces motifs, mais surtout pour ce dernier, auquel j'attache une importance capitale, j'opère de bonne heure.

Sans doute, ici, nous avons affaire à un enfant de cinq ans. Il peut être rempli de bonne volonté; toutefois il est probable que, dès que j'aurai saisi avec des pinces le voile du palais, il remuera, il s'agitera, et qu'il augmentera par son indocilité les difficultés déjà considérables de l'opération. Peu m'importe : un aide vigoureux le tiendra solidement : nous emploierons au besoin des instruments spéciaux pour maintenir les mâchoires écartées : d'ailleurs les raisons morales et les raisons physiologiques que je vous ai données me paraissent tellement décisives qu'elles me font passer par-dessus toutes les difficultés du manuel opératoire. Je dois ajouter que j'ai tenu à faire l'essai d'un médicament qui a été préconisé dans ces derniers temps. On a, comme vous le savez, attribué au bromure de potassium le pouvoir d'insensibiliser le voile du palais, et de favoriser son repos en anéantissant, par l'anesthésie qu'il provoque, ses mouvements réflexes. On a donc donné hier soir, à l'enfant, 2 grammes de bromure, et on a dû ce matin lui en faire prendre une dose égale. J'avoue ne pas beaucoup compter sur ce moyen.

Il me reste maintenant à vous décrire le procédé opératoire que je vais suivre.

L'enfant est assis en face du jour, la bouche largement ouverte, la langue abaissée.

I° Le premier temps de l'opération consiste à faire l'avivement des deux bords du voile divisé. Roux, qui faisait de l'avivement le deuxième temps de son procédé (il passait d'abord les fils), le pratiquait ainsi. Saisissant le bord gauche de la fente avec une pince à anneaux, il commençait l'avivement avec des ciseaux coudés, puis avec le bistouri boutonné il détachait un lambeau épais d'un millimètre environ dans tous les points de son étendue. Mais il le taillait sur le bord même des deux lèvres, de sorte que la surface cruentée avait juste l'épaisseur de ce bord; par suite, dans les cas analogues à celui que nous avons sous les yeux, la surface cruentée, qui avait à sa partie inférieure une largeur de 2 à 3 millimètres, n'avait pas plus d'un millimètre à sa partie supérieure, et elle était à ce niveau réduite à la muqueuse. Il en résultait que les surfaces d'avivement de chaque lèvre de la division se touchaient simplement par une ligne, par un simple liseré. Aussi la réunion manquait-elle fréquemment par le haut.

Nous n'agissons plus ainsi aujourd'hui. Les travaux modernes sur la suture et principalement sur la suture dans les cas de fistule vésico-vaginale ont démontré que, plus la surface d'avivement était large, plus on avait de chances de voir la réunion se faire, que plus aussi la réunion était solide. J'applique donc au voile du palais le procédé que j'emploie pour la fistule vésico-vaginale, et je pratique un avivement oblique, et non pas perpendiculaire comme le faisait Roux, c'est-à-dire que je fais ma surface cruentée aux dépens de la face inférieure du voile. De cette façon je lui donne une largeur de plus d'un centimètre, et cela sur toute son étendue. Pour ce premier temps, laissant de côté les ciseaux coudés, je me servirai d'un bistouri coudé sur le plat, et, saisissant avec une pince à griffes l'extrémité inférieure de la lèvre gauche, de manière à la mettre dans un état de tension favorable, je taillerai, comme je viens de le dire, mon lambeau sur la face inférieure du voile, de haut en bas. J'en ferai autant du côté opposé, avec un bistouri semblable, mais coudé en sens inverse.

Le deuxième temps comprend le passage des fils. Avec les instruments que Roux avait à sa disposition, il lui fallait, je l'avoue, une grande habileté et une grande habitude de l'opération pour exécuter convenablement ce temps délicat. Depuis, un grand nombre d'instruments ont été imaginés. Ils sont pour la plupart oubliés, et ils doivent être relégués pour n'en plus sortir dans les arsenaux de la chirurgie. Nous avons aujourd'hui des porte-sutures extrêmement ingénieux et commodes, qui, en même temps qu'ils perforent, entraînent et chassent le fil, d'où leur nom de chasse-fils.

Saisissant la lèvre gauche de la division avec des pinces à griffes, je la percerai à sa partie inférieure, d'avant en arrière, puis je dégagerai l'instrument. Pour exécuter ce trajet d'avant en arrière, je n'éprouverai aucune difficulté, mais, à droite, il me faudra faire pénétrer mon aiguille d'arrière en avant, et, comme il est nécessaire pour la régularité de la suture que l'aiguille ressorte de ce côté en un point parfaitement symétrique du premier, vous sentez sans peine combien ce temps est délicat et difficile. Roux avait parfaitement signalé les inconvénients de ce coup d'aiguille donné d'arrière en avant. Si j'éprouve la moindre difficulté à faire poindre mon aiguille à droite sur une même ligne et à la même distance du bord libre que du côté gauche, je me servirai d'un des instruments destinés à attaquer le voile du palais par sa face antérieure, de celui de Bérard ou de Depierris.

Je ne compte passer que trois fils. Il faut ensuite achever la suture, c'est-à-dire arrêter, nouer les fils, de manière à rapprocher exactement la surface cruentée de chaque lèvre. Avec l'avivement tel que Roux le pratiquait, ce n'était pas chose facile que la coaptation régulière et parfaite de ces deux lisérés saignants, et c'est à ce moment qu'apparait surtout l'utilité de l'avivement oblique tel que je le pratique.

Roux employait de plus les fils cirés : c'était une nouvelle difficulté. Aujourd'hui nous avons les tubes de Galli, et nous nous servons de fils métalliques : il suffit de les tordre pour les maintenir. — Quand j'opérai à l'hôpital Saint-Louis le jeune boucher dont je vous ai parlé, ce temps de l'opération fut de tous le plus long.

Après l'opération, le malade doit tenir le repos le plus complet, repos, non seulement de corps, mais encore et surtout de l'organe malade. Donc : garder un silence absolu, éviter tout ce qui provoque la toux, le rire, l'éternument, tout ce qui peut ébranler le voile du palais et le pharynx, ne prendre ni aliments ni boissons. C'est là le moment le plus désagréable pour l'opéré. La privation de boisson est un véritable supplice, et, comme nous ne pourrons y contraindre notre jeune malade, je permettrai à ses parents de verser, avec une seringue ou un biberon, du lait dans sa bouche, mais goutte à goutte, de manière à ne pas provoquer de mouvement de déglutition. Le lait, en apaisant sa soif, aura de plus l'avantage d'humecter constamment le voile du palais. Dans trois jours nous enlèverons une ou deux des ligatures supérieures, et l'enfant pourra prendre quelques potages clairs.

Cette opération, quoiqu'elle soit habituellement très innocente, peut cependant provoquer des angines de mauvaise nature. Roux a eu deux morts à la suite d'angine gangréneuse et de phlegmon diffus du tissu cellulaire pharyngien. Il ne faut donc jamais pratiquer cette opération dans un moment où les angines sévissent, et c'est pour cette raison que je n'ai voulu opérer qu'aujourd'hui cet enfant que ses parents m'ont amené pour la première fois, il y a deux mois.

Notre second malade est un enfant âgé de huit mois, bien portant. Ce que le premier avait à l'extrémité postérieure de la voûte, celui-ci l'a à la partie antérieure. Il est atteint d'un bec-de-lièvre de la lèvre supérieure, à droite du sillon médian, avec fissure du bord alvéolaire et d'une petite portion de la voûte osseuse palatine. L'os intermaxillaire n'est pas réuni à droite avec l'os maxillaire; et il porte une dent saillante qui a subi un mouvement de rotation qui fait dévier la lèvre gauche de la division. Le maxillaire gauche, uni à l'os incisif, forme comme une saillie au niveau du bec-de-lièvre, tandis que le droit se trouve comme refoulé en arrière.

Dans tous les cas de bec-de-lièvre avec saillie de l'os intermaxillaire, que le bec de lièvre soit uni ou bilatéral, je fais l'opération en deux temps. Dans un premier temps (il est chez ce malade complètement exécuté; cet enfant vient me voir depuis plusieurs semaines) je refoule l'os intermaxillaire, je le déprime sans violence de crainte de le briser, de manière à effacer sa saillie, je le mobilise, et ce n'est qu'après l'avoir mobilisé que je fais la suture. Je ne crains pas alors qu'il soit tiraillé par une saillie qui n'existe plus.

Je n'ai pas pour le bec-de-lièvre de procédé opératoire spécial. Je prends dans chaque procédé, et ils sont nombreux, ce qu'il a de meilleur et de plus pratique. Autrefois on avivait simplement les bords du bec-de-lièvre, puis on pratiquait la réunion au moyen de la suture entortillée. Ce procédé fort simple était défectueux. Tout d'abord les bords avivés ne se correspondaient que dans une étendue peu considérable; quelque bien faite que fût l'opération, elle laissait toujours après elle une petite encoche ou dépression dans la lèvre supérieure au point le plus inférieur de la réunion. La suture entortillée, qui est une détestable suture, laissait des cicatrices indélébiles, les trous des aiguilles, avec le trajet des fils, étaient imprimés sur la lèvre en caractères ineffaçables. La difformité était très apparente.

Il me serait d'ailleurs impossible d'appliquer ici le procédé primitif. Nous avons affaire à un bec-de-lièvre compliqué de fissure du rebord alvéolaire, et dans les cas de ce genre, la suture est, permettez-moi l'expression, pour ainsi dire en l'air; elle ne repose pas sur un plan solide, elle forme une espèce de pont ou de tablier sans résistance, sans solidité, et elle est exposée, par les tiraillements qu'elle subit, à se fendre, à se déchirer. Elle cède encore plus facilement, si, comme ici, la fissure qui sépare la lèvre divise également la narine.

Maintenant, pour arriver à détruire l'encoche, je suivrai les règles tracées par Clémot de Rochefort. J'aviverai de haut en bas, de plus je laisserai le lambeau adhérent de chaque côté à la partie inférieure dans une étendue suffisante pour que la nutrition s'y maintienne. Puis je rabattrai les lambeaux, et, au lieu d'avoir une dépression, j'aurai une sorte de trompe, semblable à ces pendentifs qui dans les voûtes à ogives descendent entre les piliers. Ce pendentif, nous pourrons ensuite le façonner, ainsi que je vais le faire chez un enfant opéré par moi l'an dernier. Outre l'avantage de faire disparaître l'encoche, le procédé de Clémot en a encore un autre auquel Clémot n'avait pas songé. Il double la surface d'adhésion, et assure d'autant mieux la suture.

Pour la suture, j'ai renoncé complètement aux épingles. Je me suis fait faire par M. Collin des aiguilles très fines; en outre j'emploie des fils de soie très ténus, et je suis ainsi assuré de ma suture. Je passerai le premier fil à la base même du pendentif, dans le but d'avoir ainsi des lambeaux parfaitement égaux, parfaitement adaptés et symétriques. On peut multiplier sans crainte les points de suture. Les fils de soie dont je me sers ne laissent aucune trace. Dès le lendemain j'enlève les fils intermédiaires, et ne laisse que l'inférieur et le supérieur. La réunion est assurée dès le lendemain, et d'ailleurs les fils devenus inutiles sont nuisibles, car ils agissent comme des corps étrangers.

Chez ce petit enfant, la fissure de la lèvre pénètre dans la narine qui est ainsi étalée, aplatie : il semble même qu'il n'existe plus de narine à droite. La pointe du nez est déviée de ce côté. Philips a imaginé un moyen qui remédie à cette difformité, et qui a de plus l'inappréciable avantage de soutenir la suture. On avait déjà fait beaucoup pour le soutien de la suture. Louis avait imaginé une pelote spéciale. Mais la plupart de ces procédés échouaient. Miquel (de Tours) a attribué ces insuccès à l'action du muscle élévateur commun de l'aile du nez et de la lèvre supérieure qui en se contractant tiraillait les deux lèvres de la suture, et pour détruire, pour anéantir ses contractions, il passait à travers le muscle une grande aiguille dont il réunissait les extrémités au moyen de bandelettes de caoutchouc. Le caoutchouc est ici d'un très mauvais secours; car il coupe rapidement les sutures, ainsi que l'avait reconnu Rigal de Gaillac.

Quoiqu'il en soit, Philips traverse les deux ailes du nez avec une broche en argent qu'il arrête de chaque côté au moyen de petites rondelles de carton. Pour moi je préfère de petites plaques en gutta-percha qui sont plus douces et ne sont pas comme le carton ramollies par le sang. Puis je tords les bouts de cette broche en avant sur la ligne médiane.

La suture est ainsi parfaitement soutenue; elle résiste bien. Je laisse la broche en place pendant trois jours, et le succès de l'opération me parait aussi assuré que possible.

TREIZIÈME LEÇON

Bec-de-lièvre double compliqué.

MESSIEURS,

Je vais vous parler aujourd'hui d'un malade qui présente un cas extrêmement intéressant; il soulève des questions que la médecine opératoire a cherché à résoudre, qui sont presque résolues aujourd'hui, quoique encore entourées de beaucoup de difficultés.

Notre malade est un garçon de dix-neuf ans, qui arrive du fond de la Bretagne pour se faire opérer d'un bec-de-lièvre congénital double, compliqué d'une fissure de la voûte palatine et du voile du palais. Je ne m'arrêterai pas sur l'historique, et je n'insisterai que sur deux particularités. D'abord, il est remarquable que, malgré la difformité qui a dû l'empêcher de téter, ce malade est très fort et vigoureux; c'est un point important à noter, car vous savez que beaucoup de chirurgiens, persuadés que ce grave inconvénient était la règle, ont pensé qu'il fallait opérer ces becs-de-lièvre de très bonne heure et y remédier le plus tôt possible. Vous voyez bien cependant ici que la nutrition de notre malade n'a nullement souffert de son infirmité, quoiqu'il s'agisse d'un bec-de-lièvre aussi compliqué que possible.

La seconde particularité sur laquelle je voulais attirer votre attention est celle-ci : on a dit qu'il fallait opérer ces malades de très bonne heure parce qu'ils ne peuvent convenablement converser avec leurs semblables, et qu'alors leur intelligence en souffre et leurs facultés restent en retard. Ici ce n'est nullement le cas; nous avons affaire à un garçon fort intelligent, venu à Paris de son chef pour se faire traiter, et son bec-de-lièvre n'a nullement nui à son développement intellectuel. J'insiste sur ces points, car ce sont ces deux raisons qui, presque toujours, déterminent les chirurgiens à opérer de bonne heure, et vous voyez qu'ici elles n'existent pas.

Quelques mots maintenant sur l'état actuel de ce bec-de-lièvre double : deux fissures profondes divisent la lèvre en trois parties, une médiane, deux latérales; ces fissures remontent jusqu'à la base du nez, mais il reste cependant une étroite bande de téguments qui réunit le lobe médian aux deux lobes latéraux ; en un mot, les orifices des narines sont parfaitement formés. Notre bec-de-lièvre, quoique fort compliqué, n'est donc point extrême. Le lambeau médian n'est pas extrêmement difforme ; on y voit les téguments supportant quelques poils; pour m'assurer s'il contenait des fibres musculaires, j'ai essayé de le pincer; mais je n'ai pas obtenu de résultats. L'anatomie pathologique ne donnant aucun détail sur ce sujet, on suppose simplement qu'il existe des fibres contractiles ; on ne sait donc pas au juste ce qu'est ce lobe médian; peut-être est-il composé d'une couche cellulo-graisseuse interposée entre la peau et la muqueuse, et il est impossible de rien préjuger sur la présence du tissu musculaire. Quant aux lambeaux latéraux, ils en contiennent évidemment; car ils se contractent facilement.

Les fissures de l'arcade dentaire présentent des particularités importantes : il y a d'abord un lobe médian formé par l'os intermaxillaire, qui ne supporte que les deux dents médianes ; les deux autres incisives manquent, une du moins, car l'autre est représentée par un petit tubercule situé sur la lèvre interne de la fissure. A droite, la fente est bien nette, à gauche elle est moins complète ; malgré cela le lobe médian n'est pas adhérent de ce côté ; il est au contraire très mobile et comme suspendu à l'extrémité antérieure et inférieure de la cloison des fosses nasales à laquelle il est fixé. Quand on renverse en arrière la tête du malade pour examiner la face supérieure de la voûte, on voit que les deux fissures qui entourent l'os intermaxillaire se réunissent en formant un Y dont la branche postérieure représente la fente médiane, qui, partant de la rencontre des deux autres branches, divise la voûte, le voile du palais, la luette elle-même en deux portions rejetées à droite et à gauche ; au fond de cette large perte de substance on aperçoit clairement la partie postérieure du vomer et de la cloison des fosses nasales.

On observe quelquefois l'absence du lobe médian, et, dans ce cas, la voûte palatine et le voile du palais sont divisés, les os maxillaires sont écartés, de sorte que le regard de l'observateur plonge jusqu'au fond de la gorge, et que les cornets eux-mêmes peuvent être vus sans trop de difficultés. Cette difformité hideuse a reçu le nom de *gueule de loup*.

En 1860, Guersant a présenté à la Société de chirurgie un enfant qui était atteint d'un bec-de-lièvre bilatéral, remarquable par une complication fort rare. La voûte palatine et le voile du palais étaient complètement divisés et en outre les deux divisions qui intéressaient la lèvre supérieure se prolongeaient en haut de chaque côté du nez jusqu'aux paupières inférieures qui étaient séparées en deux, de manière que les yeux étaient laissés à découvert.

Lorsque la question du traitement fut soulevée, personne n'eut à rappeler de cas analogue. J'ai cherché moi-même depuis, et j'en ai trouvé un seul que j'emprunte à Broca. Il s'agit aussi d'un enfant présenté à la Société de chirurgie ; mais cette fois le bec-de-lièvre était unilatéral et du côté droit. Il y avait division de la lèvre supérieure, de la voûte palatine, et du voile du palais, et, comme dans l'observation de Guersant, la fissure labiale se prolongeait de façon à former une gouttière qui allait jusqu'à l'angle interne de l'œil.

J'arrive maintenant à certaines complications qui, au point de vue de l'opération, présentent au chirurgien bien des difficultés. Jusqu'ici, nous avons vu l'os intermaxillaire, lorsqu'il existait, n'accusant sa présence que par la fissure au niveau de la gencive et de l'arcade alvéolo-dentaire, et conservant d'ailleurs sa situation et ses rapports normaux ; mais, par les progrès de l'âge, et lorsqu'il est mal soutenu par les côtés, il vient faire une saillie considérable en avant. Il semble alors se dégager de l'arcade dentaire et repousser devant lui le lobule médian. De cette saillie résulte l'impossibilité de la suture, ou tout au moins un obstacle insurmontable à la réunion immédiate. D'autres fois, la pression continuelle que la langue exerce sur lui tend à le faire basculer et à lui faire prendre diverses positions vicieuses, soit qu'il s'incline d'arrière en avant et de haut en bas, soit qu'il devienne plus ou moins oblique à droite ou à gauche.

Les dents le plus souvent participent à ces déplacements et gardent leurs rapports normaux, à ne considérer que l'os intermaxillaire, mais elles peuvent aussi présenter des anomalies dans leur mode d'implantation : tantôt elles sont horizontales, tantôt plus ou moins obliques, et leur extrémité libre se montre entre les lèvres de la fissure labiale qu'elles écartent et qu'elles repoussent en avant.

Enfin on a vu plusieurs fois le lobule médian correspondre par sa base au lobe du nez ou bien au tiers antérieur de la cloison des fosses nasales. Si on veut alors le comprendre dans la suture avec les deux segments latéraux de la lèvre supérieure, il tire sur le lobule du nez qui s'aplatit et constitue une sorte d'arête appendue à la cloison. On substitue ainsi au vice congénital une difformité qui est encore fort disgracieuse.

L'opération est-elle nécessaire? Je ne m'arrêterai pas à discuter cette question. Il s'agit d'un jeune homme qui vient du fond de sa province à Paris pour se faire débarrasser d'une difformité qui, peut-être, éloigne de lui toute la sympathie de ceux qui l'entourent; et d'ailleurs la chirurgie est ici toute-puissante. Mais une question rétrospective serait peut-être plus à propos. On pourrait, en effet, se demander s'il n'eût pas mieux valu opérer plus tôt. La plupart des chirurgiens s'accordent à dire que l'âge de dix-huit mois à deux ans est celui qu'il faut en général choisir pour ce genre d'opération. Je ferai seulement remarquer que je ne vois pas, dans le cas présent, que cet écart à la règle posée ait été bien nuisible, car notre malade jouit d'une excellente santé, et se trouve dans les meilleures conditions. Il sera très docile, ce qui nous permet d'espérer avec la plus grande confiance la réunion immédiate; et, d'autre part, je crois que nous n'avons pas à redouter ici les hémorrhagies rebelles si dangereuses chez les enfants.

Il va de soi, Messieurs, que nous avons ici deux opérations distinctes, la labioplastie et l'ouranoplastie. Faut-il les faire toutes deux aujourd'hui? faut-il n'en faire qu'une, remettant l'autre à plus tard? et alors par laquelle commencer? Ce sont autant de questions qu'il est urgent d'examiner.

Eh bien! je repousse d'emblée la simultanéité des deux opérations. Pourquoi s'exposer de gaîté de cœur à manquer l'une et l'autre, lorsque nous avons toutes chances de les conduire à bonne fin, si nous attendons que l'une soit guérie pour songer à la seconde? D'autre part, à commencer par l'ouranoplastie, il nous serait sans doute plus facile d'arriver à la fissure palatine, de disséquer les lambeaux et de faire les sutures; mais, à mon sens, ces avantages le cèdent à ceux que présente la labioplastie que nous allons faire en premier lieu. Les segments latéraux suturés exerceront par la contraction des muscles qu'ils renferment une pression favorable sur l'os intermaxillaire qui sera déprimé, pression continue qui tendra à diminuer par conséquent la fissure palatine que des lambeaux plus petits suffiront plus tard à combler. J'ajoute que le tubercule osseux perdra de sa mobilité, et que les lambeaux, par cela même, lorsque nous ferons la palatoplastie, trouveront moins d'obstacles à leur réunion.

Vient le mode opératoire. Je compte, sous ce rapport, vous donner quelques détails sur les procédés recommandés à divers titres par les chirurgiens qui les ont imaginés.

De prime abord, c'est une opération qui vous paraît peut-être des plus simples; il n'en est pas ainsi cependant, et j'essaierai de vous faire toucher du doigt les difficultés que rencontre le chirurgien peu expérimenté lorsqu'il doit corriger la difformité du bec-de-lièvre. J'ai fait pour ma part plusieurs de ces opérations, et je dois dire qu'il m'a fallu singulièrement modifier les procédés que j'ai successivement employés pour arriver à un résultat satisfaisant.

Ici, nous n'avons pas un cas extrême : cependant l'os

intermaxillaire avance un peu, et c'est déjà là une première difficulté. Pour y remédier, Dupuytren décollait avec le bistouri les adhérences du bouton médian de la lèvre et excisait le tubercule osseux à l'aide d'une pince coupante. Il rapprochait ainsi les deux maxillaires supérieurs et rendait, il est vrai, plus facile la suture labiale; mais de là résultait l'ablation de trois ou quatre dents, et une déformation de l'arcade alvéolo-dentaire qui pénétrait en dedans de l'arcade inférieure, celle-ci débordant en avant et formant ce qu'on appelle le menton de galoche.

Gensoul, de Lyon, se contenta dans un cas d'arracher les deux dents qui proéminaient, tandis que Champion (de Bar-le-Duc), imagina, dans une autre circonstance, de remettre l'os intermaxillaire à sa place avant de faire la suture des deux segments de la lèvre supérieure.

Pour cela, il le refoula brusquement de façon à produire une fracture de la cloison nasale avec laquelle il se continue, et le rejeta dans la fente palatine. Michon lui fit bien une objection, à savoir qu'ainsi rejeté en arrière cet os interposé devait nécessairement empêcher le rapprochement des deux maxillaires. Mais, disons-le, c'est une objection plutôt de théorie que d'observation, et je crois, pour moi, que ce procédé serait peut-être le meilleur s'il était toujours praticable. Je fais une réserve, parce qu'il est difficile, sinon impossible dans certains cas, chez les adultes particulièrement, de fracturer un os lorsqu'on doit diriger sur lui une force modérée qu'on puisse faire cesser à volonté, comme la pression du pouce, par exemple.

Pour rendre plus facile le retour de l'os intermaxillaire, Blandin eut l'idée de faire préalablement une perte de substance triangulaire sur la cloison des fosses nasales et d'obtenir ainsi un vide qui lui permît de refouler ces os. Voici d'ailleurs comment il s'y prenait : Avec de forts ciseaux il coupait de bas en haut et d'avant en arrière la cloison nasale ; puis, à quelques millimètres plus profondément, il faisait une seconde section de bas en haut et d'arrière en avant, de façon que les deux solutions de continuité figuraient un V à sommet dirigé en haut et en arrière et dont la base regardait en bas et en avant.

J'ai répété deux fois moi-même cette opération, et deux fois je m'en suis repenti. Les deux enfants à qui je donnais des soins ont succombé à une hémorrhagie que ni le tamponnement, ni le perchlorure de fer, ni le fer rouge ne parvinrent à arrêter. C'est donc un mauvais procédé.

Guersant a imaginé un instrument spécial, un emporte-pièce. C'est une espèce de pince dont chacune des branches supporte par la base à son extrémité libre un petit appareil en forme de triangle isocèle, dont les côtés sont représentés par deux lames. On a ainsi deux petits appareils de même forme, et avec des dimensions telles que, lorsqu'on rapproche les deux branches de la pince, l'un s'emboîte exactement dans le second, et les lames constituent deux petites paires de ciseaux qui se toucheraient par l'extrémité libre de leurs lames. Guersant se propose de faire une excision triangulaire sur la cloison nasale; mais il faut, pour cela, introduire l'extrémité de l'instrument par la fente palatine qui parfois est tout à fait insuffisante.

Après l'examen des divers procédés que je viens de passer en revue, je n'en vois aucun qui puisse facilement s'appliquer à notre malade. Voici cependant ce que je compte faire :

Comme je vous l'ai fait voir, l'os intermaxillaire a un peu de mobilité que je pense mettre à profit de la manière suivante : J'appliquerai le pouce de chaque main sur la partie saillante et je refoulerai l'os autant que possible, au risque de le fracturer. J'espère qu'une pression modérée nous donnera un résultat satisfaisant, et je pourrai alors procéder à la labioplastie proprement dite. L'opération comprendra donc deux temps : 1° repousser aussi loin que possible le tubercule osseux en arrière, sans insister outre mesure ; 2° faire l'avivement et la suture.

Pour ce dernier temps se présentent encore des difficultés. Si vous voulez aviver les bords du lobe médian et les bords internes des segments latéraux pour réunir sans plus de façon par une suture, vous obtiendrez un Y dont les deux branches supérieures embrasseront le lobe médian, tandis que la branche inférieure de la lettre correspondra à la suture des segments latéraux entre eux. Mais vous n'en aurez pas moins, malgré tout le soin que vous aurez donné à l'opération, une encoche profonde qui découvrira d'autant plus les dents que celles-ci sont plus saillantes. Pour obvier à cet inconvénient, j'ai combiné deux procédés : l'un qui appartient à Clémot (de Limoges), l'autre à Giraldès. Tout d'abord je ne compte guère sur le bouton médian pour combler l'espace vide, et je n'essayerai point de le ramener par en bas. Je prendrai sur les segments latéraux deux petits lambeaux résultant de l'avivement ordinaire, et j'aurai soin de laisser adhérente leur extrémité inférieure pour qu'ils puissent former le bord libre de la lèvre, lorsque je les aurai renversés par en bas et accolés par leur surface saignante. De plus, étant ainsi affrontés, ils auront une longueur plus que suffisante, et ils pourront servir à reconstituer le tubercule qui termine à l'état normal le sillon sous-nasal de la lèvre supérieure. C'est ainsi que j'ai fait chez un de mes clients pour l'un de ses deux enfants ; l'autre est atteint de la même affection, et je me propose de lui faire exactement la même opération, la première ayant donné un résultat des plus satisfaisants.

J'ai insisté tout à l'heure sur l'adhérence des segments latéraux et du lobe médian à la gencive : il importe, en effet, au chirurgien de fixer son attention sur ce fait ; car, si nous n'avons ici le soin de disséquer les lambeaux, il nous sera difficile de combler la fissure, je dirai même impossible de rapprocher les lambeaux pour les réunir. Je suivrai pour cela le conseil de Franco, qu'on attribue à tort à Dupuytren. Je débriderai largement jusque dans la fosse canine, et je ferai la suture. Je dois cependant vous faire remarquer que cette pratique *chez les enfants* est suivie des plus grands dangers à cause des hémorrhagies qui font succomber très souvent les petits malades et qui ont fait renoncer Guersant à ce procédé, pour le tout jeune âge du moins.

Un mot seulement sur la suture. Les plus grandes dissidences règnent à ce propos parmi les chirurgiens. Les uns, avec Mirault, d'Angers, font la suture à points passés ; d'autres, la suture entortillée. Quoi qu'on ait dit des succès obtenus par ces moyens, je préfère de beaucoup les fils végétaux, les fils de soie très fins. Et, — un point sur lequel j'insiste, — j'enlève presque toutes les sutures dès le lendemain, supprimant ainsi toute cause d'irritation que ne manque pas de produire le séjour prolongé d'un corps étranger dans les tissus ; j'ajoute qu'il ne reste pas de cicatrices, comme il arrive lorsqu'on laisse les épingles amener la suppuration des points qu'elles occupent.

J'espère n'avoir pas besoin, pour effacer le bouton médian, à l'exemple de Phillips, de passer à travers les ailes du nez une aiguille qui déprimerait le lobule. S'il est nécessaire, je me contenterai de passer une épingle à la base des lambeaux.

Pour vous donner une idée des variétés que l'on peut rencontrer lorsqu'il s'agit de pratiquer des restaurations de la face, je vous rapporterai succinctement l'histoire d'un jeune garçon de 14 ans tombé du haut d'un cerisier. Il rencontre une branche cassée qui lui accroche la lèvre supérieure comme un crochet et lui arrache la lèvre, puis le nez depuis la base jusqu'au sommet, laissant ainsi à découvert le rebord alvéolaire supérieur et la cavité buccale, et ouvrant largement les deux fosses nasales en arrachant les cartilages des narines en ne laissant que la lame perpendiculaire plus ou moins ébréchée. Le médecin appelé fit un premier pansement, puis il fut adressé au docteur Bernard, qui lui a refait la lèvre supérieure d'une manière très adroite avec deux lambeaux quadrilatères pris de chaque côté de la commissure buccale et ramenés sur le bord alvéolaire où ils ont été soudés par leur partie moyenne. Aujourd'hui cette lèvre supérieure reconstituée fait un assez bon effet : physiologiquement elle est d'un excellent usage, empêchant les aliments de sortir de la bouche pendant la mastication, et, plastiquement, elle offre une assez belle apparence.

Mais, malgré cette belle et ingénieuse restauration de la lèvre supérieure, la figure de cet enfant laisse beaucoup à désirer : il n'a pas de nez, et à la place se voit une ouverture triangulaire séparée en deux verticalement par une cloison ; c'est la lame perpendiculaire ; et de chaque côté un hiatus qui permet de voir la muqueuse des fosses nasales et les cornets rouges et sanguinolents. Cette ouverture triangulaire est bordée à sa circonférence par les téguments arrachés qui se sont cicatrisés en se rétractant et se soudant intimement au squelette. Toutefois, en explorant avec soin ces téguments, on remarque que sur le côté gauche existe un bourrelet beaucoup plus charnu et plus épais que partout ailleurs; dans ce bourrelet existent manifestement quelques fibres musculaires qu'on voit se contracter, et il est recouvert d'une muqueuse qu'on reconnaît être celle du bord libre de la lèvre. C'est que, bien évidemment, il est constitué par ce qui n'a pas été arraché de la lèvre supérieure, c'est-à-dire par une bonne partie de la moitié gauche de cette lèvre, la moitié droite ayant disparu en totalité; c'est même ce qui a forcé notre habile confrère à chercher une lèvre ailleurs que dans ce qui en restait. Chose remarquable, les sensations olfactives ne paraissent pas être diminuées. Quoique le malade ait perdu presque la totalité de son collecteur olfactif. Physiologiquement, il n'en paraît pas souffrir. Moralement, c'est autre chose; aussi est-il venu à Paris pour se faire guérir, ou au moins pour faire corriger sa difformité.

C'est à la prothèse que nous nous sommes d'abord adressé; mais Préterre, après examen, a dit n'avoir rien de bon à proposer.

Pour moi, je pense qu'en raison de deux circonstances nous pouvons lui créer un processus nasal suffisant à tous les points de vue :

1° D'abord il est resté debout la lame criblée, qui est comme la charpente sur laquelle on peut édifier et qui soutiendra les lambeaux : c'est une ressource dont on est souvent obligé de se passer quand le nez est amputé au lieu d'être arraché; 2° le bourrelet gauche où se trouve pelotonnée la lèvre supérieure peut être utilisé pour faire la saillie du lobule ou au moins la simuler.

Ceci bien compris, voici le procédé que je vais mettre en usage :

1er *Temps* : avivement du pourtour de l'orifice nasal ;

2e *Temps* : décollement à droite et à gauche du tégument pour former deux lambeaux latéraux que je viendrai souder sur la ligne médiane en les appuyant sur la lame perpendiculaire ;

3e *Temps* : façonnement du lobule à son extrémité avec le prolongement de la lèvre et ce qui reste de la narine gauche.

Il est bien entendu que je tâcherai de conserver le périoste ; c'est ici une indication formelle de l'autoplastie ostéo-périostée.

DES EXOSTOSES

QUATORZIÈME LEÇON

Sous le nom d'exostose, on désigne non seulement une tumeur qui sort, qui provient de l'os, ainsi que son nom l'indique, mais encore une tumeur qui a la dureté, la résistance et jusqu'à la structure de l'os lui-même dont elle semble issue.

Aussi les tumeurs qui proviennent de l'os, mais qui n'en ont pas les qualités physiques, ne sont-elles pas réputées exostoses.

Les tumeurs qui remplissent les conditions que nous venons d'énumérer ne sont point rares : on les observe sur les sujets des deux sexes et de tout âge ; elles reconnaissent des causes diverses, et leur étude complète exigerait des développements très étendus qui ne seraient pas ici à leur place. Je ne veux en effet vous parler que d'une variété d'exostoses, la plus fréquente, la plus intéressante de toutes, celle qu'on a désignée sous le nom d'*exostose de croissance* et à laquelle j'ai donné le nom d'*exostose des adolescents*.

Je laisserai donc de côté les saillies exostosiques qui se développent sous l'influence d'une diathèse, comme la syphilis, le rhumatisme, etc., une cause traumatique, pour ne m'occuper que de celles qui dérivent d'une déviation dans la croissance des os. Nous en avons dans nos salles plusieurs exemples en ce moment : telle est la raison qui m'a engagé à vous présenter mes idées depuis longtemps mûries sur ce sujet.

Cette question, sans être nouvelle, n'est cependant pas de date bien ancienne, et c'est à Dupuytren en France, à A. Cooper en Angleterre, qu'on doit les premiers travaux sur ce sujet. Souvent Dupuytren en faisait le sujet de ses entretiens cliniques, et les thèses de l'époque, parmi lesquelles il faut citer celle de Ribell en 1823, en font foi; plus tard dans ses leçons de clinique chirurgicale (tome II, p. 110), il entre dans des considérations très intéressantes sur plusieurs cas rares d'exostoses de cette nature. En 1847, J.-Ph. Roux publia dans la *Revue médicale-chirurgicale* un mémoire original sur ce sujet, et vers la même époque en Angleterre, et suivant l'impulsion donnée par A. Cooper, Stanley en 1849 [1], puis Paget en 1853 [2], publièrent des observations d'un grand intérêt. A plusieurs reprises enfin, cette question a été traitée à la Société de chirurgie à propos de communications faites par Morel-Lavallée, Larrey, Gaujot, Chassaignac et Gosselin.

J'aurai encore à vous citer dans le courant de ces leçons diverses thèses récentes de notre Faculté où se trouvent exposées les idées de quelques-uns de nos collègues et les miennes propres; car souvent déjà j'ai traité ce sujet dans mes leçons cliniques.

Les exostoses dites de croissance, que Soulier (thèse de Paris, 1864) désigne sous le nom d'ostéogénique, et aux-

1. *On Diseases of the Bones*, 1849, p. 191.
2. *Lectures on surg. Pathol., Multiple osseous Growths.* — Londres, 1853.

quelles j'ai cru devoir imposer, pour les distinguer des autres productions du même genre, le nom d'*exostose des adolescents*, peuvent apparaître sur tous les os du squelette à l'époque où l'ossification n'est pas encore terminée; toutefois, elles offrent des différences telles dans leur évolution et dans leur structure, suivant qu'elles se développent sur les os plats du crâne, de la face, de l'omoplate et du bassin, ou sur les os longs, que j'ai cru devoir les séparer et les étudier isolément. Au point de vue clinique, et surtout au point de vue opératoire, cette distinction est peut-être plus importante encore qu'à celui de la physiologie pathologique. Je traiterai donc successivement des exostoses des adolescents dans les os longs et dans les os larges.

1° Des exostoses des adolescents dans les os longs.

Tous les os peuvent en être le siège, tantôt isolément, tantôt simultanément sur plusieurs os à la fois. Ce n'est point sur la diaphyse qu'on les observe, mais vers les extrémités soit supérieure, soit inférieure, et en général vis-à-vis des points d'ossification et plus particulièrement au niveau du cartilage d'ossification. Cette dernière particularité n'avait pas échappé à Roux, et Chassaignac de son côté l'avait également signalée comme une preuve que leur existence était liée au développement du tissu osseux (*Bulletin de la Société de chirurgie*, 1856, tome VII); mais c'est à notre collègue P. Broca que l'on doit d'avoir généralisé et plus fortement accentué, si je puis ainsi dire, cette loi de leur genèse (Voyez *Encyclopédie de chirurgie pratique*, par William Costello, tome IV, p. 482). Suivant lui, c'est chez les jeunes gens qu'apparaissent ces productions, parfois même dans l'enfance; et elles reposeraient sur la couche cartilagineuse qui existe entre la diaphyse et l'épiphyse. Or cela est vrai pour un grand nombre d'entre elles, mais non pour toutes ; il en est en effet qui naissent au niveau des noyaux d'ossification des tubercules épiphysaires ; ainsi chez un garçon boucher de 15 ans j'en ai enlevé une qui avait pris naissance au sommet de l'épine antérieure du tibia.

Nous en verrons d'autres naître sur les symphyses, celle du menton par exemple, et jusque dans les sinus de la face. Partout où apparaît un point d'ossification, une de ces exostoses peut surgir, mais seulement pendant l'adolescence.

Tantôt elles sont isolées, d'autres fois multiples, et dans ce dernier cas souvent il leur arrive d'être symétriques, comme si elles obéissaient à une loi analogue à celle qui préside au développement du système osseux. Le fait le plus curieux que je connaisse est celui dont j'ai publié une analyse dans la thèse de Ph. Soulier.

Je me hâte d'ajouter que cet exemple d'exostoses multiples et symétriques n'est pas le seul ; on en trouve d'autres dans la science qui, pour être moins complets sous le rapport de la généralisation, n'en sont pas moins curieux : tel est celui cité par Cruveilhier (*Anatomie pathologique*, tome III), et qui n'est autre que la description du squelette n° 436 du Musée Dupuytren. Ce qu'il y a de remarquable dans ce fait, c'est que les saillies exostosiques qui toutes naissent sur les extrémités épiphysaires, et non sur la diaphyse, prennent origine, les unes au niveau du cartilage inter-épiphysaire, et les autres dans des points qui en sont manifestement éloignés.

Je citerai encore un fait d'exostoses multiples sur un enfant de 12 ans, nombreuses et parfaitement symétriques, fait dû à M. Bergerac (thèse de Gautier, p. 63), et je pourrais vous en rapporter beaucoup d'autres encore.

Voici donc un fait bien établi, à savoir que ces productions apparaissent sur les extrémités des os longs, et qu'elles sont tantôt isolées, d'autres fois multiples, et quelquefois symétriques. Vous pouvez, sur une des malades de nos salles, le n° 1 de la salle Saint-Charles, voir une exostose isolée de l'extrémité inférieure du fémur, et sur un autre, vous avez au contraire un bel exemple de ces exostoses multiples dont quelques-unes seulement semblent symétriques.

J'aurai à vous rapporter ces deux observations dans tous leurs détails à propos des opérations que je ferai devant vous.

La forme, la longueur, le volume, la direction de ces productions osseuses sont très variables : tantôt elles se présentent sous la forme de stalactites plus ou moins grêles, ayant depuis quelques millimètres jusqu'à cinq et six centimètres de longueur; d'autres fois elles sont arrondies et plus ou moins globuleuses, reposant par une base tantôt large, tantôt étroite, sur l'os d'où elles émanent; quelques-unes sont pointues et se terminent en aiguilles, qui traversent facilement les muscles et même la peau; d'autres se terminent en massue, d'autres en crochet. R. Marjolin, qui a eu fréquemment l'occasion d'en voir à Sainte-Eugénie, dans le service des jeunes filles qui lui était confié, a prétendu que cette disposition *uniforme* était la plus fréquente.

Vous pouvez en ce moment en observer une de cette nature qui s'élève de la partie supérieure du fémur, un peu au-dessous du grand trochanter, chez la malade du n° 6 de la salle Saint-Charles.

La forme que j'ai le plus fréquemment observée est celle que j'appelle *apophysaire*, parce qu'elle se rapproche de celle des apophyses normales, la coracoïde par exemple; en effet les saillies tiennent au squelette par une base plus ou moins large, à partir de laquelle elles vont se rétrécissant un peu jusqu'au voisinage de leur sommet, qui se termine par un renflement plus ou moins accentué.

Quant à leur direction, elle est rarement tout à fait rectiligne : presque toujours ces productions s'incurvent dans un sens ou dans un autre.

Lorsque, au lieu d'affecter la forme apophysaire coracoïdienne, elles se présentent sous l'apparence globuleuse, elles représentent des masses de volume variable, depuis celui d'un noyau de cerise jusqu'à celui d'une grosse noix et même d'une orange dite mandarine, et alors elles sont ordinairement divisées en plusieurs mamelons d'inégal volume et arrondis. En général, elles tiennent au squelette par une large base, et c'est à peine s'il existe à leur point d'implantation une sorte de rétrécissement qu'on puisse appeler leur collet, circonstance importante à connaître, si on doit les soumettre à l'action opératoire. La femme qui nous a offert un exemple d'exostose apophysaire fémorale unciforme est également atteinte d'exostoses globuleuses mamelonnées à large base situées sur les parties supérieures et inférieures du tibia gauche.

En résumé, quoique les exostoses puissent se présenter sur tous les points d'ossification du squelette des os dits longs, cependant il importe que vous sachiez qu'il est pour ainsi dire des points d'élection.

En première ligne il faut placer l'extrémité inférieure du fémur, la supérieure du tibia, et la phalange unguéale du gros orteil. Peut-être même cette dernière devrait-elle passer avant les deux autres pour la fréquence. En effet, Dupuytren, qui le premier en a donné une description méthodique, déclarait en avoir vu plus de trente cas, et pour mon compte il n'est pas d'année où je n'en voie deux ou trois exemples. On peut donc sans crainte d'erreur dire que, si elle n'est pas la plus fréquente de toutes, elle est au moins une des plus fréquentes. Il est vrai qu'on pourrait lui contester son assimilation aux autres exostoses des adolescents, mais il me suffira de vous faire remarquer, pour lui maintenir son droit à être rangée parmi elles, qu'on ne l'observe que chez les adolescents; qu'elle naît, ainsi que l'a démontré notre collègue le Dr Debrou, chirurgien de l'hôpital d'Orléans, au niveau du point d'ossification qui réunit le corps de la phalange à son épiphyse antérieure, et qu'enfin elle offre une structure identique. Viennent ensuite, mais à un long intervalle, les extrémités supérieures de l'humérus, du radius et du cubitus, puis du péroné, et enfin des métatarsiens et métacarpiens des phalanges du pied et de la main. Ces dernières sont fort rares, et dans toute ma carrière je n'en ai vu que deux cas. J'aurai à vous citer particulièrement un exemple d'exostose de la phalange unguéale du pouce de la main, une des plus rares de toutes.

Quant à la forme, la plus habituelle est l'apophysaire ou stalactiforme, car relativement l'exostose arrondie ou globulaire, chez les adolescents bien entendu, est rare, et surtout exempte des inconvénients qui font que ceux qui en sont atteints viennent nous consulter. Telle est, je crois, la véritable raison pour laquelle nous voyons si souvent l'exostose stalactiforme, et si rarement l'exostose globulaire.

Avant d'étudier la symptomatologie de cette curieuse affection, je crois utile d'entrer dans quelques détails sur leur *anatomie pathologique* et leur *pathogénie*. C'est d'après mes observations propres que je vais vous tracer cette histoire anatomique des exostoses, qui différera sur plusieurs points de celle qui est généralement admise.

Cette production osseuse se présente sous deux formes principales ; dans l'une, il y a fusion interne du tissu de l'exostose et de l'os sur lequel elle s'est développée de telle sorte qu'il n'existe aucune ligne de démarcation ; dans la deuxième, il y a simplement juxtaposition, à l'origine au moins, car plus tard il me paraît démontré qu'une adhérence intime et même la fusion peuvent se faire.

De ces deux formes la première est de beaucoup la plus fréquente ; c'est celle qui appartient plus particulièrement aux os longs.

La deuxième, au contraire, s'observe plus particulièrement à la face et sur les os larges. Aussi ne sera-t-il question ici que de la première forme, l'autre devant être étudiée à l'occasion des os de la face, du crâne, du bassin, etc.

Lorsqu'on procède méthodiquement à l'extirpation d'une exostose, après avoir incisé les parties molles qui la recouvraient, on rencontre une membrane enveloppante tellement fine et transparente qu'on s'explique comment elle a pu échapper jusqu'ici à l'attention des opérateurs. La première fois que je l'ai vue, c'était en 1868, à l'hôpital de la Pitié, sur une jeune fille à laquelle j'enlevais une exostose de la partie supérieure du tibia. Après avoir incisé les téguments et l'aponévrose, j'arrivai sur le tissu même de l'exostose, c'est-à-dire sur une membrane fine, transparente, hyaline, qui l'entourait de tous côtés et que l'on pouvait faire mouvoir et déplacer avec le doigt. Je résolus tout de suite de l'enlever en même temps que la production osseuse, et cela pour deux raisons : la première, c'est que je voulais en faire l'examen histologique, et la deuxième, parce que je me demandais si cette membrane, périoste ou périchondre, n'était pas l'organe générateur ou nutritif de la tumeur, si en un mot en la laissant on ne courait pas le risque d'en favoriser la récidive.

Depuis j'ai retrouvé cette membrane enveloppante sur une exostose née de la partie inférieure du fémur et sur une exostose de l'orbite. Dans ce dernier cas, il existait même entre elle et le tissu de l'exostose une certaine quantité d'un liquide poisseux et transparent qui s'écoula sans que je puisse le recueillir. Toutes les personnes qui m'entouraient (c'était à l'amphithéâtre de l'hôpital des Cliniques) furent frappées de cette particularité. Mais je reviendrai sur quelques points de la structure histologique de cette membrane.

Le tissu qui compose l'exostose elle-même doit être étudié sur une coupe perpendiculaire faite du sommet à la base. On voit alors que la partie centrale a toutes les apparences du tissu spongieux, à l'œil nu comme au microscope, et que ce tissu se continue sans ligne de démarcation avec l'exostose de l'os sur lequel elle était implantée, par une sorte de pédicule, un peu rétréci.

Tout autour de cette portion osseuse, qui en occupe le centre, existe une couche d'un blanc hyalin à reflets nacrés, ayant l'aspect du cartilage d'ossification des os en voie de formation. Cette couche n'est pas d'égale épaisseur dans tous ses points, et c'est vers le sommet qu'elle a la plus grande épaisseur : là elle mesure à peu près 2 à 3 millimètres.

J'attire votre attention sur ce dernier fait, qui est très fréquent, si j'en juge d'après mes propres observations, et qui me permet de donner la clef du mode d'accroissement et de nutrition de ces productions.

L'examen microscopique d'une lamelle très amincie enlevée sur cette portion cartilagineuse permet d'y reconnaître les différentes formes de chondroplastes. Ils apparaissent d'autant plus nets et espacés qu'ils sont plus voisins de la périphérie.

Au contraire, lorsqu'on se rapproche de la portion osseuse, on voit que la couche de cartilage la plus voisine de la ligne de calcification offre une prolifération plus intime et des cellules d'un volume plus considérable, qui vont devenir le point de départ d'autres cellules mères par la segmentation de leur noyau et de leur capsule.

Il est facile sur cette pièce de reconnaître la calcification à son aspect sombre; on la voit s'avancer dans la substance intermédiaire en s'étendant à la périphérie de chaque cellule ou de chaque groupe de cellules.

On reconnaît entre les cellules des espaces médullaires assez larges et limités à leur pourtour par des trabécules osseux.

Quant à la structure de la membrane très fine et hyaline qui recouvre l'exostose, nous y trouvons uniquement les caractères du tissu conjonctif avec de rares vaisseaux.

En résumé, il résulte de la note que je viens de vous analyser que cette exostose tibiale est composée d'une matière osseuse fondamentale qui ne diffère en rien de celle de l'os sur lequel elle était implantée et avec laquelle elle se continuait; d'une couche cartilagineuse beaucoup plus épaisse au sommet que partout ailleurs, et enfin d'une membrane enveloppante, non adhérente, et formée de tissu conjonctif serré et sillonné de rares vaisseaux.

Voici maintenant un autre examen anatomique, qui ne diffère du précédent que par quelques particularités que j'aurai soin de vous signaler. Il s'agit d'une jeune fille à laquelle j'ai enlevé une exostose stalactiforme solitaire siégeant sur la partie inférieure et interne du fémur droit.

Cette tumeur était solidement implantée un peu au-dessus de la tubérosité interne, au niveau même du tubercule du troisième adducteur.

De forme apophysaire, un peu aplatie d'avant en arrière, et plus étroite à sa base qu'à sa partie moyenne, elle était recouverte par une membrane qu'à l'œil nu on caractérisa de fibreuse (Liouville et Longuet). Pour la dégager, on avait été obligé d'écarter le tendon du troisième adducteur, qu'elle soulevait ; on n'a trouvé aucun liquide interposé entre cette membrane et l'exostose. Celle-ci, dépouillée du tissu qui l'entoure, présente une coloration légèrement hyaline, une sorte de translucidité qu'elle doit à la couche cartilagineuse qui la revêt.

Son volume, suivant M. Liouville, peut être évalué à un centimètre cube ; elle offre deux centimètres dans son plus grand diamètre, et un centimètre à la surface d'implantation ; son poids est de $1^{gr},37$.

Examen histologique. — Après une macération de quelques jours dans l'acide chromique, nous pratiquons une coupe du sommet à la base, et nous reconnaissons trois choses très distinctes : un noyau central composé d'aréoles du tissu spongieux des os ; une couche osseuse extérieure plus compacte ; enfin une couche de revêtement d'apparence cartilagineuse.

A. Le noyau osseux offre tous les caractères du tissu spongieux avec les ostéoplastes et les trabécules ; il présente de larges alvéoles remplis de moelle.

B. La couche du tissu compact ne diffère en rien du tissu semblable dans les autres points du système osseux.

C. La couche cartilagineuse, d'une épaisseur de deux millimètres au sommet, n'a plus qu'un millimètre vers la partie moyenne : elle appartient à la variété hyaline dans la zone superficielle ; les cellules y sont petites et simples. Dans la zone profonde au contraire on voit une prolifération des éléments cartilagineux accompagnée d'une transformation fibroïde de la substance fondamentale. Dans une note de

M. Liouville, chef du laboratoire de notre clinique, il est dit : « Que le cartilage qui revêt cette exostose semble soumis dans ses couches profondes et les plus voisines de l'os à une *irritation formatrice manifeste*, fait qui vient confirmer cette opinion émise par M. Richet que ces tumeurs osseuses peuvent s'accroître et se développer aux dépens de la coque cartilagineuse qui les revêt. »

Quant à la membrane qui recouvre cette couche cartilagineuse elle offre tous les caractères de la membrane périchondrique normale.

Soumise à l'analyse chimique par M. Hardy, chef du laboratoire chimique de la clinique, elle a donné les résultats suivants :

Matière organique.	42,5
Matières minérales..	57,5

chiffres qui se rapprochent de l'analyse suivante d'une exostose faite par Lassaigne :

Matière organique.	41,9
Matières minérales..	57,8

Vous pouvez maintenant, en comparant les résultats de ces deux observations, voir qu'ils ne diffèrent pas sensiblement, excepté sur un point important, à savoir que la ligne de démarcation entre la couche cartilagineuse et le noyau osseux central, qui était peu marquée dans la première exostose, était au contraire assez nettement accentuée dans la deuxième, laquelle présentait entre les deux substances une véritable couche de tissu compact analogue à celui qui enveloppe les os spongieux.

Cette couche était plus marquée encore et existait seule dans le cas suivant : il s'agit d'une exostose développée à la partie inférieure et interne du fémur chez une jeune fille de 23 ans. Je fus obligé de l'enlever à cause des douleurs auxquelles elle donnait lieu. Par sa forme et son volume elle rappelle assez bien l'extrémité inférieure du radius ; elle offre sur une de ses faces, celle qui était tournée en avant, une rainure assez profonde dans laquelle était logé le tendon du troisième adducteur. Son pédicule était assez grêle pour que j'aie pu la détacher rapidement d'un seul coup de la gouge à main bien tranchante. Elle était recouverte par un périoste assez dense et assez adhérent à la couche compacte sous-jacente ; il n'existait de couche de cartilage qu'à son sommet : c'était une lame opaline très mince recouvrant les mamelons et évidemment en voie de disparaître. Une coupe perpendiculaire permet de reconnaître qu'elle est formée, comme les os spongieux, d'une mince lamelle compacte recouvrant un tissu aréolaire à très larges mailles rempli de moelle graisseuse extrêmement abondante. Près du sommet, ces aréoles s'élargissent, et vous pouvez même voir qu'en un point il semble que plusieurs d'entre elles se soient réunies pour former une cavité spacieuse pouvant loger un petit pois. Cette cavité est tapissée par une membrane lisse et assez épaisse; elle contenait de la moelle rougeâtre. Tout ce tissu spongieux est essentiellement friable ; il cède et se fracture sous la pression du doigt ; on dirait, vu cette fragilité et cette moelle graisseuse abondante, un os de vieillard, et cependant il appartient à une jeune fille dans la force de l'âge : c'est que cette exostose est déjà vieille ; elle date de la première enfance et elle est déjà arrivée à la caducité.

J'établirai plus loin par des faits que les portions surajoutées du système osseux périssent, ou se *nécrobiosent* lorsqu'elles sont arrivées au terme de leur évolution; celle-ci était évidemment parvenue à la dernière phase de son développement.

Les trois pièces que je viens de vous présenter et que

j'ai choisies parmi plusieurs autres offrent selon moi les trois âges de l'exostose apophysaire des os longs, à savoir : la jeunesse, l'âge mur et la vieillesse.

Voici maintenant la décrépitude et la nécrobiose. Cette pièce provient d'une femme, âgée de 59 ans, qui fait remonter l'apparition de ses exostoses multiples à sa première enfance. L'une d'elles, sans cause connue, étant devenue le siège de douleurs très vives, détermina la suppuration de la couche des parties molles enveloppantes, puis leur ulcération, à travers laquelle je constatai la nécrobiose de l'exostose. Je procédai à son extirpation, et la voici. C'est, vous le voyez, une masse osseuse de la grosseur d'une noix verte, hémisphérique, rugueuse, elle est irrégulière dans presque toute sa circonférence, excepté du côté qui regardait en arrière et que recouvraient les téguments. Cette dernière surface est tapissée d'une couche nacrée très mince, qui, par sa consistance et sa couleur, rappelle le cartilage ; elle n'est pas continue, et dans les points où elle manque la surface de l'os apparaît sèche et rugueuse.

« Cette tumeur, dit M. Liouville, est formée d'une lamelle compacte, mince comme une feuille de papier, flexible comme un parchemin. »

La surface de section de l'exostose est constituée par des aréoles à parois très minces, uniquement remplies de graisse jaunâtre et fluide.

En certains points il existe des cavités dont la grandeur varie de celle d'un pois à celle d'un noyau de cerise.

Il y a là un processus de résorption, une véritable nécrose imminente du tissu osseux, accusée par l'infiltration graisseuse de la moelle, les cavités formées dans le tissu osseux, et enfin l'amincissement et la friabilité extraordinaire de ce même tissu.

Des fragments de cette moelle adipeuse portés sous le microscope ne laissent voir qu'un amas confus de cellules graisseuses contenues dans des aréoles conjonctives au milieu desquelles se remarquent en certains points des capillaires gorgés de sang.

La couche cartilagineuse, là où elle existe, a conservé une membrane mince ou périchondre, mais les cellules cartilagineuses sont en voie de prolifération active. La substance fondamentale est normale et creusée de grandes cavités contenant jusqu'à 8 et 10 cellules. Celles-ci cependant ne sont pas atteintes de dégénérescence graisseuse. Cette dernière particularité s'explique par le fait que cette couche cartilagineuse située au sommet de l'exostose, autour de la perforation par laquelle on pénétrait jusqu'au centre de l'exostose, n'était pas encore atteinte de nécrobiose comme le centre.

Après cette exposition des caractères anatomo-pathologiques des exostoses des os longs, nous pouvons aborder leur physiologie pathologique, c'est-à-dire leur pathogénie.

Il est deux choses qui ont dû vous frapper déjà dans ce que je vous ai dit de cette affection : la première, c'est qu'elle se développe *toujours* dans l'enfance ou l'adolescence, et que, si parfois on l'a observée sur des sujets ayant dépassé cette première période de la vie, l'origine en remontait cependant bien avant cette époque ; la deuxième, c'est qu'elle n'apparaît *jamais* sur la diaphyse, mais au niveau des épiphyses, ou vis-à-vis des points où s'accomplit l'ossification. D'où cette conclusion déjà entrevue par Dupuytren et Roux, mais plus nettement exprimée par Chassaignac et Broca, à savoir : que l'apparition des exostoses était liée aux phénomènes de l'ossification, dans le cartilage inter-épiphysaire. Toutefois je pense que cette loi ainsi formulée restreint beaucoup trop ce phénomène en le présentant comme une dépendance de l'ossification dans le cartilage épiphysaire. S'il en était ainsi, un bon nombre de ces exostoses y échapperaient, celles par exemple, encore assez fréquentes, qui se développent soit au niveau de l'épine antérieure du tibia, soit au pourtour du grand trochanter, ou bien encore au-dessus du tubercule du troisième adducteur du fémur, c'est-à-dire bien au-dessus de la ligne du cartilage inter-épiphysaire.

Pour embrasser tous les faits, la loi doit donc être ainsi modifiée : l'apparition des exostoses dans les os longs se fait soit dans l'enfance, soit dans l'adolescence, pendant l'ossification et au niveau des points d'ossification.

Nous verrons bientôt que cette loi est applicable aux exostoses des os de la face et des autres os larges.

Pouvons-nous pousser plus loin encore nos investigations, pénétrer la cause intime de cette ostéogénie anormale ?

Quelques auteurs ont essayé, et ont parlé chez certains sujets de surexcitation de la force ostéogénique, du *Nisus formativus* comme disent les Allemands ; d'autres ont parlé d'*hypergénèse*, de déviation ou aberration de la force nutritive.

Dupuytren comparait ingénieusement les exostoses aux nodosités qu'on rencontre sur certains arbres et qu'on produit à volonté pour ainsi dire en opposant un obstacle au libre cours de la sève, et il n'était pas éloigné de voir là des exubérances de la sève osseuse. Il serait curieux de rechercher si chez les jeunes animaux on ne pourrait pas produire par une excitation au niveau des cartilages inter-épiphysaires des productions ayant de l'analogie avec les exostoses.

Mais j'ai hâte de sortir de ces généralités un peu nébuleuses pour arriver à quelque chose de plus précis.

Déjà je vous ai parlé des variétés de forme et de développement de la production : il me reste à vous en indiquer la symptomatologie.

Leur accroissement se fait en général assez lentement et il n'est pas indéfini. Il est rare en effet que les exostoses des os longs prennent un grand développement, et sous ce rapport elles diffèrent beaucoup de celles des os larges, lesquelles au contraire peuvent acquérir des dimensions énormes : les plus larges que j'aie vues étaient celles du malade opéré par Boyer à l'hôpital Saint-Louis. Une de ces exostoses stalactiformes, dont le squelette était couvert, celle qui siégeait à l'extrémité inférieure du fémur et avait perforé les téguments, avait près de cinq centimètres de longueur.

Roux prétend qu'elles se développent parallèlement au squelette, et que, du moment où celui-ci a fini de s'accroître elles aussi cessent de grandir. C'est là une opinion très probable et qui s'accorde avec les faits que, de mon côté, j'ai observés. Mais il n'y faudrait cependant point compter d'une manière trop absolue et promettre par exemple à un malade que, passé l'âge de 21 ans, elles resteront stationnaires. Je le répète, c'est très probable, mais ce n'est pas certain.

On a dit que ces productions se développaient sans provoquer de douleurs. C'est vrai encore dans la grande généralité des cas, c'est vrai surtout si l'on entend par là que l'apparition de l'exostose n'est pas signalée par des douleurs, comme au contraire cela arrive constamment pour les exostoses des syphilitiques, des rhumatisants et parfois des scrofuleux. C'est même là un point sur lequel j'attire votre attention, parce qu'il fournit un excellent signe de diagnostic différentiel, sur lequel j'aurai à revenir.

Mais, si le développement lent et graduel de l'exostose des adolescents est silencieux, il peut néanmoins produire des phénomènes douloureux de voisinage. Dans une observation de Laugier et Guyon, l'articulation du genou devint gonflée et très douloureuse. Dans un cas de M. Guéniot, il y eut également de la douleur, quoique M. Soulier le nie. Rappelez-vous enfin que, chez notre jeune malade de la salle Saint-Charles, c'est la douleur éprouvée pendant la marche qui la décida à subir l'opération. Chez une autre jeune fille, la douleur était telle qu'elle marchait avec des béquilles et parfois même tombait brusquement, comme les individus qui ont un corps étranger dans le genou. Chez la malade du n° 1, salle Saint-Charles, il semblait que ce fût le frottement du tendon du troisième adducteur sur le sommet de l'exostose qui donnait lieu à la douleur très vive qu'elle éprouvait lorsqu'elle faisait marcher sa machine à coudre.

J'ai opéré avec le Dr Faivre, à Montfermeil, un jeune boucher, de 15 ans, dont l'exostose tibiale par sa croissance avait déterminé une inflammation diffuse de la couche sous-cutanée. Incontestablement, s'il eût continué à marcher et qu'on ne l'eût pas opéré, des téguments auraient été perforés.

Enfin j'ajouterai que les phénomènes inflammatoires étaient bien plus développés encore chez notre malade de la salle Saint-Charles, à laquelle je me suis vu forcé de pratiquer l'évidement de son exostose tibiale inférieure. Un phlegmon diffus périphérique avait envahi toute la partie postérieure de la jambe depuis le creux poplité jusqu'au talon.

Je me hâte de dire toutefois que ce sont là des phénomènes exceptionnels et qui proviennent plutôt du froissement exercé par les vêtements sur la saillie exostosique,

que de l'accroissement rapide de la production osseuse. Je vois en ce moment (août 1877) avec mes collègues et amis les Drs Barthez et Guéneau de Mussy un jeune garçon de 12 ans qui offre un cas très curieux d'exostoses multiples. Il en est une, située sur la partie antérieure du deuxième métatarsien gauche, qui a la grosseur d'une aveline. La pression de la chaussure a déterminé déjà plusieurs fois une telle rougeur qu'on a craint l'excoriation de la peau et par suite la dénudation de l'exostose. Mais chaque fois jusqu'ici le repos, l'élévation du membre et quelques applications émollientes ont fait promptement justice de cette irritation.

En général donc les parties molles environnantes s'accommodent de la présence de la saillie osseuse et vivent avec elle en assez bonne intelligence. Il semble même qu'il se forme au-devant d'elle comme une sorte de bourse séreuse ; c'est au moins ce que j'ai observé dans un cas d'exostose arrondie située au-dessous de la tête du péroné ; dans cette séreuse il s'est fait sous mes yeux un épanchement qui s'est ensuite dissipé.

Le diagnostic absolu et différentiel offre rarement de grandes difficultés. La première chose à prendre en considération, c'est l'âge du sujet : s'il s'agit d'un enfant ou d'un adolescent, il y a déjà de grandes probabilités pour une exostose de croissance ; mais si de plus l'exostose siège dans un des points signalés précédemment, si elle s'est développée sans douleur, et si le hasard a seul mis sur la voie de sa découverte ; ou si la douleur n'est survenue ou ne se manifeste qu'après la marche, ou par le frottement, et jamais au repos, il y a bien des raisons pour affirmer qu'il s'agit d'une exostose de croissance. Il ne faudra pas oublier d'ailleurs de prendre en considération la forme, la marche, le nombre des saillies osseuses, s'assurer si elles sont ou non symétriques, et si enfin elles sont ou non implantées solidement sur le squelette, toutes circonstances importantes au point de vue de la conduite à tenir.

Quant au diagnostic différentiel, on ne saurait le confondre avec d'autres exostoses que si le sujet avait dépassé l'âge adulte, et si l'exostose avait perdu les caractères de bénignité précédemment indiqués. Alors il pourrait à la rigueur devenir un peu plus difficile de distinguer des exostoses syphilitiques, rhumatismales ou scrofuleuses.

Mais j'ai dit déjà que ces dernières étaient précédées et accompagnées dans leur apparition de douleurs dites *ostéocopes*, tellement vives que les malades sont forcés à la déambulation nuit et jour. Puis le calme ne survient que quand elles ont atteint tout leur développement. C'est tout le contraire pour les exostoses de croissance, lesquelles, lorsqu'elles font souffrir, ne déterminent que des *douleurs de voisinage* et non des *douleurs intrinsèques*.

D'ailleurs l'examen des antécédents achèvera de porter la lumière : ainsi, chez notre malade âgée de 59 ans, atteinte d'exostoses multiples, dont l'une avait déterminé de si vives douleurs, en l'interrogeant nous n'eûmes pas de peine à reconnaître que sa maladie datait de l'enfance, puisque, pendant les dix ou douze premières années de sa vie, à cause de ces grosseurs qu'elle avait aux jambes, elle pouvait à peine marcher, et on l'avait laissée se traîner à *quatre pattes*, suivant son expression.

N'oublions pas enfin de dire que les exostoses autres que celles de croissance siègent plus spécialement sur la diaphyse des os, c'est-à-dire dans des points où jamais on n'observe celles dont nous traitons spécialement en ce moment.

La question de pronostic et de traitement, qui, au premier abord peut vous paraître très simple, n'est pas toujours exempte de difficultés, et peut faire peser sur le chirurgien une grave responsabilité. S'il est en effet des cas dans lesquels la question se présente simplement, il en est d'autres où elle est moins facile à résoudre.

Règle générale : toutes les fois qu'on nous présente un enfant ou un adolescent ayant une exostose de croissance, à moins de symptômes exceptionnels de souffrance ou de gêne extrêmes, je conseille de s'abstenir; j'engage les parents à surveiller la marche de l'exostose, toujours lente dans son accroissement, et je leur représente qu'à partir de l'âge adulte elle restera selon toute probabilité stationnaire, et ne provoquera point d'accidents. Mais il est des cas où la temporisation ne peut plus être admise; il faut savoir alors se décider à l'action. En voici deux exemples choisis entre plusieurs. Dans un premier cas il s'agit d'un enfant de 14 ans, qui portait au niveau de la deuxième phalange du doigt indicateur droit une exostose de la grosseur d'une noisette qui avait déformé et dévié le doigt, au point de s'opposer absolument à ce que l'enfant pût tenir une plume, un crayon ou tout autre menu objet : de là retard dans ses classes, dans son éducation, et désolation des parents et de l'enfant. Aucun autre moyen que l'opération n'était possible : je la proposai aux parents, mais en leur faisant observer que peut-être on serait obligé d'en venir à l'amputation du doigt, si l'opération que je méditais ne réussissait pas.

Dans un deuxième cas il s'agissait d'une jeune fille des environs d'Orléans, âgée de 16 ans, et chez laquelle je constatai une exostose stalactiforme de l'extrémité inférieure du fémur en dedans; elle ne pouvait marcher qu'avec des béquilles, et encore pendant fort peu de temps et avec de vives douleurs. J'annonçai qu'une opération seule pouvait mettre fin à cet état, et la jeune malade accueillit avec joie cette proposition qu'elle attendait; mais, avant de me décider, je crus de mon devoir d'avertir ses parents que l'opération était sérieuse et qu'il pouvait s'ensuivre des accidents fort graves. La crainte de voir la jeune fille rester infirme les fit passer par-dessus ces considérations, et je pratiquai l'ablation de cette croissance osseuse sans qu'il en résultât d'ailleurs aucun accident.

Mais, je le répète, il importe que le chirurgien, quand il se décide à l'action, ne perde jamais de vue qu'il agit sur une portion du squelette parfois très profondément située; qu'il en peut résulter une inflammation diffuse ou circonscrite, soit du périoste, soit de l'os lui-même; qu'en un mot il pratique une vraie résection.

J'aborde maintenant l'histoire du traitement de ces productions.

1° — Je considère comme absolument inutile de faire un traitement médical soit interne, soit externe, contre ces exostoses, qu'elles soient d'ailleurs solitaires ou multiples. Dans ce dernier cas on pourrait se croire autorisé à combattre la cause générale ou diathésique sous l'influence de laquelle on pourrait supposer que se sont développées ces exostoses multiples, et administrer par exemple les médicaments dits altérants, tels que l'iode et ses dérivés, ou l'arsenic. Je dois vous dire que je les ai souvent employés, mais sans jamais en retirer aucun avantage appréciable. Vous m'avez vu les administrer tout récemment encore, et par acquit de conscience, à deux de nos malades sans obtenir le moindre résultat.

Quand donc vous serez dans l'obligation, pour agir sur le moral des malades ou de leur entourage, d'administrer une médication interne ou externe, faites en sorte de vous conformer au sage précepte de l'antiquité : *Primo non nocere*, d'abord ne pas nuire, puisqu'on est à peu près certain de n'obtenir aucun résultat avantageux du traitement médical.

La forme de ces exostoses, et leur pédiculisation, ont dû faire naître sans doute dans l'esprit de plusieurs chirurgiens, comme dans le mien, l'idée de les détacher de leur point d'implantation au squelette par une brusque secousse, c'est-à-dire en les partageant à leur base. J'ai essayé plusieurs fois ce procédé sans jamais parvenir à opérer cette séparation. Je dois dire d'ailleurs que je me préoccupais de ce que deviendrait l'exostose ainsi détachée et abandonnée à elle-même au milieu des tissus. Constituerait-elle un corps étranger en se nécrosant, et faudrait-il l'extraire plus tard? ou bien se résorberait-elle? Cette dernière hypothèse ne me paraissait pas tout à fait improbable, car j'avais vu un corps étranger que j'avais délogé de l'articulation du genou, et que je me promettais d'extraire plus tard lorsque la plaie de la synoviale serait cicatrisée, se fondre sous mes yeux et disparaître sans laisser de trace.

Mais ce n'est là qu'une vue de l'esprit à laquelle manquera probablement longtemps encore la sanction de l'expérience, à moins que le hasard ne se charge de la faire lui-même, ce qui n'est pas impossible et peut se prévoir.

On a proposé la section sous-cutanée soit à l'aide d'un ciseau introduit par une ouverture étroite jusque sur le pédicule de l'excroissance, ou bien encore à l'aide d'une scie à chaîne passée autour du pédicule. Je ne suis pas en mesure de vous dire si ce procédé a été mis en pratique, mais je doute fort de son innocuité; et, quand je dis innocuité, je parle au point de vue de la réussite de la méthode sous-cutanée. Effectivement il me semblerait difficile d'éviter la suppuration, même avec le procédé du ciseau, et l'excroissance détachée, avec plusieurs esquilles inévitables, devra, ce me semble, compromettre singulièrement par sa présence la réunion immédiate. Si l'on se servait de la scie, les débris osseux provenant de son action sur le squelette rendraient cette suppuration à peu près certaine.

L'ablation est le procédé recommandé par Roux et la plupart des auteurs; c'est celui auquel j'ai eu presque constamment recours et sans avoir eu à regretter aucun accident.

Cette ablation peut se faire de plusieurs manières, mais elle comprend toujours au moins trois temps :

1° Incision du tégument; 2° dissection de l'exostose jusqu'à son pédicule; 3° séparation de l'exostose du tissu osseux sur lequel elle repose.

1er *Temps.* — Incision du tégument. On pourrait se borner à faire une simple incision linéaire, mais ce serait se créer des difficultés opératoires et plus tard une complication pour l'écoulement facile des liquides, en cas de suppuration. Je préfère, imitant la conduite de Roux, faire un lambeau qui permette des manœuvres faciles.

Résumons le cas de Roux pour servir d'exemple. Il s'agissait d'une jeune fille ayant une exostose du maxillaire inférieur sur la ligne médiane, prolongeant la saillie du menton, l'exagérant et lui donnant l'aspect du menton de Polichinelle. Roux tailla un lambeau semi-circulaire à base dirigée en avant qui lui permit de découvrir la base de l'exostose très facilement en le relevant sur le menton; puis il détacha avec la scie la production osseuse très dure, le lambeau fut ensuite ramené dans la région sous-mentonnière, où, après guérison, la cicatrice était cachée et à peine visible.

Vous m'avez vu tailler un lambeau semblable pour attaquer l'exostose de l'extrémité inférieure du fémur chez notre jeune couturière du n° 1, salle Saint-Charles; seulement j'avais fait mon incision de telle façon que la base du lambeau fût tournée en haut et la plaie ouverte par le bas pour l'écoulement facile des liquides après l'opération. Quand l'exostose, au lieu d'être stalactiforme et pédiculée, est sphérique et à large base, une incision cruciale me paraît préférable; c'est ce que j'ai fait chez la malade du n° 7. On conçoit d'ailleurs qu'on pourra varier l'incision des téguments selon la nécessité.

2e *Temps*. — Les téguments incisés et les lambeaux taillés, il faut disséquer l'exostose. On divisera par une incision linéaire tous les tissus qui recouvrent sa surface, on les fera écarter à l'aide de deux crochets, on excisera le périoste qui la recouvre, et on mettra le pédicule ou la base à découvert.

3e *Temps*. — C'est celui dans lequel on cherche à séparer l'exostose. On peut pour arriver à ce but employer tous les ostéotomes en usage, les diverses espèces de scie, toutes les variétés de pinces coupantes et enfin les diverses gouges tranchantes ou ciseaux dits à froid.

Je ne me sers de la scie que quand j'y suis forcé, et voici pourquoi. J'ai remarqué que l'action de la scie sur le système osseux mortifiait très souvent la portion du squelette sur laquelle elle agissait. Par quel mécanisme s'opère cette mortification? Est-ce par la chaleur que développe la scie, ou bien est-ce par la contusion, la trituration du tissu même de l'os? Je ne saurais le dire, mais le fait est certain, et je n'en veux pour preuve que les rondelles ou portions du cylindre osseux qui se détachent et sont éliminées presque constamment après les amputations. Le même fait peut et doit se produire pour la section du pédicule des exostoses, et de plus il est impossible, dans une section faite au milieu même des parties molles mal dégagées et mal protégées, de ne pas laisser des débris osseux qui constituent autant de corps étrangers, devant infailliblement provoquer la suppuration.

Dans un cas où la réunion immédiate avait été faite après résection par la scie d'une exostose tibiale, Velpeau eut une suppuration diffuse périphérique assez sérieuse avec issue de débris osseux.

Au contraire, quand la section a été opérée avec des pinces coupantes ou avec des gouges tranchantes, la plaie est nette, sans débris, et, si parfois il y a des esquilles, on peut facilement les extraire. Alors on peut tenter et espérer la réunion immédiate comme dans les cas de simple plaie des os. C'est toujours ainsi que j'ai agi, et je n'ai eu qu'à m'en féliciter.

Le mode de pansement auquel il faut avoir recours après l'ablation de l'exostose varie avec l'étendue de la plaie osseuse, du lambeau taillé et de la région. Si la plaie faite à l'os est large, on peut tenter de la recouvrir avec les parties molles écartées, que l'on ramène au-devant d'elle, mais il faut se tenir sur ses gardes et surveiller attentivement les phénomènes ultérieurs. Pour peu que le malade souffre, et qu'il se produise du gonflement et de la rougeur, on n'hésitera pas à remettre la plaie osseuse à découvert, et à panser avec des solutions antiseptiques.

Lorsque la plaie osseuse est de peu d'importance au contraire, il est rare que la réunion immédiate ne soit pas obtenue. Pour empêcher la trop vive réaction, si la région le permet, j'ai toujours recours à la glace ou aux irrigations continues. Il est excessivement rare, je dirais presque qu'il est sans exemple qu'après l'opération la récidive ait lieu, si je n'en avais un exemple à vous citer.

En juillet 1875, on m'amena un jeune collégien âgé de

14 ans qui était atteint d'une exostose de la phalange unguéale du gros orteil. L'ongle était repoussé en arrière et soulevé par une végétation osseuse stalactiforme recouverte d'une pellicule translucide et brillante. Je déclarai à la mère de l'enfant qu'une opération était nécessaire : cette dame me répondit qu'une année auparavant un chirurgien très habile en avait pratiqué une, que l'enfant avait paru guéri pendant huit mois, mais que depuis cette époque la production osseuse avait reparu, aussi volumineuse et aussi gênante qu'auparavant. Étonné de ce fait insolite, je demandai des détails sur l'opération, et il me fut dit qu'on avait *coupé* l'exostose avec une pince, puisqu'avec un fer rouge on avait cautérisé la racine.

J'eus quelque peine à faire comprendre aux parents que c'était là un fait très exceptionnel, qui ne se reproduirait pas, et qu'il fallait pratiquer une nouvelle opération en prenant cette fois la précaution de *creuser* la phalange pour enlever la *racine* de la production.

Ils se rendirent à ces raisons, et je pratiquai l'opération ainsi que je viens de le dire, c'est-à-dire en évidant pour ainsi dire la phalange unguéale avec une gouge tranchante; pour plus de sécurité j'introduisis dans la cavité une boulette de charpie trempée dans le perchlorure de fer. La plaie suppura, la perte de substance fut comblée en moins de 15 jours : un mois après, la guérison paraissait complète, et l'ongle commençait à s'avancer de nouveau sur la cicatrice osseuse. Quel ne fut pas mon désappointement lorsque six mois après je vis reparaître la mère m'amenant son enfant dont la phalange commençait de nouveau à se tuméfier.

Je prescrivis d'appliquer de l'onguent napolitain, et je laissai entrevoir que, si l'excroissance reparaissait, il faudrait enlever la phalange. Je ne l'ai plus revu. Qu'est-il arrivé depuis? le mal s'est-il arrêté? Ou bien l'exostose a-t-elle reparu, et les parents, craignant une nouvelle et plus sérieuse opération, n'ont-ils pas voulu s'y décider ? Je l'ignore.

Mais cet exemple montre que, si les exostoses sous-unguéales du pouce du pied doivent être assimilées par leur évolution et leurs caractères anatomo-pathologiques aux autres exostoses des adolescents, elles en différeraient cependant par le fait de la possibilité d'une récidive.

Si, au lieu d'avoir affaire à une exostose stalactiforme, ou plus ou moins allongée et pédiculée, on se trouvait en présence d'une excroissance à large base, sessile, mamelonnée, comme celle que vous pouvez observer en ce moment sur la face interne de l'extrémité supérieure du tibia chez la malade du n° 7, il vaudrait mieux peut-être renoncer à la méthode de l'ablation, et recourir soit à l'évidement, soit à la trépanation, aidée par la cautérisation centrale.

DES FRACTURES DE JAMBE

QUINZIÈME LEÇON

Introduction. — Étiologie générale des fractures de jambe. — Leur fréquence. — Elle est variable dans les deux sexes. — Division et classification des fractures de jambe.

Fractures du corps des os de la jambe. — Leurs causes. — Causes directes. — Causes indirectes. — De la fracture par rotation ou spiroïde. — Variétés anatomiques.

Sur les 70 malades actuellement dans nos salles, nous en avons 26 avec des ruptures osseuses de toute espèce, et sur ces 26, 13 sont atteints de fractures de jambe. Parmi ces dernières, nous comprenons celles des deux os de la jambe simultanément, et celles isolées du péroné et du tibia.

Il s'agit ici de comparer tous ces cas entre eux, et de voir en quoi ils diffèrent ou se rapprochent de ceux que l'on rencontre dans les ouvrages classiques. Étude importante et fertile en conséquences pratiques. En effet, un résultat favorable, croyez-le bien, met souvent plus en relief un chirurgien qu'une opération brillante, et si, dans les cas semblables à ceux que nous exposerons, vos malades guérissent sans déformation, sans claudication, soyez certains qu'ils s'empresseront de faire ressortir votre mérite; dans le cas contraire, ils resteront comme des exemples frappants de votre impéritie. Il n'est point de semaine où je ne sois appelé dans la pratique de la ville pour corriger un appareil mal appliqué ou redresser un cal difforme; en ce moment même, mon service d'hôpital ne renferme-t-il pas deux malades qui ont subi, l'une une opération de résection du tibia, l'autre une du péroné, pour remédier à une difformité résultant de l'application d'un mauvais bandage! Preuves éclatantes des suites désastreuses qu'entraînent les soins donnés par une main ignorante ou inhabile.

Lisez les auteurs classiques; ils vous diront que les fractures de jambe sont des plus communes.

Sur 2328 fractures de toute espèce, Malgaigne en signale 652; ce qui formerait à peu près le quart du total de toutes les fractures. D'après ce que je vous ai dit, rien d'étonnant que chez nous ce chiffre soit de beaucoup dépassé; les fractures de jambe forment la moitié de la somme de nos fractures.

Comparant leur fréquence relative chez les deux sexes, nous trouvons dans les registres de l'Hôtel-Dieu que, sur 515 fractures, 271 appartiennent aux hommes. Elles seraient donc sensiblement aussi fréquentes chez les femmes que chez les hommes. Pour ce qui nous concerne, sur un ensemble de 13 cas, nous en comptons 10 pour les hommes et 3 pour les femmes. La quantité pour ces dernières est donc ici au-dessous du chiffre ordinaire et n'atteint que le tiers au lieu de la moitié, sa proportion normale.

Les fractures de jambe ont été divisées en fractures de l'extrémité inférieure et en fractures de la partie moyenne ou du corps des os. Depuis le mémoire de Dupuytren, celles de l'extrémité inférieure ont été considérées comme des fractures compliquées du péroné. C'est là une erreur grave contre laquelle Malgaigne s'est élevé avec raison.

A un autre niveau des os de la jambe, je veux parler de leur extrémité supérieure, les fractures de jambe sont oubliées dans les auteurs ou passées sous silence.

Dans mon cours de pathologie externe à la Faculté, je me suis empressé de réagir contre cette classification par trop exclusive. Les auteurs divisent les fractures de jambe, en fractures de la partie moyenne, et en fractures de l'extrémité inférieure. Quant à celles de l'extrémité supérieure, s'il n'en est pas question, c'est sans doute par la raison bien simple *qu'ils n'en avaient point à citer*. Eh bien, Messieurs, c'est une lacune qu'il faut remplir. Depuis plus de dix ans, dans mes cliniques, j'attire l'attention sur ces lésions, certainement beaucoup plus rares que les autres, mais qui n'en doivent pas moins prendre place dans les cadres nosologiques.

Après avoir traité des fractures de la jambe, j'aurai à vous parler des fractures du tibia seul et du péroné seul; mais je n'insisterai que sur celles qui nous offrent un réel intérêt, je veux parler des fractures de l'extrémité inférieure du péroné, et encore, pour ces dernières, nous distinguerons les fractures qui n'intéressent que le péroné tout seul, lesquelles ne sont jamais graves, de ces fractures dans lesquelles le péroné est fracturé en même temps que l'extrémité inférieure du tibia, fractures très communes, très intéressantes, souvent très graves, qui ont fait l'objet d'un travail considérable de la part du plus grand chirurgien de notre siècle, de Dupuytren, qui n'a eu qu'un tort, celui de les réunir avec les fractures du péroné seul, tandis que ce sont bien réellement des fractures de la jambe proprement dite.

En résumé, nous adopterons la division suivante :

1° *Fractures de la partie moyenne ou du corps des os;*

2° *Fractures des extrémités.*

Cette division, je le répète, n'est pas la plus habituelle; mais elle me paraît la plus logique.

A l'expression *partie moyenne*, nous pouvons substituer avantageusement, à mon avis, l'expression *corps des os de la jambe*. Elle me paraît mieux d'accord avec les faits pathologiques. Il n'y a réellement point de fracture de la partie moyenne. La solution de continuité ne siège jamais exactement au milieu de la hauteur de la jambe, et se rapproche toujours plus ou moins de l'une ou de l'autre extrémité. Vous pourrez vérifier toutes ces assertions dans nos faits cliniques. Y insister plus longtemps serait inutile.

Les observations de fractures de l'extrémité supérieure ne manqueront point de prêter appui à notre nouvelle classification. J'ai été témoin de plusieurs faits de cette nature, et, il y a quelques jours encore, entrait à la salle Saint-Charles une femme atteinte de rupture de l'extrémité supérieure de la jambe. Celle-ci offrait une variété se montrant très rarement à l'observation du chirurgien, et présentant encore les particularités les plus intéressantes touchant le mécanisme de sa production. Mais je me réserve d'y revenir ultérieurement.

Cette classification une fois admise, je crois utile de commencer par l'étude des fractures du *corps des os de la jambe.*

Ces fractures sont de cause directe ou de cause indirecte. Par cause directe, nous voulons désigner les chocs de toute nature, la pression d'un corps pesant, telle que celle produite par le passage d'une roue de voiture, les éboulements de terrain ou le piétinement des chevaux, etc., etc. Des fractures par armes à feu, nous n'en parlerons pas; il n'y en a pas dans nos salles, et je veux appeler seulement votre attention sur des affections que vous avez sous les yeux.

Les variétés de cause indirecte sont de beaucoup les plus fréquentes. Elles sont presque toujours le résultat d'une chute d'un lieu élevé ; le tibia, pressé entre le poids du corps et la résistance du sol, se rompt au tiers inférieur, point le plus fragile de l'os ; puis, le malade essayant de se relever, le péroné se brise consécutivement. L'obliquité est alors toujours la même, c'est-à-dire de haut en bas et de dehors en dedans.

Il n'en est pas ainsi des fractures par cause directe, dont nous avons bon nombre d'exemples dans nos salles. Elles sont ordinairement de beaucoup les plus graves. En raison des violences considérables qui amènent, comme nous l'avons vu, leur production, elles s'accompagnent presque toujours de contusion, de plaie, de broiement des parties molles.

Voyez le n° 2 de la salle Sainte-Marthe ; chez lui le péroné seul a été brisé ; la roue n'a fait pour ainsi dire que frôler la jambe.

Mais, chez le n° 26 de la même salle, les désordres furent plus sérieux. Il a été renversé par un omnibus, piétiné par les chevaux, et a reçu des coups violents dans la poitrine. Les conséquences ont été : une fracture de la clavicule ; une fracture avec plaie des troisième et quatrième métacarpiens du côté gauche ; une fracture des troisième et quatrième côtes gauches, avec phénomènes de suffocation ; une contusion de la jambe gauche suivie de violentes douleurs ; enfin, une fracture de la jambe droite, avec plaie et issue du tibia à travers les téguments. Le fragment inférieur faisait issue en avant et en dedans ; il y avait, au même niveau, une solution de continuité du péroné.

Après avoir procédé à la réduction, nous avons fait l'occlusion de la plaie avec du collodion et de la baudruche, et placé le membre dans une gouttière. De cette façon, le cas a été ramené à la simplicité; actuellement, la plaie est fermée, et le cal est devenu assez résistant pour que nous ayons eu quelques difficultés à le redresser et à donner à la jambe une forme normale.

Tout porte à croire que cet homme sortira parfaitement guéri, d'ici quelque temps.

Je vous ai dit déjà que nous n'avions pas, dans nos salles, de fractures de cause indirecte par chute sur les pieds. Mais il est une variété spéciale, également de cause indirecte, dont nous avons ici deux exemples, je veux parler de la fracture par rotation, ou spiroïde. Elle se produit lorsque le pied est maintenu fixe, le corps exécutant un mouvement de rotation. La malade du n° 4 de la salle Saint-Charles a une lésion de cette nature; elle a une fracture du tibia au tiers inférieur de la jambe, avec rupture consécutive du péroné au-dessous de la tète de cet os. Au moment de l'accident, le pied, pris dans un trou, était maintenu dans l'immobilité, tandis que le corps décrivait un mouvement de rotation. Le tibia se cassa; elle voulut se relever, et ce fut alors que le péroné céda à son tour. C'est la fracture décrite par Boyer.

Un autre de nos malades, le n° 10 de la salle Sainte-Marthe, entré pendant la visite, et que nous avons pu observer une demi-heure après l'accident, est tombé sur le côté droit, et, chose qui pourrait paraître bizarre, a eu la jambe gauche fracturée. Je l'ai interrogé en votre présence : c'est un homme intelligent, ne se livrant *aucunement à la boisson*, et qui avait toutes ses facultés au moment de la chute. Il a pu vous fournir lui-même tous les renseignements que je vous donne. Tombé sur le côté droit, le malade s'imagine que la jambe gauche s'est brisée par *contre-coup*. Mais ce mécanisme n'est point vraisemblable. Il est bien plus naturel de penser que le pied gauche, appuyé contre le trottoir, est resté fixé, le corps subissant, comme chez la malade précédente, un mouvement de rotation. C'est à ce moment que le tibia gauche s'est brisé. Tout porte à le croire. La rupture a coïncidé avec le faux pas qui a précédé et déterminé la chute sur le côté droit.

La clinique s'accorde ici parfaitement avec les expériences d'amphithéâtre ; ces dernières ont pleinement confirmé ce que les observations particulières et les autopsies de cadavres atteints de ces fractures avaient permis de supposer. Dans un grand nombre de ruptures osseuses faites artificiellement, afin d'éclairer cette question, le mécanisme a toujours paru être le même que dans les faits pathologiques. Les résultats ont été identiques.

Dans toutes les épreuves, la solution de continuité a siégé à peu près au même point ; la direction des fissures a toujours été sensiblement la même ; les lésions médullaires semblables.

Maisonneuve, dont nous aurons souvent à citer le nom, — car il a répété ces expériences avec une patience digne d'éloges, — a beaucoup contribué à éclaircir ces questions.

Il plaçait un cadavre le pied fixé dans un étau, puis il imprimait au reste du corps un mouvement de rotation sur la jambe solidement immobilisée.

Cette solution de continuité, siégeant à l'union du tiers moyen avec le tiers inférieur du tibia, curieuse à étudier par le mécanisme de sa production, par la disposition particulière qu'elle affecte, et aussi quelquefois par les accidents qui la compliquent, a porté différents noms. Si on ne veut voir que la cause de sa production, on pourra la dénommer : *fracture par torsion ou par rotation.*

En vous reportant à l'étiologie des fractures par cause indirecte de la partie moyenne de la jambe, vous devez vous rappeler que la première espèce dont je vous ai parlé était celle où le tibia, dans une chute d'un lieu élevé, se rompait sous le poids du corps ; la seconde sera la fracture par torsion, encore appelée spiroïde. Peu importe, d'ailleurs, que ce soit le corps ou le pied qui soit mobile ; le mécanisme est le même.

Ainsi, il ne peut rester de doute sur le mode de production.

Un dernier mot sur notre malade du n° 10. Au moment où son corps a exécuté un mouvement de rotation, malgré sa violente émotion, il a entendu un craquement, et il a dit aux personnes qui l'entouraient : « *Ma jambe est cassée, je l'ai entendue se casser.* » Ce signe, indiqué par les auteurs classiques, et noté dans les fractures du crâne, a été nié par certains pathologistes. Il ne faudrait pas, vous le voyez, lui refuser toute valeur.

Voilà donc deux genres de fractures par cause indirecte : celles par rotation et celles de cause indirecte ordinaire, le poids du corps enfonçant le tibia. Par une exception curieuse, ces dernières, qui sont les plus fréquentes en temps ordinaire, sont chez nous les plus rares.

On pourrait se poser la question de savoir si, outre ces deux variétés précitées, il n'en existe pas une troisième au niveau du corps des os : la fracture par arrachement. Eh bien, cette variété, qui, tout d'abord, pourrait paraître logique, ne s'y rencontre pas. Elle appartient exclusivement aux extrémités.

Examinons les variétés diverses que présentent ces fractures du corps des os de la jambe ; elles sont complètes ou incomplètes, avec ou sans esquilles, comminutives ou compliquées de plaie. Nous en avons sous les yeux de différentes sortes. Parmi celles sans plaie, nous citerons cet homme atteint de delirium tremens qui a parfaitement guéri, contrairement à un malade précédent, qui est mort par suite des mêmes accidents présentant un caractère particulier dont je vous ai entretenu longuement dans une de mes dernières cliniques. Le premier s'est fait, à la partie moyenne de la jambe, une fracture simple des deux os ; le troisième jour, il a été pris d'un accès délirant excessivement violent, combattu avec succès par le vin opiacé. Après quarante-huit heures, tout est rentré dans l'état normal, et, aujourd'hui, le malade est dans un appareil inamovible. Nous verrons plus tard que ce delirium tremens est un des accidents les plus imprévus, et qui complique singulièrement les cas comme ceux que je viens de vous citer, c'est-à-dire les plus simples au point de vue des lésions osseuses.

Quant aux fractures avec plaie, fractures exposées, comme les appellent les Anglais, par suite du contact du foyer de la fracture avec l'air extérieur, notre service, si riche en fractures de toute espèce, nous en offre un exemple au n° 26 de la salle Sainte-Marthe. Nous en avons parlé tout à l'heure. Je n'y reviens que pour vous rappeler que nous l'avons ramené à sa plus grande simplicité, en protégeant le foyer avec le collodion et la baudruche.

Quelle est la direction de la fracture, et quels sont les déplacements observés? C'est là un sujet bien important ; le connaissant à fond, nous aurons des indications certaines pour un traitement ultérieur et une explication plausible des symptômes.

Si la solution de continuité a lieu à l'union du tiers

moyen avec le tiers inférieur, ce que l'on observe presque toujours sous l'influence des causes indirectes, le trait de la fracture sera généralement dirigé dans le même sens, c'est-à-dire de haut en bas et d'arrière en avant. Le fragment supérieur, glissant sur le plan incliné que lui présente l'inférieur, tend à percer la peau en avant; le fragment inférieur se place en arrière. Ce déplacement est le plus ordinaire, on l'observe dans l'immense majorité des cas. Toutefois, il y a des variétés : tantôt les fragments ne se sont pas quittés; cela a lieu, comme nous le verrons plus tard, quand les deux os ne sont pas brisés à la même hauteur; il y a alors un déplacement angulaire ou bien le déplacement est nul. C'est l'exception. Le cas le plus fréquent est le premier que nous ayons cité.

Dans certains cas, le trait de la fracture est dirigé en sens inverse; le fragment inférieur fait alors saillie en avant. Les deux portions du tibia n'ont que peu de tendance à se séparer, mais elles se portent en avant, et cela s'explique, car le bout inférieur tenant au pied est tiré en arrière par la contraction des muscles du mollet. De plus le fragment supérieur, relevé par la contraction du triceps fémoral, et pressant sur l'inférieur, tend à accentuer le mouvement de bascule. Deux causes tendent ainsi à produire ce déplacement angulaire en avant.

Un autre déplacement a été signalé par Dupuytren; il consiste dans un écartement plus ou moins grand des deux fragments, avec interposition de faisceaux fibro-musculaires. Comme conséquence de ce fait, il y a difficulté et lenteur de la consolidation, et, si elle est obtenue, on a souvent à regretter la formation d'un cal vicieux.

Enfin un déplacement non connu des anciens chirurgiens ou, du moins, sur lequel ils n'avaient pas suffisamment insisté, est celui qui est propre à la fracture cunéenne ou en V. Elle a été étudiée d'une façon remarquable par notre collègue Gosselin; puis elle a été signalée dans diverses communications, soit écrites, soit verbales, faites à la Société de chirurgie, où elle a donné lieu à des discussions intéressantes. Citons aussi diverses monographies, entre autres la thèse de Bourcy, interne de Gosselin, et un mémoire de Bérenger-Féraud (Paris, 1864).

Comme pour les fractures de cause indirecte précédentes, c'est aussi à l'union du tiers moyen de la jambe avec le tiers inférieur que celles-ci ont lieu. Les deux os sont rompus simultanément. La solution de continuité du péroné ne présentant rien de particulier, nous croyons devoir la laisser de côté, et nous appesantir sur celle du tibia, qui a une physionomie toute particulière.

Ordinairement la fracture cunéenne est de cause indirecte. Le fait anatomique qui imprime à cette fracture son caractère spécial, est le suivant. Le fragment supérieur du tibia forme un **V** saillant dirigé inférieurement et entrant comme un coin dans le fragment inférieur. S'il descend plus ou moins bas dans ce fragment, il le divise en plusieurs morceaux, et on peut comparer ce qui se passe alors avec ce que l'on observe à l'extrémité inférieure du radius. Toutefois, au radius, l'os est quelquefois comme broyé, divisé en un nombre considérable de fragments; il n'en est pas ainsi dans les fractures cunéennes du tibia, où on trouve deux ou trois fragments au plus.

Cette variété est remarquable à plusieurs points de vue. D'abord, nous venons de le dire, par la direction qui lui a valu sa dénomination, et par l'écrasement tout particulier du tissu spongieux, ensuite par la déchirure du canal médullaire s'accompagnant de la contusion de la moelle de l'os et bientôt de l'inflammation de toutes ces parties avec ses graves conséquences. Si nous ajoutons à tous ces accidents probables, et parfois inévitables, ceux qui surgissent du côté de l'articulation tibio-tarsienne pénétrée, par une ou plusieurs fêlures osseuses émanant du foyer de la fracture, et de là, suivant certaines directions, jusqu'à un certain point désigné d'avance, nous aurons un ensemble de complications qui peut donner une idée complète de la gravité du pronostic et indiquer les difficultés du traitement : toutes choses qui ont été très bien exposées, soit par Gosselin, soit par ses élèves.

Nous avons eu récemment au numéro 23 de la salle Saint-Landry un homme de 37 ans, atteint d'une fracture de jambe de cette nature et dont je vais vous rappeler brièvement l'histoire. Cet homme prétendait qu'en jouant avec un de ses camarades dans une chambre il était tombé seulement de sa hauteur sur un parquet. Mais il nous semble évident, en raison de la forme des fragments, que cette chute s'est accompagnée d'un violent mouvement de torsion en même temps que le fragment supérieur s'enfonçait dans l'inférieur pour le faire éclater.

Au moment de son entrée on constata une fracture complète de jambe au tiers inférieur. Le fragment supérieur en forme de pointe aiguë avait fait une large plaie à la peau et chevauchait en avant de l'inférieur.

On fit immédiatement la réduction, et la plaie fut fermée avec du collodion et de la baudruche. Au bout de deux jours nous fûmes forcé de défaire ce pansement, et il s'écoula du pus. Nous fîmes immédiatement remarquer la gravité exceptionnelle de cette fracture, qui se trouvait ainsi exposée à l'air, et dans un foyer de suppuration. En effet, au bout de quelques jours, un phlegmon diffus intermusculaire se déclarait. Nous fûmes obligé de faire de longues et profondes incisions, qui nous permirent de nous rendre maître du mal. Dans les commencements on appliqua un pansement phéniqué antiseptique.

Il nous fut possible de nous rendre compte de l'état du foyer de la fracture. On constata que le fragment supérieur était taillé en pointe aiguë dirigée en bas et en avant. Sur le fragment supérieur se trouvait une cavité ouverte, en avant, pouvant exactement recevoir le V du fragment supérieur.

De l'extrémité de ce V rentrant, part une fissure, qui va se prolongeant sur la face interne de l'os, vers l'articulation tibio-tarsienne. Il résulte de là une irrégularité très grande du trait de la fracture, dont le mécanisme n'est pas difficile à expliquer. Le fragment supérieur pénètre comme un coin dans l'inférieur, le fait éclater ; puis, un mouvement de torsion aidant, il se fait une fissure qui se prolonge sur la face interne ou postérieure de l'os.

Cette fracture est d'une gravité exceptionnelle. Tout le périoste des fragments s'est détaché et a mis à nu des parties osseuses fatalement destinées à une élimination dans un avenir plus ou moins éloigné. Ces esquilles sont un empêchement absolu à la consolidation.

Chez cet homme il fallut une amputation La moelle osseuse a été détruite par l'écrasement des fragments, le périoste est détruit, il faut retrancher radicalement ces os mortifiés.

L'amputation faite par la méthode circulaire permit de se rendre compte des désordres de la fracture. Ils sont plus étendus que nous ne l'avions supposé et nous démontrent pleinement qu'une amputation était inévitable. La pointe du fragment supérieur avait fait éclater, comme un coin, le fragment inférieur. En même temps, le fragment supérieur était passé en dedans et derrière l'inférieur, ce qui est contraire à la règle. Sur le fragment inférieur la fissure se dirigeait vers le bas du tibia. Mais cette fêlure n'atteint pas l'articulation tibio-tarsienne, elle tourne sur la face interne de l'os et s'y perd.

L'articulation tibio-tarsienne était remplie de pus, fait qui nous semblait d'abord inexplicable. Mais, en examinant attentivement, nous avons vu du pus sortir entre le péroné et le tibia, et tomber dans la jointure. Nous avons pu constater une fêlure qui descendait sur le péroné à partir de la fracture, et qui faisait communiquer ce foyer avec la cavité articulaire.

Cette fracture compliquée de plaie, d'une attrition de la moelle du tibia et d'une communication avec l'articulation tibio-tarsienne, eût donc été impossible à guérir, et elle réclamait impérieusement l'amputation.

Dans les fractures de cause directe, le déplacement peut être variable : oblique, angulaire, par rotation ; nous n'avons pas l'intention d'y insister.

Une dernière variété de fracture serait celle dite transversale, ou *en rave*. Malgaigne la nie, et avec raison. Effectivement, personne n'a jamais pu montrer un tibia à sa partie moyenne fracturé *comme un navet qu'on casse*. Il y a toujours plusieurs dentelures, alors même que le trait de la fracture se rapproche plus ou moins de la direction transversale. Plus on s'élève vers l'extrémité supérieure du tibia, et plus les fractures semblent se rapprocher de cette direction transversale ; si bien que ce n'est guère même que là qu'on les observe.

D'après ce que nous venons de vous dire, vous devez comprendre, bien que nous ayons à peine entamé notre sujet, combien l'étude des fractures de jambe est importante. Plus nous avancerons dans la question, et plus vous verrez surgir de difficultés et de faits intéressants.

SEIZIÈME LEÇON

Symptomatologie des fractures du corps des os de la jambe. — Caractères particuliers de l'impuissance du membre. — Bruit perçu par le malade. — Déplacements. — Valeur diagnostique de la crépitation. — Complications. — Rôle de l'épanchement sanguin. — Influence de la syphilis, du rhumatisme et de l'alcoolisme sur la consolidation. — Fractures compliquées de plaie. — Déchirure des vaisseaux. — Emphysème traumatique. — Pronostic. — Importance toute particulière du traitement. — De l'emploi du chloroforme.

MESSIEURS,

Nous avons terminé notre dernière leçon par l'étude des diverses variétés de déplacements observés dans les fractures du corps des os de la jambe. Aujourd'hui, c'est par l'étude des symptômes que je vais commencer.

Dans les fractures du bras et dans celles de la cuisse, il existe presque toujours un chevauchement considérable; c'est l'exception à la jambe. Deux causes peuvent l'expliquer: la partie inférieure du membre pelvien se composant de deux os qui peuvent ne point se rompre au même niveau, chaque os fait pour l'autre l'office d'attelle; de plus, le ligament interosseux tend à maintenir les os brisés à leur place normale.

En résumé, l'épuisement de la cause fracturante sur un seul des os, la fracture du second os dans un point plus ou moins éloigné de celui du premier, la présence du ligament interosseux maintenant les surfaces en contact lorsque les deux fractures sont éloignées l'une de l'autre, et les unissant l'une à l'autre latéralement lorsqu'elles siègent en un point identique, telles sont les causes qui s'opposent à un déplacement considérable. A la cuisse ou au bras, nous trouvons des conditions différentes; le chevauchement est facile; mais, à la jambe, si les deux os ne sont point fracturés au même niveau, il est rarement considérable, même s'il succède à des traumatismes violents. Les expériences multiples faites sur le cadavre n'ont pas déterminé non plus une saillie volumineuse.

Si nous voulons continuer les mêmes comparaisons, nous verrons que, si dans les fractures du bras ou de la cuisse le raccourcissement peut être énorme, atteindre jusqu'au tiers de la longueur du membre (ainsi que nous en avons un bel exemple à la salle Sainte-Marthe, sur la cuisse du n° 8), rien de semblable n'est noté pour les fractures de jambe, si ce n'est toutefois dans les fractures avec esquilles ou par armes à feu.

La symptomatologie de ces fractures a beaucoup de rapports avec celle de toutes les fractures; cependant on observe certains points spéciaux, et c'est sur eux que je veux surtout insister, vous renvoyant pour les généralités aux traités classiques.

L'impuissance du membre, que l'on étudie en première ligne dans les fractures, offre ici quelque chose de particulier. Elle existe dans les ruptures de jambe, mais le malade éprouve comme le besoin de s'en assurer; après l'accident, il croit difficilement à une cassure, il essaye de se lever et de marcher. Tout le monde sait que c'est en se relevant et en essayant de se garer d'une seconde ruade du cheval qui lui avait fracturé le tibia, que notre illustre A. Paré compléta sa fracture de jambe et en fit même une fracture compliquée, puisque le fragment supérieur du tibia traversa les téguments, puis le haut-de-chausses, pour venir enfin se ficher en terre avec violence.

Ainsi, après une première fracture, si le blessé n'essayait pas de se relever pour marcher, le second os resterait probablement intact. Bien des exemples viennent à l'appui de cette manière de voir. Percival Pott, se promenant dans les rues de Londres, fit un faux pas et tomba. Comme des personnes accouraient pour le relever : « Ne me touchez pas, leur dit-il, n'essayez pas de me relever, j'ai la jambe cassée. » Suivant ses indications formelles, on se borna à l'étendre sur une planche, et ainsi il fut transporté chez lui.

Ce praticien anglais s'était rendu compte de suite de son état ; mais c'est là un fait tout à fait exceptionnel. Vous verrez que, malheureusement, les malades qui arrivent dans nos salles ne jugent pas aussi exactement leur situation. Ils ne peuvent croire qu'ils ont une fracture de jambe. Le fait seul qu'ils peuvent remuer les orteils suffit pour les abuser, et souvent vous les voyez affirmer résolument qu'ils n'ont rien de *cassé*, alors même que la crépitation provoquée par nos mains devrait cependant lever tous les doutes.

Suivant Boyer, dans bon nombre de fractures de jambe, le tibia seul est primitivement brisé, le péroné ne se rompant que secondairement ; les malades se relèvent, essayent de marcher, et le péroné cède alors dans sa partie la plus faible, c'est-à-dire vers le collet de la tête de l'os. Je ne puis vous assurer si sa théorie est toujours vraie, si les observations de Boyer sont trop exclusives, mais, ce que je puis vous affirmer, c'est que, dans deux des cas de notre service, il en a été ainsi.

Je vous citerai d'abord la malade du n° 4 de la salle Saint-

Charles; elle a eu le pied pris dans une gargouille d'égout, le corps avait subi un mouvement de torsion sur le pied, et il en était résulté une fracture du tibia à son tiers inférieur. Elle voulut se relever, un deuxième craquement se fit entendre : vous avez pu constater cette rupture du péroné à son tiers supérieur.

Le malade couché au n° 11 de la salle Sainte-Marthe est encore une preuve à l'appui.

Dans aucune des fractures soit du bras, soit de la cuisse, vous ne noteriez rien de semblable. Le blessé a conscience que son bras est inerte, que sa cuisse ne pourra plus le soutenir, il ne tente point l'expérience dangereuse de se mouvoir.

En somme, dans les *fractures de jambe, l'impuissance du membre offre des caractères tout spéciaux.*

Quant au *déplacement*, il est presque toujours le même. Le plus souvent vous avez à lutter contre la même disposition vicieuse des fragments, le supérieur tendant à se porter en avant et en dedans, l'inférieur en arrière et en dehors ; de plus, le talon est attiré en arrière par les muscles du mollet et, comme conséquence, le pied est dans l'extension.

Quelquefois, mais très exceptionnellement, le fragment inférieur se porte en avant et en dehors.

Lorsqu'il se porte en arrière, comme cela existe le plus souvent, il peut aller jusqu'à perforer les téguments. J'en ai vu un exemple remarquable lorsque j'étais chirurgien de la Pitié. Il s'agissait d'un homme qui était tombé d'un lieu élevé, et qui, lui aussi, avait essayé de se relever après sa chute. Le fragment *inférieur* avait traversé toutes les parties molles en arrière. Le refroidissement du pied, les phlyctènes, qui survinrent rapidement, me firent penser que l'artère tibiale postérieure était lésée. Malgré les soins les plus dévoués, la gêne de la circulation détermina une gangrène rapide du pied. L'amputation, jugée nécessaire, fut pratiquée, et la pièce, préparée avec le plus grand soin par mon interne, M. Farabeuf, démontra cette déchirure de l'artère soupçonnée pendant la vie. Avouons toutefois que cette complication est exceptionnelle.

Les déplacements angulaires sont très rares; ils ont lieu, soit à la partie antéro-interne, soit à la partie antérieure et externe, alors que la violence n'a pas été suffisante pour séparer les surfaces fracturées. Rarement on observe le déplacement angulaire en arrière.

Mais c'est surtout aux déplacements en avant que le chirurgien doit remédier, déplacements les plus fréquents et les plus rebelles. Nous verrons plus loin les procédés divers qui ont été employés.

A l'étude des déplacements doit faire suite celle de la crépitation. Ce signe est presque constant dans toutes les fractures, et, s'il manque quelquefois au bras et à la cuisse, c'est que là, le chevauchement peut être considérable. Dans les fractures de jambe, rien de semblable; on peut compter d'une manière absolue sur la crépitation. Il faut d'ailleurs reconnaître que, si les autres symptômes suffisent, en général, pour établir le diagnostic de ces fractures, celui-ci est un complément utile et qui fait rarement défaut.

Disons cependant qu'on peut parfois éprouver des difficultés pour percevoir cette crépitation, c'est quand une portion de muscle vient s'interposer entre les fragments du tibia, et que, d'autre part, le péroné est fracturé tout à fait à sa partie supérieure. Malgré la mobilité très grande, lorsqu'on saisit le pied, on ne perçoit quelquefois la crépitation que par éclair. Mais cette mobilité très grande suffit au praticien prudent, et il ne doit pas s'acharner à vouloir absolument produire le signe caractéristique de la crépitation.

Chez tous nos malades, les fractures de jambe étaient si faciles à reconnaître, que je ne crois pas devoir m'appesantir plus longtemps sur ce sujet.

Un mot maintenant sur les complications.

Elles sont nombreuses, et peu de fractures en comptent autant. Nous les étudierons dans les fractures directes et dans les fractures indirectes.

Dans les premières, il y a toujours un épanchement sanguin plus considérable. S'il est peu abondant, il se résorbe très rapidement; si, au contraire, il y a une grande quantité de sang, la formation du cal est retardée. Ce n'est pas l'opinion de beaucoup d'auteurs anciens, tels que Villermé, Breschet, Velpeau. Ils pensaient que le sang infiltré au pourtour de la fracture, loin de retarder sa consolidation, la précipitait et fournissait des matériaux au cal. Des recherches modernes plus précises ont détruit ces théories. Cette hypothèse est aujourd'hui abandonnée.

Le cal se forme aux dépens de la lymphe plastique; le sang joue le rôle d'un corps étranger, il doit se résorber pour que cette lymphe plastique puisse s'épancher. Partant de ce principe, nous dirons que, dans les fractures de jambe, comme dans toutes les autres et peut-être davantage encore, l'épanchement sanguin est une complication; car, loin de favoriser, il retarde la formation du cal. Aussi importe-t-il de réserver son diagnostic et son pronostic, alors même que les téguments ne sont point intéressés. Ne cherchez pas à donner issue à ce sang épanché. Rejetez même l'aspiration sous-cutanée, elle pourrait donner lieu à une plaie communiquant avec le foyer de la fracture. Il en serait de même des applications de sangsues préconisées autrefois. En somme, de nos faits cliniques nous pouvons conclure que l'épanchement sanguin est un accident fréquent qu'il faut s'attendre à voir se dissiper spontanément, mais qui peut aussi retarder la consolidation.

Les fractures de jambe les plus simples d'abord peuvent quelquefois devenir compliquées, et cela tient à la constitution des sujets. Après un intervalle de dix, quinze ou vingt jours, vous pourrez voir survenir des douleurs très vives dans le membre lésé. Vous les rattacherez le plus ordinairement, soit au rhumatisme, soit à la syphilis. Dans des observations qui me sont propres, j'ai dû, après deux, trois, quatre et même cinq mois, instituer un traitement antisyphilitique pour hâter la fin de la consolidation et enrayer les accidents.

Une autre complication, que vous avez pu remarquer dans nos salles, c'est le delirium tremens. Il peut survenir même dans les cas en apparence les plus normaux, alors que les renseignements de l'individu ou de la famille ne peuvent le faire prévoir. Aussi, je vous le conseille, n'annoncez jamais que la guérison s'accomplira dans l'espace de quarante-cinq jours, comme on le répète partout.

La complication la plus grave et la plus ordinaire, c'est la communication de l'air extérieur avec le foyer de la fracture, c'est-à-dire la fracture avec plaie. Cet accident est ici d'autant plus fréquent, que les os sont recouverts seulement par la peau et un tissu cellulaire très mince; à la moindre déviation, les fragments poussent les parties molles, les perforent, font issue à l'extérieur. La chose est d'autant plus facile que les fragments sont souvent taillés en biseau et leurs extrémités effilées en pointe.

La déchirure des vaisseaux est peut-être ici plus fréquente que partout ailleurs. C'est au moins la fracture dans laquelle on l'a notée le plus souvent. J.-L. Petit, Pelletan, Boyer, Delpech et Dupuytren l'ont indiquée. Dans le cas de J.-L. Petit, c'est l'artère tibiale antérieure qui avait été lésée : il ouvrit le foyer et lia l'artère ; le malade guérit. Faudrait-il suivre son exemple? Je n'hésite pas à répondre négativement; j'aimerais mieux imiter la pratique de Dupuytren et de Delpech, qui lièrent avec succès la fémorale.

Dans la plupart des cas, celui de J.-L. Petit excepté, c'est la tibiale postérieure qui avait été lésée par le fragment supérieur. Chez mon malade de la Pitié, j'ai dit que c'était le fragment inférieur qui avait déchiré la tibiale postérieure, et que la gêne de la circulation avait amené consécutivement la gangrène du pied.

Velpeau, le premier, dans ses cliniques, a appelé l'attention des médecins sur une complication rare, mais grave : c'est une sorte d'infiltration gazeuse autour des fragments, infiltration ou emphysème indépendant de toute communication avec l'air ambiant, puisque dans ces cas il n'y avait pas de plaie aux téguments. Cet épanchement, connu sous le nom d'*emphysème primitif* ou *spontané*, est une complication encore peu étudiée par les auteurs. La thèse de Boureau (Paris, 1856) est la meilleure monographie que nous possédions sur ce sujet. On n'est pas d'accord sur son mode de production ni sur sa nature. Pour certains chirurgiens, il est dû à la communication avec l'air extérieur; pour d'autres, et je suis de leur avis, il peut être indépendant de la déchirure des téguments. Nous ne discuterons pas l'origine de cet emphysème attribué à une pénétration de l'air; ce cas, si toutefois on voulait bien l'admettre, s'expliquerait aisément.

L'explication serait plus difficile pour la seconde catégorie dont nous admettons la possibilité. Y a-t-il alors décomposition d'une certaine quantité de sang épanché, formation spontanée de gaz dans la trame du tissu cellulaire ou toute autre modification organique plus ou moins probable, mais à coup sûr inconnue dans son essence; toujours est-il que cet épanchement gazeux a été constaté d'une façon très nette, et qu'il faut en admettre non seulement la possibilité, mais encore l'existence. Ce n'est pas là un fait théorique, mais un fait d'observation qui a attiré l'attention d'un grand nombre de chirurgiens.

Vous pensez peut-être que là se bornent les complications des fractures de jambe? Il n'en est rien. Il faudrait vous énumérer toutes celles que l'on peut rencontrer dans les fractures en général, et vous verriez qu'à la jambe aucune ne fait défaut.

Confondant dans une même énumération les accidents que nous venons d'étudier en détail et ceux que nous avons intentionnellement passés sous silence, mais que l'on peut s'attendre à voir survenir un jour ou l'autre, nous dirons que les accidents des fractures de jambe peuvent survenir immédiatement ou à longue échéance, intéresser les tissus localement, ou causer des phénomènes morbides généraux plus ou moins graves.

Ainsi, le déplacement des fragments peut produire des désordres immédiats, tels que le tiraillement ou la compression de la peau, du tissu cellulaire, des muscles, des vaisseaux, des nerfs, la déchirure de ces mêmes organes. Des spasmes musculaires, primitifs ou consécutifs, partiels ou généraux, ont pu reconnaître pour point de départ l'irritation du tissu musculaire par les pointes osseuses taillées en biseau. C'est à ces lésions, qui réveillent l'irritabilité musculaire hallérienne, qu'il faut rattacher ces soubresauts si douloureux dont se plaignent les malades, et qui ne cessent qu'avec la cause qui leur a donné naissance, c'est-à-dire après la réduction.

Les accidents consécutifs comprennent : les inflammations du périoste, celles du tissu propre et de la moelle de l'os, les abcès, les fusées purulentes intermusculaires, l'infection purulente ou putride, la nécrose et, enfin, la gangrène, consécutive soit à la violence du processus phlegmasique, soit, comme nous l'avons vu, à la blessure d'une artère.

De cet ensemble de faits il ressort que, si le plus souvent le diagnostic peut être aisé, il peut aussi se présenter plein de difficultés. Étudiez, séparément et avec soin, chacun des symptômes : ce sera pour vous un excellent moyen pour arriver à un diagnostic exact.

Le pronostic se tire de l'absence ou de la présence d'une ou de plusieurs complications. La fracture est-elle simple? il faut encore faire ses réserves, ne pas trop s'avancer, ne pas annoncer une guérison trop hâtive, et compter avec le delirium tremens, le rhumatisme, la syphilis.

Si la fracture est compliquée, l'érysipèle, le phlegmon érysipélateux, l'infiltration purulente, intermusculaire et, plus tard, l'infection purulente pourront entraîner la mort.

Comme je l'ai dit dès le début de ma première leçon, le traitement est l'affaire importante dans les fractures des os de la jambe.

C'est par la réduction qu'il convient de commencer, comme dans toutes les fractures. Elle est plus ou moins facile suivant le peu de croisement des fragments, suivant la direction de la fracture, suivant la position des surfaces osseuses brisées, toutes choses essentiellement variables. Pour réduire, on procédera de la façon suivante : un aide tient le talon d'une main et applique la paume de l'autre main sur le dos du pied; un second aide, prenant à pleine main l'articulation fémoro-tibiale fléchie, exercera une traction sur l'extrémité supérieure de la jambe. Pendant ce temps, le chirurgien cherche à dégager les fragments et à obtenir leur coaptation,

Le plus ordinairement, rien ne s'oppose à ce résultat. Toutefois, la contracture musculaire, très difficile à vaincre même quand la résolution chloroformique est aussi complète que possible, oppose une résistance invincible. On a aussi proposé de sectionner le tendon d'Achille pour détruire l'action des muscles du mollet et empêcher l'élévation du fragment inférieur ; c'est là un procédé sur la valeur duquel je me prononcerai plus tard.

Quant aux inhalations de chloroforme pour la réduction des fractures, je ne saurais trop vous mettre en garde contre ce moyen. Avant d'obtenir la résolution musculaire, rappelez-vous qu'il faut passer nécessairement par la période d'agitation. Le blessé se débat, et souvent, dans ces mouvements inconscients et énergiques, les déplacements s'aggravent.

J'ai vu à l'hôpital des Cliniques, sur un manœuvre auquel je voulais pratiquer la réduction d'une fracture simple du fémur, le fragment supérieur traverser brusquement, et sans que nous eussions pu nous y opposer, l'épaisse couche de muscles qui le recouvraient, et même les téguments.

Lorsqu'il n'y a pas de plaie, si, malgré toutes vos tentatives de réduction, vos efforts n'ont pas été couronnés de succès, il n'est pas nécessaire d'insister. Placez la jambe à demi fléchie dans une gouttière, et au bout de sept ou huit jours, sous l'influence du repos, de l'immobilité la plus complète, de la position appropriée, des émollients, la contracture s'amoindrit, la réduction s'opère seule ou avec peu de difficulté.

S'il s'agit d'une fracture avec plaie, on doit aussi tenter la réduction, mais également sans beaucoup d'efforts, et si on ne peut y arriver facilement, il faut y renoncer franchement et attendre. Je n'entends certes point ériger l'expectation en principe dans les fractures compliquées; l'indication de réduire est toujours posée et présente, mais l'expectation n'a pas la gravité qu'on lui attribuait autrefois ; on a vu ces fractures, comme les fractures précédentes, se réduire facilement au bout de quelques jours. S'il y a issue considérable du fragment supérieur ou inférieur, on a donné le conseil, bon à suivre quelquefois, non toujours, de débrider immédiatement au-dessous du point où ce fragment est sorti, et, si sa pointe est trop saillante, de la réséquer aussitôt avec la pince coupante ou la scie à chaîne.

Une fois la fracture réduite, quelle position faut-il donner au membre? Quand la fracture est simple, sans tendance au déplacement, la position vraie, c'est de fléchir la jambe sur la cuisse, ainsi que le recommandait P. Pott. Dans les premiers jours un appareil de Scultet sert à fixer le membre, et ultérieurement on le remplace par un bandage inamovible. Il faut avoir soin de fléchir le pied à angle droit sur la jambe, car l'affaissement du pied, sa rotation en dedans ou en dehors entraîneraient une déviation semblable du fragment inférieur. J'applique immédiatement un appareil inamovible si j'ai affaire à un alcoolique.

Dans les fractures avec plaie, je mets le membre dans une gouttière qui permet les applications émollientes.

La position ne suffit pas toujours pour corriger la saillie du fragment supérieur, car, la jambe étant dans la demiflexion, le triceps reste tendu, et le fragment supérieur est porté en avant, alors que le fragment inférieur est attiré en arrière et en haut par les muscles du mollet. Aussi, malgré cette position éminemment favorable de la jambe en demi-flexion, constituant une sorte de neutralité musculaire, un relâchement graduel, voit-on la disposition vicieuse du fragment supérieur persister souvent.

Il n'est pas de moyens que les chirurgiens n'aient cherché à employer pour remédier à cet état.

Mayor a conseillé la compression du fragment supérieur

D'autres ont agi sur le fragment inférieur, à l'aide d'un gros coussin sur lequel porte exclusivement, et à faux, la partie inférieure de la jambe et le talon. C'est un moyen efficace lorsqu'il peut être supporté assez longtemps ; j'y ai eu parfois recours avec avantage.

On a proposé la section du tendon d'Achille. Laugier et Bérard ont fait cette opération, à laquelle j'ai eu recours une seule fois? Quinze jours après, la contracture était violente. Cette section, bien qu'ayant entraîné quelquefois des accidents, ne doit pas être entièrement rejetée.

Je mets sous vos yeux un appareil inventé par Malgaigne pour combattre la saillie du fragment supérieur. C'est après avoir couché la jambe sur une gouttière garnie de ouate ou de linge, et en prenant la précaution d'appuyer le pied contre une semelle, qu'il appliquait son appareil. Il est formé, comme vous le voyez, d'un demi-cercle métallique dont les deux extrémités sont réunies par une courroie que l'on peut enlever à volonté. Ces deux extrémités peuvent s'attacher au plan ou être serrées directement sur le membre par la courroie. Une tige métallique glisse latéralement sur le demi-anneau, de manière à pouvoir s'appliquer soit perpendiculairement, soit obliquement de dedans en dehors ou de dehors en dedans. Cette tige pointue traverse les téguments, s'il n'y a pas de plaie, ou s'enfonce directement dans le fragment hernié. En serrant plus ou moins la vis, c'est-à-dire en la faisant tourner d'un demi-arc de cercle, on augmente ou on diminue la pression. Le fragment déplacé est ainsi maintenu dans une position immuable.

A l'hôpital Saint-Louis, dans le service même de Malgaigne, que je remplaçais alors à titre de chirurgien du Bureau central, j'eus l'occasion de me servir de son appareil. Mon blessé eut une périostite suppurée au lieu d'application de la pointe, et mourut d'infection purulente.

Denonvilliers qui, lui aussi, était alors à l'hôpital Saint-Louis, me déclara qu'il avait été témoin d'accidents graves occasionnés par cet appareil. Aussi, depuis cette époque, ai-je cru devoir abandonner cette méthode.

Un autre chirurgien, M. Ollier (de Lyon), a imaginé un appareil qui ressemble beaucoup à celui de Malgaigne. On ne l'applique qu'après avoir posé un appareil inamovible, par lequel il est maintenu, et en laissant à nu le siège de la fracture. Celui que je mets sous vos yeux a été construit par M. Collin, d'après les indications de M. Ollier. Il se compose aussi d'un demi-anneau de métal, dont les deux extrémités sont enclavées dans le bandage inamovible. Cet anneau porte à sa partie moyenne un axe horizontal auquel on peut faire exécuter un mouvement de rotation. Sur cet axe est articulée une tige glissant à frottement dans un petit cylindre. La tige est terminée par une pointe.

La tige est, par conséquent, mobile d'arrière en avant et de haut en bas, pouvant être maintenue dans une situation fixe par des vis à pression. Elle n'exécute plus, comme dans l'appareil de Malgaigne, des mouvements de latéralité. Ce n'est pas seulement la pointe qui est placée obliquement, si cette direction est nécessaire pour affronter les surfaces osseuses, mais tout l'appareil.

Je ferai les mêmes reproches à cet appareil qu'à celui de

Malgaigne. En thèse générale, je m'abstiens de tous ces appareils mécaniques, que je ne condamne cependant pas absolument ; mais je ne me déciderais maintenant à les employer que dans les cas où les moyens de douceur auraient trompé mon attente.

Ces moyens sont les suivants : j'applique sur le fragment supérieur, soulevé, et sur sa face interne un coussin de coton enfermé dans un linge très fin. Ce coussin, large de trois travers de doigt, est très épais, et doit s'arrêter à 1 ou 2 centimètres de la pointe saillante du fragment.

Je fais placer sur le coussin une attelle de même largeur et longueur ; puis, le membre étant déposé dans une gouttière, j'applique deux lacs prenant leur point d'appui sur cette gouttière, et qui doivent, en pressant sur l'attelle, déprimer le fragment. Il est rare que, avec de la patience et du temps, on n'arrive pas, par ce moyen, à triompher de la saillie du fragment supérieur.

Lorsque la fracture est compliquée de plaie et qu'on a pu réduire, il importe de ne pas laisser accès à l'air dans le foyer de la fracture ; il faut donc en faire le plus tôt possible l'occlusion. On fermera donc la plaie avec la baudruche, recouverte et maintenue par une couche épaisse de collodion ; d'une fracture compliquée on fait ainsi une fracture simple.

Pour le n° 26 de la salle Sainte-Marthe, j'ai employé ce moyen.

Il y a quelques jours seulement, j'ai enlevé la couche de collodion et la baudruche : le cal s'était formé à l'abri du contact de l'air, et nous n'avons eu à déplorer aucune complication.

On peut donc, on ne saurait trop le répéter, convertir une fracture exposée en une fracture simple par l'*occlu-*

sion, ne l'oubliez jamais. Le pis qui puisse arriver, c'est que vous n'obteniez pas le résultat cherché, et que la fracture ne suppure. Mais, dans ce cas, vous n'avez rien à vous reprocher, car, sans votre tentative d'occlusion, le résultat eût été le même, et probablement bien plus rapidement obtenu.

DIX-SEPTIÈME LEÇON

Consolidation dans les fractures du corps des os de la jambe. — Rareté des pseudarthroses. — Complément du traitement des fractures du corps des os de la jambe.

Fractures de l'extrémité supérieure. — Étiologie et mécanisme. — Fréquence relative des arrachements. — Symptômes. — Déformation particulière. — Empâtement.

Durée et pronostic. — Longueur de la consolidation. — Sa cause. — Traitement.

Avant de terminer ce qui concerne les fractures du corps des os de la jambe et d'entreprendre la description de celles qui affectent les deux extrémités, j'ai quelques mots à dire de leur consolidation.

En règle générale, ces fractures se consolident en l'espace de quarante-cinq à cinquante jours. Mais il importe de savoir que souvent ce laps de temps est insuffisant. N'attribuons pas ce retard uniquement aux mauvaises conditions hygiéniques, à l'accumulation des malades, aux privations de quelque nature qu'elles soient, car les mêmes faits se présentent aussi bien chez les malades de l'hôpital que chez ceux que nous voyons en ville. Il faut souvent soixante à soixante-cinq jours pour la formation du cal dans les fractures du corps des deux os de la jambe.

Suivant Malgaigne, on devrait même craindre souvent les pseudarthroses. (Malgaigne, *Traité des fractures*, t. Ier,

p. 787.) Je ne puis partager cet avis. Cette assertion de Malgaigne s'appuie bien plus, en effet, sur les observations publiées dans les auteurs et dans les écrits périodiques que sur ce qu'il a vu lui-même. Or, dans l'espèce, ces faits n'ont pas une grande valeur ; car, vous le savez, on ne publie que les faits rares ou dignes d'être notés, et non ceux de la pratique journalière. Du reste, il est de notoriété publique que les statistiques de Malgaigne n'étaient pas personnelles, résultant le plus souvent de ses recherches bibliographiques ; qu'en un mot, elles révélaient plutôt les qualités d'un critique que la véritable expérience du praticien. Pour mon compte, dans le cours de ma carrière déjà longue, je n'ai vu que deux cas de pseudarthroses, suite de fracture de jambes. Dans le premier cas, il s'agissait d'une femme placée dans le service de Velpeau, et qui fut donnée comme un sujet de leçon pour un concours du Bureau central. Si ma mémoire est fidèle, elle fut examinée par notre collègue, le professeur Gosselin, qui en fit le sujet d'une brillante dissertation. Dans le deuxième cas, j'ai été obligé de pratiquer la résection, et le malade a très bien guéri. Ce fait est rapporté dans le traité de M. Béranger-Féraud.

Pourquoi, au contraire, les pseudarthroses ne sont-elles point rares à la cuisse et au bras? C'est parce que, le segment du membre ne contenant qu'un seul os, la mobilité est très grande, le chevauchement facile, le champ de la fracture peu étendu. Dans les fractures de jambe, où les conditions opposées sont réunies, rien d'étonnant que les pseudarthroses y soient plus rares.

J'ai encore un mot à ajouter relativement au traitement. A propos du déplacement du fragment supérieur en avant, je vous ai décrit et montré l'appareil de Malgaigne et celui de M. Ollier, qui n'en est qu'une modification, mais je n'avais pu vous montrer l'appareil de Benjamin Anger, qui n'est autre que le compresseur imaginé par Broca pour le traitement des anévrysmes. Le voici : il se compose d'une gouttière qui embrasse la demi-circonférence inférieure de la jambe. Sur ses bords latéraux sont fixées deux tiges métalliques parallèles à la longueur du membre et sur lesquelles glissent deux demi-cercles en acier s'articulant eux-mêmes avec une tige mobile terminée par une pelote. A l'aide d'une vis de pression, on peut, à volonté, l'élever ou l'abaisser. Un coussin recouvrant la concavité de la gouttière rend la compression plus douce et plus supportable. Nous avons dit que ce compresseur était celui de Broca; il en diffère cependant par les demi-cercles en métal, au moyen desquels on peut porter la pelote dans le sens longitudinal ou dans le sens transversal. Cette mobilité permet de faire varier la position de chacune d'elles et d'éviter la gangrène.

Un chirurgien anglais, que Pott cite sans donner son nom, avait déjà proposé d'adopter un mode de compression assez analogue à celui dont nous venons de parler. Il se servait d'un bandage analogue au tourniquet de J.-L. Petit pour maintenir les fragments. La pelote était appliquée sur le fragment supérieur.

Dernièrement, enfin, vous m'avez entendu parler des appareils hyponarthéciques sur lesquels, à la sollicitation d'un confrère américain, j'ai dû appeler votre attention. Vous savez qu'ils ont pour but de suspendre les membres fracturés sur une planchette mobile dans tous les sens, à l'aide de poulies se mouvant sur des tringles solidement fixées au ciel du lit. J'avais prié ce chirurgien américain de venir appliquer son appareil très ingénieux dans notre amphithéâtre, où vous avez pu le voir fonctionner. Mais, en même temps que je vous faisais constater ses avantages très réels, je vous faisais observer qu'il était d'une difficile application, et qu'enfin son inventeur véritable, Mayor, chirurgien de Lausanne, malgré tous ses efforts, n'avait pu le faire adopter dans la pratique journalière.

J'aborde maintenant l'histoire des fractures de la partie supérieure ; elles sont intéressantes à étudier, quoique, jusqu'ici, elles n'aient point trouvé place dans les descriptions classiques.

L'étiologie diffère de celle des fractures précédentes, et, si l'on élimine les blessures par armes à feu, les causes directes ont ici peu de prise. Le tissu osseux, non condensé, peu compact à ce niveau, offrant, au contraire, une disposition aréolaire et spongieuse, est doué d'une certaine flexibilité et supporte mieux sans se briser les chocs directs. Mais, si l'absence de fragilité le fait mieux résister aux violences directes, vous comprendrez qu'il puisse être exposé aux violences d'une autre nature ; et, en effet, de même qu'à la partie inférieure où le tissu est plus souple qu'à la partie moyenne, les fractures par arrachement sont ici les plus fréquentes.

Ces fractures par arrachement sont même plus fréquentes que les luxations du genou, et cela se conçoit, car les moyens d'union qui unissent la jambe à la cuisse sont très résistants, et ne cèdent que devant de grandes violences. Le ligament rotulien, les ligaments latéraux, et les ligaments croisés qui sont les plus forts de l'économie, constituent avec les muscles qui viennent s'insérer à la partie supérieure de la jambe une puissance énorme, à la fois active et passive, qui unit étroitement le péroné et le tibia entre eux et ces deux os à la partie inférieure du fémur. La solidité de cette articulation était indispensable à la marche ; aussi les luxations en sont-elles très rares. Elles peuvent cependant se produire suivant le mécanisme des fractures par arrachement. Il suffit pour cela que le pied soit maintenu fixe, le corps décrivant un arc de cercle ou réciproquement, que la jambe subisse un mouvement de circumduction sur le corps immobile.

Les expériences que j'ai faites sur le cadavre et que j'ai consignées dans un rapport fait à la Société de chirurgie sur un mémoire de Désormeaux (*Mémoires de la Société de chirurgie*, 1853, p. 555), ne laissent aucun doute à cet égard ; on peut arracher les ligaments et produire la luxation dont nous parlons. Mais la fréquence prédominante des fractures par arrachement est le fait saillant qui subsiste.

Je vais vous rapporter brièvement le premier cas qui s'est présenté à moi de fracture par arrachement du tibia et du péroné à leur partie supérieure, parce qu'il a été comme la révélation d'un état pathologique non encore décrit. Un homme jeune et vigoureux, d'un assez fort embonpoint, en descendant de voiture, s'appuya sur un marchepied à grille et s'élança en avant, le talon restant pris dans la grille ; tandis qu'il était ainsi maintenu fixé par le pied, la chute eut lieu, le corps décrivant un arc de cercle autour du pied. Après ce mouvement précipité du corps en avant, le malade, essayant de se dégager, imprima un violent mouvement de torsion à la cuisse, sur la partie supérieure de la jambe. Une vive douleur, accompagnée d'un craquement manifeste, lui annonça qu'une rupture venait d'avoir lieu, et il s'affaissa sur lui-même. Je fus appelé aussitôt auprès du blessé ; il habitait à dix ou douze lieues de Paris. En arrivant, je trouvai la jambe pliée en dehors, à angle obtus sur la cuisse, Toute la partie supérieure du tibia était restée adhérente au fémur, tandis que la partie inférieure détachée s'écartait de l'axe normal du membre.

Je crus d'abord à une luxation du tibia en dedans ; mais, en examinant plus attentivement, je constatai : 1° une solution de continuité presque transversale du tibia au-dessous de l'épine ; en dedans, le doigt indicateur pouvait se loger dans l'écartement ; 2° en dehors, dans le fond de l'angle rentrant, le péroné au-dessous de la tête articulaire s'était rompu ; 3° enfin, je pus nettement constater la crépitation.

Plus de doute, dès lors, il s'agissait d'une fracture, non d'une luxation. La jambe était déviée en dehors, et formait avec la cuisse un angle dont le sommet ou partie saillante correspondait au condyle interne du tibia. Sans plus attendre, je réduisis la fracture, ce qui se fit sans difficulté, et en faisant simplement faire l'extension sur la jambe et la contre-extension sur la cuisse, pendant que je ramenais la jambe en dedans.

La fracture réduite, il fallait la maintenir.

Les appareils en plâtre ont de grands avantages, comme je vous l'ai déjà dit. Le plâtre et les autres parties essentielles à l'application de ce bandage se rencontrent partout. L'accident était arrivé, par le plus grand des hasards, devant la boutique d'un plâtrier. J'avais donc la partie essentielle de mon appareil immédiatement sous la main. Malheureusement c'était un plâtre à gros grains ; je dus, avant de m'en servir, le faire passer au tamis, et, avec des morceaux de linge et des débris de rideaux que l'on était allé préalablement me chercher, j'appliquai un appareil qui se solidifia dans l'espace de dix minutes. Le malade put alors être porté dans un wagon sans trop de souffrance et être amené à Paris. Le lendemain, un gonflement assez notable étant survenu, je dus enlever l'appareil inamovible provisoire, et je plaçai le membre dans une gouttière que j'envoyai chercher chez Charrière. Le troisième jour, le gonflement avait considérablement augmenté;

la jambe et le genou étaient déformés, ecchymosés ; cela, je dois vous le dire, ne m'étonna pas. Je m'attendais à cette conséquence de la rupture des os, de la déchirure des ligaments et de l'épanchement séro-sanguin. Mais, ce qui me surprit davantage, ce furent les douleurs atroces siégeant dans toute la partie inférieure du membre pelvien. A chacune de mes visites, le malade me suppliait de lui enlever son appareil, disant qu'il ne pourrait supporter plus longtemps cet *instrument de supplice*. Le cinquième jour, malgré mes observations, il me dit que, si je ne le lui ôtais pas, il l'enlèverait lui-même. Je me rendis à ses vœux, et j'appliquai un appareil de Scultet.

A partir de ce moment, je constatai un calme relatif, d'abord ; puis, bientôt, l'absence complète de toute douleur. L'appareil de Scultet fut régulièrement renouvelé jusqu'au cinquantième jour environ ; mais, à ma grande déception, je constatai que la consolidation faisait absolument défaut. J'annonçai alors au blessé qu'il fallait lui appliquer un appareil inamovible en stuc, et ce ne fut pas sans peine que je pus obtenir qu'il se résignât, tant il redoutait d'avoir la jambe de nouveau enfermée. Enfin, après plus de trois mois de traitement, la consolidation laissait encore à désirer, et la marche ne fut possible que beaucoup plus tard.

Nous avons en ce moment même à la salle Saint-Charles une malade couchée au n° 10 ; elle doit aller demain au Vésinet ; vous avez donc encore quelques heures pour l'examiner avant son départ. Comme le blessé précédent, elle a eu une fracture par arrachement de la partie inférieure de la jambe ; chez cette jeune fille, les phénomènes morbides ont été identiques, et le mécanisme a été le même que celui que je vous indiquais il y a quelques instants.

Pendant sa chute, elle avait le pied fixé, le corps exécutant un mouvement de torsion, et la jambe s'est brisée à la partie supérieure. Cette jeune fille, en effet, était dans un compartiment de chemin de fer ; au moment de l'arrêt du train, elle voulut descendre précipitamment à terre, mais le talon de la bottine du pied gauche resta accroché solidement au rebord du marchepied ; elle essaya alors de le dégager en faisant de violents efforts, et en exécutant un demi-tour sur elle-même. Bientôt le talon de la bottine fut violemment arraché, et un craquement manifeste annonça que la jambe était brisée. Aussitôt après l'accident, la malade fut apportée à l'Hôtel-Dieu ; la cuisse formait, avec la jambe, un angle obtus ouvert en dehors comme dans le premier cas dont nous venons de parler. La fracture des deux os fut aisément reconnue ; une dépression au-dessous du tendon rotulien était facile à constater ; il n'y avait pas encore de gonflement bien marqué. La blessée fut placée dans une gouttière, et, le lendemain, il y avait un tel épanchement de sang, que je craignis d'être obligé, ou de pratiquer une ouverture, ou d'aspirer les liquides épanchés. Le membre fut placé dans un appareil de Scultet, puis successivement dans deux bandages inamovibles en stuc, car la consolidation fut trouvée tout à fait insuffisante lors de l'enlèvement du premier appareil après soixante-dix jours. Aujourd'hui la malade, sur le point de partir après quatre mois de traitement, ne peut encore qu'avec peine s'appuyer sur la jambe malade.

Dans ces deux cas, la fracture, comme à la partie inférieure, est bien évidemment le résultat d'une torsion. Cependant les causes directes peuvent aussi les produire. Au moins le cas suivant, que j'ai observé à la Pitié en 1863, peut-il être discuté au point de vue étiologique.

Il s'agit d'une femme qui étendait du linge un jour de

grand vent; elle était auprès d'une haute et épaisse barrière en planches qui, tout à coup, s'abattit sur elle. Elle fut relevée sans connaissance et apportée à la Pitié. Je constatai qu'elle avait la clavicule fracturée et, de plus, la jambe fortement inclinée en dehors sur la cuisse. Je crus tout d'abord avoir affaire à une luxation du genou, comme dans le premier cas; mais il n'en était rien; il y avait fracture du tibia par arrachement, très facile à reconnaître à cause du peu de gonflement et de la position superficielle de l'os. Le fragment supérieur débordait sensiblement en avant l'inférieur. Le péroné était rompu à son articulation péronéo-tibiale supérieure; la fracture des deux os était dirigée un peu obliquement de haut en bas vers la partie externe de la jambe; le membre était dans la rotation en dehors et en arrière. Le fragment supérieur du tibia était tellement saillant en avant que je craignis un moment la perforation des téguments.

Ce qui nous faisait présumer que la fracture avait été produite par cause directe, c'est qu'à la face externe du membre existaient plusieurs ecchymoses et écorchures. Cependant je ne voudrais point définitivement affirmer que cette fracture a été causée dans ce cas par un choc direct; il y a lieu de se demander si le pied n'a point été saisi et immobilisé, tandis que le corps exécutait un mouvement de torsion. La question est difficile à trancher.

Depuis cette époque, j'ai vu plusieurs autres cas de ces fractures dans les hôpitaux et en ville, et je dois avouer qu'elles m'ont toujours paru déterminées par torsion et arrachement.

Je vais rapidement esquisser leurs symptômes, et, comme pour les fractures du corps des os et de la jambe, je laisserai de côté les signes qui appartiennent aux fractures en général. Je vous indiquerai seulement ceux qui sont spéciaux aux ruptures de l'extrémité supérieure de la jambe.

La déformation est particulière et toujours la même; le segment inférieur du membre est porté en dehors et souvent avec rotation dans le même sens; la fracture du péroné, affectant la même direction que celle du tibia, est ordinairement située au-dessous de la tête de l'os; quant au tibia, le déplacement suivant est constant : le fragment supérieur fait saillie en avant, l'inférieur se porte en arrière. Chez la jeune fille du n° 10 de la salle Saint-Charles, le fragment supérieur, encore actuellement et malgré tous nos efforts, déborde de 4 à 5 millimètres l'inférieur. Chez elle l'épanchement de sang, dès le début, a constamment contrarié l'action des appareils.

Si nous recherchons la cause de ce déplacement, nous trouvons que le fragment supérieur est attiré en avant par les muscles rotuliens, tandis que le fragment inférieur obéit à la contraction des muscles gastro-cnémiens. Chez notre malade de la salle Saint-Charles, nous n'avons pu parvenir à corriger complètement ce déplacement, et nous avons cru devoir observer la plus grande réserve, pour les motifs que voici : la surface cutanée était tendue, luisante, ecchymosée, violemment contuse. Cet amincissement de la peau et l'épanchement sanguin ne nous auraient pas permis d'appliquer un appareil contentif exact sans nous exposer à produire un sphacèle.

Ne cherchez point la crépitation dans ces fractures de l'extrémité supérieure de la jambe, elle manque souvent. L'absence de ce symptôme trouve son explication dans la nature spongieuse de la partie supérieure de l'os. En ce point, les surfaces fracturées ne sont ni assez résistantes, ni assez dures, pour donner cette sensation qui constitue le phénomène de la crépitation.

L'empâtement est ici un symptôme important; il a un

caractère particulier. Un chirurgien non prévenu pourrait le croire de nature phlegmoneuse, et, je l'avouerai, j'ai failli m'y tromper dès le début. Ce gonflement n'est pas non plus de nature œdémateuse; la seule cause admissible est un épanchement de sang qui semble avoir envahi les muscles, le tissu cellulaire et la couche profonde du derme. Quelle est maintenant la source de l'épanchement sanguin? Je me l'explique en songeant que la partie supérieure du tibia est très vasculaire, surtout en vaisseaux veineux. Son tissu spongieux est constitué par des vacuoles gorgées de sang noir; si elles viennent à se briser par une cause quelconque, le sang doit sourdre aussitôt et s'épancher dans les tissus avoisinants.

Notons donc avec soin cet *empâtement tout particulier*.

Comme conséquence des ruptures vasculaires, nous signalerons encore le gonflement consécutif, les ecchymoses étendues, l'épanchement dans l'articulation du genou. Rappelons-nous, enfin, cette douleur violente, intolérable, tellement vive, que le blessé de Melun me suppliait de lui enlever sa gouttière, qu'il appelait son instrument de supplice. L'appareil de Scultet fut mieux supporté, et je n'hésite point à dire qu'il me paraît le meilleur, car il est extensible, et on peut changer aisément chacune des pièces qui le composent.

Nous laisserons de côté les autres symptômes communs à toutes les fractures, et qui n'offrent rien de particulier.

Le pronostic est grave, et la guérison ne s'accomplit qu'à la longue. Cette particularité n'avait point échappé à A. Bérard, qui avait observé plusieurs cas de fractures de la partie supérieure du tibia, mais qui n'en avait point compris le mécanisme ni décrit les symptômes; il avait même essayé de donner la raison de ce retard dans la consolidation en comparant ces fractures à celles du col du fémur, où on l'attribue généralement à une rupture de l'artère se rendant à la tête de l'os. Dans le cas actuel, ce serait la rupture de l'artère nourricière du tibia qu'il faudrait invoquer, le fragment supérieur étant supposé, dans les deux cas, ne plus pouvoir travailler à la formation du cal. Mais, si l'on a pu démontrer que cette opinion n'est pas justifiée pour les fractures du col, où la tête fémorale reçoit du sang d'une autre source que celle de l'artère nourricière, il devient bien plus évident encore que le fragment du tibia reçoit une multitude de petites artères émanant aussi d'une autre source que celle de l'artère diaphysaire, et pénétrant dans sa substance par les trous nombreux qu'on observe tout autour de ses condyles. Je me crois donc en droit, ainsi que je l'ai fait dans un mémoire sur les tumeurs vasculaires des os, publié dans les *Archives* en décembre 1864 et janvier 1865, de conclure que cette extrémité supérieure est la plus vasculaire non seulement du tibia, mais peut-être encore de tous les os de l'économie. Comment, en effet, nous expliquer l'existence si fréquente, à ce niveau, des tumeurs à myéloplaxes, des anévrysmes des os et de toutes les tumeurs sanguines, si ce n'est par le fait de cette extrême vascularité?

Il faut donc abandonner cette hypothèse ; et alors, comme on ne peut invoquer ici ni l'interposition des tissus fibreux ou musculaires entre les fragments, ni la difficulté de maintenir les fragments immobiles et en rapport exact, puisqu'ils se touchent par de larges surfaces et qu'ils ont peu de tendance à se déplacer, on est bien obligé d'accorder à la présence d'une grande quantité de sang veineux entre les surfaces fracturées une action nuisible sur la consolidation. Pour moi, je n'hésite pas à me prononcer, et je dis que le fait dominant, le fait capital dans les fractures par arrachement, c'est l'épanchement veineux dans le foyer de la fracture.

Essayons maintenant de bien établir que le cal se forme et se consolide lentement, et prenons comme témoignage la malade de la salle Saint-Augustin, à la Pitié. La fracture de la clavicule s'est consolidée chez elle dans l'espace normal de *trente jours*. Mais, au bout de trois mois, en relevant un deuxième appareil inamovible, nous constatâmes, à notre grande surprise, que la fracture de jambe n'était pas consolidée. Il fallut cinq mois pour arriver à un résultat définitif. Et on ne pouvait invoquer ici ni le mauvais état général de la malade, ni les mauvaises conditions du milieu, car la clavicule était exposée aux mêmes influences. Il faut donc bien attribuer ce résultat à un état purement local.

Quant à notre malade de Melun, je vous rappelle qu'il attendit plusieurs mois avant de se tenir debout et de pouvoir faire quelques pas. Cependant sa constitution pléthorique l'exposa plusieurs fois à des congestions pulmonaires. Il eut des symptômes de suffocation, des sensations d'oppression thoracique et d'étouffement, de la toux, des crachements de sang. Il faudrait compter avec ces accidents, et même avec plusieurs autres, si l'on avait affaire à des vieillards qui souffrent difficilement l'application d'un appareil, et chez lesquels l'immobilité prolongée peut amener une terminaison funeste.

Toutes ces raisons concourent à confirmer la gravité du pronostic. La malade de nos salles n'a pas été plus heureuse que les deux dont nous venons de parler. Elle est entrée au mois d'octobre, et lorsque, après trois mois, nous avons enlevé l'appareil, la consolidation n'était pas complète. C'est en vain que nous avons cherché ce gonflement produit par le cal dit improprement provisoire.

Ces fractures se trouvent donc dans les mêmes conditions que les fractures de la base du crâne. On a discuté la question de savoir si, oui ou non, dans ces fractures, le cal pouvait se former. Malgaigne l'a nié d'une manière absolue. Quant à moi, j'ai eu entre les mains une pièce anatomique qui m'a permis d'affirmer la possibilité de cette tardive consolidation. (A. Richet, *Traité d'anatomie médico-chirurgicale*, p. 25, 4e édition; Paris, 1873.) Je l'ai présentée à la Société de chirurgie, où quelques-uns de nos collègues, après une discussion approfondie, se sont rangés à mon opinion. Le fait est donc aujourd'hui bien établi, mais il est rare. Je ne vois, pour le crâne aussi bien que pour le tibia, qu'une seule cause à ce défaut de consolidation : c'est l'interposition de sang entre les fragments. A la jambe, les fragments sont baignés par le sang qui s'échappe des aréoles osseuses; au crâne, par celui qui s'échappe des sinus veineux.

Le traitement des fractures de l'extrémité supérieure des os de la jambe ne diffère pas de celui des autres fractures des mêmes os à la partie moyenne. On doit, ici surtout, éviter d'appliquer un appareil trop serré. Je vous ai cité des exemples à l'appui de cette manière de voir. Je m'abstiens d'appliquer tout de suite l'appareil inamovible; je préfère beaucoup l'appareil à dix-huit chefs, qu'on peut relever et qui n'empêche pas le gonflement produit par l'épanchement sanguin de se faire à son aise. Mais, au bout de quinze jours ou trois semaines, l'appareil de Scultet doit être enlevé et remplacé par un appareil inamovible, rendu indispensable par la lenteur de la consolidation.

Pour terminer, un mot encore sur une des conséquences de cette fracture. La raideur du genou est la règle. Il y a longtemps que la fracture de jambe est consolidée, alors que le malade ne peut encore fléchir que très difficilement l'articulation. Chez le blessé que j'ai soigné en ville, la fracture remonte maintenant à quinze ans, et, malgré ce long temps écoulé, les mouvements sont encore loin d'avoir repris toute leur souplesse.

DIX-HUITIÈME LEÇON

Fractures de l'extrémité inférieure. — Limite de séparation entre ces fractures et celles de la partie moyenne. — Ce qu'il faut entendre par fracture de l'extrémité inférieure de la jambe.

Étiologie. — Fréquence relative des causes indirectes. — Des différentes variétés de fractures par cause indirecte et particulièrement des fractures pénétrantes et des fractures spiroïdes.

Variétés anatomiques. — Fractures uni-malléolaires. — Fractures bi-malléolaires. — Fractures sus-malléolaires.

Symptomatologie. — Division des fractures de l'extrémité inférieure de la jambe en cinq types principaux. — Premier type, présentant une grande analogie avec les fractures classiques du corps des os de la jambe. — Deuxième type, comprenant les fractures par abduction et les fractures par adduction. — Troisième type, fractures avec déplacement du pied en arrière. — Quatrième type, fractures avec déplacement du pied en avant. — Cinquième type, très rare. — Sixième type, d'un diagnostic très difficile.

Il me reste à vous parler des *fractures de l'extrémité inférieure de la jambe.*

Une première difficulté se présente : où doit-on limiter les fractures de la partie inférieure de la jambe ? Quelle est la ligne de démarcation entre ces fractures et celles de la partie moyenne ? Ou encore, quand une fracture de jambe cessera-t-elle d'appartenir au corps des os pour devenir une fracture de la partie inférieure ?

Je n'attache, pour mon compte, qu'une fort médiocre importance à la solution de cette question. Cependant, une fois posée, il faut bien la résoudre. Je dirai donc, un peu arbitrairement il est vrai, que je considère comme fractures de l'extrémité inférieure de la jambe celles qui siègent dans l'espace compris entre l'articulation tibio-tarsienne et une ligne fictive passant à 4 centimètres au-dessus d'elle.

J'avais tout d'abord eu l'intention de diviser les ruptures des os de la partie inférieure de la jambe en fractures pénétrantes et en fractures non pénétrantes de l'articulation, rattachant ces dernières à celles de la partie moyenne du corps. J'ai reconnu depuis que cette division n'offrait aucun avantage pratique.

Dans les fractures de l'extrémité inférieure de la jambe, je ferai rentrer certaines fractures de l'extrémité inférieure du péroné dont on a voulu faire une classe spéciale, celles que Dupuytren, par exemple, a désignées, bien à tort selon moi, sous le nom de fractures du péroné compliquées d'arrachement de la malléole interne. Ce qui avait frappé l'illustre chirurgien de l'Hôtel-Dieu, c'était la gravité de ces fractures, dès qu'elles ne sont plus limitées au péroné ; il avait donc voulu faire ressortir non seulement cette gravité, mais encore le traitement tout spécial qu'elles réclament, et qu'il avait pour ainsi dire créé de toutes pièces par une inspiration de son génie ; peut-être aussi avait-il trop sacrifié au désir de présenter à l'Institut, dont il briguait alors l'entrée, quelque chose de nouveau. Toujours est-il qu'en envisageant les faits au seul point de vue de la réalité, on doit voir dans ces fractures, qui arrachent simultanément les deux extrémités inférieures du tibia et du péroné, des fractures de jambe avec un renversement du pied, lequel varie tantôt en dehors et tantôt en dedans, quelquefois en arrière, plus rarement en avant ; et quant à l'appareil dit de Dupuytren, et qu'il avait imaginé pour le renversement en dehors consécutif à ces soi-disant fractures du péroné, il devient souvent utile pour corriger les déplacements inverses, ce qui vient encore à l'appui de l'opinion que je cherche à faire prévaloir.

L'étiologie des fractures de l'extrémité inférieure de la jambe est la même que celle des fractures de l'extrémité supérieure. Les causes occasionnelles sont directes ou indirectes. Si nous pouvons dire que ces deux variétés de causes existent à la fois, nous devons ajouter que les causes directes sont de beaucoup les plus rares ; mais loin de moi l'idée de les nier, et de les rejeter complètement.

Il peut arriver, en effet, qu'une voiture passant sur l'extrémité inférieure des os de la jambe les brise, qu'un coup violent les rompe ; mais, à ce niveau, les os sont très volumineux, très résistants, n'ont aucun intervalle entre eux, et offrent peu de prise à une cause directe, toutes choses qui expliquent le peu de fréquence des fractures par causes directes.

Par contre, les fractures par causes indirectes sont fréquentes : tantôt elles se produisent à la suite d'une chute d'un lieu élevé sur la plante du pied ; d'autres fois par un simple mouvement de torsion du pied sur la jambe, ou réciproquement de la jambe sur le pied, ce dernier étant fixé. Dans le premier cas, c'est-à-dire à la suite d'une chute d'un lieu élevé sur la plante du pied, deux cas peuvent se présenter : il peut y avoir déviation du pied, ou le pied reste dans sa rectitude normale.

Dans le premier cas, l'astragale tourne dans la mortaise péronéo-tibiale, de telle sorte que sa face supérieure s'incline en dehors ou en dedans, selon la direction que prend le pied ; mais, quelle que soit cette direction, cet os tend à substituer l'un de ses diamètres, le vertical, beaucoup plus étendu, au transversal, qui l'est moins. Par suite de cette substitution qui tend à écarter les malléoles, ou bien il se produit un simple diastasis par déchirure des ligaments, ou les malléoles cèdent et se fracturent. Le pied alors reste livré à l'action prédominante des forces musculaires, et se déplace.

Dans le deuxième cas, celui où le pied se maintient en équilibre, alors, l'effort portant directement sur la surface articulaire du tibia, cette dernière cède et s'écrase à la façon des extrémités spongieuses des os longs, et la diaphyse y pénètre plus ou moins profondément en forme de coin. C'est la fracture dite pénétrante, ou cunéiforme, ou en V, selon les formes variées que prennent les fragments.

Quand, au contraire, la fracture a lieu sans chute, par un simple mouvement de torsion du pied sur la jambe ou réciproquement, alors l'astragale tend à substituer dans la mortaise péronéo-tibiale son diamètre antéro-postérieur à son diamètre transversal, et il résulte de cet effort, ainsi que l'ont parfaitement démontré les expériences cadavériques de M. Maisonneuve, que les deux malléoles pressées en sens inverse éclatent tantôt isolément, tantôt simultanément, et produisent des fractures par torsion. Ces fractures tantôt restent limitées aux malléoles elles-mêmes, d'autres fois remontent beaucoup plus haut et donnent naissance à ces fractures que Gerdy a si parfaitement désignées sous le nom de *spiroïdes*.

Ce mécanisme est aussi simple que logique, et les expériences récentes et ingénieuses de M. Tillaux ont confirmé ce que M. Maisonneuve nous avait appris.

Vous comprendrez, Messieurs, que je ne peux pas et que je ne veux pas entrer dans plus de détails au sujet de l'étiologie et du mécanisme, d'ailleurs si intéressant, de ces solutions de continuité. Il ne faut pas oublier, en effet, que nous sommes dans un amphithéâtre d'hôpital et dans un service de clinique, et qu'ici c'est surtout le point de vue pratique qui doit dominer, celui que nous ne devons jamais perdre de vue.

Aussi bien me bornerai-je à vous rappeler que nous avons en ce moment six cas de ces fractures de l'extrémité inférieure de la jambe dans la salle Sainte-Marthe, et que sur ces six cas il y en a quatre avec renversement du pied en dehors. Dans un de ces cas, le n° 7, le renversement a été tellement considérable que le fragment supérieur du tibia est sorti en dedans par une plaie de téguments ; dans les deux autres, il y a eu déplacement du pied directement en arrière, avec saillie du tibia en avant. Comme ces cas sont rares et offrent de grandes difficultés de traitement, j'y insisterai d'une manière spéciale ; mais je n'ai à vous présenter en ce moment ni la fracture des malléoles avec déplacement du pied en dedans, ni la fracture oblique de la surface articulaire du tibia avec déplacement du pied en avant, ni la fracture par broiement, ou pénétrante, de l'extrémité inférieure du tibia et du péroné.

Aussi vous parlerai-je surtout des deux premières variétés, de celles dont je puis vous montrer des exemples et vous faire toucher du doigt les symptômes.

Variétés anatomiques. — Elles sont intéressantes à connaître : le siège, la direction, le déplacement de la fracture varient suivant le point d'application et la direction de la violence, suivant le mécanisme qui a présidé au mode de production de la fracture. En outre, l'étude de ce sujet a conduit à admettre que, dans ces cas, aux mouvements d'adduction et d'abduction du pied, à la torsion et aux causes discutées précédemment, pouvaient se joindre encore d'autres facteurs, à savoir : la chute d'un lieu élevé, l'écrasement, les mouvements énergiques du pied en différents sens, et enfin l'action musculaire.

Tantôt la fracture pourra intéresser une malléole, tandis que l'os opposé de la jambe sera rompu à une hauteur variable, ou bien la fracture pourra comprendre les deux malléoles dans des points identiques ou différents. Ainsi, tantôt la malléole externe est intéressée à son sommet ou à son collet, d'autres fois dans l'épaisseur même de son tissu, ce qui constitue la fracture intramalléolaire. De même la malléole interne peut être arrachée à son sommet ou à sa base, et, dans ce cas, la surface articulaire peut être comme *abrasée*. Alors sa surface tranchante tend à couper les téguments.

L'arrachement simultané des malléoles à leur base a parfois été observé. Philippe Boyer, le fils du célèbre chirurgien, dans les notes qu'il a ajoutées à l'ouvrage de son père, dit qu'il a été à même de voir assez fréquemment cette variété. Enfin les malléoles peuvent être déplacées ou ne pas subir de déplacement.

Quant à la fracture du tibia et du péroné plus haut que les malléoles, elle offre de grandes variétés. Ainsi la fracture du tibia siégeant au-dessus de l'articulation peut avoir lieu à diverses hauteurs, ou se rapprocher beaucoup de la surface articulaire du tibia. Elle peut être transversale, oblique de dehors en dedans ou de dedans en dehors, d'arrière en avant ou d'avant en arrière. Elle peut même pénétrer dans la jointure. J'ai dit déjà que le fragment supérieur du tibia pouvait entrer comme un coin dans le fragment inférieur ; il peut même continuer sa marche, traverser l'articulation et s'enfoncer dans l'astragale ; en voici un cas, qu'en raison de sa rareté même je tiens à vous rapporter :

Le docteur Blanche, de Passy, m'adressa un homme,

boucher de son état, qui était tombé sur les pieds d'une hauteur de trois mètres environ. Suivant lui, son pied ne se serait incliné ni en dehors ni en dedans, et aurait porté par la plante directement sur le sol. Il ressentit aussitôt une douleur vive dans la jointure et dans tout le bas de la jambe, et essaya en vain de se relever.

Un examen minutieux du blessé, cinq jours après l'accident, permit de reconnaître les signes suivants : la jambe, à sa partie inférieure, avait beaucoup gonflé depuis la chute ; des ecchymoses étaient apparues, envahissant la plus grande partie de la région du cou-de-pied. La tuméfaction était surtout très considérable au pourtour de l'articulation tibio-tarsienne. Les malléoles tibiale et péronière étaient très écartées, et il y avait évidemment diastasis de l'articulation péronéo-tibiale inférieure. Le pied n'était pas déplacé ; il avait même sa direction à peu près normale, mais il n'était pas très mobile, ce qui ne laissait pas que de nous surprendre. La pression et les mouvements du pied déterminaient une douleur vive, mais point de crépitation. Ainsi, bien que nous fussions à peu près certain de l'existence d'une fracture, il nous fut impossible de constater la *mobilité* et la *crépitation*.

Le malade, qui n'était entré à l'Hôtel-Dieu que cinq jours après l'accident, fut pris de delirium tremens; son pied se sphacéla, et il succomba quarante-huit heures après son entrée.

Nous reconnûmes, à l'autopsie, que les deux os de la jambe étaient fracturés, ainsi que nous l'avions supposé, et que l'absence de crépitation et de mobilité était due à ce que le fragment supérieur du tibia, terminé en pointe très aiguë, après avoir traversé le fragment inférieur et l'articulation, s'était enfoncé profondément dans le tissu spongieux de l'astragale. J'ai montré cette pièce à ma clinique il y a deux ans, et elle doit être encore conservée dans notre musée de l'Hôtel-Dieu.

Relativement à la fracture du péroné accompagnant la fracture du tibia, je n'ai rien de spécial à en dire, si ce n'est qu'elle semble suivre docilement les déplacements du tibia et du pied.

La symptomatologie des fractures de l'extrémité inférieure des os de la jambe est si complexe, qu'il devient difficile de s'y reconnaître. Aussi, pour en faciliter l'étude, ai-je pris le parti de diviser les fractures, au point de vue des symptômes, en cinq types ou variétés principales.

Premier type. — A 3 ou 4 centimètres au-dessus de l'articulation, les deux os péroné et tibia sont fracturés sans pénétration de l'articulation ; cette variété ressemble aux fractures ordinaires du corps des os de la jambe.

Ici, comme à la partie moyenne, le plus souvent le fragment supérieur se porte en bas, en dedans et en avant, tandis que l'inférieur, entraîné par le tendon d'Achille, est élevé en arrière : je ne crois pas devoir insister sur cette variété, puisqu'elle ressemble à une autre que nous avons déjà étudiée. Vous pourrez vérifier ce que j'avance sur le malade couché au n° 12 de la salle Sainte-Marthe.

Chez lui, la fracture est à 3 centimètres au-dessus de l'articulation, mais sans pénétration ; le fragment supérieur fait saillie en avant, l'inférieur est porté en arrière. Les symptômes, le diagnostic, le traitement de cette variété ont beaucoup d'analogie avec la fracture classique des os du corps de la jambe, sauf qu'elle offre beaucoup moins de difficultés pour le maintien de la réduction, en raison de l'étendue des surfaces fracturées.

Deuxième type. — La fracture a séparé la malléole péronière à son collet, avec arrachement de la malléole interne. Sur six malades atteints de fractures de l'extrémité inférieure de la jambe et actuellement dans nos salles, nous en comptons quatre atteints de fractures de cette nature. Chez ces quatre blessés, le pied était dévié fortement en dehors; mais ne croyez pas qu'il doive toujours en être forcément ainsi; ne concluez pas du particulier au général. La position du pied est variable: ainsi il peut se porter soit en dedans, soit en dehors; et parfois même ne subir qu'un très léger déplacement. Mais ce dernier cas est le plus rare, presque constamment il y a déplacement du pied par rotation sur son axe et aussi de sa pointe.

Cette rotation, au point de vue de la symptomatologie, est même la clef de la situation. Si elle se fait en dehors et qu'elle soit prononcée en ce sens, c'est que la malléole péronière est alors fracturée, et la malléole interne arrachée. La rotation se fait-elle en dedans, c'est la malléole interne qui est refoulée, brisée par l'astragale, tandis que la malléole externe est attirée en dedans. Le déplacement primitif est dû d'abord à la cause fracturante, qui jette le pied dans un sens et fracture les malléoles; puis il est exagéré par les puissances musculaires et maintenu par elles, comme à la partie moyenne de la jambe.

Les symptômes sont aisés à reconnaître.

Dans la fracture par abduction, on trouve le pied renversé en dehors, son bord externe regardant en dehors et le bord interne dirigé en bas, avec rotation de sa pointe en dehors; la malléole tibiale est séparée à sa base, la continuité du tibia brutalement interrompue en ce point; enfin le péroné offre un enfoncement à deux travers de doigt au-dessus de la malléole, constituant ce que Dupuytren a désigné sous le nom imagé de *coup de hache :* voilà, ce me semble, une réunion de signes permettant d'asseoir le diagnostic.

Si le pied a été surpris en dedans, on a des phénomènes inverses, c'est-à-dire que le bord externe du pied regarde en bas et la plante en dedans, et qu'il existe en dehors, sur la continuité du péroné, un écartement plus ou moins appréciable entre les deux fragments.

Comme signes communs à ces deux fractures, n'oublions pas la mobilité et la crépitation.

Le *troisième type* est celui dans lequel le trait de la fracture est oblique de haut en bas et d'arrière en avant, se rapprochant plus ou moins de l'articulation, et même y pénétrant ; c'est le cas du n° 7 de la salle Sainte-Marthe, et aussi celui du nommé B. D..., âgé de 32 ans, entré le 3 décembre 1874, à la même salle, n° 28.

Le déplacement du pied dans ces cas se fait en arrière au lieu de se faire sur les côtés, ce qui a été très bien exposé par M. Azam de Bordeaux, dans une communication à la Société de chirurgie. Dans ces déplacements en arrière la difformité est frappante. Le blessé n° 28 avait été apporté à l'Hôtel-Dieu dans la journée; l'interne de garde, appelé en toute hâte pour lui donner les premiers soins, frappé par la saillie considérable du talon à la partie postérieure, crut à une luxation du pied. Ce qui pouvait encore induire en erreur, c'est que le déplacement une fois réduit se reproduisait facilement. Le lendemain je vis ce malade à la visite du matin, et j'eusse adopté moi-même l'opinion de l'interne, si je n'avais été mis en garde et éclairé par des faits semblables observés antérieurement. En pareil cas, l'érudition ne suffit pas, il faut encore une longue expérience.

Rien de plus naturel, du reste, que de penser à une

luxation. Le pied porté en arrière est un peu dans l'extension sur la jambe; la pointe est légèrement abaissée, et le talon, fortement saillant en arrière, est un peu relevé. Le tendon d'Achille, saillant, est détaché de la partie postérieure de la jambe; le tibia, au lieu de tomber sur le pied à l'union du quart postérieur avec les trois quarts antérieurs, tombe sur le milieu même comme on peut s'en assurer avec une règle. De sorte que la première chose qui frappe l'observateur, c'est le raccourcissement de l'avant-pied, et l'allongement considérable, au contraire, de l'arrière-pied, ce qui conduit naturellement à l'idée d'une luxation en arrière.

Mais, en examinant avec attention, on voit que le péroné, dont on suit facilement le bord externe, est brisé à sa partie inférieure, et que le fragment malléolaire est entraîné en arrière et couché obliquement en ce sens; la malléole tibiale est attirée dans le même sens. En avant, on trouve une saillie inégale formée par les fragments supérieurs du tibia et du péroné poussant les tendons du jambier antérieur, de l'extenseur propre du gros orteil, de l'extenseur commun, du péronier antérieur, seules barrières opposées au déplacement. En arrière, les fragments inférieurs sont attirés par les muscles convulsés de la partie postérieure du triceps sural, jambier postérieur, fléchisseurs des orteils, et l'on sent à travers les parties molles la face supérieure de l'astragale. Alors, si, convaincus qu'il y a fracture, vous cherchez à réduire, chose ordinairement assez facile, vous obtenez une crépitation évidente, et vous acquérez la certitude d'avoir affaire, non à une luxation du pied en arrière, mais à une fracture de la jambe avec déplacement du pied en ce sens. Ce n'est donc point là réellement une luxation.

Dès que vous abandonnez les fragments remis en place,

la difformité se reproduit. Cette reproduction s'explique par la direction oblique de la fracture du tibia, dont les surfaces dépourvues d'inégalités ne peuvent maintenir la réduction, et lutter contre la puissance des muscles de la partie postérieure de la jambe. Vous avez pu voir avec quelle difficulté nous avons réussi à maintenir dans une position stable le pied préalablement réduit de notre malade du n° 28. Sur la malade du n° 7, la fracture une fois réduite a eu moins de tendance à se reproduire ; mais c'était chez une vieille femme dont les muscles avaient perdu leur énergie.

Le *quatrième type* est de la même nature ; seulement les fragments sont taillés en sens inverse, le talon se cache sous les malléoles, l'avant-pied est allongé. Je n'en ai encore vu qu'un *seul cas*. La réduction, faite sans peine, s'est bien maintenue et la fracture bien consolidée. Il y aurait lieu d'en faire un sujet d'étude, car elle n'a encore été l'objet d'aucun travail spécial, à ma connaissance du moins. Quoi qu'il en soit, dans cet unique fait, que j'ai observé à la Pitié, j'ai constaté de la crépitation, mais j'ai été très étonné de ne pas voir le déplacement se reproduire sous l'influence de la contraction musculaire, comme dans le type précédent. Est-ce parce que les muscles de la partie antérieure étaient contre-balancés dans leur action par ceux plus puissants de la partie postérieure ? Ou serait-ce plutôt que les surfaces fracturées offraient une obliquité moins favorable au déplacement ultérieur ? C'est là ce que des observations ultérieures pourront seules décider.

Le *cinquième type* est représenté par ces fractures avec écrasement et broiement de la partie inférieure du tibia. J'ai suffisamment insisté, à propos du mécanisme et des variétés anatomiques, sur le mode de production de ces fractures pour n'y plus revenir ; je veux en tracer maintenant à grands traits les symptômes.

Ils consistent en un écartement des malléoles, avec augmentation considérable de tous les diamètres de la partie inférieure de la jambe ; il semble que l'extrémité inférieure du tibia, comparée à celle du côté opposé, ait doublé de volume, ce qui tient à l'écrasement du tissu spongieux. On a signalé aussi un épanchement sanguin considérable. De plus, on a noté dans cette variété les infiltrations gazeuses sur lesquelles j'ai appelé votre attention, lorsqu'il y a quelques jours je vous parlais des complications des fractures du corps des os de la jambe. Vous pourrez constater également de la crépitation, mais il est une manière spéciale de la produire : ce n'est point en essayant d'ébranler les fragments en sens inverse, comme dans les cas de fracture du corps des os, que vous l'obtiendrez, mais en pressant directement sur eux ; et encore faut-il bien savoir que, comme dans les fractures par pénétration, on a parfois beaucoup de peine à la percevoir nettement. Bien plus, si, comme dans le cas que je vous ai précédemment signalé, il y a enclavement, vous comprenez qu'il serait inutile de la chercher. On peut rapprocher ces fractures de celles de l'extrémité inférieure du radius avec lesquelles elles ont quelque rapport. La mobilité est aussi un signe relatif : ce n'est pas un signe absolu. Bien que dans tous les cas l'enclavement ne soit pas aussi complet qu'il l'était chez mon blessé de Passy, la pénétration du fragment supérieur dans le fragment inférieur peut être encore assez considérable pour l'empêcher d'être perceptible. Cet enclavement n'est pas, du reste, spécial, comme on l'a dit et écrit, aux fractures de l'extrémité inférieure du tibia et du radius : nous l'avons vu dans bon nombre d'autres fractures. Dans les fractures du col de l'humérus, j'ai vu la tête humérale pénétrée par le fragment brachial, de sorte que le malade pouvait remuer son bras; et, dans une fracture du col du fémur, Ph. Boyer a vu le fragment inférieur s'enfoncer dans le grand trochanter assez solidement pour que le blessé pût se relever et franchir l'espace de plusieurs mètres.

DIX-NEUVIÈME LEÇON

Complications. — Douleur parfois excessive. — Convulsions. — Tétanos. — Fractures avec plaie. — Ostéomyélite. — Infiltrations purulentes. — Déplacements et élimination de l'astragale.

Diagnostic généralement facile.

Pronostic variable et souvent trompeur. — Influence de certaines affections générales sur la consolidation. — Difformité à craindre et de l'importance de surveiller attentivement l'application des appareils. — Utilité de l'appareil de Dupuytren.

Traitement. — Fractures sus-malléolaires avec ou sans déplacement. — Appareil de Scultet. — Appareils inamovibles en plâtre, en stuc, en dextrine, en silicate de potasse. — Appareils amidonnés. — Supériorité incontestable des bandages et des attelles en plâtre ou en stuc. — Raisons de cette supériorité.

Traitement des fractures avec déviations latérales. — Appareil de Dupuytren.

Appareil spécial pour remédier aux déplacements en arrière. — Réduction difficile. — Section du tendon d'Achille.

Fractures avec déplacement en avant. — Réduction facile à maintenir.

Les *complications* des fractures de l'extrémité inférieure de la jambe sont nombreuses, et, si la plupart d'entre elles se retrouvent dans toutes les fractures, il y en a aussi quelques-unes qui sont d'une nature exceptionnelle ou qui présentent des caractères tout particuliers; c'est sur ces dernières seulement que je vais attirer, dès maintenant, votre attention.

La douleur est ici d'une importance considérable; elle est souvent très vive, et peut parfois, atteignant un degré extrême d'intensité, ébranler profondément le système nerveux, éveiller des convulsions et faire naître le tétanos. Est-elle due au tiraillement, à la compression ou à la blessure des nerfs multiples, superficiels ou profonds qui sont situés à la périphérie de l'articulation tibio-tarsienne? A-t-elle son point de départ dans ces arrachements si fréquents des ligaments, du périoste et du tissu osseux? Une explication certaine fait défaut, mais le fait lui-même n'est pas douteux. Si l'on procède à la réduction, on voit le plus souvent, sinon le tétanos, du moins les autres convulsions cesser et le calme se rétablir plus ou moins complètement. Dans un cas signalé par André Pasta, le contraire eut lieu; les convulsions ne survinrent qu'après la réduction, et elles cessèrent immédiatement après que le déplacement se fut reproduit. Ce fait est tellement anormal qu'il semble échapper à toute explication, à moins qu'on n'admette que quelques filets nerveux se trouvaient froissés au moment même où les fragments étaient ramenés au contact.

Un autre cas faisant aussi exception à la règle est le suivant :

J'étais interne à la Charité, lorsqu'on apporta dans le service de Velpeau un homme qui était tombé de très haut et en brisant un vitrage au travers duquel il était passé. La fracture avait lieu au même niveau et dans les mêmes conditions que celle dont nous parlons, c'est-à-dire qu'il y avait fracture de l'extrémité inférieure de la jambe avec déplacement du pied en dehors. Je voulus faire la réduction, mais le blessé s'y opposa absolument, en m'objectant qu'il n'éprouvait aucune douleur et qu'il voulait rester ainsi. Dès lors, ma responsabilité se trouvant à l'abri, je crus devoir m'en abstenir. Le lendemain, Velpeau fut très étonné de voir qu'on eût laissé cette fracture sans la réduire. Je lui en dis les raisons, et, comme moi, il manifesta sa surprise de cette absence de douleurs et de réaction avec des dégâts aussi considérables. Néanmoins il insista pour pratiquer la réduction, et il ne fallut pas moins que l'autorité du maître pour vaincre la répugnance du blessé.

Une autre complication des fractures de l'extrémité inférieure de la jambe, c'est la plaie des téguments, accident grave toujours, quoiqu'il soit moins grave cependant que dans les fractures de la partie moyenne.

Nous avons vu que dans les fractures spiroïdes ou en V, situées le plus ordinairement dans une région plus élevée des os de la jambe, mais pouvant même alors s'étendre par propagation jusqu'à l'articulation tibio-tarsienne, il y avait lieu de craindre la contusion de la moelle de l'os et consécutivement son inflammation. Or, c'est surtout lorsque ces fractures s'accompagnent de plaie et de pénétration de l'air qu'il faut redouter cet accident, et, de plus, les attritions des parties molles ainsi que les suppurations abondantes. Sans doute ces accidents peuvent également se rencontrer dans les fractures de l'extrémité inférieure avec plaie ; mais, en général, ils ne se présentent pas sous le même aspect. Ici on n'observe plus ces ostéomyélites signalées par notre collègue M. Gosselin; au contraire, la suppuration semble se concentrer au pourtour de l'articulation lésée, et n'avoir que peu de tendance à franchir les limites du cou-de-pied. Je m'explique ainsi le peu de gravité relative de beaucoup de ces fractures. Néanmoins il ne faudrait pas trop se fier à cette concentration de la suppuration autour du foyer de la fracture : parfois l'inflammation survient, le phlegmon gagne le haut de la jambe et peut même atteindre le segment supérieur du membre. J'ai toujours présente à la mémoire l'histoire d'un de mes camarades de collège qui succomba, épuisé par une suppuration occupant toute l'étendue du membre inférieur et consécutive à une fracture compliquée d'issue de la malléole interne.

Comme fait très exceptionnel, je citerai encore le déplacement de l'astragale qui, parfois, passe à travers les tendons, perfore les téguments et s'échappe en partie ou en totalité, sans provoquer d'accident en rapport avec l'étendue de cette lésion. L'astragale est mobile; *c'est un os roulant*, comme je l'ai dit dans mon *Anatomie chirurgicale.* Placé dans la mortaise péronéo-tibiale, entre les os de la jambe d'une part, et le calcanéum de l'autre, au milieu des ligaments et des muscles qui environnent l'articulation du cou-de-pied, cet os se meut avec facilité sur des surfaces polies et glissantes, c'est une sorte d'articulation en noix, destinée à supporter des pressions variées et parfois excessives, de telle sorte qu'à un moment donné, et malgré les puissants ligaments qui le retiennent, l'os astragalien se trouve, pour ainsi dire, chassé et énucléé comme un noyau qu'on presse entre les doigts.

Ph. Boyer, chirurgien de l'hôpital Saint-Louis, conservait dans un bocal un astragale qui avait été éliminé de cette manière chez un homme qu'il avait soigné pour une racture de l'extrémité inférieure de la jambe. J'étais alors son interne, et j'entrai dans son service alors que le malade, six semaines après la chute, allait sortir guéri sans avoir traversé d'accidents sérieux.

J'ai observé depuis deux exemples d'énucléation partielle de l'astragale. Dans le premier, l'astragale faisait saillie sous la peau incomplètement lacérée, un seul coup de ciseaux suffit pour en faire l'extraction; dans le second, l'astragale était incomplètement luxé, et j'ai dû en faire la résection. Chez ces deux malades, comme chez le malade de Ph. Boyer, la terminaison fut heureuse et le résultat ne laissa rien à désirer.

Ces faits, auxquels on pourrait en joindre beaucoup d'autres puisés dans les auteurs, démontrent ce que je disais au début, à savoir : que ces fractures compliquées de l'extrémité inférieure sont moins graves que celles de la partie moyenne.

Le *diagnostic* présente, dans quelques cas, des difficultés réelles : ainsi, on pourrait éprouver quelques doutes dans les cas légers et croire à une simple entorse ou, dans les cas graves, à une luxation du pied sans fracture. Dans l'un et l'autre cas, il suffira d'un examen attentif pour éviter l'erreur. Il arrivera parfois que c'est seulement après la réduction du déplacement du pied qu'on reconnaîtra la fracture.

Le *pronostic* est variable, et il me paraît presque impossible d'établir des règles nettement définies pour arriver à prévoir le résultat final. Rien n'est plus trompeur que la marche de ces fractures; celles qui sont d'abord très simples peuvent aboutir plus tard à une terminaison funeste; d'autres, au contraire, qui sont compliquées de plaie des téguments et d'issue des os, peuvent aboutir, malgré toute attente, à un résultat favorable.

Ainsi peuvent s'expliquer, à mon avis, les divergences d'opinion chez les chirurgiens et les auteurs les plus autorisés. Ainsi, tandis que, suivant quelques-uns, Dupuytren et M. Gosselin, par exemple, ces fractures seraient très graves, et que le pronostic en serait presque constamment fatal; suivant d'autres, au contraire, Philippe Boyer et Malgaigne, elles n'offriraient pas une grande gravité.

La vérité est entre ces deux extrêmes, et les faits que

vous avez en ce moment sous les yeux s'accordent avec cette opinion moyenne, à égale distance de l'optimisme ou du pessimisme exagérés.

Toutefois, ne vous prononcez pas d'une manière absolue sur le pronostic des fractures compliquées de l'extrémité inférieure de la jambe, d'après les seuls cas que vous en voyez dans nos hôpitaux. Si quelques malades guérissent difficilement ou même imparfaitement dans nos salles, ce n'est pas uniquement parce que leurs fractures sont graves en réalité et par elles-mêmes, mais bien parce que ceux qui en sont atteints sont des individus épuisés, alcooliques, rhumatisants, et quelquefois syphilitiques inavoués.

Si ces fractures n'offrent le plus souvent aucun danger sérieux au point de vue d'une terminaison funeste, il n'en est plus de même de la difformité. Nulle part, plus qu'ici, il n'est besoin d'une attention soutenue, de connaissances approfondies et de l'application bien appropriée d'appareils spéciaux. Je vous citerai comme exemple le malade du n° 33. Il a été traité par un médecin expérimenté; il n'y avait pas de plaie compliquant la fracture, et cependant il a guéri imparfaitement, c'est-à-dire avec une consolidation très vicieuse. Par une coïncidence remarquable, il entra dans mon service alors que nous avions déjà un cas en tout semblable, et j'ai dû pratiquer à ces deux malades une opération sérieuse pour corriger la difformité et ramener le pied dans sa position normale.

Je dois ajouter que plusieurs fois déjà, dans des cas semblables, j'ai été appelé comme arbitre entre le médecin traitant et le malade, pour donner mon appréciation sur la manière dont avait été dirigé le traitement. Le médecin était accusé d'avoir donné des soins inexpérimentés, et nous devons confesser que le malade n'avait pas toujours complètement tort, et que quelquefois, c'est-à-dire trop souvent, il y avait eu application d'un appareil plus ou moins vicieux.

Voilà pourquoi, joignant l'exemple au précepte, lorsque j'en arriverai à vous parler des appareils, j'appliquerai devant vous celui de tous qui me paraît le mieux remplir les indications multiples à observer dans ces fractures, je veux parler de l'*appareil de Dupuytren ;* j'ai la conviction, en agissant ainsi, de vous être utile, et je suis certain que, grâce à cet appareil, si vous savez en faire usage, vous éviterez des insuccès semblables à ceux auxquels j'ai fait tout à l'heure allusion. Soyez bien convaincus d'ailleurs que vous aurez très souvent l'occasion d'appliquer ce bandage. Comme exemple de guérison parfaite et irréprochable par cette méthode de traitement, je recommande à votre attention le malade couché au n° 31 de la salle Sainte-Marthe.

Il s'agissait d'une fracture du péroné et du tibia à la partie inférieure, sans plaie, avec renversement du pied en dehors tel, que le membre, quoique placé dans une gouttière après la réduction par l'interne de service qui avait reçu le malade, fut retrouvé le lendemain tout à fait déformé. Un appareil de Dupuytren fut appliqué immédiatement et maintint la fracture si parfaitement réduite que, huit jours après, le pied n'ayant plus de tendance au déplacement, on put appliquer sans crainte l'appareil définitif en stuc.

Pour présenter le *traitement* de ces fractures d'une manière utile et fructueuse, il faut soigneusement distinguer celui qui convient à chacune de leurs variétés, eu égard au renversement du pied.

Dans la fracture sus-malléolaire, celle qui a lieu à 1 centimètre de l'articulation, ou un peu plus haut, il est rare qu'il y ait un déplacement du pied, et si les fragments ne se correspondent pas exactement, et qu'il y ait déviation de l'un d'eux, il faut d'abord le réduire. Pour opérer cette réduction, il faut faire saisir le pied par un aide, tandis qu'un autre maintient l'articulation du genou, et le chirurgien, appliquant ses doigts sur les fragments déviés, en pratique la coaptation.

Il est rare que cette opération offre de grandes difficultés, et, en général, une fois effectuée, la coaptation se maintient. Pour l'assurer, j'ai l'habitude de faire appliquer un appareil de Scultet, ou une gouttière, pendant les huit premiers jours, pour donner au membre le temps de se dégonfler. Dès que je constate que les téguments commencent à se flétrir, et que la peau prend une teinte jaune, je juge que le moment est venu d'appliquer un appareil inamovible, et je donne la préférence aux appareils *plâtrés*, et tout spécialement à ceux que j'ai appelés *en stuc*. Voici les raisons de cette préférence, je tiens à vous les donner ici une fois pour toutes :

Le prototype, l'idéal, si je puis ainsi dire, de l'appareil inamovible serait celui qui, saisissant le membre au moment où le chirurgien vient de faire la coaptation, le fixerait dans cette situation et l'immobiliserait en se solidifiant instantanément. Avons-nous une substance qui permette de remplir ces conditions? Je ne le pense pas. Un instant, Chassaignac, notre ingénieux collègue, auquel la chirurgie est redevable de perfectionnements si importants, crut l'avoir rencontrée. Voici comment il procédait : Après réduction de la fracture, il enveloppait le membre d'une sorte d'appareil ouaté exactement appliqué, et l'enduisait rapidement de cire à cacheter fondue ou incandescente. Je n'ai jamais essayé d'appliquer ces appareils ; je ne sais même pas si notre collègue a donné suite longtemps à son idée, mais j'ai ouï dire que la chaleur et la crainte même d'incendier le bandage y avaient fait renoncer.

Il est néanmoins incontestable que la matière était bien choisie pour la solidification instantanée. Sous ce rapport, le plâtre lui serait même inférieur; mais il faut convenir qu'il rachète le léger défaut par de grandes qualités, particulièrement celles de se trouver partout et d'être d'un prix insignifiant. Les bandages plâtrés, tels que nous ont appris à les faire MM. Mathisson et Van Loo, sont donc excellents. Pour mon compte, je leur préfère encore soit les attelles plâtrées de M. Maisonneuve, soit mes attelles ou mon bandage trempé dans le stuc, c'est-à-dire dans le plâtre délayé avec la solution gélatineuse. Dans mon mémoire sur les appareils en stuc, publié dans l'*Union médicale*, j'ai longuement insisté sur ses avantages.

Quant aux bandages inamovibles en dextrine de Velpeau, amidonnés de Seutin, ce qui les condamne, c'est le long temps qu'ils mettent à se solidifier, c'est-à-dire vingt-quatre heures; c'est pour la même raison que je repousse les appareils en silicate de potasse, qui ne sont pas moins défectueux et ne sont pas nés viables.

Il suffit, en effet, pour les faire repousser définitivement de la pratique, de faire observer que, pendant tout le long temps qu'ils restent *mous*, le moindre mouvement effectué par le malade suffit à déranger la coaptation laborieusement obtenue.

Donc, lorsque vous sortirez le membre fracturé de la gouttière, vous le placerez dans un appareil plâtré ou en stuc qui maintiendra sûrement la réduction, car il suffira, pour obtenir ce résultat, d'en surveiller la dessiccation, de dix à vingt-cinq minutes au maximum; après quoi vous pouvez vous retirer tranquille, et certain du succès.

Si la fracture est avec déviation du pied, en dehors ou

en dedans, la réduction est parfois fort difficile ; dans ce cas, voici comment il est indiqué d'agir :

On fait fléchir la jambe sur la cuisse à angle droit, et on fait retenir solidement la cuisse et le genou par un ou deux aides vigoureux ; puis le chirurgien, saisissant lui-même le pied de la façon suivante : la main gauche embrassant à pleine main le talon, la droite appliquée les quatre doigts sur le dos du pied et le pouce en dessous sur la plante ; le chirurgien, dis-je, fait lui-même l'extension et la coaptation. Il est rare qu'on ne parvienne pas à réduire par cette méthode. Dans les cas rebelles, quelques personnes conseillent le chloroforme ; pour mon compte, je le redoute, et je ne l'emploie, qu'avec beaucoup de répugnance et une certaine réserve. Il y a, en effet, un moment terrible à passer avant d'arriver à la résolution, c'est la période d'excitation pendant laquelle, chez les ivrognes surtout, on peut voir se produire des ruptures et des déchirures. Aussi, dans ces cas, je préfère souvent temporiser.

Dès que la réduction est obtenue, pour la maintenir j'applique l'appareil de Dupuytren. Vous le connaissez tous, je ne veux pas le décrire ; d'ailleurs, je vais l'appliquer devant vous. J'y ai apporté une modification que je crois importante, c'est de maintenir l'attelle et le coussin avec des bandes de diachylon, qui ne permettent pas leur glissement aussi facilement ; car, il faut bien le dire, cet appareil se détend vite et a besoin d'être fréquemment renouvelé.

Si la fracture est avec déviation du pied en dehors, c'est en dedans, bien entendu, que doit être placée l'attelle de rappel et le coussin, et inversement si la fracture est avec déviation du pied en dedans. Après huit à dix jours d'appareil de Dupuytren bien soutenu, la fracture, quand on enlève le bandage, reste réduite, en général, et n'a que peu de tendance à se reproduire, au moins momentanément. Je profite de cette période d'accalmie pour enfermer rapidement le membre dans un bandage en stuc préparé à l'avance. Je fais tenir le pied du blessé fortement incliné en sens inverse du renversement, pendant les quinze à vingt minutes que dure la *solidification*, et cela suffit pour assurer le résultat. Remarquez que j'ai dit solidification et non dessiccation ; car, effectivement, le plâtre, stuqué ou non, n'est définitivement sec que douze ou quinze heures après ; mais qu'importe, du moment où il tient le membre fracturé dans l'immobilité !

Je puis vous affirmer qu'en vous conformant à ces préceptes vous n'aurez jamais à déplorer des résultats comme ceux que je vous signalais dans une de mes dernières leçons.

Reste enfin la fracture avec déplacement du pied en arrière et en avant.

La réduction de la fracture avec déplacement du pied en arrière offre parfois les mêmes difficultés que celles avec déplacement en dehors ou en dedans, peut-être même plus prononcées encore. Il faut se conduire, pour la réduction, exactement de la même manière. Le danger de temporisation est même ici moins grand que dans les cas qui précèdent, car la saillie du tibia en avant est arrêtée par les gaines des extenseurs des orteils, qui l'empêchent de presser sur les téguments et de les perforer, tandis que, dans le déplacement en dehors, par exemple, le danger est souvent tellement imminent qu'il faut passer outre. Mais c'est là un point de pratique délicat, qui ne peut être tranché par des préceptes, et qu'il faut laisser à l'appréciation de chacun.

La réduction faite, il s'agit de la maintenir ; c'est ici que commencent les difficultés sérieuses. En effet, si le chirurgien, sans méfiance, se contente de placer le membre soit dans une gouttière, soit dans un appareil de Scultet, il peut être à peu près certain que, le lendemain, il trouvera le déplacement reproduit, heureux même s'il ne se reproduit pas dès qu'il abandonne le pied. J'ai dit, en effet, que les muscles du mollet exerçaient, par l'intermédiaire du calcanéum, des tractions très efficaces sur les fragments inférieurs. C'est dans ces cas qu'on a proposé la section du tendon d'Achille, moyen dangereux et peu efficace, parce que ce tendon n'est pas le seul qui soit contracturé, et que les jambier postérieur, fléchisseurs du gros orteil, et commun des orteils, continuaient à exercer leur action sur le pied et le portaient de nouveau en arrière.

Quant à l'appareil de Dupuytren, si efficace dans les déplacements en dehors, il n'en peut être question ici, à cause de la saillie de l'avant-pied, qui s'oppose à l'application de l'attelle de rappel.

Voici l'appareil que j'ai imaginé pour ce cas spécial, et qui m'a donné jusqu'ici d'excellents résultats. J'ai dit précédemment que vous en aviez un exemple encore sous les yeux en ce moment. Je fais appliquer sur le pied un appareil inamovible en plâtre stuqué, qui prend le talon et l'avant-pied complètement, comme le ferait un soulier. J'ai soin de faire enchevêtrer dans cet appareil des lacs solides en rubans de fil, un de chaque côté du pied, et se dégageant seulement en avant près des orteils. Cette espèce de sabot en stuc, moulé sur le pied, étant bien appliqué et bien sec, je procède à la réduction, et, dès qu'elle est obtenue, je place le membre sur un coussin et je fixe la jambe solidement avec une alèze large sur le coussin, en attachant les extrémités de l'alèze aux bois de lit, à droite et à gauche du malade. Alors, pour lutter contre la tendance du pied à se reporter en arrière, j'attache les lacs qui le maintiennent à une anse de caoutchouc fixée elle-même au ciel du lit, à un anneau ou à une tringle solide. De cette façon, tandis que l'alèze fixe les fragments supérieurs, la traction continue du caoutchouc maintient, par l'intermédiaire du pied, les fragments inférieurs en avant. Il se produit là un effet contrarié qui s'oppose à la reproduction du déplacement.

Ce qu'il y a de certain, c'est que les trois fractures que j'ai jusqu'ici traitées de cette façon se sont aussi régulièrement consolidées que s'il se fût agi de fractures ordinaires, et les malades ont parfaitement supporté cet appareil pendant les huit ou dix jours que je l'ai laissé, pour lui substituer ensuite, comme dans les cas précédents, un appareil définitif stuqué, entourant complètement le membre.

Cette tolérance du pied à la traction énergique s'explique par la répartition très égale de la traction sur toute la surface.

Si, au contraire, l'on avait affaire à une fracture avec déplacement du pied en avant, il est probable qu'on n'aurait pas de difficulté à la maintenir, après l'avoir réduite, et qu'on pourrait alors placer le membre dans une gouttière, et plus tard dans un appareil inamovible définitif.

VINGTIÈME LEÇON

Appendice au traitement des fractures avec renversement du pied en arrière ou en avant. — Modification de l'appareil de Dupuytren. — Bons résultats d'une pantoufle ouatée. — Appareil de M. Verneuil. — Fractures avec plaies. — Résection des extrémités osseuses. — Utilité de la rupture du cal dans les consolidations vicieuses. — Exemples à l'appui.
Généralités sur les fractures isolées du tibia. — Fractures isolées du péroné. — Exagération de leur importance, leur diagnostic assez difficile, leur siége. — Fractures du sommet de la malléole, du milieu de la malléole, du sommet de la malléole. — Symptômes essentiels de ces dernières. — Signe de M. Larrey. — Signe de M. Tillaux. — Un moyen précieux de diagnostic : mouvement de bascule et flexibilité de la malléole. — Sa valeur. — Traitement des ruptures isolées du péroné.

A la fin de notre dernière leçon, j'ai appliqué devant vous l'appareil de Dupuytren ; en plaçant chacune des pièces qui le composent, j'ai eu soin de vous les décrire minutieusement ; je ne veux point revenir sur un sujet épuisé ; je dois seulement vous faire part des résultats que nous avons obtenus. Bien que peu de jours se soient écoulés depuis l'application de cet appareil, nous avons tout lieu d'être satisfait ; dès le soir, le malade a été soulagé, et, depuis ce moment, son pied, soutenu et attiré en dedans, tend de plus en plus à revenir dans l'axe du membre ; tout nous fait donc espérer un succès.

Pour terminer, il nous reste à examiner la valeur des moyens de traitement usités pour les fractures avec renversement du pied en arrière. Dans ces fractures simultanées du tibia et du péroné, obliques d'arrière en avant et siégeant au-dessus de l'articulation, l'axe de la jambe, comme nous l'avons vu à propos des symptômes, est changé par rapport à celui du pied. Au lieu de le rejoindre à l'union de son tiers postérieur avec ses deux tiers antérieurs, il tombe sur sa partie moyenne. Il s'agit de corriger cette déformation, et surtout de la maintenir après la réduction.

Tout d'abord il faut réduire, chose qui, généralement, n'offre pas de très grandes difficultés. Toutefois, chez quelques blessés, les muscles convulsés opposent parfois une assez grande résistance. Pour opérer cette réduction, si l'on est seul et sans aide, on saisit le talon à pleine main et on le pousse en avant pendant que de l'autre main on ramène la jambe en arrière. Si l'on peut avoir un aide, on lui fait saisir la jambe qu'il fixe, tandis que le chirurgien, appliquant une de ses mains sous le talon, saisit de l'autre l'avant-pied. On dispose ainsi d'une grande force. Mais j'ai dit qu'en général la réduction était facile. Dès qu'elle est faite, si on abandonne les fragments à eux-mêmes, on voit le déplacement se reproduire. Est-il nécessaire de rappeler à votre souvenir quelle en est la cause ? Le fait est dû à la traction violente exercée par les muscles du mollet sur le fragment postéro-inférieur par l'intermédiaire du tendon d'Achille.

Aucun des appareils décrits jusqu'ici ne peut maintenir la réduction. Le bandage de Scultet, celui de Dupuytren, sont impuissants. J'ai une fois essayé ce dernier appareil ainsi modifié : un énorme coussin fut appliqué sur la partie antérieure de la jambe, s'élevant beaucoup plus haut que l'extrémité des orteils. Je l'assujettis aussi solidement que je pus dans cette situation. Puis une attelle étant placée sur lui se trouvait nécessairement éloignée du dos du pied et des orteils de toute la hauteur du coussin. Une bande passant sous le talon servit alors à assujettir le pied sur l'attelle, faisant ainsi le rappel du pied tout entier en avant; comme dans l'appareil de Dupuytren, le pied est rappelé en dedans ou en dehors. Cet appareil, tant qu'il ne bascule pas, remplit bien le but auquel je le destinais. Mais la difficulté a toujours été de maintenir cet énorme coussin en équilibre ; bientôt il penchait fatalement, tantôt d'un côté, tantôt de l'autre.

On a conseillé, comme pour les fractures de la partie moyenne de la jambe, la section du tendon d'Achille. Je l'ai pratiquée une fois ; mais, comme les fléchisseurs des orteils restaient intacts, la contraction musculaire continua d'exercer une traction nocive sur les fragments, et cette opération n'amena aucun résultat satisfaisant. Il faut d'ailleurs, lorsqu'on voudra pratiquer cette ténotomie, se souvenir que le foyer de la fracture est souvent situé près de l'endroit où on pratique l'incision; on pourrait, par conséquent, d'une fracture simple faire une fracture avec pénétration de l'air, ce qui pourrait entraîner les plus graves complications. Ce moyen est donc le plus souvent inutile, et il est dangereux. J'ai imaginé, il y a plusieurs années, une pantoufle en buffle, que j'ai appliquée encore l'année dernière sur un de nos malades.

Le pied est placé dans cette pantoufle, qui ressemble beaucoup à celle de J.-L. Petit pour les fractures de la rotule ; elle saisit complètement le pied, du talon aux orteils, et se lace sur le dos du pied ; à sa partie antérieure sont fixés des lacs dont les extrémités libres doivent être attachées en haut aux barres transversales du lit. Ce moyen suffit souvent à maintenir la réduction quand le malade est docile, et c'est alors le poids seul de la jambe qui maintient les fragments supérieurs en arrière. Mais cette suspension ne suffit pas toujours à assurer la réduction; puis elle est parfois mal supportée; le malade se plaint, et alors on est obligé de relâcher l'appareil.

Il m'a semblé que ce qui empêchait la pantoufle d'être bien supportée, c'est que la pression n'était pas uniformément et également répartie à toute la surface du pied, et qu'elle portait plus sur un point que sur un autre. Ce point se fatigue, le malade se plaint, et on est obligé d'enlever l'appareil.

J'ai alors songé à substituer à la pantoufle de buffle une pantoufle ouatée recouverte de stuc, dans lequel on enchevêtre des lacs. La pression se trouve ainsi parfaitement répartie. Puis, dans le cas où la simple suspension du pied et le poids de la jambe ne suffisent pas à obtenir la réduction, je maintiens la jambe appliquée sur un coussin avec une alèze que je fixe solidement aux barres du lit. Enfin, dans ces derniers temps, j'ai substitué aux lacs en toile et à l'alèze, des lacs élastiques et une sangle élastique qui sont bien mieux supportés par les blessés. Avec cette dernière innovation, mon appareil est parfaitement toléré. C'est ainsi que, chez le blessé sur lequel avait échoué l'appareil de Dupuytren modifié, je parvins à obtenir une guérison exempte de toute difformité. Il en est de même du blessé qui est entré dans notre service à la fin de l'année dernière.

Mais, d'ailleurs, il faut bien que vous sachiez que cet appareil n'a pas besoin de rester plus de huit à dix jours en place. Après cette époque, vous pouvez l'enlever, et vous trouverez que la fracture n'a plus aucune tendance à se déplacer, au moins spontanément. Alors vous pouvez, en toute sûreté, placer le membre dans un appareil inamovible à solidification rapide et pour ainsi dire instantanée. C'est vous dire que l'appareil en stuc doit être, ici surtout, préféré à la dextrine et au silicate de potasse, avec lesquels on n'a aucune sécurité pendant les vingt-quatre heures au moins qu'ils mettent à se dessécher.

Nous avons encore à ce moment un blessé qui a été ainsi traité; il est couché au n° 20 de la salle Sainte-Marthe. Allez le trouver à la fin de cette leçon, vous constaterez l'absence complète de déformation. Le membre blessé diffère si peu de celui du côté opposé, que je mettrais au défi quiconque ne serait pas prévenu, de m'indiquer quel est celui des deux membres qui a été lésé. C'est donc là un fait essentiellement pratique, et je ne saurais trop vous engager à garder dans votre mémoire un bon souvenir d'un appareil qui, au moins entre mes mains, a pu produire de si heureux résultats.

Relativement au traitement de ces fractures avec renversement du pied en avant, qui sont très rares, j'aurai bien des choses à dire. Déjà je vous ai prévenus que je n'en avais rencontré qu'un seul cas. La fracture fut réduite très facilement, et le déplacement ne s'est pas reproduit; la raison en est facile à comprendre. La fracture réduite, le pied, loin d'être entraîné comme dans la variété précédente, est maintenu dans sa position normale par les muscles gastrocnémiens. Dans le cas où il y aurait reproduction du déplacement, l'appareil avec lacs élastiques trouverait alors son indication.

Mon collègue, le professeur Verneuil, paraît avoir obtenu de bons résultats à l'aide de l'appareil suivant, construit d'après ses indications.

Il se compose d'un manchon en cuir serré autour de la jambe par un lacet antérieur. Sur les parties latérales de ce manchon se trouvent deux tiges d'acier descendant un peu plus bas que lui, jusqu'à l'interligne articulaire du coude-pied; le pied est chaussé d'un soulier dont les parties latérales postérieures portent également deux tringles d'acier. Les tiges du manchon et celles du soulier s'articulant ensemble à la hauteur des malléoles, un mécanisme ingénieux permet, par son système d'engrenage, de mettre le pied dans la position que l'on veut obtenir, et de ne plus avoir de déplacement, soit antérieur, soit postérieur, suivant le cas que l'on a à traiter.

Malheureusement cet appareil est coûteux, et les praticiens exerçant dans les grands centres pourront seuls se le procurer.

Les fractures avec plaie sont plus ou moins graves, suivant le degré plus ou moins grand d'attrition des parties.

Quel traitement convient-il de leur appliquer?

Les gouttières sont très bonnes, mais c'est encore ici que triomphent les appareils inamovibles et spécialement les bandages en stuc ou en plâtre. On peut, en effet, pratiquer à ces derniers des ouvertures permettant l'application de pansements liquides, de cataplasmes, de topiques divers, sans que la consistance de l'appareil soit amoindrie. La dextrine et le silicate de potasse ne résistent pas à une pareille épreuve, et, s'il était possible d'hésiter entre le plâtre, d'une part, le silicate de potasse et la dextrine, d'autre part, dans les fractures simples, cette hésitation ne serait plus permise quand il existe une complication et que cette complication est une plaie.

S'il y a issue des fragments, quelle doit être la conduite du chirurgien? doit-il laisser la réduction se faire d'elle-même? doit-il réséquer? faut-il amputer? Sans entrer dans des considérations communes à toutes les fractures, je dirai que, dans celles du pied et pour le cas qui nous occupe, il est opportun de faire la résection si l'on ne parvient pas à réduire.

Dans les fractures du corps des os de la jambe, on peut débrider, essayer de réduire, attendre que la réduction se fasse d'elle-même, que les extrémités osseuses se nécrosent et s'éliminent. Ici les conditions anatomiques ne sont plus les mêmes; les extrémités osseuses sont tellement volumineuses, que la peau est complètement dilacérée, détruite. La réduction devient difficile, impossible même, les tendons étant placés souvent dans des positions extraordinaires et tout à fait inattendues. La contraction musculaire et l'astragale plus ou moins déplacé les fixent dans ces positions bizarres. J'ai trouvé, en faisant l'autopsie d'un individu qui s'était précipité du haut d'un toit et s'était brisé le tibia et le péroné près de l'articulation, que le tendon du jambier postérieur s'était enroulé autour de l'astragale, de telle manière qu'il était impossible de réduire, et je n'ai pu y parvenir même sur la table d'autopsie, à l'amphithéâtre, qu'après avoir fait la section du tendon.

Enfin, quand les fractures avec déplacement du pied se sont consolidées avec déformation, et que les malades viennent vous trouver longtemps après la fracture, qu'y a-t-il à faire?

Si la fracture date de cinq ou six semaines seulement, il est indiqué de rompre le cal et de replacer l'astragale sous le tibia; en voici un exemple :

Un jeune homme de province eut une fracture de l'extrémité inférieure de la jambe. Le membre, placé d'abord dans un appareil amovible, fut mis ensuite dans un appareil dextriné. La fracture était bien réduite, les surfaces osseuses bien en contact au moment où on avait mis le membre dans le bandage dextriné; au bout de quelques jours, le dégonflement étant survenu, le blessé crut s'apercevoir que son pied se déplaçait dans l'appareil; il en avertit le chirurgien, qui n'en tint aucun compte. Ce fut seulement quand, six semaines après, l'appareil fut levé, que l'on vit la déformation. Heureusement le malade était un homme intelligent; il vint consulter, à Paris, le père d'un de nos agrégés à la Faculté de médecine, qui me fit appeler en consultation avec Velpeau. Il fut décidé que nous romprions le cal, encore peu solide, à l'aide d'un appareil puissant. L'opération eut lieu, et l'astralage put être replacé sous le tibia. Je fis construire ensuite par Charrière une tringle coudée sur laquelle je ramenai le pied en dedans avec des bandes en caoutchouc. Ce jeune homme, aujourd'hui père d'une nombreuse famille, ne vient jamais à Paris sans me faire voir sa jambe, dont il se sert à merveille, et m'exprimer toute sa reconnaissance.

Mais, si la fracture remonte à sept ou huit mois, le cal est trop solide pour qu'on puisse songer à le rompre; il ne reste plus alors d'autre ressource que des appareils ou une opération fort grave.

J'ai reçu dernièrement la visite d'un jeune marié qui s'était laissé choir sur la mer de Glace en faisant son voyage de noces. Son pied, pris dans une fissure, se renversa en dehors avec arrachement et désossement de la malléole interne. Le traitement fut si mal dirigé que la plante du pied regardait en dehors, et que la marche se faisait sur le bord interne du pied. Je conseillai au malade, qui ne voulait pas entendre parler d'opération, de se faire construire une chaussure appropriée. Ce qu'il fit. Je l'ai vu depuis, il est estropié, peut à peine faire quelque 25 mètres sans souffrir, et il passe son existence à maudire ceux qui l'ont traité.

Ainsi, si le cal est ancien et la fracture consolidée, la rupture ne peut plus être tentée, il faut en faire la section ou pratiquer une résection. C'est ce que vous m'avez vu faire, l'année dernière, dans deux cas que je vais me borner à vous rappeler.

Chez l'un, le n° 33 de la salle Sainte-Marthe, j'ai réséqué le tibia, rompu le cal du péroné, replacé le pied dans l'axe de la jambe en refoulant l'astragale au-dessous du tibia réséqué. Puis, j'ai maintenu le pied dans un appareil inamovible pendant plusieurs semaines. Après six mois, le blessé commençait à se servir de son membre, il se promenait dans les salles; il avait surtout pris un embonpoint considérable, lorsqu'un érysipèle parti d'une écorchure de la jambe l'emporta.

Le deuxième opéré fut beaucoup plus heureux. Je me bornai à faire la section du cal péronéen, et je pus ramener le pied dans la rectitude, sous le tibia; la cicatrisation fut complète en deux mois, et le malade sortit, marchant assez convenablement pour reprendre les travaux de sa profession.

Nous sommes arrivé au but que nous voulions atteindre; nous terminerons ici tout ce que nous avions l'intention de vous dire sur les fractures de jambe. Nous n'avons pas la prétention de vous avoir fait un exposé complet de tout ce qui a été publié et énoncé sur ce sujet; mais, permettez-moi de vous le dire, la plupart des lacunes que vous rencontrerez sont volontaires. Je n'avais pas le désir de vous faire un cours de pathologie, ou de parcourir avec vous un terrain scientifique déjà connu; je voulais seulement vous faire partager mon expérience et vous communiquer quelques considérations qui méritent peut-être quelque attention, parce que les unes sont nouvelles, et les autres essentiellement pratiques.

Laissez-moi, maintenant, ajouter quelques mots, pour terminer, sur les fractures isolées du tibia et du péroné. Ces dernières ont beaucoup occupé les chirurgiens, surtout celles de l'extrémité inférieure. C'est là un fait qui a lieu de surprendre, car les fractures bornées à l'extrémité inférieure du péroné sont si peu graves que, la plupart du temps, on a beaucoup de peine à les reconnaître; je n'en veux pour preuve que les nombreux moyens imaginés pour les démontrer; elles ne sont réellement sérieuses que quand elles se compliquent de fractures du tibia, et alors j'ai dit qu'elles devaient rentrer dans l'étude des fractures de jambe. Je n'y reviendrai pas.

On voit, dans le relevé de Malgaigne sur les registres de l'Hôtel-Dieu, que les fractures de jambe figurent pour un total de 652; dans ce chiffre, on trouve seulement 59 fractures isolées.

Les fractures isolées du tibia sont fort rares, ce qui s'explique par la faiblesse relative du péroné. On comprend difficilement, en effet, comment la force fracturante, après avoir rompu le tibia, s'arrête et ne brise pas encore le péroné. Elles offrent d'ailleurs peu d'intérêt. Toutefois, je ne pouvais les passer sous silence, car notre service, si riche en ce moment en fractures de tout genre, me permet de vous montrer un malade atteint de rupture isolée du tibia vers la partie moyenne.

C'est un homme encore jeune, robuste, employé de commerce, couché au n° 9 de la salle Sainte-Marthe. Il marchait rapidement sur le bord d'un trottoir, quand le pied lui fit défaut, il tomba sur le côté et prétend que sa jambe a porté sur le bord anguleux du trottoir. La vérité est qu'il y a en ce point une contusion, mais elle pourrait tout aussi bien résulter d'un coup de pied. Je soupçonne ce malade de nous déguiser la vérité. Dans les combats dits à *la savate*, si fréquents parmi les ouvriers de Paris, *le coup de pied dans les os des jambes*, comme ils disent, constitue, en effet, une passe élémentaire, et j'ai déjà plusieurs fois constaté des fractures de jambe produites par ce mécanisme.

Ces fractures isolées du tibia sont presque toujours produites par causes directes et on ne peut guère invoquer pour leur mode de production le mécanisme de la torsion. La solution de continuité osseuse chez ce jeune homme ne fait donc pas exception à la règle, et il n'y a aucun doute dans mon esprit. D'ailleurs, on constate là une ecchymose étendue avec un épanchement de sang considérable qui ne s'est pas encore résorbé, et sera même probablement un obstacle à la guérison rapide. Au moment de sa chute, il prétend avoir entendu son os craquer, et quand on s'approcha pour le relever, il défendit qu'on le touchât. « J'ai la jambe brisée, disait-il, ne m'approchez pas. » Heureusement pour lui, on suivit ses conseils; on n'essaya pas de le relever, car, s'il s'était soulevé, le péroné se serait rompu consécutivement.

Ces fractures peuvent siéger dans toute l'étendue de l'os, à sa partie supérieure, moyenne ou inférieure. On les rencontre le plus souvent un peu au-dessous de la partie moyenne. Les signes n'ont rien de spécial; ce sont ceux de toutes les fractures. Chez notre blessé, il y avait un peu de mobilité, et, si on suivait avec le doigt la crête du tibia, on trouvait un enfoncement caractéristique; mais on avait beaucoup de difficultés à produire la crépitation; d'ailleurs, point de déplacement. En résumé, la mobilité et l'inégalité du bord tranchant du tibia au niveau du point percuté, tels sont les deux signes qui nous ont mis sur la voie du diagnostic. Le traitement est très simple, c'est celui indiqué de toutes les fractures de jambe sans déplacement; au début, un appareil amovible, de préférence celui de Scultet, et, pour terminer, un bandage inamovible. La consolidation, en général, se fait du quarante-cinquième au cinquantième jour.

Les fractures isolées du péroné occupent une grande place dans tous les livres classiques; elles y ont été examinées minutieusement et sous toutes leurs faces. Cet os, situé à la partie externe de la jambe, est isolé du tibia surtout à sa partie inférieure, là où il est en rapport, par la malléole externe, avec l'articulation tibio-tarsienne. On comprend donc qu'il soit, dans ce point, fort exposé aux violences de toutes sortes, les unes s'exerçant de dehors en dedans, les autres de dedans en dehors, quand le pied, par exemple, et avec lui l'astragale, se renversent en dedans. De plus, il est très grêle et très long; il est appuyé, par son extrémité supérieure, sur la tubérosité externe du tibia et, par son extrémité inférieure, sur une facette articulaire du même os, dont il est séparé à sa partie moyenne par un intervalle assez considérable. A cet endroit, il n'a aucun point d'appui, et l'on peut dire qu'il porte à faux; en ce point, sa flexibilité peut être mise facilement en jeu; mais si elle dépasse les bornes, la rupture arrive inévitablement. Toutes ces considérations anatomiques nous font saisir la raison de la fréquence plus grande des fractures isolées du péroné comparées à celles du tibia. On peut les diviser en fractures du corps de l'os et du tiers inférieur. A quelques exceptions près, les fractures du corps de l'os sont, en général, d'un diagnostic assez difficile; ce qui tient à ce que, le péroné étant comme caché au milieu des masses musculaires, l'on n'a guère pour se guider que la douleur profonde limitée à un point fixe et une mobilité anormale. Quant à la crépitation, elle fait souvent défaut, parce que les deux fragments se rapprochent angulairement du tibia et qu'ils restent dans cette position sans qu'on puisse leur imprimer un mouvement de retour à leur position première. En voici un exemple :

Un de mes confrères, le docteur Moreau, ayant fait une chute dans son escalier, me fit immédiatement appeler. « Examinez-moi, me dit-il, je n'ai pu encore arriver à savoir si j'ai une fracture du péroné ou une contusion. » L'exploration fut pénible ; ce ne fut qu'après de longs tâtonnements que je pus être certain de ne pas me tromper : la fracture occupait le tiers supérieur. Après bien des difficultés j'étais parvenu à produire, une seule fois, une crépitation fugitive. Je m'arrêtai immédiatement et me bornai à appliquer un appareil inamovible ; au bout d'un mois la marche était possible, et, depuis, le blessé a repris ses occupations fort actives.

Les fractures de l'extrémité inférieure du péroné peuvent se faire en trois points :

Au sommet de la malléole;

Au milieu de la malléole;

Au collet de la malléole ou un peu au-dessus.

Les premières ont presque toujours lieu par un arrachement. Le pied, porté en dedans, appuie sur le sol par son bord externe et entraîne avec lui en ce sens, par l'intermédiaire des ligaments péronéo-astragaliens et calcanéens, le sommet de la malléole. C'est une entorse compliquée. Toutefois on a dit, et on conçoit que, dans le mouvement du pied en dehors, le sommet de la malléole, rencontrant le calcanéum, puisse être renversé en dehors et se rompre. On comprend aussi qu'une violence portant directement sur cette saillie puisse la briser. Le diagnostic est alors facile : il suffit de peser sur le sommet de la malléole pour s'assurer qu'elle fléchit et qu'elle est détachée de l'os. Souvent, d'ailleurs, on trouve la rainure qui sépare les deux fragments, rainure qu'on exagère encore en portant le pied en dedans.

Les fractures intra-malléolaires, plus rares, sont d'un diagnostic plus difficile: mais leur constatation n'a pas beaucoup d'importance : en effet, qu'il y ait entorse ou fracture, le traitement est identique. Permettez-moi donc de n'y pas insister.

Celles du collet sont de beaucoup les plus graves; la mortaise péronéo-tibiale, par suite de la bascule éprouvée par la malléole rompue, s'élargit et laisse flotter l'astragale; de telle sorte que, si on laissait la consolidation se faire dans cette situation, et sans y remédier par un bandage, il pourrait en résulter une gêne ultérieure pour la marche. Leurs symptômes ont été bien étudiés; chaque auteur a cru de son devoir d'y revenir à tour de rôle. Je me bornerai à une énumération rapide des signes connus, vous renvoyant pour plus ample informé à vos auteurs classiques. Les trois signes caractéristiques sont : 1° la dépression en *coup de hache* signalée par Dupuytren ; 2° une ecchymose survenant quelques jours après la fracture et offrant ceci de particulièrement remarquable, c'est qu'elle est dirigée suivant la ligne de la solution de continuité de l'os. Elle est due à l'épanchement sanguin, conséquence de la déchirure du périoste et de l'os ; 3° enfin, une douleur vive dans un point fixe.

Voilà trois caractères essentiels et bien précis; malheureusement, ils font quelquefois défaut, et on est obligé d'en rechercher d'autres. M. Larrey a donné le suivant. Il a dit : « Pressez sur la partie supérieure du péroné, et si le malade se plaint à la partie inférieure, il y a fracture. » C'est un bon signe, mais il peut manquer, et, de fait, il manque souvent. On s'explique cette douleur provoquée dans un point éloigné de celui que l'on touche par le frottement que l'agitation du fragment supérieur détermine dans le foyer de la fracture.

M. Tillaux fait usage d'un petit marteau enveloppé de charpie, avec lequel il frappe de petits coups à la partie supérieure de l'os. Comme dans le procédé de M. Larrey, il en résulte une douleur à la partie inférieure de la jambe.

Moi aussi, j'ai cherché, et je crois avoir trouvé un moyen précieux de diagnostic; il n'est pas encore mentionné par les auteurs, quoique depuis plus de quinze ans je ne cesse de l'exposer dans mes cours publics.

Si, la jambe et le pied reposant solidement sur leur face interne, vous appuyez l'un des pouces sur l'extrémité de la malléole, tandis que l'autre est placé sur le collet, et si vous pressez alternativement et avec une certaine force, vous déterminez un mouvement de bascule dans le fragment inférieur, parfois très manifeste, quelquefois un peu obscur. Ce mouvement tient à ce que le milieu du fragment inférieur repose à faux sur le bord articulaire du tibia; il est en bascule, de sorte que, quand on presse sur le sommet de la malléole, en l'abaissant on soulève l'extrémité supérieure de ce fragment, et réciproquement. Si vous avez quelques doutes sur ce *mouvement de bascule*, qui n'est quelquefois que de la *flexibilité*, à cause de la conservation du périoste entre les deux fragments, faites sur le péroné opposé l'expérience comparative, et vous jugerez ainsi de cette différence dans le déplacement et la flexibilité. La malléole du côté sain est *inflexible et ne se déplace pas.*

J'ai montré plusieurs fois ici même la valeur de ce signe en expérimentant sur le cadavre. Si l'on prend une gouge et un maillet, et que l'on frappe fortement sur le péroné de façon à en détacher complètement la malléole externe ; si surtout on a pris soin de ne pas diviser la peau dans une trop grande étendue, en se plaçant, en un mot, dans les conditions les plus ordinaires de la fracture; si, dis-je, on presse avec les pouces sur la malléole, ainsi qu'il a été dit précédemment, elle exécutera, à coup sûr, le mouvement de bascule que j'ai signalé. Une fois même, sur un blessé qui, outre cette fracture, en avait un grand nombre d'autres, et avait succombé à ces lésions multiples, j'ai pu faire toucher du doigt ce signe à un grand nombre de mes auditeurs, et j'ai montré que la bascule tenait au *porte-à-faux du fragment malléolaire sur le bord du tibia.*

On comprend aisément la valeur que ce signe peut avoir dans les cas où le diagnostic est incertain ; mais n'allez pas croire, cependant, qu'alors même il soit *très important;* car, du moment où la fracture reste aussi obscure et aussi bien cachée, c'est que les fragments sont encore solidement reliés l'un à l'autre, et qu'il n'est pas grand besoin d'un appareil compliqué pour la maintenir. Le diagnostic devient alors une affaire de curiosité. Seulement, il faut ne pas ignorer ce que je viens de vous dire, parce que, si vous avez autoritairement prononcé qu'il n'y a pas fracture, et qu'un confrère plus avisé et plus instruit vienne, après vous, démontrer qu'il y a fracture, vous serez évincé et, ce qui est humiliant, vous aurez mérité de l'être.

Le traitement des fractures de la partie inférieure du péroné est des plus simples, et la plupart du temps n'est autre que celui de l'entorse, c'est-à-dire le repos et l'application de compresses dites résolutives.

On pourra, ainsi que j'ai l'habitude de le faire, recouvrir pendant la période inflammatoire la partie malade de topiques émollients, de cataplasmes de farine de lin ou autres; puis on enveloppera le membre avec une bande médiocrement serrée, et enfin, après huit jours, on appliquera une sorte de bottine en stuc ou autre substance solidifiable.

Si la malléole externe est renversée et le pied aussi, il faudra, après l'avoir ramené dans une bonne direction et avoir repoussé la malléole en dedans, appliquer une gouttière, puis un bandage inamovible, ainsi que dans le cas précédent.

VINGT ET UNIÈME LEÇON

Des plaies des nerfs et de la sensibilité récurrente.

MESSIEURS,

Il est entré hier soir dans mon service, au n° 3 de la salle Sainte-Marthe, un malade qui présente une lésion rare, et sur laquelle je désire appeler votre attention ; car le traumatisme qu'il a subi nous offre pour ainsi dire une expérience toute faite, et nous permet de formuler des conclusions physiologiques intéressantes.

C'est un peintre en bâtiments, âgé de 27 ans, qui est tombé dans un carreau de vitre. Le verre lui blessa profondément l'avant-bras, et coupa l'artère radiale. Il y eut aussitôt une violente hémorrhagie que le blessé arrêta avec son mouchoir. Il alla voir un médecin, qui fit une compression locale énergique, mais ne pratiqua aucune ligature, et engagea le malade à entrer à l'hôpital, ce que celui-ci fit immédiatement. Il était environ 6 heures. Les internes purent arrêter, non sans peine, l'hémorrhagie abondante qui eut lieu dès qu'on enleva le bandage compressif. Vous connaissez, en effet, le caractère particulier des hémorrhagies palmaires. La radiale et la cubitale s'anastomosent largement dans la main par les deux arcades palmaires, et lorsque l'une de ces artères est coupée, le sang s'écoule par les deux bouts, et à peu près avec autant de force par le bout inférieur que par le bout supérieur; or, chez ce malade, deux artères avaient été coupées : d'abord la radiale, qui est très superficielle au niveau du poignet, et en second lieu une autre artère, probablement la radio-palmaire. En effet, il est assez fréquent de voir la radio-palmaire naître trois ou quatre centimètres au-dessus du ligament annulaire; parfois, elle est très volumineuse, en sorte que le tronc de l'artère radiale semble se bifurquer à l'origine même de la radio-palmaire.

Quoi qu'il en soit, on arrêta l'hémorrhagie en faisant quatre ligatures. Le lendemain matin, quand je vis le malade, il n'y avait plus d'écoulement de sang, et on pouvait facilement reconnaître l'étendue des lésions causées par le traumatisme ; mais, avant de vous les décrire, je pense qu'il est nécessaire de vous rappeler en peu de mots l'anatomie chirurgicale de la région.

La région qu'on appelle vulgairement le poignet se trouve naturellement divisée en deux parties, une partie inférieure qui répond à l'articulation radio-carpienne, et une partie supérieure qui est la fin de l'avant-bras. C'est cette partie qui chez notre malade a été atteinte par le traumatisme. Elle est formée en avant par plusieurs plans compris entre la peau et le squelette représenté par le radius et le cubitus. Sous la peau se trouvent le grand palmaire et le petit palmaire, tous deux très superficiels. En dehors, sont les tendons des radiaux externes qui quittent la face antérieure de l'avant-bras, pour se rendre à la face postérieure. En dedans est le cubital antérieur. Au-dessous de cette première couche musculaire, on en trouve une seconde, constituée par le fléchisseur superficiel. Les fibres musculaires du fléchisseur se terminent par des tendons qu'elles embrassent et ne cessent guère qu'à un ou deux centimètres au-dessus de l'articulation radio-carpienne. Le fléchisseur profond forme une troisième couche de muscles, mais il est séparé du fléchisseur sublime par un nerf volumineux qui n'abandonne en ce point aucun rameau aux muscles, et qui, passant entre eux, juste au milieu de la face antérieure de l'avant-bras, se porte à la paume de la main; c'est le nerf médian.

Or, chez notre jeune blessé, la plaie a été très profonde et a intéressé à peu près tous ces organes. La direction est oblique, en sorte que du côté où est le cubitus elle remonte assez haut vers l'avant-bras, tandis, que du côté du radius, elle se rapproche beaucoup de la main et de l'extrémité inférieure du radius. Il semble même qu'en ce point le périoste du radius ait été entamé ; en tout cas la face antérieure de l'os est à nu. Les tendons des deux radiaux externes ont été coupés dans leur gaine synoviale; et le jour même de l'accident, comme le bout supérieur de ces tendons s'était luxé pour ainsi dire et avait abandonné la gaine synoviale, on a pu les saisir avec des pinces et les faire rentrer. Peut-être obtiendrons-nous la cicatrisation de ces tendons, mais cela est assez douteux. Plus en dedans, la plaie a été assez profonde; mais, comme il y a une masse considérable de tissus, les os ne sont pas à nu; les muscles se sont rétractés et on aperçoit des tendons et des fibres musculaires coupés.

Il était de la plus haute importance de savoir si le nerf médian avait été blessé. Mais comment le reconnaître au milieu de tous ces tendons sectionnés?

Pour éviter au malade des douleurs au moins inutiles, j'ai préféré explorer d'abord le bout inférieur; alors, saisissant un faisceau blanc que je croyais, vu sa position, être le nerf, je l'examinai avec soin, et je restai convaincu que c'était, en effet, l'extrémité inférieure du médian qui avait été complètement divisé en travers, et cela pour trois raisons.

D'abord, en le prenant avec des pinces, le blessé accusait dans les doigts un engourdissement douloureux que la pression d'un tendon ne saurait faire naître, et de plus, j'ai remarqué un petit tremblement fibrillaire des muscles de l'éminence thénar, lesquels sont, en effet, animés par le nerf médian; c'est ce qui se passe toujours lorsqu'on irrite mécaniquement un nerf; l'excitation produite par la pince fait contracter les fibres musculaires auxquelles le nerf touché donne le mouvement. En second lieu, en regardant la surface sectionnée on voyait une série de petites fibrilles coupées en travers et renfermées dans une gaine plus épaisse : tel est le caractère des coupes qu'on fait à un nerf. La tranche des tendons coupés offre, au contraire, une surface lisse, formée par des fibres serrées, enfermées dans une séreuse mince et transparente. Enfin, à travers les saillies formées par les faisceaux nerveux sectionnés, on voyait sourdre des gouttelettes de sang; or, vous savez que, si les tendons ne contiennent pas de vaisseaux, les nerfs, au contraire, sont très vasculaires. Il n'y avait donc pas de doute possible sur la nature du tissu que je tenais entre mes pinces; mais, pour rendre la chose plus certaine encore, j'en ai excisé une partie, et je l'ai immédiatement examinée au microscope. Tout à l'heure vous pourrez voir la préparation et vous rendre compte que c'est bien du tissu nerveux: nous y voyons, en effet, des gaines renfermant de la myéline, et des tubes à double contour qui sont caractéristiques et ne peuvent être que des tubes nerveux.

J'ai alors aussitôt exploré la sensibilité, et je l'ai trouvée conservée au pouce, à l'index, au médius, à la paume de la main, dans toutes les parties, en un mot, innervées par le nerf médian. Seulement, pour que la conviction de tous fût complète, il était nécessaire de prendre quelques précautions, et je n'ai eu garde d'y manquer: en effet, dans ces recherches si délicates, il faut se garder d'ébranler la main. Cet ébranlement ferait mouvoir les articulations des phalanges, et alors, le radial étant intact, le mouvement pourrait être perçu par lui; j'ai donc pris soin de soutenir, avec ma main, la main gauche du malade, et en lui fermant les yeux, je touchais très légèrement la face palmaire de ses phalanges avec le bout d'un crayon. Or la sensibilité était conservée, et le malade indiquait, sans se tromper, quel doigt et quelle partie du doigt j'avais touché. Il m'a semblé toutefois que les parties latérales et la face palmaire de la dernière phalange avaient une sensibilité un peu plus obtuse. Cependant ces points étaient encore assez sensibles pour que le malade pût indiquer en quels endroits on le touchait.

Nous avons remarqué un autre fait intéressant, sur lequel mon savant confrère et ami, M. Duchenne (de Boulogne), a appelé mon attention, c'est que, si le tact était conservé, la sensibilité à la douleur était presque nulle; on avait beau pincer les doigts du malade, il ne sentait que le contact, et il n'éprouvait pas la douleur. Enfin, vous avez pu voir qu'au moment où je touchais le bout inférieur du nerf, et en l'excisant pour l'examiner au microscope, le blessé a ressenti une douleur assez vive.

C'est un pareil fait qui, dès 1867, m'avait conduit à admettre la *sensibilité récurrente* du nerf médian, phénomène physiologique tout à fait inattendu, qui me fut fort contesté à ce moment, mais qu'aujourd'hui tout le monde regarde comme démontré et incontestable.

J'ai à peine besoin de vous rappeler, Messieurs, quelles parties des téguments palmaires reçoivent leur sensibilité du nerf médian. Au-dessus de l'articulation radio-carpienne, il donne un petit rameau sensitif qui se distribue aux téguments de l'éminence thénar et de la paume de la main: ce filet est très superficiel et a été certainement coupé par la blessure qui est très profonde. Quant aux branches terminales du nerf médian lui-même, elles sont au nombre de six, et se distribuent à la face palmaire du pouce, de l'index et du médius, ainsi qu'à la partie externe de l'annulaire. Il est donc étrange de trouver sensible après la section du nerf, non seulement le bout qui est séparé des centres nerveux, mais encore la peau à laquelle il est chargé de donner la sensibilité. Or c'est précisément sur ce fait que je désire attirer votre attention.

En 1864, Laugier pratiqua, dans cette salle même, la suture du nerf médian pour une plaie analogue à celle-ci, en passant un fil de soie entre les deux bouts du nerf. Le soir même, la sensibilité avait *reparu*, et le malade sentait le contact des objets qu'on lui faisait toucher: la sensibilité à la douleur n'existait pas. Laugier pensa qu'il s'agissait d'une régénération nerveuse, immédiate. Ce fait, présenté à l'Institut quelques jours après, surprit tout le monde : on savait, en effet, par des expériences nombreuses, que les nerfs peuvent se cicatriser, et que dans la cicatrice il naît des tubes nerveux qui rétablissent la continuité physiologique du nerf; mais on savait aussi qu'il fallait trois semaines au moins, et non dix heures, pour que tout ce travail de régénération pût s'accomplir.

Trois ans après, en 1867, ici même, à l'Hôtel-Dieu, je vis

une malade qui, étant tombée sur des feuilles de cuivre très minces, avait eu le médian entièrement coupé. Après avoir constaté le fait avec le plus grand soin, comme aujourd'hui j'explorai la sensibilité de la face palmaire de la main, et je la trouvai conservée, quoique obtuse. Notez que le médian était complètement coupé, et que je ne fis la suture que quelques jours plus tard. J'ai publié cette observation dans l'*Union médicale* (1867), et j'ai donné ainsi au fait de Laugier une explication qui vous semblera sans doute, comme à moi, fort rationnelle. La sensibilité, disais-je alors, n'a *reparu* que parce qu'elle n'avait jamais *disparu*. Enfin, je proposais d'appliquer à cette propriété bien constatée du nerf médian le nom de *sensibilité récurrente* que Magendie et Claude Bernard avaient imaginé pour les paires nerveuses rachidiennes. Depuis j'ai observé, en 1872, un autre fait semblable également dans mon service de l'Hôtel-Dieu ; voici, par conséquent, le troisième qui se présente à moi. Un de mes élèves, M. Filhol, en a fait le sujet d'une bonne thèse ; M. Bœckel a constaté le fait sur un enfant de cinq ans (1869), et M. Letiévant en a rapporté un cas très bien observé dans son Traité des sections nerveuses (1869). Ce sont, je crois, les seules observations cliniques qu'on possède sur cette particularité intéressante.

Ainsi, pour nous en tenir aux faits cliniques, la sensibilité récurrente du nerf médian est un fait incontestable. Or c'est un phénomène physiologique d'une grande importance ; et qui s'accorde parfaitement avec les notions que nous possédons sur les fonctions du système nerveux.

Vous savez, Messieurs, que les nerfs qui sortent de la moelle épinière sont les uns antérieurs, moteurs ; les autres postérieurs, sensitifs. Lorsqu'on coupe la racine motrice, les mouvements deviennent impossibles; lorsqu'on coupe la racine sensitive, la sensibilité disparaît. En 1822, mais surtout en 1837, Magendie reconnut qu'après avoir coupé la racine antérieure, le bout central était insensible, tandis que le bout périphérique conservait une certaine sensibilité. Il fallait donc admettre qu'un certain nombre de filets sensitifs de la racine postérieure se rendaient à la racine antérieure, autrement dit que la sensibilité était donnée au nerf moteur par le nerf sensitif, et il proposa d'appeler cette sensibilité : *sensibilité récurrente.* Longet refusa de l'admettre. Mais Claude Bernard l'a de nouveau démontrée par des expériences nombreuses. D'ailleurs, la méthode, dite de Waller, est venue prouver la vérité des faits découverts par Magendie. Cette méthode, vous le savez, consiste dans l'examen microscopique des nerfs sectionnés, et cela quelque temps après l'opération. Lorsqu'on sépare un nerf de son *centre trophique,* on trouve, au bout de trois semaines environ, les tubes nerveux désorganisés et détruits; le centre trophique des nerfs sensitifs est le gros ganglion qui est placé à la sortie du canal rachidien, tandis que le centre trophique des nerfs moteurs est la moelle épinière elle-même. Or voici ce qu'on trouve trois semaines après la section de la racine motrice : le bout central est intact, sauf quelques tubes nerveux. Évidemment ces tubes nerveux ne sont pas moteurs, puisqu'ils n'ont pas leur centre trophique dans la moelle épinière, et ce sont les mêmes tubes nerveux que nous trouvons altérés dans le bout central, preuve qu'ils restent intacts dans le bout périphérique. Quel est donc leur centre trophique? L'expérience a démontré que c'était le ganglion placé à l'origine des racines sensitives; par conséquent, les racines motrices contiennent un certain nombre de filets sensitifs récurrents qui leur donnent la sensibilité. C'est ce qu'on a appelé *sensibilité récurrente* des racines motrices rachidiennes.

Je ne veux pas entrer dans de plus longues considérations sur ce sujet intéressant, ni vous dire quelles sont les conditions nécessaires à la manifestation de ce phénomène. Je vous dirai seulement qu'au sujet de la sensibilité récurrente des nerfs de l'avant-bras, MM. Arloing et Tripier, guidés par l'observation que j'avais publiée en 1867, ont entrepris sur les animaux une série d'intéressantes expériences, qu'ils ont rapportées dans un mémoire remarquable inséré en 1869 dans les *Archives de physiologie*.

Ces trois habiles expérimentateurs ont opéré sur des chiens, qui ont comme l'homme trois nerfs à l'avant-bras, le radial, le cubital et le médian; et ils ont vérifié la sensibilité récurrente de ces différents nerfs. Si l'on coupe l'un de ces nerfs au coude, le bout périphérique est insensible, tandis que si on le sectionne près du poignet, la sensibilité du bout périphérique est très nette. Ils ont même remarqué que, plus on descendait vers le poignet, plus on trouvait accusée la sensibilité du bout périphérique. L'examen micrographique de ces nerfs, un mois après la section, démontre qu'il y a dans le bout central quelques tubes nerveux qui n'ont subi aucune altération. La méthode wallérienne fournit donc les mêmes résultats que l'expérimentation directe. Si on explore la sensibilité de la région cutanée à laquelle se distribue un des nerfs sectionnés, on reconnaît qu'elle n'a pas disparu. MM. Arloing et Tripier ont constaté un autre fait très important, c'est que jamais la sensibilité ne disparaissait des nerfs périphériques avant que les *trois* troncs nerveux ne soient sectionnés. Ainsi, pour abolir la sensibilité périphérique du bout radial par exemple, il fallait couper non seulement le cubital, mais aussi le médian. Il en est de même pour les nerfs collatéraux des doigts, et la sensibilité des téguments : on ne détruit la sensibilité d'un doigt qu'en sectionnant ses quatre nerfs collatéraux.

Les deux physiologistes dont je cite les travaux ont attribué avec raison cette sensibilité récurrente aux anastomoses nombreuses des nerfs collatéraux des doigts qui forment avant leur terminaison des anses multiples, embrassant, pour ainsi dire, d'un riche réseau nerveux les faces latérales des doigts, et enfin d'un réseau anastomotique, qui, à la racine des doigts, avant la naissance des troncs collatéraux, forme une sorte d'arcade palmaire nerveuse, analogue, sous plus d'un rapport, à l'arcade palmaire artérielle. Ces deux ordres d'anastomoses se retrouvent aussi chez l'homme, et permettent d'expliquer la sensibilité du bout périphérique des nerfs sectionnés, que j'ai observée sur le médian chez les trois malades dont je vous ai parlé plus haut.

Je tiens beaucoup à noter ici que cette *explication* de la sensibilité en retour, je l'avais donnée dès 1867 dans la leçon d'ouverture de mon cours de clinique, leçon reproduite dans l'*Union médicale* par M. Maximin Legrand. Je me fondais sur les anastomoses nerveuses radiculaires si bien démontrées par mon savant collègue et ami le professeur Ch. Robin.

Nous avons donné à cette sensibilité le nom de *sensibilité récurrente;* mais il est bon que vous notiez qu'elle n'est pas identique à celle que M. Claude Bernard a observée sur les racines motrices rachidiennes. En effet, les nerfs de l'avant-bras sont des nerfs mixtes, tandis que les racines antérieures sont purement motrices; la sensibilité récurrente des nerfs de l'avant-bras ne remonte pas au delà du coude, et est d'autant plus nette qu'on l'examine plus près des terminaisons nerveuses, tandis que la sensibilité récurrente des racines antérieures semble aller jusqu'à la moelle épinière et ne paraît pas descendre très bas; de sorte que pour ceux-ci la récurrence se ferait très près de la moelle lorsque les troncs nerveux sont volumineux; pour les nerfs de la main, au contraire, la récurrence se fait très près des terminaisons nerveuses, et lorsque les nerfs sont réduits à l'état de filaments très grêles.

Enfin, je ne veux pas terminer ces considérations physiologiques sans vous faire considérer combien il est utile de bien observer et de tout regarder avec soin; combien l'erreur est facile, et combien il faut être prudent et réservé dans l'interprétation des faits. Le fait de Laugier était incomplètement observé, et il tendait à faire admettre la régénération nerveuse en quelques heures. En outre, cet exemple vous montre aussi combien la clinique peut être utile à la physiologie. Il ne faut pas, comme quelques esprits étroits semblent le désirer, séparer les expériences sur les animaux de l'observation des maladies. Ce sont deux formes de la science qui contribuent toutes deux, d'une manière différente par le procédé, identique par le résultat, à l'établissement de la vérité.

Reste maintenant la question de thérapeutique; il ne faut pas espérer la réunion des tendons : il serait imprudent, d'ailleurs, d'irriter les gaines synoviales qui n'auront que trop de tendance à suppurer. Nous ne devons pas songer non plus à la réunion de la plaie par première intention. La constitution médicale est trop mauvaise, mais nous tâcherons d'obtenir la cicatrisation du nerf; et pour cela je vais, devant vous, après avoir chloroformisé le malade, pratiquer la suture du nerf; je passerai un fil de soie très fin dans le névrilème de chaque bout, en ayant soin de ménager la substance même du nerf; puis je ferai un nœud très peu serré. Enfin, après l'opération, je mettrai tout le membre dans la flexion; flexion des doigts sur la main, de la main sur l'avant-bras, et de l'avant-bras sur le bras. J'espère que, par ce moyen, j'éviterai les tiraillements sur la suture, et que j'obtiendrai la cicatrisation des deux extrémités nerveuses.

VINGT-DEUXIÈME LEÇON

Névromes du moignon.

Messieurs,

Il est entré dans la salle Saint-Jean un homme de 40 ans, maigre, affecté d'une maladie rare d'un moignon d'amputation. Cet homme, étant à Nouméa, fit une chute malheureuse dans un fossé il y a trois ans. Il tomba de telle façon qu'il se fit une fracture de l'extrémité inférieure de la jambe droite; les fragments perforèrent la peau et ouvrirent l'articulation tibio-tarsienne. Il fut soigné pendant quinze mois pour cette affection, on lui fit la résection des bouts des fragments, on retira des esquilles, et, comme le mal ne guérissait pas, on fut contraint de pratiquer l'amputation sus-malléolaire de la jambe le 28 octobre 1878.

L'amputation a été du reste fort bien faite, à lambeau postérieur. Le malade est resté longtemps couché, il a ensuite commencé à marcher avec des béquilles, et il n'a eu son appareil que fort peu de jours avant son retour en France. Cette jambe mécanique a été portée seulement de temps en temps sur le navire qui l'a rapatrié. Arrivé à Paris, il s'est fatigué beaucoup en marchant avec sa jambe artificielle, et les douleurs ne tardèrent pas à apparaître.

Actuellement, l'extrémité du moignon de la jambe droite est d'un rouge violacé, lie de vin, surtout à sa partie postérieure. La cicatrice en avant est ferme et ne présente rien de particulier. Sur les parties latérales, du côté du tibia et du péroné, les téguments sont soulevés par deux bosselures saillantes qui correspondent aux points où siège le maximum de rougeur.

Si, dans une exploration même prudente, on vient à passer légèrement le doigt sur ces saillies, immédiatement le malade retire la jambe. En insistant, on peut cependant constater que la bosselure externe est un peu fluctuante. De plus, on observe que la jambe est immédiatement prise de mouvements convulsifs, d'un tremblement intense que le malade ne peut maîtriser, même en saisissant sa cuisse avec ses deux mains ; cette douleur se montre subitement comme une piqûre, et même le malade la compare à la sensation que l'on éprouve quand une parcelle alimentaire vient toucher le nerf d'une dent gâtée. « Cette douleur me répond jusque dans la tête, » dit-il. Elle ne se produit pas spontanément, mais seulement quand on touche les deux petites bosselures ; dans le reste de sa surface, le moignon est presque complètement insensible.

Le tibia et le péroné ne sont pas tuméfiés, le tissu cellulaire est parfaitement sain. Le lambeau postérieur est seulement un peu retiré en arrière par la traction des muscles postérieurs de la jambe, mais cela ne nuit pas à la parfaite cicatrisation.

A la partie postérieure et en arrière se trouve une petite fistule par laquelle vient sourdre une gouttelette de pus, dont je vous dirai plus tard l'origine. L'état général de cet homme est bon. Il est maigre, mais nullement cachectique. On trouve à l'union de la voûte et du voile du palais une perforation due à la syphilis, dont il est maintenant parfaitement guéri.

Cet homme n'est pas albuminurique, il ne présente absolument rien d'anormal ni au cœur ni dans les poumons.

Rappelons maintenant dans quel état il se trouvait au moment de son entrée dans nos salles.

Le moignon était beaucoup plus rouge, plus tuméfié, excessivement douloureux, tellement que toutes les personnes qui le virent crurent à un abcès sous-tégumentaire. Dans un point plus proéminent du côté interne, nous fîmes une petite ponction au bistouri ; il ne sortit pas de pus, mais seulement un peu de sang. Nous vîmes alors entre les lèvres de la plaie se montrer un petit corps jaune rougeâtre, d'un aspect tout particulier, doué d'une excessive sensibilité. Le moindre attouchement faisait tressaillir le malade et lui donnait des tremblements convulsifs dans toute sa jambe et même dans tout le corps. Pensant que nous avions affaire à une maladie des nerfs du moignon, nous ordonnâmes des fomentations d'huile chloroformée. Depuis ce moment, l'état général du malade est meilleur. Les bosselures interne et externe persistent toujours, mais les douleurs sont un peu moins pénibles depuis le commencement de ce traitement.

A quelle affection avons-nous affaire? Quelle est la nature de ces douleurs, tiennent-elles à l'existence de ces bosselures qui siègent sur le moignon? Voilà ce que nous devons nous demander.

Il existe une affection particulière aux cicatrices qui, par l'exagération de la formation de tissu fibreux, les déforme et les expose à des ulcérations douloureuses. On la même vu des cas dans lesquels l'altération allait plus loin, jusqu'à la formation d'un véritable tissu de cancroïde. Il est évident que dans l'espèce nous n'avons rien de semblable. Il n'y a pas d'ulcération, pas de retentissement ganglionnaire, la cicatrice n'est pas ouverte.

Peut-on se demander si l'on a affaire à une transformation sarcomateuse du moignon, à cause de la tuméfaction, de la teinte violette, des douleurs que le malade ressent? Il est de toute évidence que non! Nous avons, il est vrai, une tuméfaction, mais ce ne sont pas des bourgeons fongueux comme ceux du cancer. Ce sont simplement deux petites bosselures qui soulèvent les téguments, qui sont molles, comme fluctuantes et particulièrement sensibles. La teinte de la peau est violette, même foncée. C'est une injection fine et totale, mais nullement une vascularisation caractérisée pàr la formation de grosses veines qui rampent sous la peau. Le malade souffre, mais ce ne sont pas des douleurs spontanées, continues, exacerbantes comme celles du cancer qui attaque et détruit progressivement les nerfs qu'il touche. Ce sont, bien au contraire, des douleurs extraordinairement vives et aiguës provoquées par le moindre attouchement, et seulement en quelques points des lambeaux. Enfin, on sait que le sarcome primitif d'un moignon est une chose d'une rareté inouïe, quand on a pratiqué l'amputation pour un traumatisme. On ne l'a en effet jamais vu en dehors des amputations pathologiques. On voit donc qu'il y a, entre notre cas et le sarcome d'un moignon, des points incompatibles.

Nous avons parlé de la douleur que le malade ressentait presque continuellement au moment de son entrée. Nous avons dit que tout le monde pensait à une collection purulente et qu'une ouverture fut pratiquée, mais sans résultat. Il faut avouer que maintenant rien ne peut nous faire songer à une tuméfaction inflammatoire, ni la rougeur, ni la douleur qui ne sont nullement ce que l'on voit dans les abcès. De plus, ajoutons que, malgré l'écoulement d'une petite quantité de sérosité purulente, le volume du moignon n'a pas diminué. Ce malade, du reste, n'a pas trace de fièvre, sa température est normale, il a bon appétit et ne rappelle en rien l'aspect d'un homme souffrant de la formation d'une collection purulente.

Le petit corps jaunâtre qui a fait apparition entre les lèvres de la plaie, pourrait-on nous objecter, est peut-être un bourgeon fongueux venant de l'os ! Il y aurait alors une simple ostéite du squelette, comme cela se voit fréquemment. Nous répondrons immédiatement que non ! La nature du traumatisme antérieur, l'état général du malade, nous font écarter une telle hypothèse. De plus, le tibia et le péroné ne sont le siège d'aucun gonflement, d'aucune sensibilité. En introduisant un stylet avec précaution, il est de toute impossibilité de parvenir jusqu'à l'os. Enfin, il y aurait une suppuration bien autrement abondante que celle qui existe aujourd'hui. Je dois dire que cette exploration n'a pu être de longue durée à cause des douleurs excessives qu'elle déterminait.

Quelquefois, au lieu d'une ostéite, on trouve en certains moignons des fongosités dues à une inflammation chronique des tendons et des parties des gaines conservées. Ces particularités se voient seulement chez les sujets qui ont subi une amputation pour une lésion chronique et constitutionnelle, comme la tumeur blanche par exemple, et ce n'est pas le cas ici. Ces fongosités, qui donnent quelquefois à la peau une teinte violette, sont presque complètement indolentes; quand il y a une petite ouverture à la peau, elles se montrent sous la forme d'un bourgeon pâle, mollasse, saignant au moindre contact, et présentant une grande tendance à se reproduire avec les mêmes caractères physiques. Chez notre malade, les choses sont toutes différentes; nous ne pouvons que répéter ce que nous avons dit plus haut pour l'ostéite, et il n'y a pas lieu de nous arrêter plus longtemps à cette hypothèse.

Mais, puisqu'il faut éliminer toutes ces affections, pounons-nous dire que nous sommes en présence d'un cas de simple névralgie du moignon? En nous rappelant la nature des douleurs névralgiques, leur caractère de spontanéité avec exacerbations, la facilité avec laquelle elles cèdent dans certains cas à un traitement approprié, nous reconnaîtrons immédiatement qu'il y a une différence radicale entre une névralgie et l'affection que présente notre malade.

Ayant successivement éliminé toutes les affections les plus communes des moignons, il nous en reste une dernière à laquelle nous devons nous arrêter, c'est l'existence de *névromes du moignon*. Plusieurs raisons militent en faveur de cette dégénérescence. On trouve sur le trajet précis des nerfs tibial antérieur et tibial postérieur deux petits renflements, formant deux petites bosselures sous-cutanées, dont j'ai donné plus haut la description. Ces bosselures sont excessivement douloureuses au moindre contact, si léger qu'il soit; tellement que la jambe, la cuisse du malade sont pris d'un tremblement convulsif très violent et que tous ses efforts ne peuvent maîtriser. Enfin la petite tumeur qui fait saillie entre les lèvres de la plaie a la teinte gris jaunâtre des affections dont nous parlons.

Ces névromes sont une variété de dégénérescence curieuse, que l'on a de temps en temps l'occasion de rencontrer. Ce sont de petits renflements qui siègent à l'extrémité des nerfs des amputés et leur donnent la forme de baguettes de tambour. On les connaît sous le nom de névromes d'amputation. Ce ne sont pas, comme on l'a dit, des fibromes, mais de véritables névromes fibrillaires, formés par des tubes nerveux à double contour. Ils forment des tumeurs globuleuses, unies assez intimement aux tissus voisins et composées de réseaux sinueux, de fibres médullaires, avec des fibres de Remak et du tissu conjonctif. On regarde comme impossible de savoir au juste si ces tubes de nouvelle formation se continuent tous avec les tubes anciens du nerf lésé.

Il nous est fort difficile de dire à quelle cause nous pouvons attribuer cette altération. On peut penser que les nerfs se trouvent pris dans une partie de la cicatrice qui est fréquemment irritée, ou que même un appareil mal fait détermine des frottements qui ont causé cette dégénérescence. Enfin nous ne ferons que signaler l'état de misère physique et morale dans lequel le malade a vécu depuis ces derniers temps.

Cet homme porte une affection extrêmement douloureuse, qui sera un trouble pour le reste de son existence; il nous est commandé d'intervenir, mais comment? que devons-nous faire? L'opération la plus simple que l'on a proposée est la résection de l'extrémité altérée du nerf, mais il faut convenir que les résultats n'ont pas été extrêmement favorables. Mon confrère et ami M. Azam a pratiqué la résection pour un cas de névralgie dans un moignon de jambe. On fut obligé de faire deux opérations, l'une au niveau du moignon pour réséquer une portion du sciatique poplité externe; la douleur reparut subitement au bout d'un mois. L'autre opération eut pour but de retrancher trois centimètres du sciatique au milieu de la cuisse. Au bout de sept mois la douleur reparut sur le trajet du crural et du sciatique, peut-être par les fibres de sensibilité récurrente, comme l'admettent MM. Arloing et Tripier. Dans les *Bulletins de la Société de chirurgie* (1864, t. V), nous avons rapporté un cas analogue. Il s'agit d'une femme à qui on avait réséqué, deux ans avant que je ne la visse, le nerf sciatique en haut de la cuisse pour une névralgie de la jambe. Les douleurs ont continué malgré l'opération et, de plus, la malade est restée paralysée d'une manière incurable.

Dans notre *Traité d'anatomie médico-chirurgicale* (p. 268, édition 1873), nous avons, par la dissection de plusieurs moignons d'anciens amputés, pu constater l'existence de brides ou d'anastomoses allant d'un bout d'un nerf à un autre, confirmant ainsi les faits annoncés par Larrey dans ce même ordre d'idées.

Ajoutons encore une chose. Si nous voulions réséquer dans le moignon, nous serions contraint de faire plusieurs plaies, ce qui entraînerait fatalement les chances d'une inflammation ou d'une suppuration. Et même nous ne serions pas certains de tout enlever.

C'est donc une opération à rejeter, et il ne nous reste plus qu'une seconde amputation.

On pourrait faire cette seconde opération à quelques centimètres plus haut, mais il y a un inconvénient, les muscles du mollet vont tirer la cicatrice en arrière, et, comme le malade ne supporte pas l'usage d'une jambe artificielle, nous voulons qu'il marche sur un pilon, le genou fléchi. Si, dans cette position, il avait en arrière un bout de jambe trop long, il pourrait se heurter partout, ce qui deviendrait pour lui une nouvelle cause de douleurs. Nous ferons donc l'amputation au lieu d'élection supérieur.

Nous ne ferons pas un lambeau externe, il aurait un inconvénient grave à la partie supérieure de la jambe. Sédillot fait remarquer la fréquence des hémorrhagies secondaires très tardives, que l'on voit dans les amputations pratiquées d'après ce procédé; il se demande quelle peut en être la cause, mais sa question est jusqu'à présent restée sans réponse. Nous avons parlé de cet accident à plusieurs de nos collègues, qui ont fait la même remarque. Mon collègue M. Le Fort, qui a vu des hémorrhagies se produire le vingtième jour, s'est demandé si l'on ne coupait pas obliquement un grand nombre de vaisseaux, et si ce n'était pas là la cause de ces accidents.

Nous pensons que la cause est autre. Dans ce procédé, on coupe l'artère tibiale très haut, très près du tronc tibio-péronien. Il en résulte que le caillot qui se forme dans la tibiale antérieure est trop court, adhère mal aux parois du vaisseau et se détache. D'où l'effusion du sang.

Ici, comme il faut que le malade ne perde pas de sang, nous ferons une amputation circulaire à quatre travers de doigt au-dessous de la tubérosité antérieure du tibia.

L'examen anatomique de la pièce, après une dissection minutieuse, nous a complètement donné raison.

Pour bien nous rendre compte de l'état pathologique des nerfs, nous avons commencé par les injecter avec une solution d'acide osmique, qui avait pour but de colorer la myéline en noir, et de nous permettre de bien voir l'état des tubes nerveux. Cette injection a été faite dans le nerf tibial postérieur. Sur la pièce il tranche en noir, et vous ne confondrez pas cette teinte artificielle avec aucune autre altération pathologique. On en a détaché une partie sur laquelle des coupes microscopiques ont été faites.

Le nerf tibial postérieur commence à présenter des altérations à cinq centimètres du bout du moignon, et va se terminer dans l'angle externe du lambeau postérieur. Il commence par changer un peu de direction, et immédiatement présente une série d'ondulations successives qui vont se terminer par un bout renflé en forme de massue, du volume de l'extrémité du petit doigt. On peut facilement comparer cet état du nerf aux ondulations que décrit la temporale, et mieux la carotide interne chez les vieillards, quand leurs parois renferment des plaques athéromateuses.

Ces inflexions ne constituent pas la seule altération. Le nerf présente un aplatissement manifeste de haut en bas. Au lieu d'être comme un petit cordon, il a pris un aspect rubané très caractéristique.

Quelle est la cause de ce changement de direction, de cette forme serpentine ? C'est évidemment un allongement du nerf. En effet, si on le détache et qu'on le pose sur la table, on voit que sa longueur dépasse de deux centimètres celle du moignon dans sa totalité. Cet allongement est dû à la formation d'une grande quantité d'éléments nouveaux dans le nerf, qui, ne pouvant trouver leur place dans un nerf sain, ont déterminé son changement de forme.

En examinant avec soin la surface du nerf, nous ne l'avons point trouvé rouge. Il ne contient aucun vaisseau de développement nouveau, il n'y a pas de névrome simple. Ceci, nous le disons à dessein, pour justifier pleinement notre opération,

Le nerf tibial antérieur ne présente pas de renflement. Il est au contraire parfaitement sain, et se termine dans la cicatrice par un bout effilé.

Mais il n'en est pas de même du nerf musculo-cutané. Celui-ci se renfle énormément, et forme une bosselure considérable, qui soulève les téguments. Ce renflement est proportionnellement plus fort que celui du tibial postérieur, et, comme ce dernier du reste, le nerf est aplati, allongé, et décrit des sinuosités avant de présenter cette augmentation de volume. C'est donc là un véritable névrome.

Les os sont parfaitement sains; ni le tibia, ni le péroné ne présentent de rougeur ni de trace d'inflammation; c'est là un fait important.

Au bout du moignon il existait un petit orifice fistuleux laissant suinter une gouttelette de pus. Nous avons pu constater que cette fistulette conduisait dans un petit foyer purulent du volume d'un petit pois, dont les parois étaient couvertes de granulations pyogéniques. Nous avions parfaitement reconnu cet état, et rien ne pouvait le faire attribuer à une altération du squelette du moignon.

La constatation de ces névromes ne nous explique pas la nature de ce corps jaunâtre, qui est venu faire saillie entre les bords de la plaie. Nous pouvons maintenant constater que cette bosselure si fluctuante est formée par le névrome, autour duquel est un amas de graisse considérable.

On peut voir par là que notre diagnostic, et en même temps notre opération se trouvent parfaitement justifiés.

Si nous nous étions contenté de faire une simple résection des bouts des nerfs supposés atteints, que serait-il arrivé. Il eût fallu enlever une longueur de 5 centimètres, et encore, coupant en ce point, nous nous serions trouvé juste au milieu d'un nerf décrivant des sinuosités et déjà malade. Nous aurions découvert inutilement le nerf tibial antérieur qui est parfaitement sain ; et, bien plus, il eût été très facile d'oublier un petit nerf atteint de la maladie, ce qui aurait suffi pour déterminer une prompte réapparition de la douleur.

L'examen microscopique a fourni les résultats suivants :

On a fait des coupes transversales et longitudinales surtout sur la partie de la tumeur adhérente à la cicatrice. Dans tous ces points nous avons trouvé la disposition des troncs nerveux. Chaque faisceau primitif est limité par une série de lamelles formant le périnèvre, de la face interne duquel partent de minces lamelles de cloisonnement. Les tubes nerveux se présentent sous la forme d'un cercle noir, et au centre le cylindre-axe sous forme d'un point coloré en rouge. Sur les coupes longitudinales, on peut voir que les tubes non malades présentent les étranglements annulaires décrits par M. Ranvier. En résumé, la tumeur présente bien la structure d'un nerf.

On peut immédiatement se demander si l'on a affaire à un névrome vrai, formé par la production nouvelle de tubes nerveux, ou bien si ce n'est pas simplement un bout de nerf jadis amputé dans lequel s'est faite une prolifération de tissu conjonctif, sans changement des éléments nerveux. Cette dernière opinion nous semble la vraie. Avec un faible grossissement on peut compter le nombre des faisceaux primitifs sur les coupes transversales de la tumeur d'une part et d'autre part sur des coupes du nerf tibial postérieur. Or nous avons trouvé 30 à 32 faisceaux sur les premières, et 28 à 29 sur les secondes.

De plus, nous trouvons entre ces deux coupes la plus grande analogie : même disposition régulière des faisceaux, même parallélisme des tubes nerveux. Or, depuis les recherches de M. Ranvier, on sait combien il est commun de trouver dans le bourgeon central d'un nerf sectionné des tubes nerveux entre-croisés, ou des tubes enroulés soit ensemble, soit autour d'un petit tronc central ; jamais on ne trouve l'arrangement régulier d'un nerf tel que nous l'avons sous les yeux.

Il est donc évident que ce renflement du nerf est dû à une hyperplasie du tissu conjonctif extra-fasciculaire.

Cette hyperplasie se constate facilement sur les coupes transversales. Certains faisceaux primitifs sont tellement écartés les uns des autres qu'avec un objectif n° 2 on ne voit que la moitié ou le quart d'un faisceau primitif; tout le reste est du tissu conjonctif. En outre, ce tissu a changé de caractère; il n'est plus lâche, mais il se montre sous forme de petites colonnes fibreuses réunies par des travées obliques et séparées par de petits groupes de cellules adipeuses. Ce sont là, du reste, des lésions anciennes, chroniques. En aucun point ne se voient des amas de cellules embryonnaires, indiquant un processus aigu ou subaigu. En somme, nous trouvons en dehors des faisceaux les lésions de la névrite chronique. Nous allons voir les mêmes lésions dans l'intérieur de la gaine du périnèvre.

Sur des coupes transversales, certains faisceaux semblent normaux, mais dans un grand nombre de points les tubes sont clairsemés, écartés les uns des autres et petits. Par endroits même, au lieu de tubes nerveux, on ne rencontre plus que du tissu conjonctif parsemé de petits noyaux colorés. Ces coupes nous montrent donc toutes les lésions de la névrite interstitielle intra-fasciculaire.

Sur une des coupes longitudinales, comme vous pourrez le constater vous-même à la fin de la leçon, on trouve, à côté des tubes bien formés, d'autres tubes en plus grand nombre qui sont amincis, comme atrophiés. Ce qui frappe surtout, c'est la présence d'une grande quantité de noyaux ovoïdes, allongés, placés bout à bout comme les grains d'un chapelet. Ces noyaux siègent dans des tubes demi-transparents; les uns les remplissent complètement, les autres n'occupent qu'une partie de leur calibre. Cela ressemble singulièrement aux fibres nerveuses jeunes, de nouvelle formation, que décrit Virchow dans les névromes. Voici, du reste, comment s'explique cet auteur :

« On remarque que les noyaux sont contenus dans des fibres; qu'un grand nombre de ces fibres sont parallèles entre elles, qu'elles forment des faisceaux tout à fait particuliers. Ces faisceaux se distinguent de tous les faisceaux connectifs par l'abondance et l'uniformité des noyaux étroits de forme ovale ou allongée... Je suis arrivé à l'idée qu'il s'agissait de fibres nerveuses pâles et sans moelle. »

Ces paroles indiquent un processus formatif récent, et alors, à côté de fibres amyéliniques nous devrions trouver des tubes myéliniques jeunes, nouvellement formés et reconnaissables au rapprochement des étranglements annulaires. Il y a tout lieu de penser, au contraire, que ces gaines, semées de noyaux, sont de vieilles gaines de Schwann vides, privées de leur myéline et de leur cylindre d'axe. On trouve en effet certains tubes contenant, outre les noyaux, des blocs de myéline plus ou moins granuleuse et dissociée. Enfin, d'autres gaines sont flétries, revenues sur elles-mêmes, soulevées seulement de place en place par des noyaux.

Ce sont là les lésions que M. Ranvier a décrites sous le nom de *névrite parenchymateuse*, et que l'on observe dans le bout périphérique des nerfs sectionnés.

Dans quelques faisceaux, presque toutes les gaines de Schwann sont vidées ou remplies par des noyaux et des fragments de myéline. Dans quelques rares tubes on peut suivre le début de la dégénérescence. Dans ces tubes, des portions de protoplasma, colorées par l'hématoxyline, divisent la myéline en petits segments renflés et irréguliers.

En résumé, la structure de la tumeur est celle, non pas d'un névrome vrai, mais d'un nerf enflammé.

Le processus portant sur le tissu conjonctif constitue une névrite intra et extra-fasciculaire, et, sur le tube nerveux, il produit une névrite parenchymateuse.

En examinant le nerf tibial postérieur en haut, au niveau même de l'amputation, voici ce que nous avons trouvé. On y observe les lésions de la névrite interstitielle chronique, toutefois beaucoup moins prononcée que sur les coupes faites au niveau de la tumeur. Un grand nombre de faisceaux contenaient des tubes parfaitement sains. En un mot, le nerf tibial postérieur était atteint d'une névrite ascendante, surtout interstitielle.

Nous devons donc, Messieurs, réformer maintenant notre premier diagnostic. La tumeur que les anciens anatomo-pathologistes auraient immédiatement nommée un névrome n'en était pas un. C'est une affection à laquelle l'examen histologique seul pouvait donner un nom différent. C'est une inflammation chronique du nerf, une *névrite* à marche lente, mais fatalement ascendante.

La maladie remontait très haut, ce qui nous prouve une fois de plus que la simple résection eût été d'une complète inutilité; il eût fallu retrancher tous les nerfs de la jambe. Mais la maladie qui est déjà si haut aurait les plus grandes chances pour se reproduire dans le nouveau moignon, si malheureusement l'état de notre malade ne nous donnait pas la certitude de sa mort prochaine. Nous avions pratiqué l'opération en observant les principes de Lister; un pansement phéniqué avait été soigneusement appliqué. Cependant nous remarquâmes, quand l'opération fut finie, que l'usage de la bande d'Esmarch déterminait l'apparition d'une hémorrhagie veineuse en nappe, que nous eûmes grand'peine à arrêter. Chez un homme fatigué, c'était là une grande cause d'épuisement. La marche des événements est venue justifier les pressentiments que nous avons eus dès ce moment. L'opération avait été pratiquée le 25 mai; le malade mourut le 7 juin d'infection purulente.

Au début, le moignon était tuméfié et rouge; il présentait tous les signes d'un phlegmon ordinaire. Nous crûmes un jour qu'il en serait ainsi; mais bientôt la scène changea. On vit une traînée douloureuse et rouge se manifester à la face interne de la cuisse, puis un cordon dur se montra dessinant le trajet de la veine saphène. Il était évident que le malade était atteint d'une phlébite qui, très probablement, s'étendait dans la veine fémorale. Nous avons vu se former une série d'abcès dans l'articulation du pouce, dans le coude gauche. En même temps, la plaie prenait une teinte grise, la suppuration était presque tarie. Un jour, le malade fut pris d'une violente oppression, d'une énorme anxiété précordiale qui nécessita l'application de ventouses sur le thorax. Peu à peu les forces s'épuisèrent, et le malade succomba le seizième jour après son amputation. Il mourait donc avec tous les symptômes d'une infection purulente, mais à forme pour ainsi dire larvée. A part un frisson du début, on ne vit pas les jours suivants apparaître ces violents frissons que l'on remarque en général dans cette affection.

Nous mettons sous vos yeux les pièces provenant de l'autopsie. Dans l'artère fémorale du côté opéré, il n'y a rien.

La veine fémorale contient une sorte de sanie purulente mêlée de sang. Il est évident que cette bouillie stagne dans ce vaisseau. En incisant cette veine, nous trouvons au niveau de l'abouchement de la veine saphène interne un renflement volumineux, distendu par du liquide comme une poche, fluctuant comme un véritable abcès.

Il fut ouvert avec précaution, on en vit sortir un pus crémeux, parfaitement caractérisé. Nous étions donc en présence d'un véritable abcès formé et développé dans l'intérieur de la veine fémorale au niveau d'une valvule. En haut, il était limité par une mince pellicule qui, au premier coup d'œil, semblait le séparer complètement du reste de la circulation. En bas, il est limité par la valvule sur laquelle est une sorte de fausse membrane. Toutes les tuniques de la veine sont rouges, tuméfiées. La tunique interne est dépolie, dépourvue de son épithélium. Par endroits, elle présente comme un commencement d'ulcération; dans d'autres elle est couverte d'une couche fibrineuse; mais nulle part on ne trouve dans la fémorale de commencement de caillot; partout, c'est une sanie mêlée de pus et de sang.

Nous avons cherché avec soin s'il n'existait pas une communication entre ce foyer purulent et le reste de la circulation veineuse. En pressant légèrement sur le foyer de l'abcès de la veine, nous avons fait sourdre une goutte de pus qui s'est montrée du côté du bout supérieur de la veine. Nous avons pu constater alors qu'il existait un petit orifice par lequel le pus pouvait sortir à chaque pression; et je dois ajouter que les mouvements que le malade a faits pendant sa vie étaient une cause plus que suffisante pour faire pénétrer ce pus dans la circulation centrale, et de là le faire voyager dans tout l'organisme.

De tous les viscères abdominaux, la rate était seule atteinte. Elle était d'une diffluence extrême, s'en allant comme en bouillie. Le foie et les reins ne présentaient aucune altération. Nous avons cherché dans les organes thoraciques l'explication de cette extrême oppression qui nous avait frappé pendant la vie. Voici ce que nous avons trouvé.

Dans le lobe inférieur, et à la partie postérieure, une tache rouge, brun foncé, au centre de laquelle est une partie plus blanchâtre faisant une petite saillie. C'est là un infarctus ou un abcès métastatique renfermant du pus, comme le montre la section qui y est faite. Il est entouré d'un cercle inflammatoire dû à la congestion des parties voisines, tellement qu'on pourrait dire qu'il est entouré par une membrane pyogénique; mais ce n'est pas seulement en un seul point que ces particularités se voient, on trouve un grand nombre de ces infarctus sur la surface totale du poumon, surtout en se rapprochant de sa base.

Dans le cœur sont également des lésions très importantes. On y trouve un énorme caillot, formé dans tout le cœur droit. Il est assez volumineux pour occuper à la fois le cœur et l'oreillette correspondante. Il est blanc, fibrineux, rouge et globulaire seulement à son extrémité supérieure. C'est un caillot qui ne s'est pas formé pendant l'agonie, mais bien pendant les derniers jours de la vie, et qui nous explique facilement l'anxiété énorme que le malade a présentée dans les derniers temps.

Enfin les articulations ont été ouvertes. Nous avons trouvé du pus dans plusieurs d'entre elles, dans celle du pouce gauche, dans le coude, dans l'épaule du même côté, et dans la gaine des fléchisseurs.

En somme, le malade est mort, pendant son infection purulente, par une congestion pulmonaire que révélait cette suffocation énorme qu'il a constamment présentée dans les derniers jours.

Avant de terminer avec ce sujet, nous voulons attirer votre attention sur la manière dont s'est faite cette infection purulente, son mécanisme, et l'effet produit par les pansements employés.

Il est à supposer que l'infection purulente s'est faite par l'entrée du pus dans le système circulatoire, par les veines; tout le démontre : la marche du mal et l'autopsie.

Au commencement, tuméfaction du moignon et menace de phlegmon; au bout de quelques jours, la veine saphène est douloureuse, dure, et forme un cordon noueux : elle est donc atteinte de phlébite. En même temps se montre un frisson initial, mais qui, par une forme rare, ne se répète pas les jours suivants. A l'autopsie, on trouve la saphène et la veine fémorale rouges, en proie à la phlébite. Sur un point est un abcès bien limité et qui verse du pus continuellement dans le torrent sanguin. On pourrait peut-être dire que c'est un simple caillot, mais nullement; c'est un absès véritable, enkysté, et pourvu d'un orifice à sa partie supérieure. Dans le reste des veines du membre est une sorte de sanie purulente qui se continue jusque dans la plaie opératoire, où le pus est puisé par des vaisseaux béants.

Il y a fort longtemps que Hunter, Velpeau, Cruveilhier, Dance ont soutenu cette théorie, que le pus puisé dans la plaie, par une veine enflammée, pouvait pénétrer dans le sang et déterminer une infection purulente. Depuis, on a trop voulu laisser ces données de côté, pour admettre seulement la possibilité de principes septiques qui seraient absorbés à la surface de la plaie et pénétreraient seuls dans le sang.

Il est évident, comme on l'a dit, et comme l'ont montré les expériences de notre savant ami Sédillot, que les injections de pus dans les veines donnent lieu aux mêmes symptômes que l'infection purulente que l'on observe dans les hôpitaux.

Comment se forment les abcès métastatiques dans cette

pénétration du pus dans le sang? Dance a dit que le sang altéré et fluidifié formait des épanchements dans les tissus, les enflammait et déterminait la formation de pus; Velpeau a admis que le pus se déposait en nature dans les viscères. Cruveilhier ajoutait que ces globules de pus transportés développaient une inflammation autour d'eux et déterminaient la formation d'abcès métastatiques.

Quoiqu'il en soit de ces théories, il n'en est pas moins probable que dans ce cas le pus a pénétré en nature dans les veines et a déterminé tous ces accidents.

VINGT-TROISIÈME LEÇON

Hydropisie de la bourse séreuse du psoas iliaque.

Messieurs,

Au n° 14 de notre salle Saint-Louis est couché un homme, âgé de 33 ans, dont l'histoire, que je vais vous raconter dans tous ses détails, offre le plus grand intérêt. Ce malade est atteint d'une affection si rare en chirurgie, qu'elle n'a guère encore été décrite dans les traités que vous avez entre les mains. Aussi suis-je heureux de pouvoir à cette occasion vous donner une description de cette maladie, dont j'avais déjà pu observer un exemple.

Depuis l'âge de 13 ans environ, ce qui fait remonter le début de sa maladie à une vingtaine d'années, cet homme nous raconte qu'il éprouvait de temps à autre des douleurs vagues, qu'il ne peut nettement caractériser, dans tout le membre inférieur droit, et plus particulièrement dans la cuisse, au niveau de la hanche et du genou. Occupé à la culture et passant une partie de ses journées aux champs, il attribua tout d'abord à la fatigue ces douleurs, qui, loin de diminuer, allèrent en augmentant avec l'âge. Il y a environ un an, il vint à Paris, où il exerça le métier de tonnelier; ici comme à la campagne les douleurs reparurent, et semblèrent même se manifester à des intervalles plus rapprochés. Un jour, il y a environ quatre mois, étant plus fatigué que d'habitude, et souffrant davantage de son membre, il porta sa main dans le pli de l'aine droit, et fut fort étonné d'y sentir une grosseur. Attribuant aussitôt ses douleurs à l'existence de cette tumeur, il alla consulter M. Féréol, qui, pensant qu'une intervention chirurgicale serait peut-être nécessaire, donna au malade le conseil d'entrer dans un hôpital. Ce fut au commencement de ce mois qu'il vint dans nos salles, et tous, vous avez pu voir les symptômes qu'il présentait.

Mais, avant de vous les énumérer, permettez-moi de jeter un coup d'œil sur la région qu'occupe cette tumeur; ce petit aperçu anatomique servira tout d'abord à vous rappeler la disposition de cette région, et d'autre part vous verrez que sa connaissance exacte n'a pas été sans influence sur le diagnostic que j'ai porté.

Les auteurs d'anatomie chirurgicale ont divisé la partie antérieure de la racine de la cuisse en deux régions secondaires. Cette division serait établie par une ligne fictive, verticale, qui suivrait, en partant de l'arcade crurale, la direction du bord interne du muscle psoas. La partie interne, de beaucoup la plus importante, a reçu les noms de *région crurale*, *inguino-crurale*, *entonnoir fémoro-vasculaire*. Elle renferme les vaisseaux artériels, veineux et lymphatiques, et c'est dans sa profondeur qu'est logé le *canal crural*, ou mieux l'*entonnoir crural*. La partie externe, est constituée par le muscle psoas et sa gaine fibreuse : je lui ai donné, dans mon Anatomie chirurgicale, le nom de *canal iliaque*. C'est dans cette espèce de canal que fuse souvent le pus provenant des abcès par congestion de la colonne vertébrale ou du bassin. Au-dessous du muscle, on trouve une bourse séreuse qui facilite le glissement du psoas sur l'os iliaque, et plus profondément enfin on aperçoit l'articulation coxo-fémorale.

Ce point d'anatomie bien établi, passons maintenant aux symptômes que nous présente aujourd'hui cette tumeur; ils sont sensiblement les mêmes qu'à l'entrée du malade à l'hôpital.

Cet homme, qui est fort et vigoureux, porte dans le pli de l'aine droite, immédiatement au-dessous de l'arcade crurale, une tumeur, de la grosseur d'un œuf environ; elle est elliptique, allongée obliquement de haut en bas et de dehors en dedans, suivant la direction du muscle psoas, qui semble soulevé et se dessine plus nettement. La peau qui la recouvre est saine, glisse facilement sur la tumeur ainsi que le tissu cellulaire sous-cutané; le muscle psoas lui-même paraît mobile et indépendant de la tumeur; à la partie externe, elle est limitée par un sillon assez profond qui la sépare du muscle tenseur du fascia lata. Si l'on porte le membre dans l'extension et dans l'abduction, la tumeur devient extrêmement dure; ce qui tient à la contraction énergique du psoas.

Mais, si l'on porte la cuisse dans la flexion et l'adduction, de dure la tumeur devient aussitôt comme molle et flasque, et c'est alors qu'il est permis d'en connaître les véritables caractères.

La tumeur a donc des rapports très intimes avec le muscle psoas, circonstance qu'il était très important de rechercher. Et — permettez-moi de vous le dire à ce propos, — quand vous aurez une tumeur située au niveau des muscles, dans leur intervalle ou au-dessous d'eux, n'oubliez jamais de rechercher à vous rendre un compte exact des rapports qu'elle affecte avec ces muscles : par là vous éviterez, sinon des erreurs de diagnostic, du moins des longueurs et des tâtonnements. Quand donc le muscle est dans le relâchement, cette tumeur paraît molle, assez mobile et présentant même, surtout en dehors, de la fluctuation.

Ajoutons, — et c'est là un caractère des plus importants, — qu'elle est *circonscrite*. Voici ce que j'entends par ce mot : si vous cherchez à poser nettement ses limites supérieure et inférieure, vous vous assurez qu'elle ne dépasse pas en haut l'arcade crurale, et ne se prolonge pas du côté de la fosse iliaque ; d'autre part, en bas, elle ne s'étend pas vers l'insertion du psoas au petit trochanter ; latéralement elle ne déborde pas les bords du muscle qui la recouvre. Ce fait, comme nous le verrons dans un instant, nous permet d'éliminer tout de suite un certain nombre de tumeurs qui peuvent ressembler à celle qui nous occupe.

Ces différentes manœuvres ne déterminent que peu de douleur ; le malade ne se plaint que lorsqu'il a marché assez longtemps ou quand il porte la cuisse dans la rotation en dehors. La douleur, qu'il éprouve alors, se répand dans toute la cuisse, mais semble être plus intense au niveau de l'articulation de la hanche et dans le genou. Dans cette dernière articulation, elle existe aussi bien en dedans qu'en dehors et en avant. Le malade se plaint même plus du genou que du reste de la cuisse.

Tels sont les symptômes que nous offre notre malade ; maintenant que nous les connaissons, cherchons ensemble quelle est cette tumeur, quelle en est la nature, et par suite quel est le traitement que nous devrons employer. Je pourrais vous dire tout de suite à quelle variété de tumeur nous avons affaire ; mais je préfère vous exposer tout le travail par lequel j'ai passé pour arriver au diagnostic que j'ai posé devant vous il y a quelques jours, au lit même du malade. Nous procéderons cette fois par voie d'élimination.

Il est peu de régions qui présentent un aussi grand nombre de tumeurs ; elles ont excité les recherches des chirurgiens de tout temps. Je mentionnerai seulement le travail de M. S. Duplay, qui a analysé les caractères qu'offraient les tumeurs liquides du pli de l'aine, et étudié avec soin les signes qui pourraient les faire différencier des autres tumeurs que l'on rencontre dans cette région. Or ces tumeurs, si nombreuses, peuvent se diviser en tumeurs de la partie interne, ou tumeurs qui apparaissent dans l'*entonnoir crural*, et en tumeurs du *canal iliaque*. Les premières sont de beaucoup les plus graves, les plus sérieuses ; sans parler des hernies, nous trouvons là toutes les affections des vaisseaux artériels, veineux ou lymphatiques : anévrismes, dilatations variqueuses à l'orifice de la saphène, etc., et affections ganglionnaires diverses.

Certainement, ici, le diagnostic est déjà assez restreint, puisque d'un seul coup nous pouvons éliminer toutes les tumeurs liquides que l'on rencontre dans la région crurale proprement dite ; et cependant il n'en reste pas moins très difficile à établir.

Quelles sont donc les tumeurs liquides qui peuvent apparaître dans le canal iliaque? Ou bien ces tumeurs sont formées sur place, c'est-à-dire naissent dans la région elle-même : ou bien elles sont constituées par l'accumulation d'un liquide dont le point de départ est situé plus ou moins loin et qui peu à peu est venu se collecter dans la gaine du psoas. Cette distinction est très importante, et nous permet de rejeter toutes les tumeurs qui sont constituées par l'*accumulation de pus* provenant d'un *abcès par congestion;* que cet abcès ait son point de départ à la colonne vertébrale, qu'il soit né au contraire de l'os iliaque. En effet, dans ce cas, le liquide remonte plus ou moins haut dans la fosse iliaque ; on peut, en déprimant la paroi abdominale, sentir la présence d'une tumeur plus ou moins développée occupant la fosse iliaque interne et communiquant avec celle qui existe au pli de l'aine. Or, chez notre malade, comme je vous l'ai fait remarquer en insistant à dessein, la tumeur est nettement circonscrite : elle ne se prolonge pas du côté de l'abdomen; et il n'y a jamais eu les douleurs qui accompagnent la carie vertébrale ou iliaque.

Du même coup aussi j'élimine les tumeurs *encéphaloïdes*, car, outre leurs caractères particuliers de mollesse, elles ne sont jamais nettement circonscrites, envoient toujours un plus ou moins grand nombre de prolongements, et s'accompagnent à la longue d'une teinte cachectique que nous ne trouvons pas heureusement chez notre malade.

Comme vous le voyez, c'est donc à une tumeur qui a pris naissance dans la région elle-même que nous avons affaire : or cette tumeur est située soit dans le muscle, soit au-dessous de lui. Cherchons si nous pouvons, par les signes cliniques qu'elle nous présente, la ranger dans l'une de ces deux catégories.

Quelles sont les tumeurs liquides qui peuvent exister dans les muscles ? Trois espèces principales se présentent à nous : en premier lieu, les *hydatides* des muscles, puis les *gommes*, et enfin les *abcès*, que l'abcès soit consécutif à une inflammation aiguë, ou qu'il soit survenu après une inflammation chronique. Or, vraiment, est-ce à une tumeur de cette nature que nous avons affaire ici ? Sans doute les abcès consécutifs à une psoïtis aiguë ou chronique sont assez fréquents ; sans doute les kystes hydatiques des muscles se rencontrent plus souvent que l'on ne le soupçonne généralement ! Néanmoins, Messieurs, pour moi, je suis bien convaincu que nous n'avons sous les yeux ni l'une ni l'autre de ces tumeurs, et voici ce qui me fait penser qu'il en est ainsi. Si en effet la tumeur était située dans l'épaisseur même du muscle, elle en suivrait tous les mouvements, elle varierait et changerait avec lui, aussi souvent que lui : c'est ainsi qu'elle durcirait et grossirait notablement quand on fait fléchir la cuisse sur le bassin et qu'on la porte dans l'abduction. Or, comme vous l'avez remarqué, c'est justement le contraire qui se passe ici : la tumeur, loin de durcir, se ramollit et devient fluctuante quand vous venez à fléchir la cuisse. Ce signe seul suffit pour nous faire rejeter les tumeurs intra-musculaires.

Que nous reste-t-il donc maintenant? Ou cette tumeur est produite par l'accumulation *de sérosité dans la synoviale articulaire;* ou bien enfin ne pourrait-elle pas être formée par l'agglomération de liquide dans la *bourse séreuse* que nous savons exister normalement sous le muscle psoas?

Je ne crains pas de dire, Messieurs, que nous n'avons pas affaire à une *hydropisie articulaire*, et voici pourquoi : Si en effet c'était l'articulation de la hanche qui fût malade, comment penser que, depuis si longtemps que date le début de cette affection, il n'existerait pas dans l'intérieur de l'article des lésions plus ou moins avancées des surfaces articulaires, des cartilages, de la synoviale enfin? Les mouvements seraient douloureux, pénibles, difficiles; il y aurait des craquements, des frottements plus ou moins prononcés. Du reste, l'hydropisie articulaire offre des caractères bien tranchés : le gonflement n'est pas limité, circonscrit en un seul point; il existe aussi bien en arrière qu'en avant. Vous le voyez donc, Messieurs, nous ne pouvons croire à une affection articulaire. — Mais, me direz-vous, ne pourrait-on pas penser à une *coxalgie?* Sans doute, la persistance de la douleur du genou pourrait faire croire à une coxalgie, et vous devez avoir l'attention attirée de ce côté par le seul fait de la ténacité, de la prédominance de cette douleur. Mais vous savez tous que dans la coxalgie la douleur a un caractère tout à fait spécial, je dirais presque pathognomonique; elle existe surtout à la partie antérieure du genou, au niveau de la rotule : or ici, chez notre malade, elle apparaît aussi bien en dedans qu'en dehors et qu'en avant. Du reste, les caractères de la coxalgie ne tarderaient pas aussi longtemps à se manifester; depuis plus de vingt ans que cet homme est souffrant, la hanche serait déformée, les mouvements de la cuisse seraient plus ou moins supprimés.

Nous venons de passer en revue toutes les différentes tumeurs liquides qui peuvent exister dans le pli de l'aine; nous les avons toutes rejetées les unes après les autres; une seule nous reste encore à étudier : celle qui serait formée par l'accumulation de liquide dans la *bourse séreuse du psoas*. Eh bien! c'est une tumeur de ce genre que nous avons sous les yeux. Vous vous le rappelez, tout d'abord, au lit du malade, je vous ai annoncé que, selon toutes probabilités, c'était à une tumeur de cette nature que nous avions affaire. Elle peut être constituée par du pus ou simplement par de la sérosité. Or, si elle renfermait du pus, si nous avions un abcès, il y aurait eu depuis quelque temps des symptômes inflammatoires : ils font complètement défaut ici; le malade aurait éprouvé des élancements, des douleurs vives, lancinantes; la tumeur serait chaude, empâtée, douloureuse à la moindre pression. Nous n'avons aucun symptôme analogue. Et puis, vous savez combien sont rares les abcès des bourses séreuses! et, quand ils existent, presque toujours ils sont consécutifs à une contusion. Or ici aucune trace de chute, ni de coup.

Du reste, il y avait un moyen infaillible de se tirer d'embarras, d'assurer complètement le diagnostic. En effet, si la tumeur était transparente, si par suite elle était formée par de la sérosité accumulée, elle devrait laisser passer les rayons lumineux ; et enfin n'avions-nous pas dans la *ponction exploratrice* un moyen assuré de connaître la nature du liquide épanché? Nous avons donc mis ces moyens en pratique. Il y a huit jours j'ai fait au lit du malade une ponction avec un petit trocart explorateur : tout d'abord rien ne sortit; ce qui m'étonnait beaucoup, tant j'étais sûr de la fluctuation de la tumeur. Mais, en retirant la canule, je vis sortir par le pavillon un liquide gélatiniforme, transparent, analogue à de la gelée de pommes.

Quant à la *transparence*, Messieurs, il nous a fallu renoncer à la trouver. En effet, la tumeur est située trop profondément au milieu de parties difficiles à déprimer pour qu'il soit possible de disposer une lumière de façon à ce que les rayons lumineux puissent traverser les tissus; et cependant j'ai voulu ce matin encore essayer devant vous, malheureusement sans résultat. Et du reste, ce moyen ne nous offrait plus qu'un intérêt secondaire et purement personnel, après la ponction exploratrice.

C'est donc bien à une *hydropisie de la bourse séreuse du psoas* que nous avons affaire ici. C'est une maladie rare, que vous n'aurez peut-être plus l'occasion d'observer. Cependant ayez toujours cette observation présente à l'esprit lorsque vous vous trouverez en face d'une tumeur liquide du pli de l'aine occupant le canal iliaque.

Maintenant que nous connaissons bien la nature et le siège de la tumeur, nous devons nous demander quelle en est la gravité et quel traitement nous pourrons appliquer pour la faire disparaître.

Le pronostic n'est pas aussi simple qu'on pourrait le croire au premier abord. La bourse séreuse communique normalement avec l'articulation fémorale : or qui nous dit que l'inflammation ne se propagera pas à cette articulation? qui nous dit, de plus, que cette bourse elle-même ne s'enflammera pas? Toutes ces considérations doivent nous rendre très réservés sur le pronostic. Peut-être ne surviendra-t-il pas d'accident, et j'espère bien qu'il en sera ainsi. Mais enfin nous devons toujours être avertis qu'il peut s'en présenter, afin de ne pas être pris au dépourvu.

Quel traitement devons-nous essayer pour faire disparaître notre tumeur? Il est bien certain que nous ne pouvons laisser ce malade dans l'état où il se trouve actuellement : sa vie deviendrait de plus en plus insupportable, et il est de notre devoir d'apporter un remède à ces douleurs qui reviennent si souvent. Or nous nous trouvons en présence de deux modes de traitement : le traitement médical et le traitement chirurgical. Au premier nous rattachons les vésicatoires, l'application de liquides styptiques, caustiques ou escharotiques; et les applications de teinture d'iode qui tiennent le premier rang. Mais ces moyens ne peuvent ici nous donner un bon résultat. Excellents pour les kystes du poignet par exemple, ils ne sont plus applicables ici; car nous ne pouvons pas agir d'une façon bien directe sur la tumeur : elle est recouverte d'une couche trop épaisse de parties molles pour songer à en retirer un succès brillant. Est-ce à dire pour cela qu'il faut les rejeter complètement? Non certes, et je crois qu'il est sage au début d'y avoir recours, sauf à les abandonner s'ils ne nous donnent pas le résultat que nous attendons.

Restent donc les moyens chirurgicaux : or, ici, nous avons le choix entre plusieurs méthodes que je vais vous exposer; je vous dirai ensuite quelle est celle que je crois devoir être préférée pour notre cas particulier.

Vous savez qu'il existe certains kystes, — et en particulier ceux du poignet, — qui disparaissent souvent après qu'ils ont été *écrasés*. Or cette méthode de l'*écrasement*, qui est bonne au poignet, ne serait guère applicable à notre tumeur. Il est vrai que, comme au poignet, on a ici un plan résistant sur lequel on peut agir et qui peut servir à comprimer la tumeur; mais, à supposer que ce moyen soit applicable, à quel résultat arriverons-nous? Nous déchirerons la bourse séreuse; le liquide s'épanchera dans les tissus environnants, pourra s'enflammer et donner lieu à des abcès; de plus, une fois la place faite à la bourse séreuse cicatrisée, le liquide ne tardera sans doute pas à se reproduire, et alors il nous faudra recommencer une, deux fois et peut-être plus encore.

Les *injections irritantes* ne sont-elles pas favorables, et ne pourrait-on pas espérer la guérison radicale en les employant? Sans doute rien n'est plus facile que de faire, après la ponction, une injection de teinture d'iode par exemple; mais ce moyen, qui réussit presque toujours dans les kystes du poignet qui ont résisté à l'écrasement, et qui alors est une opération simple et innocente, deviendrait ici assez grave.

Je vous ai dit plus haut que la bourse séreuse qui existe sous le muscle psoas communique normalement avec la synoviale de l'articulation coxo-fémorale : vous pouvez vous en assurer en examinant la pièce anatomique ci-jointe. Vous voyez nettement qu'au fond de la bourse séreuse existe un petit repli qui cache une dépression. Or cette dépression n'est pas un cul-de-sac; en introduisant avec soin un stylet, on pénètre dans l'articulation de la hanche.

Or cette communication n'est pas un fait rare, anormal : elle est presque générale; lorsque j'étais prosecteur et que je préparais mes cours d'anatomie, vingt fois je me suis appesanti sur cette disposition; et ne croyez pas que, pour la démontrer, il me fallût prendre plusieurs sujets! Nullement. J'annonçais que nous devions trouver cette communication, et je ne me souviens pas avoir jamais été déçu. — Si donc, assurés à peu près que nous sommes de ce fait anatomique, nous tentons néanmoins l'injection iodée, ne devons-nous pas craindre de voir survenir une inflammation plus ou moins vive de l'articulation? Ce n'est pas impunément que l'on injecte ainsi de la teinture d'iode ou quelque autre liquide irritant dans une articulation.

Vraiment! on a exagéré les dangers du contact de ce liquide irritant sur les surfaces articulaires. Pour ma part, je me souviens très bien avoir vu mes maîtres Velpeau et Boinet injecter de l'iode dans la synoviale du genou dans des cas d'hydarthrose chronique; et cependant cette injection a donné lieu à fort peu de phénomènes réactionnels. Moi-même, j'ai pratiqué dans un cas de ce genre une ponction suivie d'une injection iodée, et je n'ai rien vu de particulier se produire. Je crois donc que cette objection seule ne m'arrêterait pas.

Quant à la communication avec la synoviale articulaire, peut-elle permettre l'introduction du liquide entre les surfaces coxo-fémorales? Eh bien! Messieurs, je ne le crois pas : le liquide irritant pourrait tout au plus entrer dans la synoviale; mais je ne pense pas, je dis plus : je suis certain qu'il ne peut pénétrer dans la cavité cotyloïde. En effet, est-ce que la cavité cotyloïde n'est pas hermétiquement fermée par le bourrelet cotyloïdien? si l'on injecte de l'eau ou tout autre liquide dans la synoviale articulaire de la hanche, il est facile de constater que pas une seule goutte de liquide ne s'est glissée dans la cavité cotyloïdienne : il a rempli la synoviale, mais voilà tout. Enfin n'avons-nous pas pour nous la pression atmosphérique? Vous connaissez l'expérience des frères Weber, je n'ai pas l'intention de vous la raconter; il me suffit de vous rappeler que, pour faire pénétrer une goutte de liquide dans la cavité cotyloïde entre les deux surfaces articulaires, il faut avoir soin de pratiquer auparavant une petite ouverture au bord du cotyle; plusieurs fois j'ai fait cette expérience, et chaque fois je me suis bien convaincu que, si je ne prenais pas cette précaution, mon injection ne pouvait pénétrer dans la cavité cotyloïdienne.

Ces considérations m'ont ébranlé, je vous l'avoue, et je ne suis pas éloigné de pratiquer la ponction suivie d'une injection iodée.

Il est encore un moyen que M. Marchal de Calvi a préconisé pour les kystes synoviaux et en particulier pour les kystes du poignet : je veux parler des *scarifications* de la séreuse. Ces scarifications profondes, qui se font avec une aiguille à cataracte que l'on introduit obliquement sous les téguments, sont très bonnes pour les kystes du poignet; mais elles ne sauraient nous être ici d'aucun secours. Car dans des tissus si épais on agirait en aveugle, et l'on pourrait ainsi, soit ouvrir l'articulation coxo-fémorale, soit encore aller blesser l'artère ou la veine fémorales, qui ne sont pas très éloignées.

En résumé, Messieurs, voici ce que j'ai l'intention de faire. Je vais essayer les vésicatoires et les applications extérieures de teinture d'iode, bien que, comme je vous l'ai dit, je ne sois pas édifié sur leur effet probable. Puis, si cette médication ne nous donne pas de bons résultats, ce que je crains bien, je ne reculerai pas devant la ponction, suivie d'une injection iodée dans l'intérieur de la tumeur.

Après l'emploi inutile des vésicatoires pendant un mois, la ponction est pratiquée le 5 février, à la partie externe de la tumeur.

Le liquide sort assez difficilement, parce que des grains hordéiformes bouchent de temps en temps la canule du trocart. C'est un liquide sirupeux, analogue à du sirop de gomme.

Avant que l'injection ne soit faite, la poche est lavée à l'eau tiède. L'injection de teinture d'*iode au tiers* est pratiquée ensuite.

Le malade n'éprouve aucun accident, et part le 14 mars. La tumeur s'est enflammée dès le soir de l'injection : il y a eu une assez forte douleur.

Quand le malade quitte l'hôpital, il n'y a plus de tumeur appréciable et plus de douleurs. Au mois de juin suivant, quand le malade est revenu nous voir, la tumeur est réduite à un très petit volume et de consistance très dure. On peut donc le considérer comme guéri.

VINGT-QUATRIÈME LEÇON

Des injections interstitielles au chlorure de zinc.

Messieurs,

Vous avez remarqué sans doute, au n° 38 de la salle Sainte-Marthe, un malade atteint d'une tumeur volumineuse à la partie postérieure de la cuisse. Je ne compte pas, comme je le fais ordinairement, l'opérer par le bistouri; mais je vais tâcher de le guérir par des injections caustiques, et je dois vous donner quelques explications sur cette méthode et sur les raisons qui me déterminent à l'employer.

Le malade que je traiterai ainsi est un homme de trente ans, qui semble être dans un bon état de santé, quoique sa tumeur me paraisse être de mauvaise nature. Il n'y a dans sa famille aucun cas de cancer. Il eut il y a sept ans un chancre mou qui guérit assez vite, et qui ne fut pas suivi des manifestations constitutionnelles qui accompagnent la syphilis.

La tumeur date de trois ans et même plus, car le malade ne l'aperçut que lorsqu'elle était déjà grosse comme un œuf de pigeon. Il était tombé sur la hanche, et en se tâtant il découvrit la tumeur, qui, toute petite alors, a pris aujourd'hui des proportions considérables. Elle est placée à la partie postérieure de la cuisse, un peu au-dessus du jarret, aussi grosse que la tête d'un enfant nouveau-né. Elle est mobile sous la peau, qui n'est ni rouge, ni amincie; elle est mobile aussi au-dessus des muscles de la cuisse, si bien qu'on peut la faire remonter ou descendre sans imprimer de mouvements au membre. Elle est arrondie et lisse; cependant il m'a semblé remarquer que, depuis que le malade est à l'hôpital, elle a pris une forme spéciale, devenant un peu pointue pour ainsi dire à la partie inférieure, et qu'en même temps elle avait notablement grossi. Ce fait s'accorde assez bien, d'ailleurs, avec ce que le malade nous avait raconté : il prétend, en effet, que sa tumeur, stationnaire pendant deux ans et demi, a pris dans ces six derniers mois un accroissement très rapide qui l'a effrayé au point de le déterminer à entrer dans un hôpital. Quoi qu'il en soit, la tumeur a grossi; mais elle a en même temps changé de consistance : elle était dure et élastique; elle s'est un peu ramollie, surtout au point acuminé que je vous signalais tout à l'heure. Mais il n'y a pas de liquide; et, quoique l'on sente quelque chose qui rappelle la fluctuation véritable, c'est une pseudo-fluctuation, analogue à ce que l'on trouve dans ces arthrites du genou ou du coude, où la synoviale est devenue fongueuse, et où sa cavité semble, quoi qu'il n'en soit rien, remplie de liquide. Les symptômes fonctionnels sont à peu près nuls. En effet, la tumeur est indolente : on peut la presser en tous sens sans que le malade éprouve la moindre douleur. Il ne ressent pas non plus ces élancements aigus qu'on observe toutes les fois que le sciatique est lésé. Il n'y a ni œdème, ni gonflement du membre. La marche est à peine gênée, et, si cet homme veut être opéré, c'est uniquement parce qu'il craint de voir grossir démesurément son mal.

Quelle est la nature de cette tumeur? D'abord nous devons exclure toutes les tumeurs liquides, kystes hématiques ou hydatiques, abcès ossifluents, etc., vu que cette tumeur est solide; c'est un point que je tiens pour certain, et qu'il est inutile de discuter; car il n'y a pas là de fluctuation. D'autre part, la tumeur est très mobile sur le squelette et les muscles : il faut donc exclure aussi les tumeurs osseuses ou musculaires. La peau étant indemne, ce ne peut être qu'une tumeur développée dans les couches celluleuses sous-cutanées, intermusculaires ou aponévrotiques. Il faut donc se demander si c'est un lipôme, un fibro-lipôme, un fibrôme ou un sarcôme. Évidemment la tumeur n'est pas un lipôme : en effet, le lipôme est lobulé; en le pressant entre les doigts on a une sorte de crépitation due à la collision des lobules graisseux; enfin ces tumeurs ne sont ni dures ni élastiques comme celle que nous avons sous les yeux : elles sont molles et presque diffluentes, comme de la graisse. Il est vrai que, dans certaines variétés de lipômes, comme le fibro-lipôme, nous retrouvons des caractères analogues à ceux que nous voyons sur la tumeur de notre malade : aussi suis-je forcé de rester dans le doute à ce sujet. Je ne crois pas que nous ayons affaire à un fibrôme. Les fibrômes sont rares dans cette région, et ils n'atteignent presque jamais ce volume. Est-ce un sarcôme ? Cela est possible ; mais le mot de sarcôme, vrai, sans doute, il faut le croire, au point de vue microscopique, ne veut guère dire en clinique que tumeur de mauvaise nature. Peut-être cette tumeur est-elle de celles qui récidivent. Sa forme, son élasticité sont bien celles de ces tumeurs que Lebert et Ch. Robin ont décrites sous le nom de tumeurs *fibro-plastiques* et qu'on appelle aujourd'hui *sarcômes fasciculés*. Ces tumeurs sont formées de cellules fusiformes, quelquefois très grandes, unies les unes aux autres par des prolongements, et disposées suivant des lignes parallèles. En tout cas ce sont des éléments qui sont malins, et ces tumeurs peuvent se généraliser dans les organes.

Ainsi cette tumeur est un *fibro-lipôme* ou une tumeur *fibro-plastique*. La durée assez longue du développement ne m'empêche pas d'admettre cette dernière hypothèse, car, à vrai dire, l'accroissement a été très rapide depuis six mois, et sous nos yeux mêmes, depuis que le malade est entré à l'hôpital, il nous a semblé qu'elle avait augmenté de volume.

Heureusement le traitement reste le même, et il faut dans l'un ou l'autre cas recourir à une opération chirurgicale. Vous pensez bien que j'ai essayé la médication antisyphilitique; mais, ainsi que je m'y attendais, elle n'a eu aucun résultat. Je vous ai dit au début de cette leçon que je ne voulais pas faire une large incision pour mettre à nu la tumeur et l'enlever en l'énucléant et en la disséquant. Sans doute l'opération serait très facile et peu dangereuse en elle-même; mais nous ferions courir au malade les chances de la pyohémie et de l'érysipèle qui infectent nos salles. C'est pour cela que je préfère les caustiques, et en fait de caustiques nous avons à choisir entre les flèches de pâte de Canquoin et la cautérisation au chlorure de zinc liquide, telle que je la pratique pour les tumeurs sébacées du cuir chevelu. L'application des flèches caustiques amènerait une destruction rapide de la tumeur, mais serait extrêmement douloureuse. De plus, cette méthode opératoire présente un grand inconvénient : les flèches se dissolvent, et le liquide caustique, fusant à travers les tissus, dépasse les limites des organes qu'on veut atteindre et va porter son action jusque sur des organes sains. Ici nous aurions à craindre de léser le nerf sciatique et même la veine et l'artère poplitées: par conséquent, je n'emploierai pas ce procédé, et je vais me servir du chlorure de zinc liquide.

Voici comment je me sers de cette substance. Si l'on prend des cristaux de chlorure de zinc et qu'on les expose pendant quelques heures à l'air, l'affinité de ce sel pour l'eau fait qu'il absorbe la vapeur d'eau contenue dans l'atmosphère, et se combine avec elle pour former un liquide extrêmement caustique ; il est bon de laisser une partie du sel dans le vase, afin que la solution reste très concentrée. Je prends ensuite une seringue de Pravaz dont l'aiguille est plus ou moins allongée, et, après avoir rempli la seringue de liquide, je l'enfonce dans la tumeur; puis je la retire un peu, et, en faisant faire un tour à la vis qui fait mouvoir le piston de la seringue, j'injecte une goutte du caustique, puis je retire encore un peu la canule, et j'injecte dans la tumeur une nouvelle goutte du liquide caustique, qui va se loger dans l'espace laissé vide par le retrait de l'instrument : je fais ainsi deux ou trois ponctions semblables, ou plus encore, selon le volume de la tumeur. C'est ce que vous m'avez souvent entendu appeler *cautérisation interstitielle.*

Vous m'avez vu souvent pratiquer cette opération sur des malades qui, sans entrer dans nos salles, venaient se faire traiter à la consultation pour des *loupes*, c'est-à-dire ces tumeurs sébacées si communes, qu'on observe au cuir chevelu et dans la région sourcilière, et vous avez pu voir ce qui se passait. Les points par où l'aiguille a pénétré s'agrandissent, puis en s'ulcérant s'élargissent et donnent issue à une petite quantité de liquide roussâtre. La tumeur elle-même, formée de matière sébacée, se coagule, durcit, et la poche kystique qui la contient se mortifie. La matière sébacée coagulée joue alors le rôle d'un corps étranger que l'économie tend à expulser. Il se produit du pus entre la tumeur et les tissus adjacents, et ce pus tend à sortir par la petite ouverture que la seringue a faite à la peau. C'est alors que ces ouvertures s'agrandissent, et que la peau, qui s'est amincie, s'ulcère de plus en plus : enfin, au bout de cinq à six jours, en pressant la tumeur, on la fait sortir tout entière par cette ouverture : elle est alors absolument mortifiée ; il ne s'écoule pas une goutte de sang, et avec une légère compression on obtient l'adhérence des parois de la poche et la cicatrisation complète, c'est-à-dire la guérison.

Vous vous souvenez sans doute que j'ai pratiqué cette opération sur une petite tumeur de la tête, chez un malade couché au n° 14 de notre salle. C'était une tumeur molle, presque fluctuante, et qui, paraît-il, s'était développée depuis douze ans. Je croyais avoir affaire à un kyste sébacé, et j'y fis, suivant mon habitude, une injection caustique de chlorure de zinc liquide. Les phénomènes que je vous ai signalés tout à l'heure se succédèrent régulièrement : durcissement de la poche, ulcération de l'ouverture qui devient de plus en plus grande. Cependant je vous faisais remarquer la lenteur de cette évolution, lenteur qui me surprenait; car elle n'est pas habituelle. Nous en eûmes bientôt l'explication. En effet,un matin, en pressant la tumeur, je la fis sortir tout entière, et ce ne fut pas sans un certain étonnement que je vis qu'il s'agissait d'un lipôme mortifié, au lieu de la masse sébacée durcie que je croyais trouver. Nous avions donc fait une erreur de diagnostic, excusable jusqu'à un certain point, car les lipômes du cuir chevelu sont tout à fait rares. Néanmoins le chlorure de zinc a complètement détruit la tumeur graisseuse, et actuellement le malade est guéri, car il doit sortir de l'hôpital aujourd'hui même.

En opérant cette tumeur fibro-plastique du jarret de la même manière, j'espère obtenir le même résultat, c'est-à-dire la mortification de la tumeur. Je vais donc faire une série linéaire de piqûres sur la partie médiane, qui permettront, lorsque la mortification sera finie, l'élimination facile de la masse mortifiée. J'espère aussi que la mortification sera complète ; mais ce n'est là, je le reconnais, qu'une espérance; car je n'ai pas encore employé cette série de piqûres disposées linéairement dans le but d'ouvrir un passage linéaire à une production pathologique détruite.

VINGT-CINQUIÈME LEÇON

Occlusion de l'orifice naso-pharyngien.

Messieurs,

Le malade qui va faire le sujet de cette leçon est un ancien marin, homme très vigoureux, âgé de 28 ans. Il nous rapporte qu'il y a onze ans, il a contracté la syphilis au Mexique. L'accident primitif a été un chancre, suivi de plaques muqueuses à l'anus; des maux de gorge sont survenus un an après l'apparition du chancre et se sont reproduits depuis cette époque à différentes reprises. Cet homme a suivi un traitement antisyphilitique dès le début de sa maladie ; et ce traitement, plusieurs fois interrompu, a été repris chaque fois que de nouveaux accidents survenaient. A l'époque de la guerre, c'est-à-dire sept à huit ans après le premier accident syphilitique, il dut entrer dans l'armée de terre et fut fait prisonnier à la bataille de Saint-Quentin. Les maux de gorge recommencèrent pendant son séjour en Allemagne ; il avait à ce moment des ulcérations de la gorge, et un rétrécissement de l'orifice naso-pharyngien ; une perforation se produisit sur le voile du palais. Ces accidents se calmèrent sous l'influence d'un traitement mercuriel; la perforation se boucha peu à peu, en même temps que l'orifice naso-pharyngien se rétrécissait graduellement. Enfin, depuis dix-huit mois, cet orifice est complètement oblitéré, et le malade est entré dans nos salles pour se faire opérer de cette singulière et très rare infirmité.

Quelque étonnant que puisse paraître au premier abord le désir qu'il a d'être opéré, nous verrons tout à l'heure que ce désir est motivé par des raisons sérieuses. Mais commençons par exposer le résultat de l'examen clinique. Lorsqu'on abaisse la langue du malade, on reconnaît que le voile du palais prolonge la voûte palatine pour s'unir au pharynx; on distingue nettement les piliers antérieurs ainsi que le corps du voile du palais; mais les piliers postérieurs ne sont dessinés que vaguement, et la luette a disparu. On aperçoit de plus une sorte de cul-de-sac qui semble être un pertuis: mais il n'en est rien; une injection de liquide coloré, faite par une des narines, ressort tout entière par l'autre narine, et, d'autre part, un stylet introduit par cette ouverture s'arrête brusquement après un trajet de quelques millimètres. Cette expérience prouve que les deux fosses nasales communiquent entre elles par derrière, et que les arrière-narines sont conservées; nous ajouterons que les trompes d'Eustache sont intactes, car l'ouïe n'est pas altérée. Nous sommes bien évidemment en présence d'une occlusion de l'orifice naso-pharyngien, et cette lésion est certainement sous la dépendance de la syphilis.

Si maintenant nous passons à l'examen des troubles fonctionnels, nous remarquons tout d'abord que le malade ne peut plus ni se moucher, ni respirer par le nez. Quand il veut expulser les mucosités qui encombrent ses fosses nasales, il baisse la tête pour les faire couler au dehors.

D'autre part, il est forcé de respirer par la bouche et par conséquent de dormir la bouche ouverte, ce qui lui dessèche beaucoup la gorge et l'oblige à boire fréquemment la nuit.

La déglutition a été longtemps très difficile, mais il semble que c'était surtout à l'époque où il existait des ulcérations; aujourd'hui le malade mange et boit sans trop de difficultés. La voix est nasonnée, bien que ce fait étonne au premier abord; mais elle acquiert ce timbre précisément parce que la colonne d'air ne peut plus passer par le nez et y résonner comme à l'état normal.

J'ai déjà fait remarquer que l'ouïe est intacte. Quant au cours des larmes, il ne semble gêné en aucune façon; les larmes ne viennent pas couler sur la joue.

Mais les sens de l'odorat et du goût sont complètement pervertis. Le malade ne perçoit aucune odeur, lors même que les substances que l'on approche de ses narines sont très odorantes et volatiles. Lorsqu'il veut sentir, il pousse sa lèvre inférieure en avant et souffle un courant d'air dans le nez de manière à y projeter les molécules odorantes. A l'aide de ce petit stratagème, il reconnaît que des substances telles que le vinaigre ou l'ammoniaque le piquent dans les fosses nasales, sans qu'il puisse d'ailleurs rien spécifier sur leur nature; ce fait n'a pas lieu de nous étonner, la sensibilité générale étant conservée chez lui. En somme, nous pouvons dire que chez cet homme l'odorat est complètement aboli.

Le sens du goût est également perdu chez ce malade. Nous avons déposé sur la langue, tant sur la pointe que sur la base, du sel, du poivre, du sucre; il a répondu que c'étaient des poudres, de la poussière, mais il n'a ressenti aucune impression sapide. Nous avons fait la même expérience pour le beurre; il a répondu que c'était une substance de la nature de la graisse. Le vinaigre, le vin déterminent un certain picotement sur la langue ; l'ammoniaque produit une cuisson très vive ; mais il est impossible au malade de discerner aucune de ces substances par leur goût, lors même qu'il les a vues d'avance. Quand il prend ses repas, nous dit-il, c'est comme s'il mangeait de la terre : et peu lui importe de boire de l'eau ou du vin ; il n'éprouve pas plus de plaisir à prendre l'un que l'autre.

Les faits que nous venons d'exposer sont des plus curieux. Sont-ils le résultat de l'influence de la syphilis sur le système nerveux de cet homme, ou sont-ils dus à l'occlusion de l'orifice naso-pharyngien? Pour moi, la réponse n'est pas douteuse. Néanmoins, la suite de l'observation de ce malade éclairera, je l'espère, cette question.

Comment allons-nous opérer cette difformité? Je ne connais pas d'exemple d'opération de ce genre pratiquée précédemment. J'ai appris qu'un jeune homme, atteint d'une lésion semblable, s'était présenté en 1870 à l'hôpital de Strasbourg, mais n'y était pas entré, et n'avait pu, en conséquence, être observé, ni opéré. D'autre part, M. Edouard Fournier m'a dit que Ricord possédait trois observations non publiées d'occlusion semblable. Dans aucun de ces cas l'opération n'a été pratiquée. Dans le cas qui nous occupe, il s'agit de tailler au milieu des adhérences un voile du palais ; or, si l'on introduit dans le nez une sonde d'homme métallique, et qu'on la fasse proéminer dans l'arrière-gorge, elle soulève le voile du palais, et celui-ci semble d'épaisseur notable ; j'espère donc pouvoir agir sans trop de difficulté sur ces parties.

Mais quel procédé emploierai-je? Les occlusions des orifices naturels sont assez rares ; et, chose singulière, lorsque l'on tente l'occlusion dans un but chirurgical, il est fort difficile de réussir : témoin l'occlusion du vagin dans le cas de fistule vésico-vaginale. Les atrésies spontanées des orifices, au contraire, sont assez communes. J'ai donc recherché les procédés opératoires employés pour guérir les atrésies, et je me suis demandé s'il n'était pas possible d'appliquer l'un d'eux à notre cas. Dieffenbach, pour guérir l'atrésie de la bouche, fait l'ablation de la cicatrice et l'opération par bordage, c'est-à-dire qu'il découpe la muqueuse et l'applique sur les plaies destinées à former le bord libre des lèvres. J'ai transporté cette opération à l'atrésie des paupières; mais elle ne saurait convenir au cas qui nous occupe, sans compter qu'une autoplastie au fond de la bouche présenterait d'énormes difficultés.

L'opération que je compte pratiquer comprendra deux temps : 1° rendre le voile du palais mobile ; 2° empêcher la cicatrisation de reproduire l'obturation. Le second temps sera certes des plus difficiles, et son importance ne peut échapper. Pour accomplir le premier temps, je glisserai une sonde à dard dans les fosses nasales, et je ponctionnerai ainsi le voile du palais; puis, à l'aide d'un petit débridement, j'espère pouvoir introduire le doigt dans les fosses nasales, et reconnaître quel est le mode de soudure. Alors, selon que les adhérences seront lâches ou intimes, je me servirai des ciseaux ou de la chaîne d'écraseur, pour découper un voile du palais en forme d'opercule. J'avais songé d'abord, pour empêcher l'obturation de se reproduire, à fixer le voile du palais contre la voûte palatine à l'aide d'un fil; mais je crains que ce mode de fixation ne soit pas assez résistant. Aussi me suis-je arrêté à l'idée d'appliquer deux tubes élastiques qui embrasseront le voile du palais en passant par les fosses nasales et la bouche, et que je fixerai sur la joue ; ces tubes en caoutchouc seront bien supportés, je l'espère, et feront l'office d'un corps étranger assez volumineux pour empêcher la cicatrisation de se faire.

VINGT-SIXIÈME LEÇON

D'un rétrécissement de l'intestin, avec anus contre nature.

Messieurs,

Je viens vous rappeler l'histoire d'un malade qui, après quelque temps de séjour dans nos salles, vient d'y mourir. Voici les pièces que nous avons recueillies. Elles prêtent à des considérations cliniques intéressantes.

Il s'agit d'un homme âgé de 33 ans, que vous avez pu examiner au n° 41 de la salle Sainte-Marthe. Peut-être a-t-il excité votre attention par sa maigreur, l'altération de ses traits et les gémissements plaintifs qu'il poussait sans cesse. Il a été envoyé dans notre service par M. Fauvel, pour un anus contre nature, dont il espérait pouvoir être guéri par une opération chirurgicale.

Cet anus contre nature lui était survenu à la suite d'un abcès aigu, consécutif lui-même à des constipations opiniâtres. J'ai déjà observé le fait assez souvent. Cet abcès s'ouvrit à la fois dans l'intestin et à l'extérieur, de même que vous voyez certaines hématocèles rétro-utérines se faire jour à la fois dans le rectum et dans le vagin. Il y eut aussitôt un écoulement de matières fécales par la plaie : un anus contre nature s'était produit.

Je vis tout de suite qu'il ne s'agissait pas d'un anus contre nature ordinaire. En effet, vous savez que la plupart du temps les anus contre nature, que nous observons, sont consécutifs à l'étranglement d'une hernie intestinale. Ordinairement il se fait un sphacèle des parois de l'intestin, et les matières s'épanchent au dehors. Tantôt encore c'est le chirurgien qui, redoutant de plonger dans l'abdomen une anse herniaire prête à se rompre et à demi gangrenée, la fixe à la peau et ouvre largement l'intestin pour permettre l'issue des matières. Mais ici le canal inguinal était parfaitement libre ; et la lésion siégeait plus haut dans la fosse iliaque gauche. En second lieu, je ne trouvais pas cette sorte d'exubérance de la muqueuse intestinale à travers les lèvres de la plaie, comme on voit dans presque tous les cas d'anus contre nature, comme nous le constatons en ce moment même chez cette jeune fille de la salle Saint-Charles, à qui j'ai pratiqué cette opération il y a un mois. Chez elle, il y a une sorte de prolapsus de la muqueuse, laquelle se décolle quelquefois sur une assez longue étendue.

On n'arrive dans l'intestin qu'après un trajet assez long et très tortueux. Il y avait même deux trajets qui semblaient à peu près parallèles. Je vous avouerai, Messieurs, que l'existence de ces deux perforations a failli m'induire en erreur. Je croyais que nous avions affaire à deux orifices intestinaux, répondant, l'un au bout supérieur, l'autre au bout inférieur, et j'essayai de guérir ce malade en faisant appliquer, au-devant de son orifice pseudo-anal, une sorte d'opercule en gutta-percha pour faire refluer les matières du bout supérieur dans le bout inférieur. Mais il éprouva de telles douleurs que je dus renoncer à cet essai de traitement.

J'avais songé à une opération autoplastique ; mais j'attendais que les forces du malade se fussent un peu rétablies. Cependant il allait toujours s'amaigrissant, perdant l'appétit de plus en plus, et avec des alternatives de constipation et de diarrhée. Les matières qui s'écoulaient ulcéraient la peau au loin. Bref, son état alla, en empirant toujours, jusqu'au milieu de janvier. Vous avez vu alors quelle était sa faiblesse. Il était devenu d'une pusillanimité incroyable, poussant des cris de désespoir dès qu'on le regardait, et néanmoins implorant le secours d'une opération. Il se refroidit graduellement, sa température rectale dans les derniers jours n'était plus que de 36° ou 36°,5. Enfin il mourut.

Nous trouvâmes à l'autopsie une pleurésie du côté droit et une péritonite généralisée : elle s'était faite à petit bruit, pour ainsi dire, vu l'état de faiblesse de notre malade, et avait passé inaperçue : elle était due évidemment à une rupture de l'intestin grêle en un point où il plongeait dans le petit bassin et était adhérent au rectum.

L'S iliaque du côlon était le siège de la perforation ou plutôt des perforations. En effet, nous trouvions là deux orifices fort étroits, ovalaires, mais réguliers, par où l'on pouvait faire passer une sonde de femme, et arriver jusqu'à l'abdomen. Au niveau de l'orifice abdominal, on constatait des décollements profonds et étendus de la peau. Le côlon était extrêmement dilaté ; ayant près de deux fois le volume qu'il a d'ordinaire, injecté à sa surface et rempli de matières. Mais ce qui attira surtout mon attention, ce fut une sorte de masse épaisse, entourant le gros intestin au point où le côlon semblait se terminer en cul-de-sac et ressemblant alors à un véritable cæcum. Quant au rétrécissement, il était évidemment le résultat de cette tumeur dure qui entourait l'intestin. En la retranchant avec le scalpel, on la voyait comme constituée par du tissu graisseux densifié et devenu extrêmement dur. Par place, il y avait quelques ganglions lymphatiques rougeâtres, hypertrophiés. Nous avons aussi trouvé des ganglions mésentériques épaissis. Les vaisseaux étaient dilatés, durcis, et en les coupant il en sortait du mucus puriforme. Enfin, toute cette tumeur, qui était grosse comme une petite orange, entourait l'intestin : et on y voyait en certains points des masses noirâtres disséminées. Au microscope, nous ne trouvions rien de caractéristique, une matière noire, comme charbonneuse, non contenue dans des cellules, et irrégulièrement disposée. — En résumé, je ne puis mieux comparer cette tumeur qu'aux épiplocèles anciennes ou à ces amas graisseux qui s'accumulent autour du collet des vieilles hernies.

Tout d'abord, Messieurs, je crus avoir devant les yeux un véritable cancer. Mais, après examen approfondi, je pense qu'il faut abandonner cette opinion. En effet, non seulement on ne trouve nulle part, soit à l'œil nu, soit au microscope, les éléments proprement dits des cancers, mais encore la masse principale est bien évidemment constituée par du tissu graisseux, et, quant à la mélanose, elle est identique à cette pigmentation des ganglions bronchiques qui n'a aucun caractère infectieux. C'est une matière charbonneuse, irrégulière, tout à fait noire, et non d'un brun ardoisé, comme le sont les vrais cancers mélaniques. D'ailleurs, nulle part il n'y avait de généralisation et cependant l'affection datait de fort longtemps. Or vous savez la rapidité avec laquelle marchent les cancers en général et ceux des viscères en particulier : vous savez aussi que les sarcomes mélaniques sont, de toutes les tumeurs, celles qui ont le plus de tendance à se propager.

Je pense donc que ce malade avait un rétrécissement

intestinal purement inflammatoire; mais, avant de vous exposer mes opinions à ce sujet, je crois utile de vous rappeler en quelques mots certains détails importants d'anatomie chirurgicale relatifs à cette région.

L'S iliaque du côlon décrit, dans la fosse iliaque gauche, une courbure très prononcée. La concavité regarde en haut et à droite, et la convexité repose dans l'interstice qui sépare les parois abdominales de l'os iliaque recouvert par le muscle iliaque : arrivé au niveau de la symphyse sacro-iliaque gauche, l'intestin change brusquement de direction : il se porte presque directement en bas, en suivant le contour du sacrum et plonge dans le petit bassin; il est entouré par le péritoine qui le fixe en arrière en formant quelquefois un repli qu'on appelle méso-rectum. Sur les parois de cet intestin sont attachées de petites houppes graisseuses, quelquefois assez épaisses, toujours fort dures, et cela, jusqu'au cul-de-sac péritonéal. Enfin, au point de jonction du côlon et du rectum existe presque toujours un véritable rétrécissement qu'on peut regarder comme normal. Je m'en suis assuré, ce matin encore, sur différents sujets, dans la salle d'autopsie.

C'est qu'en effet, c'est d'abord dans l'S iliaque que s'accumulent les matières fécales : elles y séjournent longtemps, et le rectum n'est, en quelque sorte, qu'un réservoir ultime; j'ai discuté ailleurs la question assez longuement pour n'avoir pas à y revenir. Ce que je veux vous rappeler, c'est que le véritable réservoir des excréments, c'est l'S iliaque du côlon. Les matières fécales s'y accumulent, elles ne peuvent pas toujours, lorsqu'elles sont dures, franchir facilement le coude formé par le côlon au point où il va devenir rectum, et produisent alors une véritable obstruction intestinale, conséquence des constipations opiniâtres répétées: alors le côlon se dilate, tandis qu'au niveau du rétrécissement, compliqué sans doute de spasme, il se fait une inflammation chronique qui détermine ces indurations, ces masses graisseuses comprimées dans une matière plastique que je vous montre ici, et qui entourent comme d'un anneau l'orifice supérieur du rectum.

Nous trouvons dans le *Répertoire d'anatomie et de physiologie* (t. III, p. 110 et suiv.) des détails sur l'affection dont est mort Talma, dus à Biett, et lus par lui à l'Académie de médecine en 1827. Toute sa vie, Talma avait été tourmenté par une constipation opiniâtre, rebelle à tous les traitements. Plusieurs fois il avait été pris d'accidents analogues à l'obstruction intestinale, et heureusement conjurés. Mais il ne tarda pas à succomber à un de ces accès de rétention des matières fécales. L'autopsie fut faite par Breschet, et on trouva des lésions tout à fait semblables à celles que vous pouvez voir ici. Le côlon était, à sa terminaison dans le petit bassin, entouré d'un cylindre très dur, rougeâtre, parcouru par des brides celluleuses et fibreuses et offrant des sillons analogues à ceux d'une bourse dont l'ouverture est foncée par des cordons. Au-dessus de ce rétrécissement, le côlon avait une dilatation considérable, tandis que le rectum était *réduit au diamètre de l'intestin grêle chez un enfant*. Enfin, ce qu'il y a de fort curieux, c'est la présence d'une perforation dans le côlon d'une part, et dans le rectum d'une autre, ce qui constituait ainsi un canal artificiel, allant du côlon au rectum, et qui avait laissé passer des gaz et quelques selles liquides qui n'auraient pu franchir le rétrécissement qui comprimait les parois intestinales.

Je pourrais encore vous citer d'autres exemples. Je me bornerai à vous dire qu'il y a quelques jours à peine, je fus appelé par un de mes confrères pour voir une femme âgée de soixante-quatre ans et affligée d'une constipation opiniâtre qu'on attribuait à une fissure à l'anus ou à une tumeur utérine. Je l'examinai avec soin et je ne trouvai ni l'une ni l'autre de ces deux affections. En pratiquant le toucher rectal, je trouvai, à une très grande hauteur, une sorte de contracture du rectum, un rétrécissement spasmodique. Pensant qu'il y avait plus haut un rétrécissement fibreux ou organique, cause de ce resserrement du rectum, j'enfonçai mon doigt plus haut encore, et je parvins à donner issue à une grande quantité de pus et de sang, accumulés au-dessus d'un de ces rétrécissements circulaires probablement semblables à celui que vous voyez ici. — La malade fut soulagée immédiatement, mais je ne doute pas que tôt ou tard elle ne soit reprise d'accidents analogues.

C'est pourquoi, selon moi, il faut ne pas traiter trop légèrement ces douleurs cruelles dont se plaignent quelques vieillards, et surtout les femmes, sujettes presque toutes, comme vous le savez, à la constipation. Cette constipation peut être grave et entraîner les accidents les plus sérieux.

Revenons maintenant à notre malade, ou plutôt à l'étude des pièces que nous a données son autopsie. Avons-nous affaire à un anus contre nature? Le mot me paraît impropre. C'est plutôt une fistule stercorale qu'un anus artificiel. La nature a tenté un effort pour remédier au rétrécissement intestinal ; mais elle l'a fait incomplètement. Il y a un mois environ, pour un cancer annulaire de l'intestin, déterminant l'arrêt complet des matières fécales, j'ai établi un anus artificiel en ouvrant largement l'intestin et fixant la muqueuse aux parois intestinales. J'ai donc imité le procédé que la nature a mis en œuvre pour remédier au rétrécissement du canal intestinal, mais, sans que j'en tire vanité, je l'ai fait mieux qu'elle. Notre jeune malade de la salle Saint-Charles a été soulagée, tandis que cette fistule stercorale n'a pas suffi pour empêcher ce malade de mourir.

Que fallait-il donc faire, en supposant que nous eussions connu les détails d'anatomie pathologique? Il fallait, non pas obturer cet anus contre nature, mais l'agrandir. Vous ne trouverez pas dans vos livres classiques cette distinction clinique entre les anus contre nature qu'il faut guérir et ceux qu'il faut respecter. Vous voyez pourtant comme elle est bien fondée. Peut-être même aurions-nous pu, une fois l'anus établi, avec des sondes, franchir et dilater ce rétrécissement qui aurait alors pu guérir sous l'influence des topiques directement appliqués.

Enfin je vous dirai que, si ce rétrécissement n'est pas cancéreux, il ne m'est pas démontré qu'il ne pût jamais le devenir. Telle est, en effet, la loi qui préside au développement du cancer. Chez les individus prédisposés, il survient là où il y a une irritation permanente et prolongée. C'est au cardia, c'est au pylore que se développent les cancers de l'estomac. Il serait curieux de rechercher si le siège le plus commun des cancers de l'intestin n'est pas justement cet angle de jonction entre l'S iliaque du côlon et le rectum. Je vous engage donc à faire quelques recherches sur ce sujet.

VINGT-SEPTIÈME LEÇON

Plaie perforante du poumon. Pneumothorax traumatique.

MESSIEURS,

Je vais vous entretenir aujourd'hui du malade qui était couché au n° 48 de la salle Sainte-Marthe, et qui est mort il y a trois jours. Nous pourrons comparer les phénomènes observés pendant la vie, avec les résultats de l'autopsie, et en tirer des conclusions intéressantes.

C'était un vieux capitaine de cavalerie en retraite, qui, il y a un peu plus d'une semaine, tenta de se détruire avec un pistolet. Il appliqua le canon de l'arme à la région précordiale, un peu au-dessous du mamelon, et, avec la main gauche, pressa la détente. Le coup partit et le malheureux tomba. On l'amena à l'hôpital dans la nuit. L'interne de garde, en l'explorant avec soin, reconnut l'existence de la balle sous la peau du dos, vers le huitième espace intercostal. Il pratiqua une petite incision, et fit, sans difficulté, l'extraction du projectile. C'est une petite balle. On y voit des rayures qui démontrent qu'elle a rencontré une côte; fait important et fort utile pour le diagnostic. Toutefois, comme le malade n'avait ni pneumothorax, ni hémothorax, et qu'il ne crachait pas de sang, on supposa que la balle n'avait pas pénétré dans le thorax, et qu'elle avait glissé le long des côtes pour sortir par le dos.

Le lendemain matin, à la visite, je vis que, malheureusement, il s'agissait d'une plaie perforante du poumon. En effet, en forçant le malade à cracher, nous aperçûmes des crachats sanglants qui indiquaient évidemment la rupture des vaisseaux du poumon : d'autre part, en auscultant avec soin, je trouvai un tintement métallique en avant et en bas, tandis qu'en arrière la respiration s'entendait à peine. La percussion donnait des résultats plus nets encore : en arrière, une matité considérable ; en avant, une sonorité exagérée, un bruit tympanique, caractéristique du pneumothorax. D'autres signes, la dyspnée intense, la cyanose commençante, la rayure de la balle par des esquilles osseuses, confirmaient absolument ce diagnostic. Nous avions donc une blessure du poumon, et dans la plèvre un hémo-pneumothorax. Le cœur était-il blessé? Je ne le pensais pas, vu l'absence complète de troubles circulatoires. Les bruits du cœur étaient réguliers : le pouls fréquent, mais sans intermittences. Cependant, je fis quelques réserves, vu la place où était la plaie d'entrée et le trajet que semblait avoir suivi la balle.

Le pronostic ne fut pas favorable. En effet, cette plaie pénétrante, déjà redoutable par elle-même, était aggravée encore par l'état de débilitation de ce vieillard. Il avait beaucoup souffert de la misère. C'était même ce qui l'avait déterminé à attenter à sa vie. Mais ses réponses étaient incohérentes, ses paroles confuses, et les tremblements fibrillaires de ses muscles me firent penser à une paralysie générale commençante, due probablement à l'intoxication alcoolique. Je prescrivis une saignée du bras et l'occlusion de la plaie.

Dans la nuit suivante, il survint, par l'orifice de sortie,

une hémorrhagie considérable. L'interne de garde fut appelé, et réussit à arrêter l'écoulement de sang en mettant un bandage de corps très serré. Il put constater que la cavité pleurale communiquait largement avec l'air extérieur et était remplie d'air. Chaque fois que le malade faisait des efforts d'inspiration, l'air pénétrait dans la plèvre et en sortait avec force pendant l'expiration; le mélange d'air et de sang produisant, dans ce cas, un bruit effrayant, analogue au bruit qu'on entend lorsqu'on ouvre la trachée d'un enfant atteint du croup. Naturellement, cette complication aggrava la position de notre malade. Le lendemain, la dyspnée avait augmenté; la matité, qui résultait de l'hémothorax, avait remonté, et on entendait parfaitement le tintement métallique.

Une autre complication, moins grave, sans doute, mais cependant encore fâcheuse, l'emphysème, apparut à ce moment, et, progressivement, l'air épanché dans le tissu cellulaire, sortant par le traumatisme du dos, gagna le cou, les paupières, le cuir chevelu et même les fesses et les cuisses. Vous avez vu ce malheureux, ainsi bouffi, avec une dyspnée terrible, ayant perdu tout ce qui lui restait d'intelligence. Il vécut deux jours dans cet état, et succomba dans la journée du mardi.

L'autopsie confirma à peu près toutes les hypothèses que nous avions faites. La balle avait pénétré en traversant la septième côte, au point où elle devient cartilagineuse. La violence du choc l'avait brisée. Le péricarde était traversé, les deux orifices étant très près l'un de l'autre; il y avait dans sa cavité un peu de sang dilué par de la sérosité. Le tissu cellulaire sous-sternal, qui entoure le péricarde et les gros vaisseaux qui sortent du cœur, était infiltré d'une sérosité citrine mélangée à de grosses bulles d'air. Enfin, le cœur était blessé; non pas traversé évidemment, mais son bord gauche, tout près de la pointe, avait été éraflé et entamé par le projectile. La plèvre contenait de l'air en assez grande quantité ; il y avait aussi du sang et un épanchement qui s'était mêlé au sang. Le poumon était tout à fait exempt d'adhérences ; il y avait quatre trous, deux répondant au lobe antérieur qui recouvre le cœur, les deux autres au lobe postérieur, qui était traversé de part en part. Enfin, ce poumon était hépatisé, rouge, privé absolument d'air. Il était accolé au hile, et n'occupait pas le tiers du volume rempli par le poumon du côté opposé. L'artère intercostale, en arrière, était intacte, et la balle avait passé dans le septième espace intercostal. Nous ne trouvâmes rien d'anormal dans les autres viscères. Toutes les artères étaient athéromateuses, notamment l'aorte et les artères de l'encéphale. Quant aux méninges, elles étaient épaissies par places, et des adhérences intimes les unissaient aux circonvolutions cérébrales.

Ces faits sont très importants, et je vous demande la permission de vous présenter quelques considérations physiologiques nécessaires.

Les poumons sont formés par des cavités microscopiques remplies d'air. Elles font suite aux bronches, et sont entourées d'un réseau capillaire très fin, intermédiaire entre les artères et les veines pulmonaires : entre ces cavités aériennes est le tissu pulmonaire proprement dit, dans lequel viennent se rendre les artères bronchiques, et qui est constitué par du tissu élastique et du tissu cellulaire. Le tissu élastique donne au poumon une propriété remarquable, la *rétractilité*, qu'il est facile de mettre en évidence. Lorsqu'on enlève le poumon d'un animal quelconque et qu'on l'insuffle par la trachée, si l'air n'a pas déchiré les alvéoles pulmonaires, il est chassé par le poumon avec force, dès qu'on a cessé l'effort nécessaire pour l'insuffler. L'état naturel du poumon est donc la rétractilité, et, lorsque nous le voyons distendu et remplissant le thorax, il est, pour ainsi dire, dans un état anormal et contraire aux propriétés du tissu qui le constitue essentiellement. Cherchant la cause qui empêche le poumon de s'affaisser, nous la trouvons dans la disposition de la plèvre. La plèvre est, en effet, un sac séreux sans ouverture qui entoure absolument le poumon : un des feuillets est appliqué contre la paroi, un autre contre le viscère : mais, dans leur intervalle, il n'y a rien, c'est-à-dire que la cavité pleurale est virtuelle, et que les deux feuillets sont appliqués l'un sur l'autre; c'est donc, en réalité, le vide qui maintient le poumon contre la cavité thoracique, de même qu'en frottant deux plaques de verres enduites d'huile on les fait adhérer intimement l'une à l'autre. Le poumon suit alors les mouvements du thorax, il glisse, à frottement, contre les parois costales, mais ne peut les abandonner, la pression atmosphérique étant plus forte que l'élasticité pulmonaire.

Lorsque je faisais un cours d'anatomie chirurgicale à l'école pratique, je rendais ce mouvement du poumon très manifeste en enfonçant de longues aiguilles dans le thorax d'un chien. Lorsque l'animal faisait une inspiration, le diaphragme s'abaissait et le poumon le suivait, ainsi qu'on le voyait par l'aiguille. Dans l'expiration, au contraire, le poumon remontait. D'autres faits prouvent encore mieux la vérité de ce que j'avance. Si, sur un sujet jeune, mort d'une affection aiguë et non thoracique, vous incisez avec soin les parois intercostales jusqu'à la plèvre pariétale, vous pourrez voir, par transparence, le poumon se dessiner sous les deux feuillets pleuraux; mais, au moment où vous inciserez la plèvre, vous entendrez un sifflement, et le poumon quittera sa place pour remonter vers la colonne vertébrale : c'est qu'il lui sera permis alors d'exercer librement sa rétractilité, et il ne se trouvera plus maintenu accolé au thorax par l'adhérence des deux plèvres. Dans vos dissections, vous avez sans doute observé que le diaphragme est relevé tant que vous ne l'avez pas percé; mais, dès qu'il est ouvert, il s'affaisse. Dans ce cas, c'est le poumon rétractile qui l'attire à lui, et tend à le porter en haut du côté de son hile.

Ainsi le pneumothorax est la conséquence immédiate d'une plaie de la plèvre; mais pour cela il faut deux conditions : la première, c'est qu'il n'y ait pas d'adhérences, la seconde, c'est que le poumon ne soit pas altéré, car, si les faits que je viens de vous exposer sont d'ordre physique, ils se rapportent à un organe, à un tissu qui peut être plus ou moins malade. C'est même ce qui a conduit quelques observateurs à les nier. Ils ont trouvé, dans quelques cas, que, même sans qu'il y eût d'adhérences, le poumon ne s'affaissait pas immédiatement après la perforation de la plèvre : c'est que le tissu élastique peut être altéré, comme dans l'asthme et l'emphysème pulmonaire, par exemple, et sans doute dans d'autres circonstances mal déterminées. Il n'est donc pas étonnant que la propriété du tissu disparaisse en même temps que le tissu lui-même.

Sur un chien, ou tout autre animal, la suppression brusque de tout un poumon amène une dyspnée intense, mais l'animal ne tarde pas, au bout de quelques minutes, à se rétablir. Il n'en est pas ainsi chez l'homme. Les observations sont nombreuses. J'ai rapporté, dans mon *Anatomie chirurgicale*, les cas de Smith et de Hewson. J'ai vu, moi-même, un garçon brasseur, tombé de sa voiture, succomber rapidement au pneumothorax que trois fractures de côtes avaient déterminé en lésant le poumon.

Mais, si la privation de tout un poumon est graduelle au lieu d'être instantanée, la mort peut très bien ne pas en être la conséquence. Tous les médecins ont vu des épanchements séreux énormes, qui remplissaient la plèvre, et ne permettaient plus au poumon de se dilater le moins du monde; néanmoins, le malade n'asphyxiait pas, et la thoracentèse pouvait n'être pas pratiquée immédiatement.

Revenons maintenant aux pièces que nous avons sous les yeux. Pourquoi la mort est-elle survenue? et comment a-t-elle été produite?

D'abord, le poumon n'ayant malheureusement pas d'adhérences, rien ne l'a retenu au thorax, et la cavité pleurale a pu se remplir d'air : mais l'air n'a pas immédiatement envahi toute la plèvre. Cela tient sans doute à la nature des plaies par armes à feu. Les blessures qu'elles font sont mâchées, irrégulières, tortueuses, permettant difficilement l'entrée de l'air : j'ai souvent imaginé qu'à cause de cela elles étaient moins graves que les plaies pénétrantes produites par un coup d'épée ou de fleuret.

Cependant le pneumothorax s'est produit : peut-être aurait-il mieux valu ne pas donner issue à la balle. En effet, quel danger offrait la présence de ce projectile? tandis qu'en mettant par cet orifice plus large que l'orifice d'entrée la plèvre en communication avec l'air extérieur, nous avons facilité le pneumothorax. Aussi c'est par là que le sang est sorti : et on a dû recourir à l'occlusion, mais il était trop tard, et, comme me l'a assuré l'interne de garde, les mouvements d'inspiration introduisaient de l'air dans la plèvre.

Ce n'est pas, je le sais, l'opinion des chirurgiens militaires qui disent qu'il faut toujours extraire un projectile.

Mais vous penserez comme moi que, dans des cas de cette nature, il faut faire une exception. Pendant la guerre, j'ai soigné le frère d'un de nos confrères qui, au Bourget, reçut à bout portant une balle de revolver qui traversa le sommet du poumon. La balle alla se loger près de l'omoplate. Je ne l'enlevai que lorsque je fus assuré que la plaie pulmonaire était guérie et circonscrite par des adhérences salutaires. Aucun accident ne survint, et le blessé, aujourd'hui avocat distingué, est en parfaite santé.

C'est cet air contenu dans la plèvre qui s'est épanché dans le tissu cellulaire. L'emphysème ainsi produit n'est pas dangereux en lui-même. Tout récemment nous avons eu dans nos salles un malade atteint de fracture de côtes. Son poumon avait été probablement blessé, et il eut un emphysème généralisé, mais c'est à peine s'il fut malade, et au bout de quatre semaines il était complètement guéri.

Reste la question du traitement. Il y a des indications positives, et d'autres que j'appellerai négatives.

Les indications positives sont très nettes. D'abord, les saignées, larges et abondantes, ainsi que les pratiquaient Jean-Louis Petit et Desault. Elles diminuent la dyspnée, empêchent les hémorrhagies et facilitent la résorption de l'épanchement. En second lieu l'occlusion de la plaie ou des plaies : ainsi on empêche l'hémorrhagie extra-pleurale, le pneumothorax par l'introduction de l'air extérieur, et la suppuration consécutive de la plèvre. Enfin, s'il y a une hémorrhagie à craindre, il convient de donner des astringents, de la glace, des boissons aluminées ou sulfuriques.

Quant aux indications négatives, autrement dit, quant à

ce qu'il ne faut pas faire, il ne faut pas essayer de donner issue au sang épanché dans la plèvre; on augmenterait la dyspnée, et on permettrait à l'hémorrhagie de se produire. Ce serait une pratique déplorable, capable d'entraîner la mort immédiate du malade, et contre laquelle je veux vous tenir en garde.

VINGT-HUITIÈME LEÇON

Contusions et plaies contuses du canal de l'urèthre. Anatomie pathologique. Traitement.

MESSIEURS,

Nous avons à opérer ce matin devant vous un jeune garçon qui présente dans la région périnéale des fistules multiples consécutives à un traumatisme de l'urèthre. Je profiterai de ce cas pour vous exposer ce qui a été dit sur les contusions et les plaies contuses de ce canal.

Ce jeune homme, âgé de 14 ans, nous raconte que dans le courant du mois d'août 1863, étant monté sur un arbre, il tomba d'une faible hauteur à cheval sur une balustrade. A la suite de cet accident il n'y eut pas le moindre écoulement de sang par le méat urinaire; le malade nous affirme qu'il n'en a jamais perdu, et la manière dont il nous répond ne nous permet pas de douter de son dire; j'insiste beaucoup sur ce point, vous saurez tout à l'heure pourquoi. Trois ou quatre heures après l'accident, il essaie d'uriner; rétention d'urine complète. La nuit se passe ainsi, et le lendemain seulement on va chercher un médecin. Ce dernier essaie de sonder, il ne peut y parvenir, et à la suite de ces manœuvres il suinte par le méat un peu de sang mêlé à quelques gouttes d'urine. La rétention était toujours complète, le ventre se gonflait, il fallait à toute force agir sans retard; pour parer aux accidents les plus pressants on fit une ponction hypogastrique de la vessie avec le trocart capillaire. On essaie de nouveau de sonder, nouvel insuccès; alors on se borne à pratiquer de temps à autre une ponction hypogastrique : on en fit ainsi jusqu'à six. Disons aussi que le surlendemain de l'accident on avait fait deux ou trois incisions au périnée pour remédier au gonflement et à la tension des parties; ces incisions n'ont donné issue qu'à du sang.

Les choses étaient dans cet état, le médecin se bornant à combattre la rétention d'urine par des ponctions successives, lorsque, quinze jours après l'accident, le malade, ayant une envie pressante d'uriner, fit un violent effort; il se sentit alors inondé par un flot d'urine s'échappant par le périnée; il fut subitement soulagé, mais, à partir de ce moment il n'est plus sorti une seule goutte d'urine par le méat. On essaya encore de sonder, mais en vain. En novembre on m'adressa ce malade, je le fis entrer dans mon service pour lui reconstituer son urèthre.

Depuis qu'il est dans nos salles, nous l'avons examiné à plusieurs reprises, et voici quel a été le résultat de ces examens répétés :

Lorsqu'on dit au malade d'uriner, il ne sort pas une seule goutte d'urine par le méat, tout s'échappe par le périnée; il existe en effet trois fistules, deux à droite, une à gauche, toutes les trois humides; mais presque toute l'urine sort par celle qui se trouve sur la partie postérieure du scrotum, à droite de la ligne médiane. En outre, quand le malade veut uriner, il est obligé de s'accroupir, ce qui est extrêmement désagréable. La miction est d'ailleurs volontaire.

L'examen des parties nous montre qu'au niveau de l'union du périnée et de la racine des bourses, il existe une tuméfaction due à des nodosités situées au-dessous de la peau du scrotum ; sur ces nodosités siègent les trois fistules : une gauche et deux droites. Lorsqu'on vient à sonder en même temps ces trois fistules, les trois stylets se rencontrent dans une sorte de carrefour ; si l'on essaie d'introduire alors une sonde par le méat, on pénètre bien jusqu'à ce niveau, mais la sonde n'arrive pas en contact avec les stylets, que cette sonde soit en métal, en gomme, ou en baleine ; ce qui semble prouver que le bout antérieur de l'urèthre est très rétréci ou au moins déformé près de cette sorte de carrefour commun où viennent aboutir les trois fistules.

Depuis trois mois que le malade est dans nos salles, j'avais à chaque examen essayé de sonder le bout postérieur de l'urèthre par les fistules, mais jusqu'à présent j'avais complètement échoué dans ces tentatives. Jeudi dernier, répétant une dernière fois avant l'opération cette manœuvre, je fus très agréablement surpris de sentir la bougie introduite par une des fistules périnéales pénétrer facilement dans le bout postérieur de l'urèthre jusque dans la vessie : c'était là en effet, vous le comprenez, le nœud de l'opération. J'avais même songé alors à faire l'opération immédiatement, mais le malade avait mangé et ne pouvait être chloroformé ; en outre, je désirais beaucoup vous montrer cette opération afin qu'elle pût vous profiter à tous ; c'est pourquoi je fixai solidement ma bougie dans le canal où elle était engagée, et je remis l'opération que nous allons exécuter aujourd'hui.

Avant de vous dire ce que je compte faire, jetons un coup d'œil rapide sur l'histoire des plaies de l'urèthre. Et tout d'abord je dois vous prévenir que, sous ce titre de plaies de l'urèthre, je ne dirai rien des plaies par instrument piquant ou par instrument tranchant ; je ne vous parlerai que des cas analogues à celui que nous avons en ce moment sous les yeux, c'est-à-dire des plaies contuses et des contusions. Ces plaies ont été divisées en deux classes fort différentes à tous les points de vue : les plaies de la région pénienne, et celles de la région périnéale.

Les plaies de la région pénienne sont rares ; car, outre que l'urèthre est en cet endroit protégé par les corps caverneux, sa flaccidité et sa mobilité le mettent à l'abri des violences extérieures. Aussi je ne connais guère qu'une observation de plaie contuse de la portion pénienne de l'urèthre, le pénis étant au repos, c'est celle de ce « valet « de chambre qui, voulant changer de toilette le soir de « ses noces, ouvrit une commode pour y prendre du linge; « ne pouvant refermer le meuble avec ses mains, il poussa « le tiroir avec la partie supérieure de ses cuisses, et, dans « ce mouvement, sa verge qui était pendante se trouva « violemment serrée. Il eut une déchirure du canal accom- « pagnée d'une infiltration sanguine très considérable. » (VOILLEMIER. *Maladies de l'urèthre*, page 473.)

Vous comprendrez facilement qu'il n'en est plus de même quand le pénis est en érection ; aussi c'est presque toujours dans ces conditions que l'on observe des plaies contuses de la portion pénienne de l'urèthre ; dans ces cas, en effet, il suffit d'une violence même modérée pour casser l'urèthre rigide. Vous trouverez, dans les *Bulletins de la Société de chirurgie* de ces dernières années, plusieurs exemples de ce genre de plaie que nous rapportâmes, Deguise, Hugier et moi, lors d'une discussion qui eut lieu sur ce sujet. En résumé, les plaies contuses de la portion pénienne, assez rares, sont produites, sinon toujours, du moins presque toujours, le pénis étant en érection.

Il n'en est plus de même si nous parlons de la région

périnéale. Ici en effet l'urèthre, au lieu d'être mobile et libre comme il l'était tout à l'heure, est fixé au-dessous de l'arcade du pubis; les violences qui s'exercent de bas en haut pourront donc facilement contondre et rompre l'urèthre en l'appliquant et en l'écrasant sur les branches de ces os. C'est ce que l'on verra dans les cas de chute sur le dos d'un banc, sur le bord d'un bateau; on a aussi observé plusieurs fois ces lésions chez des matelots tombés à cheval sur un cordage. Telle est la disposition anatomique qui explique la plus grande fréquence des contusions de l'urèthre à la région périnéale.

Nous avons maintenant à vous dire quels sont les symptômes qui vous permettront de diagnostiquer une rupture de l'urèthre.

Immédiatement après l'accident le malade pisse du sang; vous savez, en effet, que la muqueuse uréthrale est doublée par une masse épaisse de tissu spongieux qui lui adhère intimement; dès que ce tissu spongieux sera blessé, le sang s'échappera dans le canal de l'urèthre, et, ne pouvant remonter dans la vessie, il sortira nécessairement par le méat. Cette hémorrhagie est constante, elle est parfois très abondante et difficile à arrêter; mais je ne sache pas que par elle-même elle ait déterminé des accidents. Dans le cas le plus sérieux que j'aie vu dans ma pratique, je dus maintenir une compression assez forte à l'extrémité de la verge à l'aide d'un morceau de bois fendu, et ce ne fut qu'une heure après que j'enlevai cet appareil, en recommandant au malade de retarder le plus possible le moment de la miction.

A la suite de l'hémorrhagie qui se fait par le méat, il se produit une infiltration sanguine dans les tissus adjacents; parfois le scrotum est tendu, noir, luisant. Quant à l'écoulement d'urine, il est souvent très gêné : parfois la rétention est complète, d'autres fois l'urine en s'écoulant entraîne le caillot qui s'est formé, et, arrivant au contact de la plaie, produit une douleur cuisante.

On a rarement l'occasion de vérifier immédiatement après leur production les lésions dont nous venons de parler ; mais, dans les cas où on a pu le faire, on a constaté un fait important, c'est que, tandis que la paroi inférieure de l'urèthre est rompue, presque toujours la paroi supérieure est plus ou moins intacte. Ce fait a une grande importance pratique ; car, lorsque le chirurgien veut sonder le malade, il doit suivre avec sa sonde la paroi supérieure du canal ; en suivant la paroi inférieure il risquerait fort d'engager sa sonde dans la plaie uréthrale.

Plus tard le bout postérieur de l'urèthre rompu peut se rétracter. Quant au bout antérieur, il est au contraire très facile à trouver dans la plaie. Entre les deux bouts du canal il existe un espace intermédiaire où sont des tissus rompus et infiltrés de sang, mais où il est le plus souvent impossible de reconnaître le canal.

Remarquez-le bien ; tout ce que j'ai dit jusqu'ici s'applique seulement aux plaies récentes. Au bout d'un certain temps, l'urine sortant en partie par le méat, en partie par la déchirure de l'urèthre, donne lieu à des abcès urineux et sanguins, et va finalement se faire jour au périnée, que d'ailleurs l'ouverture se fasse spontanément ou que le bistouri intervienne. Puis des fistules urinaires s'établissent, et il ne sort bientôt presque plus rien par le méat.

Mais parfois il y a contusion de l'urèthre sans plaie de la muqueuse ; il n'y a pas alors d'hémorrhagie immédiate ; il se fait une infiltration sanguine tout autour du canal ; le malade ne peut uriner ; on le sonde ; et, soit que l'on intéresse alors la muqueuse, soit que cette muqueuse s'ulcère spontanément à la suite de l'infiltration sanguine périphérique, il peut se produire des abcès, puis des fistules urinaires.

Je n'hésite pas à dire que chez notre malade il s'agit de ce dernier cas; il y a eu ici tout d'abord une simple contusion : on n'a pas observé, en effet, d'hémorrhagie après l'accident; mais le sang épanché et infiltré autour de la muqueuse a donné rapidement lieu par compression à une rétention d'urine, et le médecin appelé n'a pu pénétrer dans la vessie; ici c'est l'effort de la miction qui a déterminé la rupture de la muqueuse et qui a fait communiquer le canal avec les tissus sous-jacents. C'est à partir de ce moment, en effet, que le malade a pu uriner librement et qu'il s'est établi des fistules urinaires, tandis que les incisions que l'on avait faites au périnée dans les premiers jours qui suivirent l'accident n'avaient donné issue qu'à du sang.

Voilà donc ce que notre malade a eu, voilà les lésions qu'il a présentées à l'époque de l'accident. Mais il y a cinq mois de cela, et depuis ce temps l'urine sort uniquement par le périnée. Dans ce cas, il se produit des modifications importantes, et, pour les étudier avec méthode, nous devons considérer trois choses : 1° le bout postérieur; 2° le bout antérieur du canal; 3° l'espace intermédiaire.

Le bout postérieur de l'urèthre se sépare de l'antérieur et se rétracte de plus en plus, et souvent aussi il se rétrécit, l'urine alors cherche des voies latérales pour sortir, et dans ce cas on peut observer des fistules de tous les côtés. L'exemple le plus remarquable à ce point de vue, dont je me souvienne, est celui d'un de nos confrères que je vis avec Velpeau et M. Lancereaux; ce médecin s'étant rompu l'urèthre sur le pommeau de sa selle, il s'établit bientôt une première fistule périnéale dont il ne s'occupa que médiocrement, mais bientôt il s'en créa de nouvelles; et, quand nous le vîmes, il en présentait au moins douze : les unes étaient situées au périnée, d'autres dans le rectum, d'autres sur le scrotum, d'autres à la cuisse.

Le bout antérieur subit des transformations plus marquées encore que le bout postérieur ; il se rétrécit de plus en plus et forme une sorte de cul-de-sac qui n'est jamais complètement oblitéré, mais qui ne permet que très rarement de faire pénétrer une sonde jusqu'à l'espace intermédiaire.

Cet espace se resserre de plus en plus, et il est constitué par un tissu inodulaire, fibreux, formant des nodosités qui parfois acquièrent le volume d'une noix ; au milieu de ce tissu il se crée une cavité irrégulière où aboutissent, d'une part le bout postérieur de l'urèthre, et de l'autre l'extrémité des fistules périnéales. Cette cavité est complètement entourée par le tissu fibreux qui remplace l'urèthre écrasé et à travers lequel il va falloir rétablir le canal.

Voilà l'état actuel des parties chez notre malade ; en résumé, nous avons trois fistules périnéales se rendant à un carrefour commun ; à ce carrefour aboutit le bout postérieur de l'urèthre où nous avons introduit une bougie, mais le bout antérieur en est séparé par une masse de tissu induré.

Après vous avoir exposé les symptômes et la marche de ces plaies, il me reste à vous parler de leur traitement. Nous avons vu que les lésions étaient complètement différentes, suivant qu'elles étaient récentes ou anciennes ; le traitement variera également dans ces deux cas.

Voyons d'abord les plaies récentes. Un individu vient de tomber à cheval sur une barre rigide : il pisse du sang : que faire ?

Il est évident qu'on s'occupera de l'hémorrhagie, mais ce n'est pas là le point important. Ce dont le médecin doit se préoccuper surtout, c'est d'assurer le cours des urines. S'il y a simple contusion de l'urèthre, le malade peut n'avoir que de la difficulté à uriner; s'il y a plaie, dès qu'il pisse, l'urine s'y engage. Il faut donc à tout prix régulariser le cours des urines.

Comment? Il n'y a qu'une seule manière, c'est de sonder avec la sonde métallique. Nous avons vu, en effet, que la paroi supérieure seule du canal échappait, le plus souvent, à la contusion et à la plaie : vous devez donc suivre cette paroi avec une sonde d'argent à bout mousse; avec une bougie molle, en effet, vous ne pourrez pas être sûrs de ce que vous ferez et vous aurez beaucoup de chances de tomber dans la déchirure et de l'agrandir. Une fois la sonde métallique arrivée dans la vessie, vous la fixez; de cette façon elle tiendra l'urèthre dilaté et le rendra plus accessible au passage d'une sonde en gomme que vous introduirez deux ou trois jours après l'accident. Le malade pourra rester ainsi plusieurs jours.

On a d'ailleurs ici suivi en partie cette pratique. Le médecin a essayé de sonder, seulement je ne sais avec quel instrument; à la suite le malade a rendu quelques gouttes de sang, et ce n'est qu'en face de la rétention complète d'urine qu'on a fait la ponction hypogastrique. Si le médecin fût arrivé plus tôt, il eût peut-être pu passer la sonde, et éviter ainsi tout ce qui est arrivé.

Tel est le traitement de ces plaies immédiatement après l'accident. Mais si, comme ici, le canal de l'urèthre est devenu infranchissable, ou bien si, le malade urinant dans sa plaie, il se forme un abcès urineux, il ne faut pas hésiter, il faut largement inciser jusqu'à l'urèthre, afin d'assurer à l'urine son écoulement à l'extérieur.

Nous arrivons maintenant à une période bien plus avancée : les fistules périnéales sont établies. L'opération qui doit alors être pratiquée peut être divisée en quatre temps : le premier a pour objet la recherche du bout postérieur : le second celle du bout antérieur; dans le troisième on avise à ce qu'on va faire du tissu inodulaire intermédiaire aux deux bouts; enfin le quatrième temps consiste à passer une sonde du méat à la vessie, et à fermer l'espace intermédiaire par autoplastie.

La recherche du bout postérieur de l'urèthre au fond de la plaie est loin d'être facile, et pourtant c'est là le point capital de l'opération. Dans l'immense majorité des cas, en effet, on n'arrive pas dans la vessie par les fistules, comme nous avons pu le faire ici. On est alors obligé d'aller rechercher le bout postérieur au fond du périnée, au milieu des tissus fongueux, mollasses, transformés par le traumatisme et par le contact de l'urine, du sang et du pus; toutes ces parties déformées et déplacées n'ont plus entre elles leurs rapports normaux, de sorte que tout ce que vous pouvez savoir sur ces rapports ne peut plus vous servir; vous êtes obligé de vous fier à l'instinct, et l'instinct est un guide déplorable en chirurgie. Ajoutez que chaque coup de bistouri ouvre des veines faisant partie de plexus, c'est-à-dire des veines que vous ne pouvez lier, que cette hémorrhagie en nappe est encore plus abondante si vous avez chloroformé le malade, et vous aurez un tableau exact des obstacles que vous rencontrerez dans l'exécution de ce premier temps.

Aussi les chirurgiens ont-ils cherché comment ils pourraient surmonter ces obstacles. Les uns ont conseillé de faire uriner le malade et de regarder par où sort l'urine. Ce procédé est inapplicable quand on a employé le chloroforme; mais, en outre, ce n'est pas en voyant sourdre l'urine au fond d'une plaie profonde et irrégulière qu'il est possible de déterminer où se trouve l'ouverture du bout postérieur; on a donc abandonné ce moyen. D'autres ont proposé d'aller à la recherche de l'urèthre en arrière de l'endroit rétréci, c'est-à-dire en un point où les rapports normaux des parties existent; mais il y a là un bien petit espace : aussi Demarquay a-t-il proposé avec raison d'aller directement découvrir le sommet de la prostate, d'inciser l'urèthre en ce point, et de faire avec la sonde cannelée le cathétérisme rétrograde; mais, il faut bien le dire, il n'est pas toujours facile de trouver dans ces conditions le sommet de la prostate. Enfin on a proposé de ponctionner la vessie et de faire le cathétérisme d'arrière en avant. Un chirurgien de grand mérite, Voillemier, a employé ce procédé dans un cas où il existait une fistule urinaire hypogastrique; mais il éprouva de grandes difficultés pour faire pénétrer sa sonde dans le col de la vessie. En somme, tous ces procédés offrent des difficultés fort sérieuses; aussi doit-on tout d'abord chercher le bout postérieur de la plaie. En un cas dont je vous ai déjà dit un mot dans le cours de cette leçon, je trouvai l'urèthre en faisant une incision transversale dans les tissus situés en arrière du rétrécissement.

Quant aux deuxième et troisième temps, nous les exécuterons simultanément à l'aide du dilatateur de Holt que nous introduirons dans le bout antérieur de l'urèthre et avec l'extrémité conique duquel je compte traverser la masse inodulaire intermédiaire aux deux bouts de l'urèthre. Alors nous passerons une sonde dans tout le canal; puis, pour terminer complètement l'opération, il n'y aura plus que les fistules à fermer, je vous dirai plus tard comment se fera ce quatrième temps, et nous compléterons l'observation en exposant les détails du procédé opératoire.

L'opération pratiquée d'après ce programme présenta les particularités suivantes :

Dans notre premier temps nous n'avions plus à nous préoccuper de la recherche du bout postérieur, puisque, vous le savez, nous avions eu le bonheur de faire pénétrer une bougie fine jusque dans la vessie. Mais ce temps n'était pas terminé ; le bout de l'urèthre était trouvé, il fallait y introduire une sonde. Pour cela nous fîmes une incision médiane antéro-postérieure sur la partie postérieure du scrotum et antérieure du périnée, nous tombâmes ainsi sur la masse de tissu inodulaire, puis sur le carrefour commun aux trois fistules. Alors nous pûmes introduire une sonde cannelée jusque dans la vessie en nous servant de la bougie fine comme conducteur; puis, glissant sur la sonde cannelée le dilatateur de Holt, nous pûmes dilater l'urèthre, ce qui nous permit d'introduire une grosse sonde en gomme jusque dans la vessie ; nous vîmes, en effet, couler l'urine par la sonde.

Nous pensions qu'il nous serait facile de trouver le bout antérieur de l'urèthre dans la plaie en introduisant une sonde par le méat, mais il nous fut complètement impossible de faire sortir notre sonde dans la plaie; le bout antérieur de l'urèthre n'était donc pas seulement rétréci, comme nous pouvions le croire d'abord, il était complètement fermé. Ce que voyant, je voulus terminer ce deuxième temps en dilatant le bout antérieur de l'urèthre jusqu'à la partie obstruée avec l'instrument de Holt; mais, quand j'eus introduit cet instrument, je sentis que son extrémité n'était séparée de mon doigt, qui était dans la plaie, que par une faible épaisseur de tissus. Il me vint alors à l'idée qu'il me serait facile de perforer cette lame mince de tissus avec mon instrument, ce qui me débarrasserait du troisième temps que j'avais d'abord eu l'intention d'exécuter avec un trocart. Je fis donc cette sorte de cathétérisme forcé, et je dilatai tout ensemble et le bout antérieur de l'urèthre et la masse intermédiaire perforée. Je passai une sonde dans cètte portion dilatée, du méat à la plaie.

Nous avions alors une sonde dans chaque bout du canal; rien ne fut plus aisé que de substituer à la sonde du bout postérieur l'extrémité de la sonde du bout antérieur. Pour cela je retirai la sonde postérieure, après avoir eu la précaution de glisser à côté d'elle une sonde cannelée afin de ne pas perdre le trajet; et sur ce conducteur j'introduisis l'extrémité de la sonde antérieure que je fixai : l'urine coulait parfaitement par cette sonde.

Les jours qui suivirent l'opération, le scrotum devint rouge, tendu, luisant; il y eut aussi un peu de sang dans l'urine; mais bientôt, grâce aux émollients, ces phénomènes inflammatoires disparurent. Nous laissâmes la première sonde cinq jours en place, mais nous fûmes obligés de la changer ensuite tous les deux jours à cause des incrustations de sels calcaires qui se produisaient rapidement. Le changement de sonde se faisait assez facilement; cependant chaque fois nous sentions un faible obstacle au niveau de la rupture. Quant à la plaie, elle bourgeonna et se combla rapidement; en même temps la quantité d'urine qui s'échappait par le périnée diminuait. Aujourd'hui (3 mars) le malade se lève; il n'existe à la partie postérieure du scrotum qu'une très petite plaie qui ne laisse plus que de temps à autre suinter un peu de liquide quand le malade urine debout. Voilà comment nous avons favorisé l'exécution du quatrième temps.

VINGT-NEUVIÈME LEÇON

Fistule urinaire périnéale consécutive à un traumatisme du périnée. Uréthrotomie interne. Mort six heures après l'opération.

Messieurs,

Vous vous souvenez sans doute de m'avoir vu, au mois de janvier dernier, pratiquer l'uréthrotomie externe chez un jeune garçon qui portait une fistule périnéale consécutive à une rupture traumatique de l'urèthre (voyez plus haut, page 480) : ce malade d'ailleurs est encore dans nos salles, et vous pouvez constater chaque matin qu'il urine parfaitement par une sonde d'assez gros calibre placée à demeure dans son urèthre : je compte la maintenir encore un certain temps, de crainte de voir reparaître la fistule. A propos de ce malade je vous ai fait l'histoire des plaies contuses de l'urèthre, et je vous disais que les faits de ce genre étaient assez rares. Un mois ne s'était pas écoulé qu'il entrait dans notre service un autre malade, se trouvant dans des conditions à peu près identiques; chez lui aussi, à la suite d'une lésion traumatique du périnée, était survenue une infiltration d'urine qui s'était terminée par l'établissement d'une fistule urinaire. Voici d'ailleurs, en quelques mots, l'histoire de ce second malade.

C'est un homme âgé de 67 ans, exerçant la profession de tanneur. Il y a six mois environ, marchant un soir dans la cour où sont disposées à demi enfoncées en terre les cuves où l'on fait séjourner les peaux à tanner, le malade fit un faux pas, et tomba à califourchon sur le bord d'une de ces cuves. Le périnée porta sur ce bord, et il y eut alors une vive douleur. On le porta immédiatement à l'Hôtel-Dieu de Pontoise. A son arrivée, il éprouva un pressant besoin d'uriner, et après d'assez grands efforts il expulsa quelques gouttes d'une urine parfaitement claire et limpide; jamais depuis il n'est sorti une seule goutte de sang par le méat urinaire.

Le chirurgien de l'hôpital de Pontoise, médecin très instruit, voyant qu'il n'y avait pas de rupture de l'urèthre, ne jugea pas à propos de placer une sonde immédiatement. Deux, trois jours se passèrent ainsi, la miction devenant de plus en plus difficile et insuffisante; enfin le quatrième jour la rétention était complète. Ce jour-là le malade éprouva brusquement une sensation assez bizarre, il lui sembla « qu'il pissait dans ses bourses ». Le soir le périnée était gonflé, tendu, on fit alors une large ouverture par laquelle s'échappa un flot d'urine; depuis cette époque il ne s'est plus écoulé une seule goutte d'urine par le méat urinaire. La miction est devenue fréquente; elle a lieu toutes les dix minutes environ, et elle se fait complètement par la fistule périnéale.

L'état de cet homme était donc très analogue à celui de notre premier malade; c'est alors qu'il entra dans mon service.

Dès les premiers jours j'essayai d'introduire des bougies fines par le méat, mais je fus arrêté à une faible profondeur; non seulement on ne pouvait faire pénétrer une fine bougie dans le bout postérieur de l'urèthre, mais on ne pouvait même pas la faire ressortir par le périnée. J'essayai alors de pénétrer dans la vessie par la fistule, mais je n'eus pas plus de succès; c'est à peine si, de ce côté, on pouvait faire entrer la bougie à une profondeur d'un centimètre. Dans les deux mois qui suivirent je répétai ces manœuvres huit à dix fois, sans jamais faire arriver de conducteur dans le bout postérieur de l'urèthre.

J'étais sur le point de renoncer à ces tentatives, et j'allais me décider à faire l'uréthrotomie externe sans conducteur, lorsqu'il y a une dizaine de jours le malade m'annonça à la visite qu'il était sorti la veille quelques gouttes d'urine par le méat, ce qui n'était pas arrivé depuis six mois. Frappé de cette particularité, je demandai une bougie, et, après quelques tâtonnements, je réussis à l'introduire dans la vessie.

Telle est l'histoire succincte de ce qui s'est passé depuis l'accident; il faut maintenant chercher l'explication rationnelle des divers phénomènes que nous venons d'énumérer. Il est évident que ce malade a eu, lors de l'accident, une contusion violente de l'urèthre, avec épanchement sanguin considérable ayant comprimé le canal; au bout de quatre jours, la muqueuse se fissura, et, l'urine s'écoulant dans le foyer sanguin, il se fit une infiltration d'urine; la lésion primitive fut donc non point une plaie de l'urèthre, mais une contusion péri-uréthrale. Le canal fut, par suite, probablement détruit dans une assez grande étendue, les deux bouts se rétrécirent peu à peu, puis ils se rétractèrent, laissant entre eux un espace intermédiaire rempli de tissu inodulaire, dans lequel se creusa un trajet fistuleux. Cette fistule alla en se rétrécissant elle-même de plus en plus, et plus tard l'urine, éprouvant de la difficulté à sortir de ce côté, s'insinua peu à peu jusqu'au bout antérieur. C'est alors que nous avons pu pénétrer jusque dans la vessie.

Quoi qu'il en soit, les conditions où se trouvait le malade étaient bien changées par l'introduction de notre conducteur. A quelle opération pouvions-nous songer désormais? J'abandonnai tout de suite l'idée de l'uréthrotomie externe, à laquelle j'aurais eu recours si je n'avais pu introduire une bougie. Il me restait à choisir entre la dilatation progressive, la divulsion, et enfin l'uréthrotomie interne.

J'essayai d'abord de faire la dilatation. Après avoir laissé la bougie en place pendant trois jours, je la retirai pour lui en substituer une d'un calibre supérieur; mais alors je ne pus plus entrer du tout; aussi, lorsque j'eus remis à grand'peine la première bougie dans la vessie, je ne voulus plus revenir à ce moyen; d'ailleurs, je dois convenir que, par ce procédé, on n'a pas de grandes chances de guérison durable.

Devons-nous avoir recours à la divulsion? Je suis très partisan de cette opération, mais, dans le cas actuel, je pense qu'il faut y renoncer, et voici pourquoi. On divulse bien, en effet, un rétrécissement annulaire succédant, par exemple, à une blennorrhagie ancienne, mais ce n'est pas à un tel rétrécissement que nous avons affaire; les deux bouts séparés de l'urèthre sont tous les deux rétrécis, et, en outre, ils sont séparés par un trajet sinueux creusé dans le tissu intermédiaire et dont la disposition nous est peu connue. Aussi, non seulement nous pourrions échouer par ce moyen, mais le divulseur pourrait se tordre, dévier et faire fausse route; je repousse donc la divulsion.

Nous avons, d'ailleurs, à notre disposition un procédé beaucoup plus sûr, c'est l'uréthrotomie interne avec l'instrument de Maisonneuve. Vous connaissez ce procédé opératoire pour me l'avoir vu souvent pratiquer et parce que je vous l'ai encore tout récemment décrit. Je me bornerai donc à en récapituler les temps principaux. La bougi conductrice que nous avons placée dans l'urèthre est sur montée d'un ajutage portant un pas de vis sur lequel o fixe un conducteur creusé d'une rainure profonde dan laquelle glisse la lame de l'uréthrotome; je compte m servir ici de la lame de moyenne grandeur; le rétrécisse ment une fois coupé, on retire la lame et l'on remplace l conducteur cannelé par un conducteur plein sur lequel o introduit dans la vessie une grosse sonde ouverte au deux bouts.

Messieurs, ce malade, chez lequel vous m'avez vu pra tiquer l'uréthrotomie interne, est mort six heures aprè l'opération.

Vous avez pu voir que l'opération a marché aussi régu- lièrement que possible. Je vous avais prévenus que j comptais me servir de la lame moyenne de l'uréthrotome bien que de prime abord il pût paraître rationnel d'em- ployer la plus grande, vu l'étendue du tissu fibreux qu j'avais à traverser; mais je craignais, en agissant ainsi, d dépasser les limites de l'urèthre et de pénétrer dans le tissu cellulaire péri-uréthral; vous verrez tout à l'heure que l'anatomie pathologique a donné raison à mes craintes Après avoir introduit le conducteur cannelé dans la vessie, je glissai sur lui cette lame moyenne, j'incisai une pre- mière fois le rétrécissement, puis une seconde fois, et je retirai la lame. Le malade n'avait pas été chloroformé, et il souffrait si peu que pendant l'opération il plaisantait sur son état.

Le rétrécissement une fois incisé, j'essayai d'introduire une grosse sonde; mais, comme j'éprouvais quelques diffi- cultés, j'en substituai une de moyen calibre; il s'écoula un peu d'urine sanguinolente; puis je fis une injection d'eau dans la vessie. On laissa le malade quelques minutes sur le lit de l'amphithéâtre avant de le reporter dans la salle; eut-il froid à ce moment, je ne le sais, mais, en tout cas, je pense qu'il n'y a pas lieu d'attacher une grande importance à ce détail.

J'étais ce jour-là juge à un cinquième examen; je revins donc à une heure à l'Hôtel-Dieu; l'opération avait eu lieu à onze heures. A mon arrivée dans la salle on me prévint que le malade avait été pris vers midi et demi d'un frisson violent. Je le trouvai, en effet, claquant des dents, ébranlant son lit, ne pouvant pas parler, ayant déjà un commencement de délire, le visage contracté et bleuâtre, la peau froide et moite, le pouls à 110. Du côté de l'urèthre la sonde était bien en place; mais entre elle et les parois du canal il s'écoulait un peu de sang qui était venu former quelques caillots sur l'alèze entre les deux cuisses; j'évaluai la quantité de sang perdu à 140 ou 150 grammes : en somme, c'était là une petite hémorrhagie. Je ne pus constater, d'ailleurs, aucune douleur à la pression sur le ventre et sur le périnée. Il ne coulait que très peu d'urine par la sonde, mais la percussion de l'hypogastre montrait que la vessie était vide. Je pensai donc que nous avions là un accès de fièvre intermittente uréthrale et je fis administrer du thé au rhum et du sulfate de quinine. Une heure après je revis le malade; le frisson avait cessé après avoir duré une heure et demie. Mais l'état s'était encore aggravé, la respiration était difficile, le malade avait du délire, il voulait se lever et ne reconnaissait plus personne; bientôt il tomba dans le coma, et, à cinq heures et demie du soir, il mourait avec une température de 40°,5.

Nous fîmes l'autopsie trente-six heures après la mort. La rigidité cadavérique était très marquée. Du côté des organes abdominaux nous ne trouvâmes rien de notable, le péritoine était parfaitement intact, sans trace d'inflammation, il en était de même du foie et de la rate. En outre on pouvait parfaitement sentir, à travers les parois vésicales, que la sonde était bien dans la vessie. Quant aux poumons, ils étaient fortement congestionnés; en aucun point ils ne présentaient de traces d'hépatisation. Le cœur et les gros vaisseaux étaient dans l'état normal, les orifices étaient intacts : il n'y avait point de caillots dans l'artère pulmonaire, et l'aorte, un peu volumineuse, comme chez les vieillards, n'offrait même point sur ses parois ces plaques crétacées qui sont si fréquentes à partir d'un certain âge. Disons enfin que du côté de l'encéphale on ne put constater aucune lésion; il n'y avait ni embolie, ni foyer hémorrhagique qui pussent expliquer la mort.

Après avoir ainsi constaté l'absence de lésions dans les différents viscères, procédons à l'examen des organes génito-urinaires que j'ai fait apporter ici. Les reins ont conservé leur volume normal, la substance corticale et la substance tubuleuse un peu congestionnées n'offrent pas d'altérations profondes. Les calices et les bassinets, surtout ceux du côté gauche, présentent des taches ecchymotiques nombreuses, et la muqueuse des uretères est recouverte d'un liquide louche purulent. Quand on arrive à la vessie, ces lésions deviennent beaucoup plus prononcées, il y a là tous les signes anatomiques d'une véritable cystite; la muqueuse est gonflée, ramollie, couverte de muco-pus, et dans le tissu sous-muqueux on aperçoit des hémorrhagies multiples formant de larges plaques noirâtres; les parois vésicales sont très hypertrophiées, elles ont acquis une épaisseur de 3 à 4 millimètres. Ces lésions diverses des voies urinaires ne doivent pas d'ailleurs nous surprendre, car depuis sept mois le malade urinait péniblement par sa fistule toutes les dix minutes à peu près; en outre ses urines étaient habituellement filantes, muco-purulentes et ammoniacales. Tous ces symptômes nous indiquaient clairement que la muqueuse de la vessie, des uretères et des calices était le siège d'une inflammation chronique, et que le muco-pus sécrété par cette muqueuse, en se mélangeant avec l'urine, devait en modifier singulièrement la composition et les propriétés.

Nous arrivons maintenant au point qui nous intéresse le plus : le canal de l'urèthre. Afin d'éviter toute lésion accidentelle, nous enlevâmes la symphyse du pubis à laquelle resta attaché l'urèthre séparé des parties voisines. Comme l'uréthrotome avait agi sur la paroi supérieure du canal, j'ai incisé avec précaution sur la sonde cannelée la paroi inférieure, depuis le gland jusqu'au col de la vessie, afin d'éviter toute chance d'erreur. Ce qui nous frappa d'abord, ce fut l'état des parties au niveau de la portion détruite du canal, car nous pûmes constater que l'urèthre avait été rompu dans toute son épaisseur et dans une étendue de deux centimètres au moins. On a eu de temps en temps l'occasion de faire l'anatomie pathologique de ces rétrécissements traumatiques, et, dans toutes les observations, nous voyons qu'on a rencontré une rupture incomplète de l'urèthre, la paroi supérieure ayant toujours résisté; chez notre malade au contraire aucune des parties du canal n'avait échappé à la destruction, pas plus la paroi supérieure que la paroi inférieure. Les deux bouts du canal sont séparés par un intervalle de près de trois centimètres, ce qui tient à la rétraction inodulaire; le bout antérieur se termine sous la symphyse même et y reste attaché. A ce niveau la muqueuse présente un froncement circulaire, comme si le canal avait été étreint avec une ligature : en ce point le canal était donc fort étroit, ce qui explique pourquoi on n'avait pu, depuis sept mois, y faire pénétrer de conducteur. Le bout postérieur se terminait également par un rétrécissement froncé très étroit. Quant au bulbe, il avait été complètement détruit par le traumatisme au niveau du collet; une portion du renflement bulbaire était restée adhérente au bout postérieur de l'urèthre, séparé du reste du corps spongieux demeuré adhérent au bout antérieur par toute l'épaisseur du tissu fibreux intermédiaire.

Ce tissu intermédiaire mérite de nous arrêter un moment. Il y a là, avons-nous dit, entre les deux bouts de l'urèthre une masse de tissu cicatriciel, très dur, très résistant, privé de vaisseaux, offrant une étendue de trois centimètres environ. L'urine passait à travers ce tissu inodulaire, elle s'était tracé une rigole tortueuse et irrégulière, qui, partant du bout postérieur de l'urèthre, se dirigeait en serpentant en bas et en avant pour aboutir à un petit trajet extrêmement étroit allant se rendre à la fistule périnéale; en outre, à la partie antérieure de cette rigole, on voit s'en détacher une seconde, beaucoup plus grêle, qui va se rendre au bout antérieur de l'urèthre : c'est par cette dernière voie que nous avions pu introduire notre bougie conductrice avant l'opération. En résumé la rigole, partant du bout postérieur de l'urèthre, se divisait à sa partie antérieure en deux canalicules secondaires : l'un allant à la peau, l'autre au bout antérieur, et au niveau de cette bifurcation existait une sorte de petit carrefour.

Telle était la disposition anatomique des parties sur lesquelles allait agir la lame de l'uréthrotome ; il nous reste à présent à examiner ce qu'a produit notre instrument. Il existe sur la partie supérieure de l'urèthre à partir du gland une ligne d'une teinte rouge vineux qui n'est autre que la trace de la rainure, d'ailleurs très légère, faite par l'instrument; à ce niveau la muqueuse est légèrement entamée. Arrivée à la partie postérieure du bout antérieur, l'incision devient de plus en plus profonde ; la lame rencontrant le premier rétrécissement l'a incisé, puis elle a pénétré dans le tissu intermédiaire dont elle a dépassé les limites en entamant le tissu péri-uréthral; puis, après avoir ainsi incisé les trois centimètres de tissu intermédiaire, la lame est rentrée dans le bout postérieur dont elle a sectionné le froncement antérieur, et l'on perd complètement sa trace dans les régions membraneuse et prostatique, l'urèthre étant très large à ce niveau.

Nous venons de voir que l'uréthrotome, en incisant la portion cicatricielle de l'urèthre creusée dans le tissu intermédiaire, avait dépassé les limites de ce tissu ; or, dans le tissu péri-uréthral, cette lame a rencontré les énormes veines qui font communiquer les veines des corps caverneux avec les plexus prostatiques situés entre la symphyse pubienne, la prostate et l'aponévrose périnéale supérieure: nous avons en effet trouvé ces veines ouvertes, béantes, et, en les insufflant, nous avons vu les plexus se gonfler. Ces gros troncs veineux sont maintenus béants par les plans fibreux qu'ils traversent et qui vont s'attacher sur le squelette; aussi, dès que l'uréthrotome eut incisé leurs parois, le sang s'écoula-t-il dans le canal, donnant lieu à l'hémorrhagie qui suivit l'opération.

Je dois encore vous signaler en passant un fait qui n'a peut-être pas été sans influence sur la rupture de l'urèthre : c'est la disposition de la symphyse pubienne, dont le diamètre vertical n'a pas moins de six centimètres et dont le bord inférieur est tranchant; il est évident que l'urèthre a été d'autant plus facilement écrasé qu'il y avait moins d'espace entre lui et le bord inférieur de la symphyse. Citons enfin, mais comme curiosité anatomique, la disposition de la prostate qui entourait l'urèthre de telle façon que la plus grande partie de cette glande passait en avant du canal.

En résumé, les faits principaux tirés de l'anatomie pathologique sont les suivants : Inflammation chronique de la muqueuse vésicale; rupture complète de l'urèthre dont les deux bouts rétrécis sont séparés par du tissu inodulaire; enfin l'incision de l'uréthrotome a porté sur les rétrécissements, sur le tissu intermédiaire et sur les grosses veines situées sous la symphyse pubienne.

Maintenant que nous sommes en possession de tous les détails de l'opération, des symptômes et de l'anatomie pathologique, sommes-nous en état d'expliquer cette mort survenue d'une manière aussi foudroyante? Rien chez cet homme ne pouvait nous faire prévoir une pareille catastrophe; il avait soixante-sept ans, mais il était fort et vigoureux; il désirait ardemment l'opération et se plaignait de chaque jour de retard; d'autre part il était aussi bien portant qu'on peut l'être avec une rétention d'urine et un catarrhe vésical. L'opération ne devant pas être très douloureuse, je ne lui donnai pas de chloroforme, ce dont il ne se souciait guère, et de fait il n'a pas souffert, puisque, ainsi que je vous le disais tout à l'heure, il plaisantait en se regardant opérer; tout, en un mot, semblait nous annoncer que les choses allaient marcher régulièrement. Le seul fait que je regrette, c'est de n'avoir pu placer dans le canal la grosse sonde après l'opération, j'aurais peut-être, de cette manière, obturé l'orifice des veines ouvertes et béantes et diminué ainsi les chances d'hémorrhagie et d'absorption urineuse. Le malade, une fois reporté dans son lit, a eu de la peine à se réchauffer, et deux heures après il fut pris d'un frisson violent bientôt suivi de grande gêne de la respiration, accusée par la teinte asphyxique, l'oppression, l'agitation, les palpitations de cœur, puis par le délire, la perte de connaissance et la mort dans l'état comateux.

En face d'un pareil ensemble symptomatique est-il possible, vraiment, de ne point reconnaître là tous les signes d'un véritable empoisonnement, par pénétration dans le sang d'éléments qui lui sont étrangers, qui en altèrent la constitution, qui *l'adultèrent?* Le frisson violent du début vous indique le moment où le poison est entré dans l'économie ; il a, dans ce cas, exactement la même signification que le frisson de la fièvre intermittente, de l'infection purulente, de l'infection gangréneuse. Le sang une fois altéré, vous allez voir se dérouler tout le cortège des symptômes dus à son action toxique sur les différents organes; ainsi la circulation s'embarrasse, il y a des palpitations, du délire, et enfin la mort dans le coma.

Quel est donc le poison qui a pénétré dans l'économie, et comment s'est faite cette pénétration? Il est bien évident qu'ici c'est l'urine qui a causé tous les accidents, non point l'urine simple et normale, mais une urine altérée au contact d'une muqueuse enflammée, une urine purulente et ammoniacale. Lorsque j'eus incisé le rétrécissement, et avec le rétrécissement les veines périprostatiques, et que j'eus placé dans le canal une sonde, un peu trop petite peut-être, pour obturer complètement la plaie qui venait d'être faite, l'urine passant entre le canal et la sonde arriva sur cette plaie, et trouvant là, béants, ces lacs veineux énormes qui, grâce à leur adhérence avec les plans aponévrotiques de la région, ne peuvent s'affaisser lorsqu'ils ont été ouverts, elle pénétra facilement par cette large voie dans le torrent circulatoire.

Il nous semble donc évident que notre malade a succombé à une intoxication urémique. Si l'on pouvait douter de cette interprétation, je ne sais trop en vérité comment on pourrait s'y prendre pour expliquer la mort. On a prétendu que la mort subite des opérés peut être due à la frayeur, à l'ébranlement nerveux ; on a même inventé pour cela un mot « hémorrhagie de la sensibilité » qui est sans doute très pittoresque, mais qui ne rend compte de rien du tout. Pouvons-nous admettre cette explication ici? Évidemment non; la douleur a été très modérée, et le malade était très content d'être opéré. D'ailleurs nous avons eu tout un ensemble de symptômes qui fait absolument défaut dans ces morts subites; nous sommes donc obligés de chercher autre chose. Quant à l'hémorrhagie, on ne peut même pas en parler; le malade a perdu tout au plus 150 grammes de sang. On ne peut pas invoquer davantage l'action du chloroforme, ce qu'on n'eût certainement pas manqué de faire, si l'on avait anesthésié le malade. Enfin il n'y avait pas trace de péritonite; la sonde était bien dans la vessie. Nous sommes donc obligés d'en revenir à notre première opinion, celle d'une intoxication urémique.

Pouvions-nous avant l'opération prévoir cette possibilité de dépasser les limites de 'urèthre et d'ouvrir les plexus veineux? Vous m'avez vu hésiter quelque temps entre l'uréthrotomie interne et l'uréthrotomie externe, mais avec un conducteur dans le canal; en partant de cette idée, trop généralement acceptée aujourd'hui, que l'uréthrotomie interne est une opération sans danger, je me décidai à faire cette dernière opération. En outre, ce que j'avais pu lire dans les auteurs sur l'anatomie pathologique de ces rétrécissements traumatiques, ne pouvait guère me faire prévoir une pareille disposition, et je pensai qu'en me servant de la lame moyenne de l'uréthrotome, au lieu de la grande lame, il n'y avait pas grand danger à courir. Je n'ai pas besoin de vous dire qu'instruit par ce fait malheureux je suis bien décidé, pour mon compte, à renoncer désormais à l'uréthrotomie interne dans les cas de rupture traumatique de l'urèthre, quand bien même j'aurais pu passer un conducteur. On pourrait à la rigueur tenter la divulsion qui a l'avantage d'écarter sans ouvrir, mais j'aime bien mieux revenir simplement à l'uréthrotomie externe où l'incision portant sur la partie inférieure du canal, là où le tissu inodulaire est plus abondant, l'on ne craint pas de diviser de gros vaissaux.

Le fait dont je vous parle aujourd'hui est-il un fait isolé? Non, Messieurs, il y a eu plusieurs cas analogues, mais malheureusement on ne les a pas publiés. Toutes les fois qu'on introduit un instrument dans l'urèthre, on est exposé à voir survenir des accidents plus ou moins graves; tantôt c'est un simple frisson qui se répète deux ou trois fois, puis cesse bientôt spontanément; d'autres fois on est obligé pour le faire cesser d'employer le sulfate de quinine; jusqu'ici rien de très grave; on a réuni ces faits sous le nom de fièvre intermittente uréthrale. D'autres fois ces frissons sont plus intenses, ils se répètent, et au troisième ou au quatrième la mort peut survenir : le plus souvent, dans ces cas, on a trouvé à l'autopsie une altération profonde et ancienne des voies urinaires avec néphrite suppurée. Mais voici qui se rapproche davantage de notre cas : on introduit une bougie dans l'urèthre d'un malade, il coule deux ou trois gouttes de sang par le méat; quelques heures après, le malade est pris d'un frisson violent et succombe. Je vous parle là d'un fait dont j'ai été témoin dans le service de Velpeau, quand j'étais son interne; et Velpeau me dit alors que ce n'était pas la première fois que cela lui arrivait. Depuis cette époque on a signalé des cas analogues.

Enfin il y a des faits qui se rapprochent tellement de celui-ci qu'on les dirait identiques; car il s'agit également de morts survenues à la suite de l'uréthrotomie interne, et ces accidents sont arrivés entre les mains de Maisonneuve, Ricord et autres chirurgiens des plus habiles. C'est ce qui vous explique pourquoi Maisonneuve insiste tellement sur la nécessité de placer dans l'urèthre, après l'opération, une sonde assez grosse pour remplir complètement le canal. Toutefois, je pense que c'est là une bien faible barrière pour empêcher l'urine de pénétrer dans les grosses veines, dans le cas où elles auraient été ouvertes. Enfin, il n'y a pas un mois, à l'Hôtel-Dieu même, dans le service de mon collègue Alphonse Guérin, un homme chez lequel il venait de pratiquer l'uréthrotomie interne fut pris de frisson violent, et succomba *deux heures* seulement après l'opération, sans qu'on pût trouver à l'autopsie de lésions vésicales capables d'expliquer cette mort rapide.

Je ne voudrais pas cependant que vous emportiez d'ici une trop mauvaise idée de l'uréthrotomie interne, qui, en somme, est une excellente opération quand il s'agit d'inciser un rétrécissement annulaire consécutif à une blennorrhagie. Mais ce que je tiens aussi à vous faire retenir, c'est que dans les rétrécissements traumatiques vous devez y renoncer et ne plus songer qu'à l'uréthrotomie externe.

TRENTIÈME LEÇON

Anatomie et physiologie pathologiques de l'hématocèle vaginale.

Messieurs,

J'ai à vous entretenir aujourd'hui d'une affection qui n'est pas très rare; mais, comme elle n'est pas très grave non plus, on a rarement l'occasion d'en vérifier l'anatomie pathologique. Il s'agit de l'hématocèle vaginale. Le malade dont je vais vous parler est entré il y a quelque temps dans notre salle Sainte-Marthe pour une brûlure profonde de la jambe droite. Les choses se passèrent bien les huit premiers jours, mais bientôt apparut une lymphangite, la plaie prit un mauvais aspect, il survint des frissons, la langue devint sèche et fuligineuse, un *subdelirium* continu s'établit; bref, au bout de quelques jours seulement, le malade succomba avec tous les symptômes d'une infection purulente à marche rapide.

Lorsque cet homme était entré, nous avions remarqué que son scrotum était très tendu, nettement fluctuant, et présentait à peu près le volume d'un petit melon. Le malade portait cette tumeur depuis une dizaine d'années, il n'en avait jamais souffert, et ne témoignait pas le moindre désir d'en être débarrassé; aussi nous ne fîmes, lors de l'entrée, qu'un examen très superficiel de la tumeur qui semblait avoir, au premier abord, tous les caractères d'une hydrocèle, moins la transparence. Lorsque la lymphangite prit naissance, elle se propagea rapidement de la jambe à la cuisse, puis à l'aine; bientôt elle envahit le scrotum; la tumeur s'enflamma, ses parois devinrent gonflées et œdémateuses; tel était l'état des parties lorsque le malade succomba. Nous fîmes l'autopsie, et ce ne fut pas sans une certaine surprise que nous nous aperçûmes qu'il y avait là, non point une hydrocèle, mais une hématocèle vaginale énorme.

Ce sont ces pièces que nous allons examiner devant vous; nous allons vous dire quel était l'état de la poche, du contenu, et surtout nous vous montrerons ce qu'est devenue la glande séminale. Ce ne sont point là des notions stériles d'anatomie pathologique, la connaissance de ces lésions sera pour nous d'une importance capitale lorsque nous voudrons établir quel est le meilleur mode de traitement de l'hématocèle.

En incisant le scrotum, nous vîmes tout de suite qu'il y avait deux parties distinctes à étudier dans la tumeur : une partie *contenante* consistant en parois œdématiées et épaissies, et une partie *contenue* consistant en un liquide foncé. Nous allons examiner tour à tour ces deux parties : les parois et le liquide.

Ce qui nous frappa tout d'abord dans l'étude des parois de la poche, ce fut leur épaisseur, qui, assez variable suivant les points, avait là de 5 à 6 millimètres et à côté 2 à 3 millimètres seulement; c'étaient là les deux dimensions extrêmes; or jamais la tunique vaginale n'arrive à une telle épaisseur, même dans l'hydrocèle. Nous fîmes alors des coupes; les surfaces de section nous montrèrent plusieurs couches superposées que l'on parvenait à séparer assez facilement avec une pince; les parois nous apparurent alors comme formées d'un nombre assez considérable de feuillets ayant un aspect très analogue à ce que l'on voit dans une poche anévrysmale; mais ces feuillets ne forment pas tous une enveloppe complète, ils sont plus ou moins nombreux, plus ou moins épais suivant les points; dans une certaine région de la paroi, ils font même à peu près complètement défaut; nous allons trouver tout à l'heure en cet endroit les restes du testicule.

Dans les parois de la poche, nous devons distinguer deux zones : l'une externe, accolée au scrotum; l'autre interne, en rapport immédiat avec le contenu de la poche. La zone externe adhère, en dehors, au scrotum par un tissu cellulaire assez lâche; en dedans, au contraire, elle adhère à la zone interne par une surface plus lisse; nous reconnaissons ici la séreuse vaginale très épaissie formant le revêtement le plus extérieur de la tumeur; le microscope vient confirmer ce que nous voyons à l'œil nu, en nous montrant la tunique élastique sous-épithéliale des séreuses. Quant à la zone interne, elle est entièrement constituée par des néo-membranes multiples qui sont unies les unes aux autres à l'aide de vaisseaux nombreux; par sa surface externe elle s'applique à la vaginale épaissie à laquelle elle adhère également à l'aide de vaisseaux de nouvelle formation, tandis que, à sa surface interne qui constitue la face interne du kyste, elle est tomenteuse, irrégulière, recouverte par une sorte de feutrage fibrineux emprisonnant de nombreux globules sanguins.

La poche dont nous venons de décrire les parois contient un liquide couleur de marc de café dans lequel le microscope montre des globules sanguins altérés et des cristaux de cholestérine. Mais, outre ce liquide, la poche renferme encore de grosses masses d'aspect poreux, de couleur rouge brun, que Velpeau comparait pour cette raison à des morceaux de mie de pain trempés dans du chocolat; de ces caillots sanguins transformés, quelques-uns nagent dans le liquide, mais la plupart sont déposés sur la surface interne des parois, et forment là un dépôt extrêmement épais qui tombe en bouillie ou se fragmente en gros morceaux quand on essaie de les détacher. C'est cette disposition qui avait fait croire à Hunter, à Boyer et à Velpeau que les pseudo-membranes dont nous avons parlé tout à l'heure étaient dues à ces dépôts de caillots sanguins à la surface interne de la poche; mais on sait aujourd'hui que c'est une théorie erronée.

Nous pouvons maintenant revenir sur un point de la structure des parois que j'avais à dessein laissé de côté, je veux parler des vaisseaux, qui jouent un rôle capital dans la production de l'hématocèle. Ces vaisseaux sont en nombre considérable, c'est par leur intermédiaire que les divers feuillets qui constituent la poche adhèrent les uns aux autres; mais, outre leur nombre, ce que nous devons noter aussi, c'est la minceur de leurs parois dans lesquelles le microscope ne nous montre que des cellules embryonnaires; aussi ces vaisseaux offrent-ils çà et là des renflements et des ruptures. Grâce à cette minceur des parois, en effet, il suffit d'un très léger traumatisme ou d'une faible augmentation de tension intra-vasculaire pour les déchirer, et, si la rupture porte sur les vaisseaux qui sont en rapport avec la surface interne, le sang qui s'épanche tombe dans la cavité et donne naissance aux caillots sanguins dont nous avons parlé.

Au milieu de tous ces désordres, qu'est devenu le testicule? Du côté de la cavité il n'était même pas possible de soupçonner l'endroit où il se trouvait; dans ces cas, en effet, le testicule est refoulé et aplati par la pression excentrique du liquide. Pour le découvrir nous fûmes obligés de suivre avec le scalpel le cordon spermatique, et nous pûmes ainsi arriver sur la glande, aplatie entre deux couches de la paroi, ayant la forme nummulaire, et une épaisseur de cinq millimètres environ. Au niveau du testicule il y avait très peu de pseudo-membranes; pourquoi? je n'en sais rien, mais c'est un fait déjà signalé que sur le feuillet viscéral de la vaginale il n'y a presque jamais de fausses membranes.

Il était d'autant plus intéressant de rechercher les altérations du tissu glandulaire que nous avions comme point de comparaison le tissu du testicule opposé. C'est ce que nous fîmes, et, tandis que du côté sain nous trouvâmes dans les tubes séminifères un épithélium à grandes cellules très normal, nous pûmes constater que du côté malade il y avait une véritable sclérose interstitielle, ayant détruit par compression certains tubes, et de plus, çà et là, quelques points hémorrhagiques.

Telles sont les lésions anatomiques que nous avons constatées; vous pourrez les retrouver dans presque tous les cas d'hématocèle que vous aurez lieu d'observer. Nous devons, maintenant, dire comment ces lésions se produisent; tenter, en un mot, de faire la pathogénie de l'hématocèle. L'épanchement sanguin se produit ici par un mécanisme que nous retrouvons dans toutes les inflammations néo-membraneuses des séreuses, et, que, le premier, J.-J. Cruveilhier a bien nettement indiqué. Toutes les fois que dans une séreuse enflammée, que ce soit la plèvre, l'arachnoïde ou la tunique vaginale, il se développe des néo-membranes, les vaisseaux embryonnaires, dont ces membranes de nouvelle formation sont remplies, s'unissent par inosculation avec les vaisseaux de la séreuse, et sous l'influence du plus léger frottement les parois vasculaires si minces se déchirent, le sang tombe dans le liquide séreux déjà épanché sous l'influence de l'inflammation et se mélange intimement avec lui; si l'épanchement sanguin est plus considérable, il se forme des caillots qui bientôt se décomposent et qui s'appliquent sur la néomembrane. C'est ainsi que se forment les hydro-hématocèles.

Telle n'a pas toujours été la théorie adoptée. Hunter pensait que c'était sous l'influence d'une maladie générale que du sang s'épanchait dans l'hydrocèle.

Boyer admettait que l'hématocèle pouvait se produire de deux façons différentes, soit par inflammation pure et simple de l'hydrocèle, soit à la suite d'une ponction.

Velpeau et Ernest Cloquet, enfin, formulèrent une théorie analogue, mais qui avait cependant la prétention d'interpréter plus que n'avaient fait leurs devanciers les lésions anatomiques observées; pour eux, il s'épanchait du sang dans la vaginale, soit à la suite d'une ponction, soit à la suite de froissement et de contusion d'une hydrocèle volumineuse; le sang ainsi épanché se déposait à la surface interne de la tunique vaginale et allait produire là ces couches feuilletées que nous avons étudiées tout à l'heure; en résumé il se passait, suivant eux, un phénomène semblable à celui qui préside à la formation des caillots feuilletés dans un sac anévrysmal.

Mais la théorie moderne sur la formation des épanchements sanguins dans les séreuses enflammées a fait justice de ces différentes doctrines. Rien n'est plus facile en effet que d'appliquer cette théorie à la tunique vaginale. Quand il existe une hydrocèle, la tunique vaginale est toujours dans un certain degré d'irritation; si cette irritation est peu intense, le liquide reste clair; si elle est plus vive, il se forme à la surface interne de la vaginale des néo-membranes. Dans ces néo-membranes se développent des vaisseaux nouveaux qui s'anastomosent avec ceux de la séreuse, puis sous une influence quelconque ces vaisseaux se rompent et le sang s'épanche dans la vaginale. Le liquide redevient clair, puis nouvelle irritation, nouvel épanchement, et, ainsi de suite, de telle sorte qu'après un certain nombre de ces poussées inflammatoires, suivies d'épanchement sanguin, on voit se former ces hématocèles énormes comme celle que nous avons en ce moment sous les yeux. En même temps les parois vont en s'épaississant de plus en plus, elles deviennent dures et élastiques comme du caoutchouc, elles peuvent même se calcifier : cette connaissance de l'épaisseur des parois est loin d'être indifférente quand il s'agit du traitement.

Nous allons terminer en vous exposant rapidement les principaux procédés dont on s'est servi pour guérir l'hématocèle.

La *ponction* pure et simple est complètement inutile quand elle n'est pas dangereuse ; des vaisseaux se rompent de nouveau, et l'épanchement sanguin se reproduit comme auparavant ; je la laisse donc de côté. Je dirai la même chose de la ponction suivie d'injection.

Par l'*incision* on extrait les caillots, et l'on bourre la poche avec de la charpie ; ce serait une bonne méthode curative, si elle n'était très dangereuse. En effet on laisse là une vaste surface suppurante, recouverte de caillots sanguins putréfiés et pouvant par conséquent donner lieu à tous les accidents des plaies putrides. L'*excision* vaut déjà mieux, la surface suppurante est moins large. En résumé, l'*excision* comme l'*incision* sont des procédés si dangereux que plusieurs chirurgiens ont préféré recourir à la castration.

Mais il est une méthode bien préférable à toutes les précédentes, c'est celle qui consiste à passer dans la poche un *séton-tube;* le liquide s'écoule par le tube, et l'on peut faire ensuite des injections antiseptiques. Peu à peu la poche revient sur elle-même, les parois se rapprochent, et bientôt il ne reste plus que le trajet du tube que l'on enlève. Baudens employait un procédé à peu près semblable, mais la canule en argent dont il se servait était loin de valoir le tube à drainage de Chassaignac.

Cette méthode m'a donné de biens meilleurs résultats que la *décortication* imaginée par Gosselin; c'est là le dernier procédé dont j'ai à vous parler. Pour le pratiquer on fait une incision sur le scrotum, et l'on détache, non sans difficultés, toute la fausse membrane jusqu'au niveau du testicule. Mais cette opération est parfois suivie d'hémorrhagies très graves; je l'ai pratiquée deux fois, et j'ai perdu un des malades chez lesquels j'avais employé ce procédé.

Enfin, si la paroi était trop épaisse ou calcifiée, je n'hésiterais pas à recourir à la *castration.*

TRENTE ET UNIÈME LEÇON

Fissures à l'anus. — Fissure syphilitique. — Fissure simple. — Incision du sphincter.

MESSIEURS,

Nous avons en ce moment dans notre salle Saint-Jean deux femmes affectées de *fissure à l'anus*, sur lesquelles j'ai depuis quelques jours attiré toute votre attention. C'est qu'en effet, ces deux malades, tout en offrant un certain nombre de symptômes communs, présentent cependant tant de caractères particuliers, qu'on se demande, et avec raison, si l'on a sous les yeux une seule et même maladie. Chez l'une, les symptômes sont relativement d'une simplicité remarquable ; chez l'autre, au contraire, la fissure se complique d'une fistule à l'anus, d'un abcès de la glande vulvo-vaginale, mais surtout d'une contracture douloureuse des muscles qui ferment le petit bassin. Je vais donc profiter de cette coïncidence pour vous décrire cette affection qui est beaucoup moins bien connue qu'on ne serait tenté de le croire.

Je vais tout d'abord vous faire le plus brièvement possible l'histoire de ces deux malades, et nous commencerons par la femme couchée au n° 14; c'est celle dont la fissure est la plus simple.

Cette femme, âgée de 40 ans environ, est d'une bonne constitution; quoique mariée depuis assez longtemps, elle n'a jamais eu d'enfant. Comme maladie antérieure, elle nous rapporte qu'elle a eu l'année dernière une fièvre typhoïde dont elle a été soignée à l'hôpital Saint-Antoine, et à laquelle elle attribue la perte d'une partie de ses cheveux.

Depuis trois semaines, un mois tout au plus, nous dit-elle, elle a des douleurs très vives à l'anus, accompagnées d'une sensation de prurit des plus désagréables. Ces douleurs reviennent plus intenses au moment des garde-robes, se prolongent pendant un temps variable après les selles, mais ne disparaissent pas complètement dans les intervalles. Les garde-robes étaient accompagnées d'un léger suintement de sang et, entre les selles, la malade tachait son linge de pus. Ces symptômes duraient depuis huit à dix jours environ, quand la malade, inquiète, et ne voyant pas de changement survenir, se décida à venir à l'hôpital, et, depuis quinze jours, vous avez pu la voir dans notre salle. Or, à son entrée, voici les symptômes qu'elle présentait; ils sont sensiblement les mêmes que ceux qu'elle offre aujourd'hui.

Tout au pourtour de l'anus, on aperçoit une éruption de papules acuminées dont le sommet est plus ou moins ulcéré; les plus rapprochées de l'anus sont aussi les plus largement ulcérées. Dans certains points plusieurs d'entre elles se sont réunies, et ont formé par leur convergence une ulcération assez large, à base indurée et saillante. Cette éruption ressemble beaucoup à une réunion de *plaques muqueuses ulcérées*. Constitue-t-elle la maladie première? Je ne le crois pas, et je les tiens pour un accident consécutif, estimant qu'elles ont apparu après le développement de l'ulcération dont nous allons parler maintenant, ulcération qui constitue la maladie primitive.

Quand on examine les plis qui forment l'anus, on distingue trois saillies plus ou moins élevées, ou autrement dit des *rhagades*. Si l'on étale avec les doigts ces rhagades, on voit qu'elles sont constituées par les bords d'ulcères plus profonds, qui offrent des degrés différents. Le plus ancien ulcère, qui est aussi le plus avancé, est situé en arrière; quand on l'étale, il offre la largeur de l'ongle du pouce; il a une forme ovalaire, à grand diamètre vertical, et se prolonge assez haut dans le rectum. Le fond est grisâtre. les bords saillants, inégaux et déchiquetés. En avant, se voit un second ulcère moins avancé et moins large; enfin, du côté gauche de l'anus, on en distingue un troisième plus petit encore et à peine naissant.

Bien que la malade n'accuse pas et n'ait jamais accusé d'accident syphilitique antérieur, je ne crains pas d'affirmer que ces ulcérations sont de nature spécifique. Elles ont en effet tous les caractères des ulcérations de la syphilis, il n'y a pas de doute sur ce point; tout à l'heure, je reviendrai sur cette question, et nous chercherons à quel degré de la syphilis elles appartiennent.

Enfin, comme symptômes propres à la fissure, notons que la malade éprouve continuellement des douleurs quand elle marche, quand elle s'assoit; que ces douleurs redoublent et deviennent plus vives quand elle va à la selle; que les défécations s'accompagnent d'un léger suintement de sang. Quand on introduit le doigt dans le rectum, la malade accuse une douleur modérée; le doigt n'est pas repoussé comme lorsque le sphincter est plus ou moins contracturé.

Tels sont les symptômes. Il faut avouer que, si plusieurs d'entre eux sont ceux de la fissure à l'anus, un certain nombre aussi ne lui appartiennent en aucune façon. Voyons donc quels sont les caractères qui peuvent faire différencier ces deux états pathologiques.

1° Et d'abord, la fissure ordinaire, la fissure simple, est le plus souvent *unique;* très rarement on en rencontre plusieurs, ce qui se comprend facilement ; en effet, l'anus, par suite d'une cause quelconque, se déchire en un point; le malade, qui éprouve de la douleur toutes les fois qu'il va à la selle, surtout lorsque les matières sont dures, a le soin de prendre des lavements, et alors les matières, étant ramollies, ne distendent plus l'anus et ne le déchirent plus. Chez notre malade, nous avons trois fissures ou plutôt trois ulcérations, premier caractère différentiel.

2° Comme dans le cas de fissure à l'anus, la malade éprouve bien des douleurs pendant et après la défécation ; mais ces douleurs sont-elles dues à la contracture du sphincter? Eh bien, non ; ces douleurs ne sont produites que par suite du contact des matières dures sur l'ulcération.

En effet, si elles étaient le résultat, le fait de la contracture du sphincter anal, l'introduction du doigt serait des plus insupportables; le doigt serait tellement serré qu'il en sortirait portant un anneau blanchâtre produit par la coarctation énergique de l'orifice anal; or, comme je vous l'ai déjà fait remarquer, le doigt détermine à peine de la douleur quand il pénètre dans le rectum; de plus, cette introduction est facile; aucun obstacle ne s'y oppose.

3° Mais, outre ces différences, les symptômes objectifs nous en fournissent d'autres non moins grandes. La fissure simple offre un fond rougeâtre, sans boursouflure de la muqueuse; c'est une fente et non une surface; ici le fond est grisâtre, les bords déchiquetés surplombent le fond;

c'est une véritable ulcération; jamais la fissure simple ne se trouve située sur des rhagades.

4° Enfin, il est un dernier caractère différentiel, et ce n'est pas le moins important à mes yeux. Vous ne le trouverez pas mentionné dans les ouvrages que vous avez entre les mains; je suis, il me semble, le premier qui en ait parlé, et déjà en 1865 j'ai attiré l'attention sur lui. Tous les malades qui sont affectés de fissure à l'anus éprouvent des douleurs qui sont dues pour la plus grande partie à la contracture du sphincter anal; or ces douleurs persistent quand même la fissure est cicatrisée, et guérie. Les malades éprouvent encore les mêmes phénomènes douloureux qu'avant la guérison, ce qui a fait dire qu'il y avait encore une *fissure sans fissure;* il y a en effet *fissure* puisque le symptôme douleur persiste, et cependant il n'y a plus de fissure, puisque vous ne trouvez plus que la trace cicatricielle. De plus, ces douleurs ne se bornent pas à l'anus; elles s'irradient dans tout le plexus hypogastrique et y sont souvent plus vives qu'à l'anus même. Notre malade n'a jamais accusé de douleurs dans le petit bassin, durant la défécation; parce que jamais elle n'a eu de contracture du sphincter anal. Je me borne à vous signaler cette particularité pour le moment; nous y reviendrons plus longuement à propos de notre seconde malade.

Il est donc évident que nous n'avons pas affaire ici à une *fissure ordinaire*, à une *fissure simple*. Comme je vous le disais en commençant cette leçon, cette femme porte des ulcérations de nature syphilitique; cela, je le répète, ne fait aucun doute pour moi. Voici donc comment, selon toutes probabilités, s'est développée la maladie : cette femme a eu un chancre à l'anus, chancre représenté par l'ulcération située à la partie postérieure. Et ce chancre a été le point de départ des autres ulcérations.

Si je dis que c'est un chancre, un accident primitif, et non un accident secondaire, c'est pour les raisons suivantes :

L'inoculation était un moyen qui pouvait nous permettre, sinon d'affirmer, du moins d'être à peu près certain que nous avions sous les yeux une ulcération chancreuse; car les accidents secondaires s'inoculent très rarement. Mais, je vous l'avoue, il me répugne d'avoir recours à ce moyen que je réprouve; du reste, la nature s'est chargée de ce rôle et a pratiqué elle-même l'inoculation. En effet, le contact du pus chancreux a donné naissance aux deux ulcérations plus petites de l'anus; et ce pus, se répandant sur tout le pourtour anal, a déterminé l'apparition des pustules.

Le traitement que nous avons institué comme pierre de touche a servi également à trancher la difficulté. Vous vous le rappelez, Messieurs, j'avais ordonné d'introduire matin et soir une mèche enduite d'onguent napolitain; et, pour être plus sûr que ce traitement serait bien fait, vous m'avez vu mettre moi-même, entre les lèvres des ulcérations, de la charpie enduite de la pommade mercurielle. Or, malgré ce traitement anti-syphilitique, aucun changement n'est survenu; bien plus, la malade a accusé plus de douleurs, et ce n'est que depuis deux jours qu'elle souffre moins; cette diminution dans les douleurs correspond justement à la suppression du pansement mercuriel. Rien ne doit vous étonner dans cette particularité. Aucun doute que, si ces ulcérations eussent été des accidents secondaires de la syphilis, des plaques muqueuses par exemple, elles n'eussent changé d'aspect avec ce pansement. Mais, d'autre part, les ulcérations chancreuses, loin d'être calmées ou modifiées par les applications mercurielles locales sont irritées. Il faut, pour obtenir leur cicatrisation, soit les panser avec le vin aromatique, soit les cautériser avec le nitrate acide de mercure. C'est ce que nous ferons; et si, comme j'en suis persuadé, le succès répond à mon attente, notre diagnostic aura acquis la certitude la plus complète.

Je me hâte maintenant d'arriver à notre seconde malade.

Cette femme, qui est couchée au n° 1, présente, outre sa fissure, un certain nombre de complications des plus intéressantes; l'une, l'abcès de la glande vulvo-vaginale gauche, est tout à fait indépendante de sa maladie; aussi me contenterai-je de vous la signaler. Mais les autres ont des connexions intimes avec la fissure : il s'agit d'une fistule ano-vulvaire, et d'une contracture douloureuse des muscles qui ferment inférieurement le petit bassin.

Voici en quelques mots l'histoire de cette femme. Elle m'est connue depuis longtemps déjà; il y a treize ans environ, je lui ai donné des soins pour une affection utérine dont elle a parfaitement guéri. Elle se portait à merveille depuis ce moment, lorsqu'il y a deux ans elle ressentit des douleurs très vives à l'anus; elle alla consulter un médecin qui lui fit appliquer des sangsues; une des piqûres, paraît-il, s'enflamma, et fut le point de départ d'un abcès qui s'ouvrit; l'orifice ne se ferma pas, et il se forma bientôt après une petite fistule.

Comme maladie antérieure, notez bien que cette femme a eu, il y a une quinzaine d'années, des accidents syphilitiques, plaques muqueuses, roséole, céphalée, alopécie, etc. Depuis cette époque, les douleurs allèrent en augmentant; elles redoublaient d'intensité au moment des selles. Aussi la malade allait-elle le moins souvent possible à la selle et toujours avec des lavements. Ces douleurs se compliquaient de souffrances telles du côté de la vessie qu'elle s'en plaignait plus que de celles de l'anus. Ces jours derniers, elle vint me trouver chez moi, à ma consultation; après l'avoir examinée, je l'engageai à entrer à l'hôpital, et depuis cinq à six jours vous avez pu la voir dans notre salle.

Pour mettre de l'ordre et examiner avec soin les différents symptômes qu'elle présente, nous passerons successivement en revue l'anus, la vessie et la vulve.

1° *Anus.* — Quand on écarte les plis rayonnés de l'anus, on aperçoit à la partie antérieure une petite élévation, moins saillante et moins irritée que celle de la première malade; mais, comme chez cette dernière, elle est constituée par une rhagade. Tout d'abord on ne voit pas d'ulcération; mais, lorsqu'on étale cette saillie, on distingue une petite fente qui est plus ulcérée que ne l'est la fissure simple. Cette petite fissure remonte dans le rectum plus haut que celle de notre première malade; elle franchit le sphincter. Elle repose sur une base légèrement indurée; au fond de cette ulcération, le stylet pénètre dans un orifice qui conduit dans un trajet fistuleux et vient sortir sur la fourchette de la vulve; cette fistule a environ 1 centimètre et demi à 2 centimètres, et constitue une de ces variétés de fistules à l'anus désignées sous le nom de fistule *ano-vulvaire;* dénomination qui en rappelle parfaitement la position anatomique. Lorsqu'on la presse entre les doigts, on en fait sortir du pus et un peu de sang.

Si l'on introduit le doigt dans l'anus, on fait naître une douleur assez vive, plus vive que chez la malade dont je vous ai parlé en commençant cette leçon; mais cependant ce n'est pas cette douleur insupportable que vous voyez dans la fissure simple; le doigt n'est pas non plus serré avec une force extrême.

Voyons maintenant ce que nous trouvons du côté de la vessie.

2° *Vessie.* — Depuis six semaines, la malade éprouve des contractions involontaires de la vessie, contractions qui l'obligent à uriner à chaque instant et s'accompagnent de douleurs très vives qui de la vessie s'irradient à l'urèthre; de temps à autre elle rend un peu de sang après la miction. Devant de tels symptômes, je devais explorer la vessie, et c'est ce que vous m'avez vu faire, je pensais trouver peut-être les traces d'un calcul en voie de développement; mais, quelque minutieuse que fût cette exploration, je ne trouvai absolument rien. Toutefois, l'introduction de la sonde nous permit de constater :

1° Que les urines étaient très claires et normales;

2° Que la malade éprouvait des douleurs atroces;

3° Que l'urine ne sortait pas par un jet continu comme cela a lieu d'ordinaire; la vessie se contractait et se relâchait alternativement et ressemblait à une boule de caoutchouc que l'on presserait et qu'on laisserait se distendre entre les doigts. Par suite de cette alternance de contraction et de relâchement, la vessie, semblable à une pompe aspirante et foulante, aspirait de l'air qui était rendu mélangé avec de l'urine; de là ce bruit de glou-glou que tous vous avez pu entendre. Pour le dire en passant, cette particularité, qui est pathologique dans l'espèce humaine, est normale, paraît-il, chez certains animaux, le porc en particulier. C'est un phénomène qui indique une irritabilité très grande de la vessie, devenue comme impatiente et pressée de rejeter ce qu'elle renferme.

Eh bien! vous rencontrerez souvent de ces vessies contractiles, impatientes, en ville, chez les femmes qui ont quelque affection utérine; il y a une telle corrélation entre les organes urinaires et les organes génitaux que la maladie des uns retentit presque infailliblement sur les autres; et il est bon que vous soyez prévenus de ce fait, car il vous arrivera d'être souvent consultés à ce sujet dans votre clientèle; et cette connaissance, tout en vous tirant de certains embarras, pourra vous procurer avantage et considération.

3° *Vulve.* — Enfin, pour la vulve, notre malade présente sur la grande lèvre gauche une saillie de la grosseur d'une amande verte environ, qui présente à son extrémité extérieure une petite ouverture par laquelle on pénètre avec un stylet dans la cavité de la glande vulvo-vaginale enflammée. Quand on presse sur cette grosseur, on fait sortir du pus et du sang. Cet abcès est indépendant de la fissure : je n'en parle de nouveau que pour vous dire que je profiterai du séjour de la malade à l'hôpital pour le lui ouvrir.

En présence de toutes ces complications, nous devons nous demander, tout d'abord, quel est le point de départ de la maladie, quel est l'accident premier. Pour ma part, je crois que l'affection utérine que cette femme a eue il y a treize ans, a été la cause de tous les accidents qu'elle nous offre aujourd'hui; c'est à dater de ce moment qu'elle a ressenti ces douleurs si vives dans le bas-ventre, à l'anus, douleurs qui, d'abord éloignées et fugaces, se sont rapprochées peu à peu. A un moment donné, à la suite d'une cause inconnue, comme cela a lieu d'ordinaire pour la fissure, il se sera produit une déchirure d'un des plis de l'anus. Puis cette fissure se sera enflammée, un abcès se sera formé qui sera resté fistuleux, et aura donné ainsi naissance à une fistule ano-vulvaire.

Mais pourquoi cette fissure, direz-vous, n'offre-t-elle pas tous les caractères ordinaires des fissures simples? C'est ici que la cause générale diathésique se manifeste. La déchirure des plis de l'anus, qui chez tout autre individu parfaitement sain aurait simplement donné naissance à une fissure, s'était produite chez une femme en puissance de syphilis; aussi la voyez-vous prendre tous les caractères d'une ulcération syphilitique : base indurée, fond grisâtre, ne saignant pas facilement; peu de contracture du sphincter anal.

Mais à quel degré de la syphilis appartient cet accident? Chez notre malade du n° 14, vous avez vu que l'ulcération était un accident primitif, un chancre; mais ici nous avons affaire à une période beaucoup plus avancée de la vérole; c'est un accident tertiaire, car la série des accidents secondaires (plaques muqueuses, roséole, alopécie, etc.), a fini depuis longtemps son évolution.

Il nous reste encore, avant d'en finir avec cette malade, à nous demander quelle est la cause de ces douleurs de la vessie, et si nous pouvons y remédier. Eh bien! je crois pouvoir répondre affirmativement à ces deux questions. Et d'abord — il n'y a pas de doute pour moi — les douleurs que cette malade éprouve du côté de la vessie et de l'urèthre sont nées, se sont développées sous l'influence de la contracture du sphincter anal. La syphilis peut, il est vrai, déterminer une contracture des muscles; mais ici ce n'est pas le cas; l'ulcération, la fissure à l'anus a produit une contracture modérée du sphincter anal; puis cette contracture, quoique modérée, a retenti sur tout le plexus hypogastrique; aussi tous les muscles auxquels il distribue l'influx nerveux, se sont-ils pris pour entrer en contractions douloureuses : de là, douleurs vives de la vessie, de l'urèthre, du périnée. Or, je dis que les contractions douloureuses sont dues à la contraction du sphincter anal, et que, pour les faire disparaître, il nous faudra agir directement sur le sphincter de l'anus.

Cette remarque n'est pas une pure hypothèse, mais un fait d'expérience et d'observation. Et à ce propos permettez-moi de vous citer un cas qui a puissamment servi à me fortifier dans cette opinion. Il s'agit d'une dame de Guéret, qui, souffrant énormément de l'anus, vint à Paris pour consulter; elle avait une affection utérine des plus rebelles. Ne sachant trop à quoi attribuer ces douleurs à l'anus (car elle n'avait pas de fissure), je lui conseillai de voir Amussat. Or savez-vous ce qui la soulagea? Après avoir guéri son affection utérine au moyen de cautérisations répétées, Amussat fit la section du sphincter anal qui était très contracturé. Depuis ce moment, cette dame m'a dit n'avoir jamais éprouvé de nouvelles douleurs.

Que de fois j'ai depuis eu recours à cette incision du sphincter! Non seulement pour des douleurs limitées à l'anus, mais pour des douleurs s'irradiant à tous les muscles du petit bassin; et, chaque fois, mon opération a été suivie de succès complet. Aussi est-ce à ce moyen que je me propose de recourir aujourd'hui.

Ainsi donc, après avoir excisé la fistule ano-vulvaire, je ferai mon incision sur le côté, ainsi que l'a proposé Dupuytren; c'est là en effet que le muscle est le plus ramassé; ses fibres, au lieu de s'étaler en avant et en arrière, se réunissent de manière à former un faisceau serré.

Mais pourquoi ne pas employer la dilatation? J'y avais bien pensé en effet; mais j'ai craint de déchirer le périnée qui aura déjà été assez intéressé par l'excision de la fistule; c'est là la raison qui me fait rejeter ce procédé que vous m'avez vu employer si souvent. De cette façon, j'espère guérir à la fois sa fissure, sa fistule, et les douleurs intolérables qu'elle accuse dans tout le petit bassin.

Et maintenant, permettez-moi, avant de terminer cette leçon, de jeter un coup d'œil sur les différentes variétés de fissure à l'anus. Comme je le disais déjà en 1865, dans les livres classiques les auteurs ne décrivent qu'une variété de fissure; la fissure simple, la fissure de Boyer. Si cette variété est la plus fréquente, elle n'est pas pour cela unique; et, en effet, vous voyez déjà que mes deux malades sont atteintes d'une fissure d'un genre différent; cette seconde variété n'est pas la seule; il en existe d'autres encore et, pour ma part, je crois qu'on peut en admettre au moins quatre :

1° *Fissure simple* ou *Gerçure*. — C'est la fissure décrite par Boyer, celle que vous trouverez partout; c'est une espèce de fente, de gerçure analogue à celles des lèvres, produites par le froid. Tantôt elle est simple, ne s'accompagnant pas de contracture du sphincter, et alors elle guérit facilement, avec des lavements de ratanhia par exemple. Tantôt, au contraire, elle se complique de contracture du sphincter anal; c'est alors qu'il faut avoir recours à un traitement plus énergique.

2° *Fissure syphilitique*. — Je n'y insiste pas; vous en avez deux exemples sous les yeux. Tantôt elle sera un accident primitif de la syphilis, comme chez notre n° 14; tantôt, au contraire, elle en sera une manifestation tardive, comme chez notre dernière malade.

3° *Fissure hémorrhoïdaire*. — Cette variété, quoique bien connue, n'est cependant pas décrite. Elle survient chez les individus qui ont des bourrelets hémorrhoïdaires, et s'accompagne souvent de contracture du sphincter anal. Elle siège sur un bourrelet, et n'est plus cachée au fond d'un pli comme la fissure ordinaire; véritable ulcération, elle saigne avec la plus grande facilité. Pour la découvrir, il faut dans beaucoup de cas faire *pousser* le malade comme s'il devait aller à la selle; le bourrelet sort, et alors on la voit manifestement. Elle s'accompagne des mêmes symptômes que la fissure ordinaire, et la douleur est le premier indice qui mette sur la voie.

4° Enfin vous voyez certains malades accuser tous les symptômes de la fissure à l'anus; pourtant vous avez beau examiner avec soin tous les plis, vous ne trouvez absolument rien. Or, dans ce cas, on a dit qu'il y avait *fissure sans fissure*. Je vous ai déjà dit dans cette leçon ce que signifie cette dénomination : je n'y reviendrai donc pas, mais je vous dirai que cette fissure, ou plutôt ces symptômes de fissure pourront être l'expression d'une fissure hémorrhoïdale méconnue; et alors, prévenus de ce fait, vous aurez soin d'examiner votre malade à ce point de vue. Vous le ferez pousser pour voir s'il ne sortirait pas quelque bourrelet portant une ulcération à sa surface. Mais, dans d'autres cas, vous ne trouverez absolument rien, sinon quelquefois une cicatrice d'ancienne fissure. C'est qu'en effet, ces symptômes sont dus à la contracture du sphincter anal, contracture qui a été déterminée par une fissure et qui a persisté après la cicatrisation. C'est dans ce cas que la section du sphincter vous rendra un véritable service.

TRENTE-DEUXIÈME LEÇON

Fistules anales. — Fistules simples. — Fistules ossifluentes. — Fistules de la bourse séreuse ischiatique. — Observation, diagnostic et traitement de ces fistules.

Avant de commencer la description des fistules anales, permettez-moi de vous rappeler, en quelques mots, l'anatomie chirurgicale de la région. Je vais le faire à grands traits.

La région anale n'est qu'une portion du périnée, la portion postérieure. Aussi l'ai-je nommée région périnéale postérieure; par opposition à l'autre, antérieure, qui est celle de l'urèthre. Le périnée est divisé ainsi en deux portions : la portion du rectum dans lequel passe le conduit de la défécation, c'est la portion anale; une autre portion antérieure par laquelle passe le canal uréthral, c'est la portion uréthrale. Je ne m'occupe que de la portion anale du périnée.

En allant des parties superficielles aux parties profondes, on trouve la peau, et, au-dessous de la peau, le tissu cellulaire à mailles très larges, dans lequel la graisse semble à l'état de compression, car aussitôt qu'on le fend on voit la graisse faire saillie. Cette couche sous-cutanée communique, sans aucun intermédiaire, avec une cavité que Velpeau a désignée sous le nom de fosse ischio-rectale et qui n'est qu'une arrière-cavité. La couche sous cutanée est formée, en avant, par le rectum, en dehors par l'ischion recouvert du muscle obturateur interne, puis par l'aponévrose interne du muscle obturateur interne, et en arrière par le sacrum.

Le releveur anal forme un plan légèrement courbe, dont la convexité est en bas, et la concavité en haut. L'espace ischio-rectal est situé entre la paroi inférieure du rectum, les parois du bassin, le releveur anal, le coccyx et le sacrum : c'est le vaste espace triangulaire que Velpeau a nommé fosse ischio-rectale.

Au-dessus du releveur de l'anus se trouve un autre espace qui n'a pas été mentionné par les auteurs et que j'ai décrit sous le nom d'espace pelvi-rectal supérieur.

Il est compris entre l'aponévrose supérieure du releveur, le péritoine, le rectum et les parois pelviennes. Quand le releveur est au repos, l'étendue de cet espace est augmentée dans le sens vertical; elle est diminuée quand le muscle en se contractant rapproche du péritoine le sommet de son infundibulum.

A sa partie antérieure l'espace pelvi-rectal est beaucoup moins étendu que sur les côtés et surtout en arrière, ce qui tient à deux causes : la première, à ce que le péritoine, qui s'est beaucoup abaissé au-devant du rectum pour former le cul-de-sac recto-vésical, se relève insensiblement pour gagner le sacrum; la seconde, à ce que le plan formé par le releveur s'incline en sens inverse du premier, c'est-à-dire de la prostate au coccyx. C'est donc à peine si, en avant, ces deux plans sont séparés par un intervalle de quelques millimètres, tandis qu'ils sont, en arrière, distants de plusieurs centimètres.

Un tissu cellulaire abondant, à mailles larges et assez

lâches, remplit tout cet espace et paraît destiné à favoriser les mouvements et l'ampliation du rectum ; rarement il se charge de graisse.

En avant, et sur les côtés, ce tissu communique avec celui qui remplit les fosses iliaques et la région profonde de l'abdomen par l'intermédiaire de la couche celluleuse sous-péritonéale des parois pelviennes, et chez la femme il se continue avec celui du ligament large. En arrière, il fait suite à celui qu'on trouve dans le méso-rectum et la concavité du sacrum, et il communique avec la région fessière par l'échancrure sciatique.

Il est traversé par les branches viscérales de l'artère et de la veine hypogastriques ; le plexus sacré et les ganglions du grand sympathique appliqués contre le sacrum s'en trouvent recouverts.

Chez l'homme, l'espace pelvi-rectal supérieur est séparé de la prostate, des vésicules séminales et du bas-fond de la vessie par la lame cellulo-fibreuse dite prostato-péritonéale.

Chez la femme, on peut dire qu'il n'existe pas antérieurement, puisque le rectum est appliqué sans intermédiaire sur la face postérieure du vagin.

Après avoir ainsi décrit la région ano-périnéale, entrons dans le détail des différentes fistules.

Il y a quatre groupes :

1° *Les fistules intestino-cutanées*, décrites dans tous les livres classiques et prenant leur point de départ dans le creux ischio-rectal inférieur ;

2° Les fistules *ossifluentes ;*

3° Les fistules ayant pour point de départ la bourse séreuse ischiatique ;

4° Les fistules qui ont pris naissance dans la fonte purulente du tissu cellulaire qui remplit l'espace pelvi-rectal supérieur. Nous les nommerons fistules pelviennes, parce qu'elles viennent du bassin, ou fistules profondes, et non fistules périrectales, comme l'avait proposé M. Verneuil, car elles n'entourent pas plus le rectum que les autres fistules.

I

Quand on parle des fistules à l'anus, on ne parle que de celles du premier groupe. sur lesquelles je vais revenir, mais très brièvement, car elles sont décrites partout.

Les fistules intestino-cutanées, ou fistules à l'anus proprement dites, ont pour point de départ, le plus ordinairement, des phlegmasies du tissu cellulaire de la couche sous-cutanée, laquelle entre dans la fosse ischio-rectale. Le plus ordinairement, ce sont des contusions plus ou moins répétées qui les amènent: c'est pour cela qu'on en voit souvent chez les cochers de fiacre, qui sont constamment assis; elles peuvent être dues à un coup de pied, à une chute sur un corps plus ou moins dur. Elles surviennent quelquefois à la suite d'une inflammation spontanée de la couche sous-cutanée. Il se forme alors un abcès, qui s'ouvre tantôt à l'extérieur, tantôt à l'intérieur, quelquefois simultanément dans l'intestin et au dehors, et la fistule s'établit. Au bout d'un certain temps, fatalement, l'abcès va s'ouvrir dans le rectum en même temps qu'à l'extérieur, et on a une fistule complète.

Mais je suppose que l'abcès, au moment où il se forme, et quand il n'est pas encore ouvert à l'extérieur, s'ouvre dans l'intestin : alors vous avez une fistule avec un orifice intestinal et un cul-de-sac dans la cavité ischio-rectale; c'est ce qu'on a nommé fistule borgne interne, ayant un orifice unique en dedans.

Au lieu de s'être ouverte dans l'anus, elle peut s'être ouverte du côté opposé ; seulement elle ne communique pas encore avec l'intestin, vous avez alors la fistule borgne externe.

Quand elle est ouverte des deux côtés, elle est complète.

Les fistules borgnes externes sont faciles à reconnaître. C'est plus difficile pour les fistules borgnes internes. Quant aux fistules complètes, rien de plus aisé que d'en poser le diagnostic.

Quand les fistules sont formées dans la fosse ischio-rectale, il y a toujours, comme symptôme, une douleur plus ou moins vive du côté du rectum. En effet, l'abcès, en se développant, quand il est très considérable, comprime le rectum et empêche les matières de passer. Alors vous avez, comme symptôme, un bombement au dehors de la paroi cutanée péri-rectale, et, en introduisant le doigt dans le rectum, vous sentez une bosse qui le comprime. Quand l'abcès se développe, la peau s'amincit, et l'ouverture se porte vers l'extérieur.

On peut ajouter, au point de vue de l'étiologie, que très souvent les hémorrhoïdes donnent lieu à des abcès hémorrhoïdaux qui amènent des fistules à l'anus.

Quelquefois le diagnostic de ces fistules est un peu moins facile ; outre le toucher rectal, on peut se servir de stylet, et même d'injections colorées, avec un liquide inoffensif, comme le lait par exemple. Si l'on a quelques doutes au sujet de l'orifice de communication, pour savoir si une fistule est borgne externe, interne, ou complète, on fait une injection avec du lait, et l'on examine s'il sort par le rectum. Il ne faut pas employer la teinture d'iode, parce que quelquefois, quand elle passe dans le rectum, elle donne lieu à des douleurs assez vives. L'orifice interne est ordinairement entre les sphincters ; il est rarement au-dessus du sphincter intérieur, et jamais il n'est au-dessus du releveur anal. Ce groupe de fistules est très connu, et ne doit pas nous occuper plus longtemps.

II

Le groupe des fistules ossifluentes est composé d'autant de variétés qu'il y a d'os pouvant, quand ils sont malades, déverser leurs produits morbides dans le tissu cellulaire pelvi-rectal. Le lieu d'origine est-il dans le rachis, vous le reconnaîtrez aux antécédents caractéristiques du mal de Pott, à la gibbosité, aux incurvations de la colonne, à sa sensibilité morbide en certains points, et enfin à la qualité et à l'abondance extraordinaire du pus.

N'allez pas croire que les parties inférieures seules du rachis puissent donner lieu à ce genre de fistule: le pus collecté au niveau de la région dorsale peut suivre la face antérieure des corps vertébraux dans le tissu cellulaire lâche du médiastin postérieur, traverser le diaphragme au niveau d'un de ses orifices — le plus souvent en côtoyant le psoas; — puis, parvenu dans la fosse iliaque, il suit les vaisseaux hypogastriques, et arrive ainsi sur les côtés de l'intestin, qu'il longe pour se porter à la peau.

Du reste, qu'ils viennent de la colonne vertébrale ou des os du bassin, ou même de l'articulation sacro-coxale, la médecine opératoire n'a que peu de chose à faire avec ces abcès ossifluents: le traitement est tout médical : c'est celui des abcès par congestion en général.

Cependant, avant d'aller plus loin, je veux attirer votre attention sur une de leurs variétés, peu commune : je veux parler des abcès succédant aux traumatismes de l'ischion.

Commençons par en établir l'existence.

La première observation qu'on en ait recueillie date de loin.

En l'absence de Denonvilliers, je fus appelé à soigner une jeune femme qui, ayant glissé sur la glace, était tombée sur le siège.

Au bout de cinq mois, pendant lesquels elle n'avait cessé de souffrir, il se forma une grosseur, puis une fistule près de l'anus et deux autres à quelque distance. Une large incision du trajet principal procura une guérison momentanée; puis un nouveau trajet survint à la partie postérieure et moyenne de la cuisse. Nouvelle incision, nouvelle fistule. Enfin un dernier débridement donna issue à un séquestre devenu accessible au stylet, et amena la guérison radicale, après une maladie qui n'en avait pas moins duré près de deux ans et demi.

Je puis rapprocher de ce cas une seconde observation à peu près identique. Il s'agissait encore d'une femme grasse, bien portante, qui avait vu survenir un abcès et une fistule à l'anus, quelque temps après avoir fait une chute sur le siège. Cette fistule se fermait et se rouvrait alternativement, si bien que cette femme, dans un espace de dix-huit mois, entra et sortit souvent de la Pitié, se croyant chaque fois guérie. Enfin on trouva dans le pansement un petit fragment osseux, et, à partir de ce moment, la guérison ne se fit pas attendre et fut définitive.

Voici rapidement résumés les principaux caractères des fistules dont je parle : elles se manifestent tardivement après la cause qui les a produites, elles donnent lieu à un écoulement de pus intermittent; elles guérissent après l'expulsion d'esquilles; elles s'ouvrent plutôt à la fesse et à la cuisse qu'à la région anale.

Leur traitement est clairement tracé. Il faut ouvrir largement le foyer, découvrir l'os malade, puis le ruginer ou le cautériser; s'il existait une contre-indication quelconque pour l'opération sanglante, on pourrait se borner à des injections détersives ou modificatrices avec de l'eau phéniquée, de la teinture d'iode, de la liqueur de Villatte. On doit surtout se rappeler qu'il ne faut jamais rien faire du côté de l'anus ou du rectum.

III

Je vais vous parler maintenant d'une maladie fort rare : il s'agit d'une affection de la *bourse séreuse de l'ischion*, et peut-être de l'ischion même. A ce sujet je vous entretiendrai assez longuement d'abord du malade; puis je ferai l'histoire des affections de cette espèce, d'une manière générale.

Le malade dont il s'agit est un gros garçon très fort, qui a déjà subi jadis à l'Hôtel-Dieu deux opérations.

Voici son histoire. Il est garçon marchand de vin. Un jour il se trouvait sur une balançoire de fêtes publiques, nommée Tour-du-Monde, qui monte et descend : c'est une espèce de roue sans fin. Ayant lâché la corde à laquelle il se tenait, il a été précipité brusquement, et est tombé de très haut sur le siège. La chute remonte à mars 1865. Jamais auparavant il n'avait souffert dans cette région.

Au moment de l'accident il a éprouvé une assez vive douleur sous l'ischion du côté droit; mais après sept ou huit jours elle a disparu, et il ne s'en est plus occupé. Longtemps après — le malade dit sept ou huit mois — il est survenu une tuméfaction, une grosseur, avec d'assez vives douleurs, qui l'empêchait de s'asseoir. Peu après s'est formé un petit bouton qui s'est ouvert, a produit un suintement, et jusqu'à aujourd'hui il y a toujours eu, en ce point, une suppuration. L'ouverture s'est faite spontanément : il n'a pas été nécessaire de la pratiquer.

Comme cet écoulement, qui tachait ses chemises, ne tarissait pas, le malade vint à l'Hôtel-Dieu et entra dans le service de Jobert, qui lui fit une incision pour agrandir l'ouverture de la plaie; mais, voyant qu'elle allait loin, il ne poussa pas davantage son exploration, disant, d'après le malade, n'avoir pas les instruments nécessaires.

Je repris le service, et, trouvant le malade avec une incision assez large, paraissant pénétrer profondément, et une suppuration assez abondante, je pensai qu'il s'agissait d'une fistule à l'anus. J'examinai avec soin, et fus fort étonné de trouver un trajet fistuleux conduisant jusqu'à l'ischion. Là le stylet rencontrait quelque chose de dur, de résistant, qui n'était pas un os ; mais c'était comme un cartilage, comme un os recouvert de périoste ou d'un fibro-cartilage. Le toucher avec le doigt ne faisait rien reconnaître; la direction était bien du côté de l'ischion.

J'avais vu des cas analogues, et je pensai qu'il y avait au fond une membrane cartilagineuse, sans doute la membrane pyogénique d'un abcès formé à la suite de la chute. « Elle a besoin d'être modifiée, pensai-je. Une incision n'a rien produit : nous allons la fendre, et nous arriverons dans la cavité, nous y mettrons un caustique, et cela suffira. » Je fis donc une large ouverture cruciale. Je plaçai dans la cavité un gros morceau de pâte de Canquoin au chlorure de zinc. Le malade souffrit beaucoup à la suite de cette application. Au bout de trois ou quatre jours, il sortit une grosse eschare, et, en portant le doigt dans le fond de la plaie, je trouvai la cavité qui me semblait modifiée. On bourra avec de la charpie, et le pansement fut fait avec un grand soin. Trouvant que tout marchait bien, je n'y fis plus grande attention.

Un jour, en sondant, le trajet me sembla rétréci sans que la cavité profonde fût oblitérée. J'introduisis dans la plaie du laminaria pour dilater l'orifice, et puis j'y mis le doigt : je retrouvai la cavité non modifiée. J'appliquai de nouveau le caustique, et bientôt après arriva la chute d'une nouvelle eschare, qui fut suivie d'un pansement comme la première fois.

Les accidents se reproduisirent. Au bout d'un certain temps, je fis injecter de la liqueur de Villate, de la teinture d'iode, et il me sembla que la cavité se fermait. Cinq à six mois après, le malade sortit de l'Hôtel-Dieu, n'offrant plus qu'un suintement insignifiant d'eau roussâtre un peu transparente, filante. Je pensais alors que cette suppuration ne durerait pas longtemps. Aussi le malade, fatigué des longs jours passés à l'hôpital, s'en alla, mais en promettant de revenir, si la cicatrisation ne s'opérait pas. Je quittai moi-même l'Hôtel-Dieu, et n'entendis plus parler de rien.

Mais, en novembre, je fus fort étonné de voir mon homme revenir à la consultation. Je le reconnus tout de suite, et lui demandai ce qui s'était passé. Il me dit : « La plaie s'est rouverte, et il s'en est même ouvert une autre du côté opposé, à la fesse gauche. » L'état s'était donc aggravé à la suite des deux opérations qu'il avait subies.

Je vais maintenant vous exposer l'état actuel du malade, que vous avez vu plusieurs fois, pour que vous compreniez bien les détails dans lesquels je vais entrer, et la discussion à laquelle je me livrerai pour chercher à reconnaître la maladie à laquelle nous avons affaire.

Il y a sur la fesse droite une cicatrice étoilée, trace de l'incision ancienne que j'ai faite. Au centre est un petit trou, pas plus gros que celui par lequel passe la clef d'une montre, cerné par un tissu inodulaire. Le stylet, mais non la sonde cannelée, entre facilement à frottement. En le dirigeant du côté de l'ischion, vers le même point qu'antérieurement, on pénètre à une profondeur de dix centimètres, et l'on arrive sur une surface rugueuse qui n'est pas un os, qui n'en a pas la dureté, mais qui ressemble plutôt à un os revêtu de cartilage, d'un périoste cartilagineux. Lorsque en pressant avec la sonde cannelée ou avec le stylet on trouve de la résistance, on doit croire que la surface résistante est en rapport avec une portion du squelette. Ici, en retournant le stylet dans divers sens, on parcourt une certaine cavité qui a une étendue plus ou moins considérable; mais le stylet est tellement serré dans la plaie qu'on ne peut facilement lui faire décrire un arc de cercle. En essayant de pousser le stylet plus loin qu'à dix centimètres de profondeur on n'y parvient pas.

Si, pendant que le stylet est dans le trajet, on introduit le doigt dans le rectum afin de reconnaître si l'on est loin du stylet, on ne le sent pas. Or, quand on sonde une fistule à l'anus sans entrer avec le stylet dans le rectum, on sent que le trajet est parallèle à la muqueuse. Ici rien de pareil. Est-ce à cause du tissu inodulaire, ou bien est-ce parce qu'il y a une distance considérable entre l'anus et le trajet? Je crois aux deux motifs. Si l'on mesure l'éloignement entre l'ouverture et l'anus, on trouve un écartement de six centimètres environ. Le doigt étant placé dans le rectum, on sent aussi un écartement considérable, quoique cependant l'ischion soit bien plus rapproché du rectum que l'anus ne l'est de l'ouverture de la plaie.

Quant à l'ouverture de la fesse gauche, celle-là est bien plus rapprochée de l'anus : elle en est à deux centimètres à peu près. Quand on introduit le stylet, on arrive jusque près du sommet du coccyx, où on le perd. Si l'on introduit le doigt dans le rectum, on reconnaît, comme pour l'ouverture de la fesse droite, qu'on est séparé par une épaisseur considérable du trajet fistuleux qui tend à venir rejoindre l'ischion du côté droit. C'est donc probablement une seconde branche de trajet fistuleux.

J'ai demandé au malade si jamais il avait éprouvé des difficultés pour aller à la garde-robe. Il m'a dit que non. Comme je trouvais au-dessous du coccyx un enfoncement qui n'était pas naturel, et qui n'existait pas à l'époque où j'examinais ce malade à l'Hôtel-Dieu, je lui demandai s'il ne rendait pas de sang par l'anus. Il me répondit affirmativement, et au même moment je ramenai avec le doigt un peu de pus sanguinolent. Il y a là évidemment, sur la paroi du rectum, immédiatement au-dessous du coccyx, un trajet fistuleux qui ne me paraît être autre chose que l'une des branches de la fistule principale.

Partout ailleurs il n'y a rien. Le rectum est souple ; on ne fait souffrir nulle part le malade en introduisant le doigt à une profondeur de dix ou douze centimètres ; le doigt se promène sans produire de douleur. Il n'y a pas de gonflement. Chose importante : quoiqu'on presse en tous sens, on ne fait pas sortir de gouttelettes de pus par le rectum. Il n'y a rien du côté du sacrum ni du coccyx, rien du côté du ventre. Le malade étant placé sur le dos et palpé avec attention, si l'on plonge le doigt dans l'excavation pelvienne, on ne trouve rien du côté du périnée, ni des bourses, ni de l'urèthre : jamais le malade n'a éprouvé la plus petite difficulté pour aller à la garde-robe ; il n'a rien rendu par l'urèthre ; les testicules sont en bon état.

Pour établir un diagnostic aussi difficile que celui-là, il était nécessaire d'explorer avec soin tous les organes. Je l'ai fait, comme je l'avais déjà fait à l'Hôtel-Dieu, et n'ai rien trouvé, si ce n'est du côté des tubérosités ischiales.

Le diagnostic, je le répète, est très difficile à établir. Nous sommes ici dans une région où l'on voit souvent paraître des orifices fistuleux, et la première idée qui se présente, surtout en présence de deux trajets fistuleux, dont l'un est placé à deux doigts du rectum, c'est qu'il s'agit d'une fistule intestinale, d'une fistule rectale. Mais il y a de bonnes raisons pour repousser cette idée.

En effet les antécédents éloignent cette idée. La fistule rectale est de date récente ; la fistule dans la fesse gauche est aussi récente, car le malade est resté plusieurs mois à l'Hôtel-Dieu, n'ayant pas cette fistule. Voici ce qui est arrivé. Quand il est sorti, la fistule principale était très rétrécie : le caustique et la suppuration avaient réduit cette ouverture à la largeur d'un trou de clef de montre, et cette ouverture n'était pas dilatable ; elle était, comme elle l'est encore, resserrée par un tissu inodulaire. Lorsque le malade a marché, le pus s'est accumulé dans la cavité supérieure, et, ne pouvant sortir par l'ouverture, s'est frayé un passage ailleurs. C'est là le mécanisme qui se produit dans toutes les fistules. La fistule rectale est donc secondaire.

Le caractère des fistules intestinales, surtout quand leur orifice supérieur est placé si haut, est de laisser échapper des matières qui sentent les matières fécales. Ici rien de semblable : le pus qui sort par les deux ouvertures actuelles est muqueux, filant, n'est jamais mélangé de matières fécales. Quand l'ouverture est placée si haut, il s'en échappe également des gaz. Or, jamais le malade n'en a rendu. Quant à la fistule rectale actuelle, c'est par hasard que je l'ai reconnue : le malade ne s'en était pas aperçu, et il disait n'avoir jamais rendu de pus par l'anus.

Il faut donc éloigner toute idée de fistule intestinale, de

fistule à l'anus. C'est important à constater; car, si l'on en avait reconnu une, il faudrait unir le trajet fistuleux avec le rectum, et le traitement serait différent de celui que je vais prescrire.

Avons-nous affaire à une fistule pelvienne qui vient de la fonte du tissu cellulaire de l'espace pelvi-rectal supérieur, ou à une fistule produite par une carie des os du bassin?

Le trajet n'est pas parallèle au rectum : quand on introduit le stylet, on sent un simple décollement des membranes; le stylet pénètre dans la partie pelvi-rectale supérieure : donc le trajet n'est pas fistuleux. Les matières n'ont aucunement l'odeur des matières fécales. Enfin, quand on porte le doigt dans le rectum et qu'on presse sur les parois, on fait écouler, en cas de fistule, une abondante quantité de pus. Rien de cela ne se présente ici : nous ne pouvons amener, par une pression sur le rectum, le moindre écoulement de pus. De plus, quand on presse l'espace pelvi-rectal supérieur, dans le cas de fistule, il y a douleur et gonflement. Or ce n'est pas le cas. Donc, comme nous ne trouvons rien du côté du rectum, nous devons abandonner l'hypothèse d'une fistule de l'espace pelvi-rectal supérieur.

Mais quelle est donc la cause qui a amené chez notre malade la suppuration? Le tissu cellulaire s'enflamme très rapidement après la cause qui a donné naissance à l'abcès : c'est huit ou quinze jours après la chute que l'abcès aurait dû se produire : or c'est sept ou huit mois après qu'il s'est manifesté.

Les diverses hypothèses précédentes écartées, il reste l'idée d'une maladie du squelette, celle d'une fistule osseuse; il resterait aussi celle d'une maladie de la bourse séreuse. Il a fallu se demander de laquelle des deux espèces de fistules il s'agissait ici. Je ne voudrais pas repousser absolument l'idée d'une fistule osseuse ; cependant je penche beaucoup pour admettre une fistule de la bourse séreuse. Je vais vous donner les raisons pour et contre, et vous apprécierez.

Il y a en faveur d'une maladie des os, d'une fistule osseuse, les antécédents. C'est bien de cette manière que marchent les maladies des os. Un individu tombe sur un des points culminants du squelette ; il éprouve une douleur plus ou moins vive ; après un certain temps cette douleur disparaît ; puis, après cinq, six, huit, dix, quinze mois, quelquefois des années, il se forme tout d'un coup un gonflement, un abcès. L'os contus a sécrété du pus ; il s'est formé un abcès, lequel s'ouvre, et il reste un trajet fistuleux parce qu'une portion du squelette est malade. Ici il y eu chute, puis grosseur, ouverture, écoulement de pus, fistule. Mais il n'y a que cela, car lorsqu'on introduit le stylet on ne peut arriver à sentir le point osseux, la tubérosité ischiatique malade. Jamais je n'ai trouvé là d'os à nu. Il faut tenir compte des moindres circonstances. J'ai dit que, quand j'étais arrivé sur l'os, je l'avais trouvé recouvert d'une membrane dure, chagrinée, résistante. Si c'était une maladie de l'os, nous pourrions l'atteindre avec le stylet. Lorsque j'ai fait mon incision cruciale pour mettre dans le fond de la plaie le caustique, je n'ai point trouvé l'os malade ; si je l'avais trouvé, je l'aurais réséqué : mais je n'ai rencontré qu'une cavité cartilagineuse.

Il y a bien quelques raisons de croire que l'os est malade, mais nous n'en avons pas la démonstration directe. Une raison contraire est celle-ci. Les individus atteints de maladies des os sont en général maigres, cachectiques, ou, s'ils ne le sont pas, ils le deviennent par suite de la carie osseuse. Ici, nous avons un malade qui, loin de maigrir, se fortifie : il a engraissé depuis sa dernière opération. Cette conservation de la bonne santé éloigne donc pour moi l'idée d'une carie osseuse. Je sais bien que, dans les cas de contusion des os, quand il n'y a qu'une petite portion du squelette de malade, la suppuration n'est pas considérable, et la santé ne s'affaiblit pas.

Il serait possible que nous eussions ici une petite portion d'os que nous ne sentirions pas avec le stylet : c'est pourquoi je fais mes réserves.

Je crois à une fistule de la bourse séreuse. Cette bourse séreuse, placée sous l'ischion, a une paroi formée par l'ischion même et une autre qui est en rapport avec les parties molles; en sorte que, quand cette bourse devient malade, elle se transforme : la paroi accolée aux os y reste bien encore attachée, mais elle se transforme comme l'autre, si bien que, quand on arrive avec le stylet sur cette paroi, on doit la trouver attachée au squelette, et cela peut induire en erreur.

Quand les bourses muqueuses deviennent malades, l'évolution pathologique est lente. Beaucoup d'individus tombent sur le coude ou sur le genou et ont des épanchements dans les bourses muqueuses : cela dure quatre, six, huit, dix mois, et c'est par hasard qu'ils s'aperçoivent d'une grosseur. Alors l'inflammation se produit, puis la suppuration, et il se fait une ouverture qui reste fistuleuse. Quand on arrive avec le stylet dans cette bourse séreuse, on sent des rugosités, de la dureté, exactement comme nous en sentons ici. Rien de plus fréquent pour les bourses séreuses de la rotule; je vous l'ai montré chez un malade que j'ai opéré récemment. Je crois que nous avons affaire à quelque chose d'analogue.

Récapitulons les symptômes. L'individu tombe sur l'ischion; il ressent une vive douleur, et reste six mois sans que rien apparaisse. Survient ensuite une grosseur qui augmente; puis elle perce, et il sort un liquide filant, muqueux, qui n'est pas du vrai pus. En l'examinant, à l'Hôtel-Dieu, je trouve une surface cartilagineuse, je l'ouvre, et j'arrive dans une cavité qui me paraît cartilagineuse. Je pense qu'il s'agit de l'enveloppe d'un ancien abcès, situé peut-être dans la bourse séreuse sous-ischiatique. Je ne puis la détruire avec le caustique : elle se reforme, et deux trajets nouveaux s'ouvrent, l'un dans le rectum, l'autre dans la fesse gauche. La santé du malade n'a pas fléchi, il continue à se bien porter, il prend de l'embonpoint. Je trouve la maladie peu grave. Mon diagnostic est donc : fistule de la bourse séreuse sous-ischiatique dont les parois seraient hypertrophiées. Mais je fais toujours des réserves pour une maladie possible de l'os. Nous le verrons tout à l'heure en mettant l'ischion à découvert.

S'agit-il là d'une affection grave, sérieuse, et faut-il réellement faire une opération à ce malade? Je ne crois pas l'affection sérieuse : c'est une simple infirmité qu'il pourrait garder. Cependant il réclame l'opération, et me poursuit pour que je la lui fasse. Je lui ai demandé s'il souffrait de son infirmité. « Certainement, m'a-t-il dit; je ne puis marcher; or, étant garçon marchand de vin, je suis forcé d'être constamment debout; après un certain temps, ma fesse gonfle, le pus ne coule pas, je ne puis marcher. Quand je veux m'asseoir, c'est la même chose. En outre, je salis mon linge; il s'écoule constamment des saletés qui tachent même mon pantalon. Je suis un objet de dégoût pour ceux qui m'environnent, et pour moi-même. » Les raisons qu'il donne pour se faire opérer sont donc sérieuses.

Peut-on le guérir par d'autres moyens que l'opération qu'il réclame? On a tout tenté. On a fait des injections avec la liqueur de Villate, la teinture d'iode, le vin aromatique. J'ai fait plus : j'ai eu recours à une opération. Pourquoi n'ai-je pas réussi? Parce que le caustique n'a pas agi sur la portion de la bourse séreuse en contact avec l'ischion ; je n'ai pu détruire cette portion de la membrane qui recouvre l'os, et la transformer : je n'ai agi que sur la portion en rapport avec les parties molles. Cela a été une faute : j'aurais dû faire porter mon caustique plus profondément.

Voici l'opération à laquelle je vais procéder : J'introduirai une sonde cannelée jusqu'à la profondeur de dix centimètres, à la rencontre de la surface rugueuse que j'ai trouvée plusieurs fois. La sonde introduite, j'entaillerai en avant, en arrière, à droite et à gauche, de manière à faire une large incision cruciale étoilée, comme je l'ai fait une première fois, et j'arriverai par un trajet direct sur la tubérosité ischiatique. Voilà le premier temps.

Second temps : Rechercher s'il y a une portion d'os dénudée. Nous allons arriver dans une cavité qui permettra de placer une boulette de charpie grosse comme une noix. Nous trouverons probablement la face interne de l'ischion dénudée, tapissée par une membrane cartilagineuse qui formerait l'une des parois de la bourse séreuse. Je chercherai s'il n'y a pas de portion osseuse malade. Je crois n'en pas trouver. Si j'en trouve, je n'hésiterai pas à l'enlever, car j'ai fait apporter des instruments pour cela. Ainsi le second temps consistera à rechercher s'il y a une partie de l'os malade, et à isoler particulièrement la tubérosité de l'ischion.

Troisième temps : Ruginer ou enlever une portion de l'ischion. Ce n'est pas là une opération simple ; car il faut aller à une certaine profondeur. La tubérosité est assez volumineuse, et, s'il fallait l'enlever tout entière, ce serait une opération difficile. Il faut se rappeler l'anatomie, et songer qu'auprès de la tubérosité passe une branche de l'artère honteuse qu'il ne faut pas léser. Nous pourrons ouvrir aussi d'autres artères : la fessière, les divergentes qui filent dans l'épaisseur de la fesse. Nous aurons un écoulement de sang très abondant, je m'y attends; j'en ai eu dans ma première opération : ce n'est rien, et la compression arrêtera le sang. Mais une blessure de l'artère honteuse interne exigerait une opération sérieuse si nous venions à l'entamer. Lorsqu'il est arrivé qu'on l'ait intéressée, il a fallu la lier, et ce n'est pas commode. Il faudra donc procéder avec ménagements. Je vous signale cette difficulté pour que, si vous aviez l'occasion de répéter cette opération, vous preniez garde à la possibilité d'atteindre l'artère honteuse interne.

NOTE CONSÉCUTIVE

L'opération a eu lieu d'après les procédés opératoires que j'avais indiqués. J'ai introduit une sonde cannelée qui est entrée très difficilement dans le trajet cartilagineux très rétréci. Avec un bistouri droit conduit sur la sonde cannelée j'ai fait l'incision du trajet par le haut; ensuite j'ai retourné la sonde cannelée, et j'ai fait une incision par le bas. J'ai introduit le doigt dans l'ouverture ainsi agrandie, et je suis arrivé dans le fond d'une cavité qui pouvait avoir la largeur d'une coquille de noix, mais dont l'ouverture était excessivement étroite. On sentait avec le doigt, en parcourant cette cavité, des parois rugueuses, parfaitement circulaires, n'ayant aucune issue d'aucun côté, si ce n'est par l'incision faite dans le trajet. J'ai alors porté un bistouri boutonné dans le fond pour agrandir latéralement l'ouverture, et j'ai pu m'assurer que la cavité ne tenait pas à l'os comme je le craignais, que l'os n'était pas malade. Je me suis souvenu à ce moment de ce qui s'était passé dans la première opération.

Il fallait chercher s'il n'y avait pas d'autre trajet plus haut, communiquant avec le bassin, avec le sacrum, ou avec le coccyx. J'ai introduit à plusieurs reprises un stylet dans le fond, et j'ai reconnu que la cavité était parfaitement fermée de tous les côtés.

Voulant m'assurer qu'il n'y avait rien du côté du rectum, j'y ai introduit un doigt pendant qu'un autre était dans le trajet et j'ai reconnu que l'épaisseur qui séparait les deux doigts était considérable. J'avais songé d'abord à réunir le fond de la fistule avec le rectum, et j'avais apporté un entérotome, mais, vu l'épaisseur considérable des tissus, j'y ai renoncé.

Ainsi, il n'y avait pas de communication entre le rectum et le trajet fistuleux, et, ce qui achève de le démontrer, c'est que depuis l'opération il ne s'est rien écoulé par le rectum, si ce n'est par le petit trajet fistuleux que j'ai signalé à la partie postérieure du rectum.

Nous étions à une profondeur de dix centimètres. J'ai pensé qu'il fallait scarifier le fond de la cavité. J'ai donc pris un bistouri boutonné, et, après avoir agrandi de nouveau le trajet sur plusieurs points, j'ai scarifié le fond, je l'ai coupé, je l'ai morcelé en plusieurs quartiers. Non content de l'avoir ainsi détruit par le bistouri, j'y ai introduit de la pâte de Canquoin (deux rondelles de l'épaisseur d'une pièce de deux francs et d'un diamètre un peu moins grand) et j'ai bourré la cavité de charpie.

Depuis l'opération le malade a beaucoup souffert, comme souffrent tous les malades pour lesquels on emploie les caustiques, mais il va maintenant aussi bien que possible.

Mon diagnostic s'est donc trouvé confirmé par l'opération, c'est-à-dire que nous avions affaire à une maladie de la bourse séreuse sous-ischiatique.

J'ai oublié de dire qu'il y a deux bourses séreuses dans la région ischiatique; l'une sous-cutanée, l'autre située sous le grand fessier et l'ischion; c'est de celle-ci qu'il est question. Elle est située dans les profondeurs de la région, entre l'ischion et le muscle grand fessier. Sa membrane séreuse transformée était le foyer d'où coulait le pus, qui s'était créé deux trajets, un ancien et un secondaire, plus un petit trajet dans le rectum. L'opération l'a prouvé; car, dès que l'incision a été faite, il est sorti du sang par les trois trajets. Il y a donc lieu de penser que, maintenant, cette source de pus sera tarie, et je ne laisserai cicatriser la plaie que quand le foyer sera complètement transformé. Je suppose que l'opération première n'avait pas réussi, parce que le pansement n'avait pas été fait avec assez de soin pour laisser cicatriser le fond avant la surface.

Dans la prochaine leçon nous nous occuperons du quatrième groupe des fistules anales, fistules de l'espace pelvi-rectal supérieur.

TRENTE-TROISIÈME LEÇON

Fistules de l'espace pelvi-rectal supérieur. — Diagnostic différentiel.
Symptomatologie. — Traitement.

Messieurs,

Je désire vous entretenir aujourd'hui d'un malade qui va subir une opération pour une fistule à l'anus. Cette fistule, par l'étendue de son trajet (que vous avez pu apprécier d'après la profondeur où s'est enfoncé mon stylet), n'est pas une fistule ordinaire. En outre, je vais lui appliquer un mode de traitement spécial, à peu près tombé en désuétude depuis Gerdy qui l'avait quelque temps mis en honneur; je veux parler du pincement à l'aide de l'entérotome.

Vous pouvez donc le préjuger déjà : nous sommes en présence d'une variété peu commune et jusqu'ici peu étudiée de fistule à l'anus. J'aurai à vous en présenter une description complète, en insistant surtout sur les points qui intéressent particulièrement la clinique, c'est-à-dire le diagnostic et le traitement.

Je résume tout d'abord l'histoire du malade qui va être opéré devant vous.

C'est un homme de 45 ans, ancien militaire. Il est entré à l'hôpital de Vernon en juillet 1872 pour un abcès de la région anale, datant de six semaines. On l'ouvrit, et il sortit beaucoup de pus ; mais la plaie, au lieu de se refermer, resta fistuleuse. On opéra cette fistule à plusieurs reprises, et sans succès, par l'incision simple au bistouri. Actuellement, après dix-huit mois de traitement infructueux, il vient ici réclamer notre intervention.

Voici son état présent :

Au niveau de la face interne de l'ischion est une assez large plaie, de deux centimètres environ, déprimée à son centre; elle est située à deux centimètres en dehors de l'anus. En pressant les parties voisines, on fait sourdre du pus rougeâtre à la surface de la plaie, par un orifice fistuleux qui s'ouvre dans une dépression centrale. Le malade affirme que jamais il ne sort de gaz ni de matières. Un stylet introduit dans l'orifice précédemment signalé parcourt un trajet de six centimètres parallèlement au rectum. Si alors on pratique le toucher, on sent le stylet côtoyer l'intestin, mais sans y pénétrer. Aussi haut que le doigt peut atteindre, on trouve la muqueuse saine. On apprécie en outre de la sorte l'épaisseur des tissus situés entre le trajet où est le stylet et le rectum où est le doigt explorateur. Cette épaisseur est considérable en bas, et dans la plus grande partie de la hauteur du trajet; il semble qu'elle soit un peu moindre à la partie supérieure, et qu'en ce point la paroi rectale seule soit interposée.

On remarque, en pratiquant le toucher rectal, que cette manœuvre a amené l'expulsion d'une notable quantité de pus.

Les douleurs provoquées par l'exploration, ou survenant spontanément, sont du reste médiocres. Mais la gêne causée par cette affection est extrême. Le malade déclare qu'elle l'empêche de marcher, de s'asseoir, de travailler, qu'il ne peut rester ainsi : d'ailleurs il est un objet de dégoût pour lui-même et pour les personnes de son entourage. Il a donc fait exprès le voyage de Paris pour venir réclamer mes soins.

L'étiologie de ces fistules est moins claire que celle des fistules de l'espace pelvi-rectal inférieur. Quoiqu'elles puissent avoir pour point de départ des chutes sur le siège, elles peuvent se produire d'une manière en apparence spontanée.

Les rapports de la prostate avec le rectum expliquent comment il se fait que ces fistules s'observent plus fréquemment chez l'homme que chez la femme. Les congestions hémorrhoïdaires peuvent également devenir le point de départ des fistules de l'espace pelvi-rectal supérieur.

Divers auteurs ont signalé l'existence de phlegmons *profonds* de la marge de l'anus ; ils ont mentionné les fistules *élevées*. Mais nulle part je n'avais trouvé une description didactique et méthodique de ces lésions. Déjà, pourtant, en 1842, dans un mémoire publié dans les *Annales de chirurgie*, j'assignais ce siège précis à certaines suppurations ayant leur origine dans la prostate.

Mais ce n'est que plus tard, en 1861, que je donnai une observation complète d'*abcès de l'espace pelvi-rectal supérieur*, ayant amené une fistule que je traitai et guéris par un moyen particulier.

Vous trouverez cette observation dans les *Bulletins de la Société de chirurgie*, 1862, p. 659.

Depuis lors, j'ai eu fréquemment l'occasion de revenir sur ce sujet au cours de mes leçons cliniques. C'est dans mon enseignement à l'hôpital des cliniques en 1872, que l'un de mes internes, M. S. Pozzi, actuellement agrégé de la Faculté, a puisé les matériaux de sa thèse inaugurale.

Je vais vous donner la relation d'une observation caractéristique de cette affection.

Voici en quelques mots le résumé de cette observation instructive.

M. B..., âgé de 29 ans, gros, fort, d'une constitution exceptionnellement vigoureuse, a toujours joui d'une bonne santé. Il est seulement sujet à des étouffements qui lui inspirent une grande inquiétude.

Il souffre aussi assez souvent de congestions hémorrhoïdaires.

Il y a six ans, il ressentit des douleurs dans la région pelvienne, douleurs lancinantes qui furent bientôt suivies d'un abcès à la marge de l'anus. Cet abcès fut ouvert par le Dr Brossard, mais jamais la cicatrisation n'en fut obtenue complètement. Une ouverture fistuleuse persista, laquelle s'oblitérait parfois durant des semaines et même des mois, mais pour se rouvrir ensuite.

Depuis une année l'écoulement de pus est constant; il augmente au point d'amener le dépérissement de la santé. Des injections de teinture d'iode et de perchlorure de fer furent faites avec persévérance, durant plusieurs mois, mais sans aucun succès. Enfin, il se décida à se confier à mes soins. Après examen, je constatai sur la fesse droite trois trajets fistuleux par lesquels un stylet arrivait à huit et neuf centimètres de hauteur. Le cathétérisme conduisait vers un même point. Il permettait, en outre, d'apprécier la direction parallèle au rectum des divers trajets, et le toucher rectal combiné montrait qu'une épaisseur notable séparait le stylet de la cavité intestinale. Nulle part je ne pus trouver de communication entre les fistules et l'intestin. Plusieurs injections faites avec du lait restèrent sans résultat.

D'ailleurs le malade affirmait que jamais ni matières stercorales, ni gaz ne s'écoulaient par les ouvertures. Le doigt, parvenu à la hauteur de huit centimètres et pressant sur la partie latérale, faisait brusquement sourdre une cuillerée environ de pus infect et mal lié, teinté de sang. Une fois je constatai des bulles de gaz, sans que ce fait, comme nous le verrons plus tard, indiquât péremptoirement une communication avec l'intestin.

Je passe sur les autres détails, car ce serait anticiper sur la description future. Je me borne à vous dire que cette *fistule de l'espace pelvi-rectal supérieur* (car tel est le diagnostic que je portai aussitôt) fut soumise au traitement rationnel que je préconise, et entièrement guérie au bout de six semaines.

J'ai su depuis que ce résultat ne s'était pas démenti. D'ailleurs, je reviendrai dans le courant de cette leçon sur quelques particularités thérapeutiques dont je fis l'application dans cette circonstance.

Je reprends l'étude des *causes* que j'ai interrompue pour vous citer cet exemple de l'influence des hémorrhoïdes.

Une forte contusion du périnée peut donner lieu à un phlegmon profond de la région pelvi-rectale, et consécutivement à une fistule. Voici une observation de ce genre d'autant plus remarquable qu'une femme en est le sujet :

Mme Bell..., auprès de laquelle je fus appelé en 1868, avait fait une chute sur un escalier ciré, au mois d'août de l'année précédente. La douleur immédiate fut tellement vive qu'elle s'évanouit.

Au bout de trois semaines, pendant lesquelles elle n'avait cessé de souffrir, un abcès apparut entre l'orifice vulvaire et l'anus, comme si le pus avait suivi la cloison recto-vaginale; une petite ouverture se fit spontanément dans le vagin, ouverture à laquelle un médecin de village ajouta un petit coup de lancette. Rentrée à Paris, la malade consulta son médecin qui conseilla l'expectation et le séjour en Italie. Au bout de quelque temps un foyer s'ouvrit à la fesse; je fus enfin appelé treize mois après le début.

Convaincu que les deux foyers avaient le même siège et ne communiquaient pas avec le rectum, je repoussai l'idée de fendre l'intestin, ce qui eût créé une fistule recto-vaginale. Je me bornai à inciser les deux foyers, à les scarifier, puis à les bourrer de charpie. Après deux mois et demi, la guérison était parfaite.

Les signes rationnels des fistules pelvi-rectales supérieures ressemblent, pour un observateur non prévenu, à ceux des fistules anales communes. En les étudiant de plus près, on remarque pourtant des phénomènes particuliers. Elles sont le plus souvent borgnes externes; il en résulte que le pus ne s'écoule pas par l'anus, mais auprès de lui.

Pour reconnaître ces faits, il ne faut pas s'en rapporter au dire du malade, incapable de fournir des indications précises : il faut procéder soi-même à l'examen direct, soit par le toucher, soit avec le *speculum ani.* Un autre signe rationnel qui mérite d'être noté est l'abondance de la suppuration ; elle est en rapport avec l'existence d'un clapier terminal dû à la barrière que le releveur de l'anus oppose à l'écoulement du pus. Celui-ci est souvent mélangé de gaz, qui, vu l'absence de communication avec l'intestin, est sans doute le résultat d'un travail endosmotique.

Les signes physiques ont une importance capitale; ils sont fournis : 1° par le toucher rectal, 2° par le cathétérisme du trajet, 3° par ces deux manœuvres combinées.

Le toucher donne un signe caractéristique que j'ai déjà

signalé. En appuyant le doigt sur la paroi rectale dans la direction où aboutit le trajet, on produit généralement un écoulement considérable de pus par l'orifice; la pression sur le clapier supérieur a vidé son contenu; aussi ne peut-on obtenir de nouveau ce résultat qu'après un assez long intervalle.

L'introduction du stylet ou mieux de la sonde cannelée montre la hauteur à laquelle pénètre le trajet, elle est considérable et varie entre sept et quinze centimètres; la moyenne est de onze centimètres. Il est rare du reste qu'on puisse la parcourir dans toute son étendue. Le plus souvent des brides, des inflexions ou des bifurcations formant éperon arrêtent le cathéter explorateur, notablement au-dessous de la dilatation terminale.

La combinaison du toucher rectal et du cathétérisme permet d'observer un autre fait de la plus haute valeur, savoir : l'épaisseur notable des parties molles interposées entre la sonde et le doigt. Ce n'est pas seulement la muqueuse qui les sépare, ce sont toutes les tuniques de l'intestin encore épaissies par un travail d'inflammation chronique. Cette épaisseur est telle et la dureté des parois du trajet si considérable qu'elle peut éveiller quelquefois la fausse sensation d'un corps étranger.

Quelques mots à propos de la situation des orifices fistuleux. Ils peuvent siéger en haut des points de la région anale, toutefois on les rencontre surtout en arrière ou sur les côtés de l'anus. On les trouve quelquefois en avant chez l'homme quand les fistules ont une origine prostatique. Ce siège est plus rare chez la femme; vous vous rappelez cependant que je vous en ai cité un exemple dans l'observation de Mme Bell... Dans des cas exceptionnels, les fistules pelvi-rectales supérieures suivent la paroi externe de la fosse ischio-rectale et s'ouvrent alors à trois ou quatre centimètres en dedans de l'anus, sous l'ischion.

Le trajet, qui conduit de l'orifice externe au réservoir supérieur, est souvent rectiligne, mais il peut être aussi tortueux et très étroit, ce qui constitue une difficulté pour l'exploration et plus tard pour l'opération. Du reste, quand les fistules sont anciennes, le trajet est rarement unique ; on en trouve deux ou davantage, et souvent ils passent par des chemins très divers, très éloignés en apparence, ce qui pourrait induire en erreur et faire croire à plusieurs fistules distinctes : cette particularité tient à ce que, le réservoir commun étant situé très haut, il peut en partir des trajets ayant des directions très différentes.

Dès que l'attention a été appelée une fois sur les caractères si tranchés des fistules pelvi-rectales supérieures, il n'est plus possible de les confondre avec les fistules anales appartenant aux divers groupes que j'ai énumérés. Pénétration du stylet à une profondeur d'environ dix centimètres; absence d'orifice en cul de poule dans la partie inférieure du rectum ; résultat négatif des injections exploratrices; issue d'un flot de pus déterminé par la pression du doigt introduit à une très grande profondeur ; augmentation considérable de l'écoulement quand le malade quitte la position horizontale pour se tenir debout; tels sont en résumé les signes différentiels qui tranchent le diagnostic.

Le pronostic est grave; car ces fistules réclament une l'opération sérieuse, et, si on n'y a pas recours, le malade peut être épuisé par la fièvre hectique, compagne obligée des longues suppurations. Est-il besoin d'ajouter qu'une infirmité aussi dégoûtante et aussi tenace empoisonne complètement l'existence de ceux qui en sont affligés ?

Quel est le traitement qu'on doit leur appliquer?

Si celui des fistules inférieures est facile, si les procédés chirurgicaux abondent et peuvent se suppléer avec succès, il n'en est pas de même pour les fistules pelvi-rectales supérieures. Ici, en effet, de nombreuses difficultés se trouvent réunies, et doivent être simultanément vaincues.

1° La hauteur considérable du trajet.

2° L'existence d'une cavité terminale.

3° L'épaisseur de la paroi qui sépare le trajet du rectum.

4° L'état particulier de la membrane qui tapisse le trajet, calleuse et fortement organisée, incapable de se laisser impressionner par les agents modificateurs.

De là résulte que le traitement par les injections de différente nature est illusoire, que les trochisques, les caustiques, la ligature ne peuvent être raisonnablement tentés, et que l'incision par le bistouri non seulement serait difficile et téméraire à cause du danger d'hémorrhagie incoercible, mais encore serait impuissante à amener la guérison. Effectivement la cavité située au-dessus du releveur a besoin, pour se déterger et se combler, d'être maintenue béante, suivant la règle générale applicable à tout clapier. Or il ne saurait en être ainsi après l'incision pure et simple; et, quant à l'excision de ses parois, on ne peut y songer, vu sa situation inaccessible. Il n'est donc pas étonnant que la chirurgie soit restée longtemps impuissante devant de pareilles lésions, et que des chirurgiens comme Ledran [1], Garangeot [2], Heister [3], Pott [4],

1. Ledran. *Traité des Opér.*, p. 139.

2. Garangeot. *Traité. des opér.*, tome II, p. 350.

3. Heister. *Institutions de chirurgie*, traduction française, tome II, chap. 168, p. 517.

4. Percival Pott. *Œuvres*, traduction française. Paris, 1777, tome II, p. 360.

B. Bell [1], Sabatier [2], Boyer [3], Ribes [4], Velpeau [5], se soient rencontrés dans la proscription formelle de toute opération lorsque la fistule remonte au-dessus du doigt placé dans l'anus.

Si Gerdy n'avait pas distingué les fistules pelvi-rectales supérieures des fistules de la fosse ischio-rectale compliquées de décollement très élevé de la tunique muqueuse, il avait du moins plusieurs fois observé des fistules *profondes*, et il conçut l'idée neuve et originale de réunir le trajet au rectum à l'aide de la pince entérotome de Dupuytren. En agissant ainsi il avait pour but unique d'éviter l'hémorrhagie. Il opéra de la sorte plusieurs fistules réputées incurables : il réussit; on l'imita, et la méthode du *pincement* fut créée.

Cependant une méthode nouvelle vint bientôt la supplanter; je veux parler de l'*écrasement* et de la *ligature extemporanée*. Et de fait, s'il ne s'était agi que d'éviter l'hémorrhagie, le pincement eût pu être ainsi avantageusement remplacé, et, si cette substitution était absolument regrettable, c'est que là n'était pas la principale condition du problème. Or cette condition qui ne pouvait être trouvée qu'à la lumière de la physiologie pathologique, la voici : c'est de faire aux parois qui séparent la cavité de l'abcès de celles du rectum une large perte de substance à bords mâchés n'ayant aucune tendance à se réunir après la section; de telle sorte, la cavité placée au-dessus du releveur a tout le temps de suppurer et de se modifier sous l'influence de pansements méthodiques, tandis qu'il n'en saurait être de même après la fente étroite, linéaire, rapi-

1. B. Bell. *Cours de chirurgie*, trad. Bosquillon, tome II, p. 166.
2. Sabatier. *Méd. opératoire*. Edit. Dupuytren et Lansou, tome II, p. 336.
3. Boyer. *Maladies chirurgicales*, tome X, p. 112.
4. Ribes. *Mém. de la Soc., méd.*, tome IX, p. 103.
5. Velpeau. *Dict.* en 30 Vol., tome III, p. 324.

dement réunie, que produit l'écraseur. Ajoutez que ce dernier instrument ne saurait mettre à l'abri de la blessure du péritoine, tandis que le pincement a pour effet de la rendre inoffensive, en produisant des adhérences protectrices.

J'ai donc adopté sans hésiter la méthode du pincement dans le traitement des fistules pelvi-rectales supérieures. J'ai, en outre, modifié, dans ce but, l'entérotome de Dupuytren. Cet instrument a l'inconvénient d'agir, comme des ciseaux, de la base au sommet, et, par suite, de ne presser énergiquement que sur la partie inférieure des tissus compris entre ses mors. Sur mes indications, M. Collin a construit un entérotome à branches parallèles pouvant être parallèlement rapprochées à l'aide de vis et qui est exempt de l'inconvénient précédent.

Avant de l'introduire, vous me verrez d'abord procéder à un débridement méthodique, destiné à redresser les sinuosités du trajet. L'importance de cette rectification du trajet est telle qu'on doit en faire un temps spécial de l'opération, laquelle, ainsi modifiée, se décompose comme suit :

1er *Temps : Rectification du trajet.* — Une sonde cannelée est poussée dans le trajet le plus haut possible ; on glisse sur elle un bistouri boutonné dont le tranchant est dirigé en arrière. Le choix de cette direction a pour but d'abord d'éviter les vaisseaux, et en second lieu d'inciser la partie postérieure du trajet qui échappera à l'action de l'entérotome.

2e *Temps : Introduction de la branche mâle dans le trajet.* — Elle est guidée à l'aide de l'index gauche placé dans le rectum, puis confiée à un aide.

3e *Temps : Introduction de la branche femelle dans le rectum.*

4e *Temps : Rapprochement des deux branches à l'aide des vis.* — L'application de l'instrument est assez douloureuse au moment où l'on serre la vis, pour qu'il soit bon d'anesthésier le malade ; mais les jours suivants il souffre à peine.

S'il existait plusieurs trajets, il faudrait, après avoir placé l'entérotome dans le principal, réunir à celui-ci les trajets secondaires par des débridements au bistouri de profondeur modérée. Telle est la conduite que j'ai tenue dans le cas que je vous ai précédemment cité du malade du docteur Brossard.

Les suites de l'opération sont très simples et généralement exemptes d'accidents. Il est, par contre, une conséquence fâcheuse qui ne manque jamais de se produire, mais qui, heureusement, n'est que de courte durée : c'est l'incontinence des matières fécales. J'ai dit que les sphincters de l'anus, tout au moins le sphincter interne, sont fatalement divisés par l'eschare que l'on produit. Jusqu'à ce que la cicatrice soit fermée, et que son tissu ait subi une rétraction suffisante, le muscle ne remplit plus son office. Mais avec le temps le conduit anal reprend toutes ses fonctions.

L'observation suivante en est une preuve. Elle est relative à un malade que j'ai pu revoir; car il rentre dans nos salles, huit ans après avoir été opéré à la Pitié d'une fistule pelvi-rectale supérieure.

Après être resté seulement dix semaines à l'hôpital, il avait repris son métier de blanchisseur. Il dit avoir été obligé pendant plusieurs semaines de se garnir, de crainte de tacher son linge, car la plaie fournissait encore du pus. Mais bientôt tout disparut, et il ne conserva qu'une certaine difficulté à retenir les lavements et les matières lorsqu'elles étaient liquides. Il y a deux ans il rentra à la clinique pour une douleur et une tuméfaction au niveau de la partie moyenne du sacrum. Pendant les quinze jours qu'il passa à l'hôpital, la tuméfaction disparut et le malade sortit amélioré; mais, quelques mois après, M. Lannelongue lui fit, à Bicêtre, une large incision qui, depuis, ne s'est pas refermée. Aujourd'hui il revient à l'hôpital pour demander qu'on le guérisse.

Je constate :

1° Que par la fistule située à la partie moyenne du sacrum on arrive directement sur le sacrum carié ;

2° Que le malade, qui a beaucoup maigri, est atteint de phthisie des deux sommets, principalement à gauche;

3° Que, du côté du rectum, la fistule opérée en 1864 est complètement guérie; il existe là une rainure qui se distingue de la muqueuse rectale par la coloration blanche de la membrane qui la tapisse. Elle a un demi-centimètre de longueur. Elle n'est pas de niveau avec la surface rectale, mais un peu déprimée, souple et molle au toucher, reposant sur un fond élastique et non dur, peu sensible, Le doigt introduit dans le rectum constate très nettement que l'anus se contracte volontairement; seulement sa contraction est faible, ce qui explique la difficulté qu'a le malade de retenir les lavements. Évidemment, dans l'opération pratiquée par *pincement*, le sphincter a été détruit sur une certaine étendue et a dû perdre de son action.

Ce malade peut donc être considéré comme parfaitement guéri de la fistule profonde de laquelle il a été opéré. Quant à l'abcès existant sur la face externe du sacrum, il se rattache bien évidemment à l'affection générale tuberculeuse dont il est atteint, puisqu'il a une caverne au sommet du poumon gauche.

Peut-être la suppuration qui a apparu, il y a huit ans, dans l'espace pelvi-rectal supérieur, avait-elle pour origine quelque avant-coureur de l'affection actuelle? C'est une question que je pose sans la résoudre.

TRENTE-QUATRIÈME LEÇON

Fistule recto-vaginale.

MESSIEURS,

Je désire attirer votre attention sur une malade atteinte d'une fistule recto-vaginale, et couchée au n° 10 de la salle Saint-Maurice.

Il y a déjà longtemps qu'elle est dans le service ; je vais cependant vous rappeler son histoire qui n'est pas sans intérêt. Elle a eu, il y a dix-huit ans, alors qu'elle habitait encore la province, un accouchement difficile, quoique le forceps n'ait pas été appliqué ; en deux mots elle est accouchée naturellement, mais longuement. Plus tard elle s'aperçut que des matières fécales sortaient par le vagin. Combien de temps après l'accouchement ? Ce ne serait que deux mois après, suivant la malade. Toutefois elle ne peut préciser, et c'est, en effet, ce qui arrive le plus souvent, car il se passe toujours un certain laps de temps entre les premiers signes de la maladie et la cause qui lui a donné naissance. J.-L. Petit nous en donne un exemple, en nous citant l'observation d'une marquise qui avait été accouchée par une sage-femme, et qui ne s'aperçut de son infirmité que six semaines après. Le fait est d'ailleurs facile à expliquer. Les parties molles contuses se mortifient, et l'eschare qui en résulte est longtemps à se détacher, plus longtemps que celle qui survient à la face postéro-inférieure de la vessie dans des circonstances analogues, parce que le liquide renfermé dans ce réservoir est plus tenu, et que dans le décubitus dorsal il a la plus grande tendance à passer dans le vagin; dans les fistules recto-vaginales, au contraire, les matières ont plus de consistance et sont au-dessous du vagin.

Quoi qu'il en soit, la malade est restée cinq ou six ans dans cet état sans voir aucun médecin, et ce n'est que lorsqu'elle fut fatiguée de cette incommodité qu'elle vint à Paris pour entrer dans le service de M. Alph. Guérin qui, à cette époque, remplaçait Gerdy à l'hôpital de la Charité. La première opération qu'elle subit dura cinq quarts d'heure, et elle nous rapporte qu'elle a beaucoup souffert. Une seconde opération tentée quelque temps après demeura encore sans succès. Jusque-là les renseignements sont peu nets; mais plus tard, il y a deux ans de cela, nous avons eu de M. Guérin des détails très précis concernant surtout une nouvelle opération tentée à cette époque, opération qui ne fut pas plus heureuse que les précédentes, quoiqu'elle ait laissé des traces manifestes. Vous savez le reste. Elle est entrée dans nos salles, et j'ai essayé l'autoplastie qui devait échouer, comme toutes les autres opérations, pour les raisons que nous allons examiner.

Si l'on vient à toucher la malade par le vagin, on sent un orifice ovalaire ayant un centimètre de longueur sur un diamètre transversal d'un demi-centimètre. Le doigt pénètre facilement par cette voie dans le rectum, de sorte qu'un doigt introduit en même temps par l'anus vient à la rencontre du premier.

En palpant le bord droit de cette ouverture, on constate qu'il est régulier, quoiqu'un peu dur, et qu'il circonscrit très nettement la fistule. Du côté gauche, au contraire, on trouve que le bord est complètement formé par du tissu de cicatrice qui lui donne un aspect irrégulier, noueux, et que, de plus, il adhère fortement aux parties voisines du squelette. De là résultent bien certainement ces difficultés insurmontables pour le chirurgien et que nous avons déjà rencontrées chez le n° 2 de notre salle Saint-Maurice. Pendant l'accouchement la tête du fœtus presse sur le squelette les parties molles jusqu'à les écraser et à amener leur mortification. Ainsi s'expliquent ces adhérences, et aussi la difficulté que nous éprouvons à tirer par en bas la fistule immobilisée et à mettre en contact les surfaces avivées.

Si maintenant on cherche à observer *de visu* la partie malade au moyen d'un spéculum univalve, on découvre à trois ou quatre centimètres du plancher périnéal l'orifice ovalaire circonscrit par un tissu nodulaire blanchâtre, à travers lequel on aperçoit la muqueuse rose pâle du rectum qui fait hernie dans le vagin; et, pour peu que la malade fasse effort, on voit les matières s'exprimer par l'ouverture. La muqueuse vaginale, irritée par le contact de matières étrangères, est rouge et ulcérée, ce qui détermine un écoulement leucorrhéique très abondant, et un prurit intense dont la malade se plaint beaucoup. De plus, on remarque que le plancher périnéal est partagé en deux étages par un repli membraneux dont la face antéro-inférieure est dirigée du côté de la vulve, et la face postéro-supérieure vers le rectum. Il serait cependant difficile à présent de comprendre ce qu'a essayé M. Guérin, si nous n'avions préalablement reçu de lui quelques renseignements. Il a tenté l'obstruction en dédoublant la cloison recto-vaginale de manière à faire glisser la paroi rectale sur celle du vagin et faire ainsi l'opération en tiroir que M. Nélaton a imaginée pour fermer ces orifices fistuleux. C'est en effet ce procédé qui a été décrit par lui dans la thèse de Michon; mais il ne l'avait jamais appliqué. Il recommandait, pour maintenir le dédoublement, de se servir de deux plaques d'ivoire percées de trous qui ne se correspondraient pas exactement. Ce procédé employé par M. Guérin a complètement échoué, et je vous ai dit ce qu'il restait de l'opération: les cloisons se sont cicatrisées isolément au lieu de s'adapter l'une à l'autre, ce qui divise le périnée en deux étages, et la fistule persiste.

L'orifice ainsi disposé, j'ai cru pouvoir appliquer le procédé américain de Marion Sims, c'est-à-dire aviver les bords de l'ouverture du côté du vagin et repousser en arrière la muqueuse du rectum de manière à constituer au niveau de l'orifice rectal un bourrelet qui pût s'opposer à l'infiltration des matières stercorales. Mais mon avivement a porté ainsi sur des parties déjà amincies et tiraillées, et les fils ont lâché, de sorte qu'aujourd'hui la malade se trouve exactement dans le même état qu'avant l'opération.

Pourquoi les procédés qu'on a tentés n'ont-ils pas réussi? Je crois avoir trouvé et les raisons qui les ont fait échouer et les moyens de les éviter. Mais, auparavant, je désire jeter un coup d'œil sur les temps passés, et m'assurer s'il n'y a point quelques faits dans la science qui puissent nous guider.

Tout d'abord nous remarquons, d'après les observations recueillies, que les fistules vésico-vaginales sont beaucoup moins rares que les fistules recto-vaginales : c'est sans doute pour ce motif que leur histoire est mieux faite.

J'ai cité un travail de Michon, je veux justement parler de la thèse que j'ai déjà signalée et qui a été donnée en

1840 à un concours de médecine opératoire qui s'est terminé par la nomination de Blandin. Il a traité dans cet ouvrage des fistules vésico et recto-vaginales, mais la description des dernières est bien loin d'être satisfaisante, quoiqu'il ne les ait pas négligées complètement; c'est d'ailleurs dans cet article qu'il a rapporté le procédé que Nélaton lui a communiqué. Après cela, je trouve dans le *Dictionnaire en trente volumes*, au mot « Vagin », un article assez complet : on y rapporte plusieurs observations de fistules recto-vaginales non guéries avec citation des différents procédés qui ont été essayés. Jobert, dans son excellent ouvrage, a consacré quelques lignes à la description d'un procédé anaplastique sur lequel il donne des détails du reste fort intéressants, mais qui ne se rapportent que très indirectement au sujet. Il cite çà et là des observations tout à la fois avec et sans déchirure du périnée et il n'établit entre elles aucune différence.

Plus tard une observation recueillie par Verneuil marque une ère nouvelle (*Bull. de la Société de chirurgie*, p. 229). Je l'ai lue avec la plus grande attention et je l'ai méditée : il s'agit d'une fistule recto-vaginale avec déchirure du périnée, de sorte qu'il y avait une large communication entre le rectum et le vagin; mais, loin d'être une complication, cette particularité simplifiait le procédé opératoire, comme j'espère vous le faire voir tout à l'heure.

Voilà les documents où nous pourrons puiser; car je n'ai rien trouvé dans le livre de Marion Sims.

Ce qui frappe le plus après cette étude, c'est la confusion qui existe entre les diverses variétés de fistules; aussi importe-t-il beaucoup de les distinguer et de les bien définir. Effectivement, s'il existe une communication du rectum avec le vagin par un orifice creusé tout entier dans la cloison interposée sans division complète de cette cloison, c'est la fistule proprement dite, et c'est pour celle-là seulement que tous les procédés imaginés ont échoué. Si, au contraire, il y a déchirure complète du périnée, et division intéressant la cloison dans une étendue plus ou moins grande, l'opération est plus simple, le champ est plus large pour manœuvrer, l'avivement se fait sans peine, et les pointes de suture sont plus faciles à placer. C'est pourquoi, je le répète, il importe d'établir deux classes bien distinctes :

1° Déchirures du périnée avec communication du rectum et du vagin ;

2° Fistules recto-vaginales.

Parmi ces dernières, j'établis encore deux variétés :

1° Fistules recto-vulvaires ;

2° Fistules recto-vaginales proprement dites.

Je fais cette distinction, parce qu'il n'y a d'écoulement de matières stercorales que pendant la défécation dans la première variété, l'orifice interne étant situé entre les deux sphincters, et que, dans la seconde, il y a écoulement continu.

Il est facile de concevoir le côté pratique de cette division qu'il est très important de faire, et il faut toujours analyser la variété qu'on avait sous les yeux lorsqu'on publie une observation. La fistule opérée par Valentin Mott, et dont il est fait mention dans le *Dictionnaire en trente volumes*, était recto-vulvaire.

M. Bonnet, dans le *Bulletin de la Société de chirurgie* de 1863, parle aussi d'une fistule du même genre. Mais, du reste, je ne m'occuperai plus de cette variété qui n'a rien à faire avec celle qui nous occupe aujourd'hui.

Quant aux fistules recto-vaginales, c'est une autre affaire, et elles présentent des difficultés extrêmes ; j'en ai vu une avec M. Jobert de Lamballe, qui refusa de l'opérer.

Les observations de ces fistules recto-vaginales pures sont rares dans les recueils scientifiques, car elles présentent pour leur guérison des difficultés presque insurmontables; en effet, elles peuvent ou s'ouvrir très haut, tout près du col utérin, ou tout au contraire très près du sphincter. La nôtre occupe une position moyenne, à trois ou quatre centimètres de la vulve, selon qu'on allonge ou non la cloison recto-vaginale. Elle est donc située assez haut, et bien positivement au-dessus du sphincter, puisqu'il y a une incontinence complète des gaz et des matières fécales.

Ces fistules ont une étiologie variée, et, quoique leur cause la plus fréquente soit un accouchement difficile, elles peuvent provenir d'un ulcère, comme c'était le cas chez une malade de Saint-Louis, chez laquelle j'ai d'abord échoué pour réussir enfin par mon procédé particulier : une ulcération syphilitique du rectum avait perforé de part en part la cloison. Pour ma part, je n'ai vu que trois de ces fistules recto-vaginales, et c'est déjà beaucoup. D'autres fois, elles sont produites par des abcès divers de la cloison, ouverts des deux côtés, abcès compliqués du dédoublement des parois; d'autres fois encore c'est un rétrécissement du rectum et principalement un rétrécissement de nature syphilitique, très commun (chez les femmes surtout), ou bien encore de nature cancéreuse.

D'autres fois enfin, comme je l'ai dit, c'est un accouchement qui est la cause de la fistule; ainsi, chez une malade que j'ai vue autrefois avec MM. Jobert de Lamballe et Gendrin, et chez laquelle l'accouchement par le forceps avait été pratiqué par un médecin fort distingué, l'eschare qui n'avait évidemment pas été déterminée par l'instrument, tomba sous mes yeux et laissa tout près du sphincter un orifice énorme; elle avait sans aucun doute pour origine la pression de la tête, qui était restée très longtemps sur le plancher périnéal, car ce dernier temps de l'accouchement avait été horriblement long et douloureux. Une première fois, chez cette malade, j'essayai de la guérir, et j'échouai. M. Jobert, appelé en consultation, la déclarait incurable; néanmoins je l'opérai de nouveau, et de nouveau j'eus un insuccès; depuis elle n'a plus voulu se soumettre à d'autres tentatives, et elle a préféré conserver son infirmité.

Les symptômes de ce genre de fistules sont une incontinence des gaz et des matières fécales, dès qu'elles arrivent dans le cul-de-sac du rectum; c'est une incommodité horrible; ajoutez à cela l'irritation continuelle du vagin qui occasionne un prurit affreux, enfin l'impossibilité des approches conjugales. Ces infirmités sont si graves et si pénibles qu'elles amènent presque nécessairement l'intervention du chirurgien.

Quant aux moyens inventés pour guérir ces fistules, vous en trouverez l'énumération complète dans le *Dictionnaire en trente volumes*. On a d'abord essayé la cautérisation par le fer rouge ou les caustiques; c'est parfaitement inutile, on n'a pas un seul succès à enregistrer, et cette pratique serait le bon moyen d'augmenter la fistule.

On a aussi proposé le tamponnement pour empêcher les matières fécales de passer par la fistule et tâcher d'obtenir son oblitération par les seules forces de la nature.

Pour cela on a avivé les bords de l'orifice avec le beurre d'antimoine, et on a tamponné séparément le rectum et le vagin; puis, comme le tamponnement du rectum sollicitait des contractions perpétuelles, on s'est servi des deux plaques d'ivoire de Cullerier. C'est un moyen ingénieux, mais infidèle, qui n'a jamais réussi et que je ne cite que pour mémoire.

On a essayé encore de la suture pure et simple, et c'était en effet la première idée qui devait se présenter à l'esprit des chirurgiens; malgré cela on a toujours échoué, grâce à la ténuité de la cloison; il est impossible de rapprocher deux cloisons qui se terminent en mourant, minces comme deux feuilles de papier. Impossible aussi de faire concorder exactement ces deux surfaces; le moindre mouvement, la moindre issue de gaz dérange leurs rapports respectifs, et puis enfin la continuelle filtration des humidités fécales n'est pas un des moindres inconvénients.

Alors on a eu recours à l'autoplastie et à l'anaplastie : c'est l'opération qu'imagina Jobert, et à laquelle il a consacré un article excessivement court dans son *Traité de clinique plastique*, article tout à fait insuffisant pour ce qui concerne ces fistules et leurs divers moyens de traitement, mais qu'il n'a écrit que pour faire connaître son procédé opératoire, et du reste ce procédé ne s'applique qu'aux fistules compliquées de déchirure périnéale.

Le voici en deux mots : il sépare la cloison à droite et à gauche, jusqu'aux grandes lèvres, avive la fistule, puis saisit la cloison, et abaisse ce rideau. On peut obtenir ainsi une guérison; mais il n'y a plus de sphincter, et l'incontinence des matières fécales continue comme auparavant. Cette opération est complètement impraticable; elle ne fait absolument qu'abaisser la fistule, et du reste elle ne s'applique pas à la variété qui nous occupe aujourd'hui.

Le procédé décrit par Nélaton serait plus applicable, mais il a échoué avec M. Guérin et on ne peut plus l'essayer, et puis je l'ai tenté moi-même à l'hôpital Saint-Louis et sans aucun succès; la malade, ne pouvant supporter la plaque rectale, voulait tout arracher, et j'ai dû renoncer le lendemain à la guérir de cette manière, quoique je sois parvenu à le faire plus tard par un autre procédé.

Valentin Mott a essayé d'un procédé qui se rapproche du procédé anaplastique. Pour guérir une fistule recto-vulvaire développée à la suite d'un abcès de la cloison, il introduisit par le rectum une mèche qu'il fit sortir par la fistule, puis à travers un dédoublement de la cloison; les humidités fécales suivirent cette voie sans pénétrer dans le vagin; l'orifice vaginal ainsi oublié se ferma peu à peu, et V. Mott n'eut plus qu'à couper le point compris entre les deux bouts de la mèche; cette opération a pris le nom d'opération du séton.

Quant à Richard, il a imaginé un procédé si singulier, que je n'ai pu réussir à le comprendre, et je suis bien convaincu que l'auteur du *Dictionnaire en trente volumes*, qui en parle dans son article, ne l'a pas plus compris que moi.

Telles sont à peu près les opérations imaginées jusqu'à aujourd'hui pour traiter ces fistules. Quelqu'un vient de me parler d'un procédé américain qui lui a réussi dans la pratique de la ville; c'est le même que j'ai déjà employé comme pour le traitement des fistules recto-vésicales, et qui devait du reste échouer; j'ai pour cela enlevé une large bande circulaire autour de l'orifice accidentel en laissant le bord intact, puis j'ai passé mes aiguilles dans le dédoublement de la cloison sans entrer dans le rectum, et j'ai pratiqué trois points de suture qui ont amené au contact les surfaces avivées; mais les fils ont coupé les tissus et je n'ai pas obtenu de cicatrice. On peut obtenir par ce moyen des succès dans certains cas, mais pas dans celui-ci; en effet, par suite des opérations antérieures, la lèvre gauche de la fistule est devenue adhérente à la branche pubienne, d'où une impossibilité d'amener les deux lèvres au contact. En outre, par suite du dédoublement pratiqué par M. Guérin, la vulve est considérablement rétrécie; j'étais donc fort à l'étroit pour opérer, et c'est une des raisons pour lesquelles je n'ai pu réussir; il est impossible de manœuvrer convenablement dans un espace aussi restreint : le spéculum à lui seul tient toute la place.

Après avoir beaucoup réfléchi, je suis arrivé à ces conclusions, que le procédé américain était bon en lui-même, mais inapplicable dans ce cas, et, pour le rendre applicable, je me suis reporté, à l'exemple de M. Verneuil, à ce que j'avais fait comme lui, avec tant de succès, pour une de ces fistules compliquées de déchirure périnéale. Je me suis dit que, si nous avions tous deux réussi, c'est que nous avions pu opérer facilement, en ayant la fistule sous les yeux; c'est que nous avions pu d'abord facilement pratiquer la suture des points les plus élevés et n'arriver qu'en dernier lieu à celle de la déchirure périnéale, de sorte que ce qui était, au point de vue de la maladie, une grave complication, était devenu pour l'opération une véritable facilité.

Je me suis demandé alors pourquoi je ne ferais pas ici la même chose, et j'ai tout simplement imaginé de pratiquer une déchirure périnéale artificielle, de pratiquer en un mot une opération préliminaire, et puis une opération définitive, exactement comme on le fait pour l'extraction des polypes naso-pharyngiens. C'est en 1858 que j'ai appliqué pour la première fois ce moyen de traitement chez une malade auprès de laquelle j'avais déjà échoué par le procédé du dédoublement; je me décidai à fendre entièrement toute la portion intermédiaire à la fistule et à l'anus, et, après avoir ainsi divisé le périnée, j'ai pu amener la fistule à l'extérieur; j'en ai avivé les bords, et la guérison a été parfaite, mais la malade qui nous occupe aujourd'hui ne guérira que si on pratique l'ouverture du périnée, et je suis résolu à faire maintenant ce que j'aurais déjà dû faire auparavant.

Voici maintenant, Messieurs, la description du procédé opératoire que je vais employer et que je divise en trois temps. Le premier comprend l'opération dite préliminaire comme pour l'opération de la fistule vésico-vaginale : j'introduirai à travers l'ouverture accidentelle une sonde cannelée, et puis je diviserai sur la ligne médiane tout le reste de la cloison et ce qui reste du périnée.

Notre opérée sera alors exactement dans l'état des malades qui ont une communication recto-vaginale compliquée de déchirure du périnée, et l'affection sera grandement simplifiée au point de vue opératoire.

Le second temps comprendra l'avivement des bords de la fistule seulement; ceux du périnée seront déjà suffisamment avivés; pour cette partie de l'opération je me conformerai exactement au procédé américain inventé par Marion Sims, c'est-à-dire qu'au lieu d'aviver directement les limites de la fistule, j'aviverai obliquement à un centimètre tout autour, et je ne parle ici que de la muqueuse vaginale ou plutôt du tissu cicatriciel qui la remplace (car il n'y a plus de muqueuse véritable), mais il est bien entendu que je ne toucherai pas au rectum.

Au troisième temps je pratiquerai la réunion des deux bords, réunion qui doit être faite de manière à mettre en présence les deux surfaces avivées et à faire saillir dans le rectum la crête qu'elles formeront, crête sur laquelle je compte beaucoup pour la guérison définitive. Et quand enfin j'aurai placé trois points de suture, le doigt introduit dans le rectum y trouvera une arête saillante correspondant à la suture et de chaque côté un petit enfoncement en gouttière formé par la muqueuse rectale non comprise dans l'opération. C'est certainement pour cette raison que le procédé américain est le meilleur de tous pour ces fistules, aussi bien que pour les fistules vésicales. En effet, voyez ce qui se passe dans la vessie avec une crête semblable ; l'urine peut s'accumuler dans les enfoncements latéraux, jamais sur la crête, grâce à la sonde d'épuisement qui, placée à demeure, empêche que jamais elle atteigne ce niveau. La même chose exactement se passe dans le rectum et sur sa crête saillante. Puis, par précaution, je constipe la malade pour huit, dix, quinze jours. Ainsi, chez mon opérée de Saint-Louis, il n'y eut pas de garde-robe pendant quinze jours, puis vint une débâcle épouvantable, et cependant la suture résista parfaitement.

Outre cela, nous avons encore un autre avantage qui n'est pas sans importance : on ne touche pas à la muqueuse rectale, donc pas de ces ténesmes continuels qui surviennent chaque fois qu'un corps étranger touche à la muqueuse, ou qu'on l'intéresse dans une suture. Quant à l'opération elle-même, elle est longue, difficile, et bien peu d'entre vous pourront la voir convenablement.

TRENTE-CINQUIÈME LEÇON

Polypes de l'urèthre.

MESSIEURS,

Je désire aujourd'hui attirer votre attention sur une malade qui est couchée au n° 4 de la salle des femmes et qui est atteinte d'une affection désignée sous le nom de *polype de l'urèthre*. Nous nous proposons de vous démontrer, dans le cours de cette leçon, qu'il ne s'agit pas là d'un véritable polype, mais bien plutôt d'une petite tumeur végétante que les histologistes décrivent sous le nom de papillome muqueux.

La malade est âgée de 24 ans ; c'est une femme d'une constitution robuste, qui exerce la profession de cuisinière ; réglée pour la première fois à 17 ans et demi, elle le fut depuis assez irrégulièrement, peu abondamment pendant quatre à six jours. Jamais de pertes rouges ; un peu de leucorrhée dans l'intervalle des règles. Mariée depuis dix-huit mois, elle s'était aperçue, au moins six mois avant son mariage, qu'elle avait aux *parties sexuelles* un *petit bouton rouge*, qui était très sensible et la faisait souffrir particulièrement quand elle s'essuyait après avoir fait les lotions que réclame la toilette des femmes. C'est alors qu'elle consulta, pour la première fois, un médecin qui lui ordonna des tisanes rafraîchissantes.

C'est surtout au moment de son mariage, lors de la première approche, qu'elle ressentit des douleurs intolérables, qui ne permirent pas à son mari d'accomplir l'acte vénérien; une petite hémorragie eut lieu à ce moment. Cette femme resta alors trois mois sans avoir aucun rapport conjugal. Pendant cet intervalle, un médecin la cautérisa avec le nitrate d'argent sept à huit fois, sans que le polype parût diminuer.

Les rapports sexuels ne furent pas plus possibles après ce traitement qu'auparavant; le contact du pénis, du doigt, d'un instrument quelconque, faisait pousser des cris à la malade. C'est seulement à partir de son mariage que la miction devint très pénible avec envies fréquentes d'uriner, épreintes, urines épaisses, mais non mélangées de sang. Ces accidents paraissent avoir augmenté depuis le début de l'affection.

Quant aux sensations voluptueuses produites par les rapports sexuels, la malade dit n'en avoir aucune idée; les devoirs conjugaux lui ont toujours causé une certaine frayeur; mais elle indique des sensations d'une nature indéfinissable qu'elle éprouve au moment où elle peut satisfaire ses envies d'uriner.

Si on examine la vulve, on constate, au niveau de la partie antérieure de l'urèthre, une petite tumeur d'un rouge vif, framboisée, espèce de végétation fendillée, composée de plusieurs lobes séparés par des fissures; ce n'est donc pas l'aspect d'une cerise, à surface lisse, uniforme, comme pour les polypes muqueux du conduit auditif externe ou des fosses nasales, que présente cette petite tumeur; elle s'enfonce un peu dans l'urèthre et devient plus saillante, lorsque la malade fait un effort pour uriner ou pour aller à la garde-robe. Au lieu d'être pédiculée, elle est sessile, et même sa surface d'insertion, qui occupe les parties inférieures et latérales de l'urèthre, est assez large. Les manœuvres exploratrices les plus douces la font saigner assez facilement.

Si on pratique le cathétérisme, le bec de la sonde est arrêté quelques instants à un centimètre environ en arrière du méat, et on éprouve une certaine difficulté à franchir le rétrécissement qui existe en ce point du canal uréthral. Lorsqu'on a triomphé de cet obstacle, on parcourt facilement le reste de l'urèthre, et on parvient dans la vessie, où on ne constate la présence d'aucun corps étranger. Pendant que la sonde était en place, j'introduisis dans le vagin mon doigt indicateur, et je pus constater d'abord que celui-ci était fortement serré par le constricteur du vagin ; en effet, la résistance de ce muscle n'avait pas encore été vaincue par des rapprochements sexuels certainement incomplets, comme l'attestait l'intégrité presque complète de la membrane hymen. L'exploration vaginale me permit, en outre, de sentir, en palpant l'urèthre, une espèce de bourrelet circulaire au niveau du point où la sonde se trouvait arrêtée. Poursuivant mes investigations, je trouvai l'utérus un peu abaissé, mais normal.

Un fait curieux, et sur lequel je désire insister, parce qu'il est important au point de vue pratique, c'est l'existence dans les régions environnantes de vives douleurs qui tourmentent la malade, même lorsqu'elle est inactive dans le lit, mais surtout quand elle urine, quand elle tente d'avoir des rapprochements sexuels, ou bien quand sa petite tumeur est irritée par un moyen quelconque.

Ces irradiations douloureuses qui se manifestent dans les lombes, les aines, la partie supérieure des cuisses, sont dues à une propagation, suivant les différents rameaux du plexus hypogastrique, de l'irritation produite en un point de son trajet par le polype uréthral. Il existe chez notre malade un phénomène analogue à celui que l'on rencontre dans le cas de fissures à l'anus, où ces douleurs sont atrocement pénibles pour les pauvres patients, non seulement pendant la défécation, mais encore assez longtemps après.

Tel est à peu près le tableau des symptômes présentés par notre malade ; voyons quelles conclusions nous allons pouvoir tirer de l'analyse de ces faits. Et, d'abord, comment avons-nous reconnu l'affection qui nous occupe? Le diagnostic, sans être difficile, présentait cependant quelques nuances délicates qui méritent de nous arrêter un instant.

Lorsque je vis la malade pour la première fois, elle était accompagnée de son mari, et de plusieurs personnes de sa famille : le fait qui les avait surtout frappés et sur lequel ils insistaient, était celui-ci : « impossibilité de l'acte conjugal chez une femme nouvellement mariée, à cause de la douleur extrême que causait toute tentative de rapprochement sexuel ». Avant de me livrer à aucun examen direct, il me vint à l'idée qu'il pouvait exister une des affections qu'on rencontre le plus fréquemment chez les jeunes mariées : soit la vaginite ou la métrite spéciales aux jeunes femmes, inflammation n'ayant rien de spécifique, attribuée par Ricord au traumatisme produit par le membre viril et que, dans son langage imagé, il a désignée sous le nom de *vaginite*, *métrite balistique*, soit le vaginisme caractérisé par une hyperesthésie vulvaire et une contracture douloureuse du muscle constricteur du vagin, empêchant les rapprochements sexuels.

Mais la malade n'avait pas d'écoulement, le toucher

vaginal, quoique douloureux, était possible, et ne révélait aucune lésion du côté de l'utérus. Il fallait donc écarter immédiatement la métrite et la vaginite. Le vaginisme restait possible, mais cependant peu probable, car le doigt, quoique serré par le constricteur du vagin, avait pu, sans une trop grande difficulté, triompher de sa résistance. Enfin, l'inspection des parties génitales externes nous faisait découvrir au niveau de l'urèthre la petite tumeur rouge que nous avons décrite, et nous mettait sur la voie véritable de tous les accidents qui tourmentent depuis dix-huit mois cette malheureuse jeune femme.

Nous avions évidemment sous les yeux un de ces néoplasmes que Nicod paraît avoir étudiés pour la première fois sous le nom de polypes de l'urèthre.

Le diagnostic nosologique était fait, mais notre tâche n'était pas achevée; nous devions encore chercher la structure anatomique de cette excroissance uréthrale. Présente-t-elle les caractères d'un polype? Et d'abord, qu'entend-on généralement par polypes muqueux?

Si nous considérons ceux qu'on rencontre dans le vagin, l'utérus, le conduit auditif externe, les fosses nasales, on voit qu'ils sont caractérisés par la présence d'un pédicule, par leur aspect extérieur, et surtout par leur structure interne; ils sont en effet lisses, unilobulés, et résultent d'une hypertrophie glandulaire. Or, les choses se passent-elles ainsi sur la muqueuse de l'urèthre? Certainement non; on ne retrouve ni l'hypertrophie des follicules, ni leur pédiculisation, du moins dans les tumeurs analogues à celle qui nous occupe. L'examen à l'œil nu suffit déjà pour les distinguer des véritables polypes. En effet, au lieu d'être pédiculisées, elles sont adhérentes à la muqueuse par une large base; au lieu d'être arrondies, unies, lisses, elles sont aplaties, irrégulières, bosselées, avec des sillons à leur surface : celle-ci saigne au moindre contact ; les véritables polypes donnent lieu quelquefois à des hémorragies par suite de la fluxion qu'ils déterminent dans la muqueuse périphérique, mais ce n'est pas leur surface elle-même qui est le siège de ce suintement sanguin.

L'examen histologique montre que ces tumeurs sont constituées par des papilles se subdivisant en papilles secondaires et tertiaires contenant du tissu conjonctif ordinairement en voie de formation, et des vaisseaux nombreux terminés en anses au sommet de ces espèces de bourgeons charnus. En un mot, on trouve là la structure des papillomes muqueux, surtout si nous ajoutons que la surface de ces petites tumeurs est munie d'un revêtement épithélial.

Il peut encore exister, au niveau du méat urinaire de la femme, une autre tumeur distincte à la fois du polype et du papillome : c'est celle qui est formée par le prolapsus de la muqueuse uréthrale. Cette maladie n'a pas été jusqu'à présent signalée chez l'homme ; il est probable qu'elle doit son existence à la disposition inclinée de l'urèthre chez la femme au moment de la miction, et à la saillie possible de la membrane muqueuse pendant les efforts qu'entraîne cette fonction. Pendant la défécation, — et la femme est souvent constipée, — les mêmes phénomènes peuvent se produire ; ajoutez encore qu'en raison des convenances sociales, les femmes ne pouvant toujours uriner quand le besoin se fait sentir, il doit en résulter une congestion de la muqueuse uréthrale qui peut aussi contribuer pour sa part à la formation d'espèces d'hémorrhoïdes au niveau du méat urinaire. Dans certains cas, les grossesses répétées, en comprimant les plexus vésicaux, peuvent amener la distension des vaisseaux de l'urèthre en même temps que ceux du rectum, et produire un véritable prolapsus de la muqueuse. Tantôt le renversement est partiel, tantôt il est général, et alors l'urèthre paraît entouré d'un véritable bourrelet circulaire. Qu'il s'agisse d'un papillome ou d'un prolapsus de la muqueuse, la petite tumeur reste longtemps indolente, jusqu'à ce qu'elle vienne à s'enflammer ou à s'ulcérer; alors, les malades sont prises d'accidents analogues à ceux qu'on rencontre dans le cas d'hémorrhoïdes ulcérées ou de fissures à l'anus. Chez la femme qui fait le sujet de cette leçon, l'affection est restée presque latente jusqu'au moment du mariage; mais les froissements, peu nombreux pourtant, que la tumeur eut à subir à cette époque, l'enflammèrent, et des douleurs vives se manifestèrent; c'est alors qu'apparurent simultanément les envies fréquentes d'uriner, les contractions répétées au moment de la miction, les épreintes, enfin les irradiations douloureuses que nous avons signalées.

Un phénomène qui nous paraît lié à l'existence de ces végétations uréthrales, c'est le rétrécissement qui existe souvent derrière elles. Nous l'avons rencontré plusieurs fois, et il nous revient actuellement à la mémoire deux malades que nous avons traitées, l'une à la Pitié, l'autre en ville, pour une affection semblable à celle de notre femme de la clinique, chez lesquelles existait également un rétrécissement très gênant pour les mictions qui disparut graduellement après l'excision des papillomes de l'urèthre. Si l'on se rappelle d'une part que les rétrécissements proprement dits sont excessivement rares chez la femme, d'autre part que la gêne de la miction a disparu après l'opération, on sera en droit de conclure : 1° que le rétrécissement est purement spasmodique; 2° qu'il est intimement lié à l'existence de la petite tumeur. Mais il peut arriver que les fibres musculaires sous-jacentes à la muqueuse, habituées à se contracter souvent et longtemps, soient prises d'une véritable contracture et déterminent un rétrécissement permanent. A vrai dire, quand cette contraction est purement réflexe, c'est-à-dire soumise à l'influence du système nerveux central, quand, en un mot, il n'y a pas de véritable rétraction, on conçoit que le rétrécissement puisse assez facilement disparaître quand la cause d'irritation (le polype) a disparu.

Quant au traitement à employer contre cette affection, il est très simple. On a proposé de tordre ces tumeurs, d'en faire la ligature, de les broyer; tous ces procédés sont bons quand il y a un pédicule, mais ils ne sont pas applicables dans le cas qui nous occupe. Nous aurons recours ici à l'excision, puis à la cautérisation.

NOTE CONSÉCUTIVE

La malade, ayant désiré être endormie, fut soumise aux inhalations de chloroforme. L'opération ne présenta rien de particulier; il n'y eut pas d'hémorragie; la cicatrisation de la petite plaie fut rapide; pendant les premiers jours qui suivirent l'opération, la malade ne put uriner seule; on fut obligé de la sonder plusieurs fois par jour; il survint alors une légère complication : une cystite du col dont on triompha par les émollients.

La malade sortit le 24 février, presque complètement guérie. La miction s'effectuait facilement et sans douleur; l'hyperesthésie vulvaire avait disparu; le vagin était toujours étroit, mais le constricteur n'était plus contracturé. Le cathétérisme uréthral était bien plus facile qu'au moment de l'entrée de la malade; cependant le rétrécissement qui existait à la partie antérieure de l'urèthre n'avait pas complètement disparu.

TRENTE-SIXIÈME LEÇON

Calcul vésical chez la femme. — Observation. — Diagnostic. — Comparaison entre la taille et la lithotritie.

MESSIEURS,

Il s'agit d'un cas très intéressant de calcul vésical. Ces calculs ne sont pas très fréquents chez la femme, pour des raisons que je n'ai pas à vous dire ici, car on vous les enseigne dans le cours de pathologie externe. Eh bien, c'est en raison même de cette rareté des calculs vésicaux chez la femme, que la plupart du temps ils passent inaperçus. La malade d'aujourd'hui en est un exemple. Celle à laquelle j'ai extrait l'année dernière le calcul que je vous montre ici, était tourmentée depuis vingt ans d'accidents dont on ne soupçonnait pas la cause quand elle vint me consulter. C'était une demoiselle de 42 ans, vierge, qu'on avait dit atteinte d'une affection de l'utérus. Quand je voulus la toucher, je trouvai une membrane hymen complètement fermée. En la sondant je fus étonné de trouver un calcul qui me donnait l'explication des phénomènes éprouvés par la malade.

La jeune fille d'aujourd'hui est exactement dans le même cas. Voici, en peu de mots, son histoire :

Elle a 22 ans, et depuis longtemps déjà il paraît qu'elle allait d'hôpital en hôpital et de médecin en médecin, se plaignant de douleurs excessivement vives du côté des organes génito-urinaires, sans qu'on pût dire au juste quelle était son affection. Elle se plaignait de douleurs dans les reins, dans les lombes, de flueurs blanches abondantes, de douleurs quand elle urinait. Elle était dans le service de M. Gallard, qui, après l'avoir touchée, examinée de tous côtés dans le bas-ventre, essayé du toucher vaginal, etc., eut l'idée de la sonder, et il découvrit un calcul vésical. Il m'adressa donc la malade, en me priant de vouloir bien l'opérer. C'est dans ces conditions qu'elle m'est arrivée, après avoir été longtemps traitée pour d'autres affections.

Voici en abrégé les symptômes qu'elle présente. D'abord elle se plaint de douleurs très vives dans les reins, dans la région lombaire, et de difficultés pour uriner. Quand je dis difficultés d'uriner, je me trompe, il s'agit d'envies fréquentes d'uriner. Vous avez dû remarquer que, quand je l'ai interrogée devant vous, je lui ai adressé mes questions pour que ces différentes circonstances fussent bien gravées dans votre mémoire; vous les retiendrez mieux si la malade les explique elle-même, que si je les énonçais. Elle fait constamment effort pour uriner, la nuit et le jour; cela se répète quatre ou cinq fois par heure. Il semblerait que cette seule particularité eût dû attirer l'attention des médecins. On ne paraît pas y avoir songé.

C'est du côté de l'utérus qu'on a examiné la malade, parce qu'elle présentait quelques-uns des phénomènes des maladies utérines. Elle a, en effet, des flueurs blanches abondantes; elle est à peu près bien réglée, mais elle éprouve des douleurs lombaires dans le côté gauche et le côté droit alternativement, et, quand on palpe l'abdomen par l'extérieur, on trouve une saillie qui paraît appartenir à l'utérus.

D'autre part, quand on insiste, la malade raconte que, non seulement elle urine fréquemment, mais que ses urines sont teintes de sang; et, si on lui demande si ce n'est pas par le vagin que s'écoule ce sang, elle vous dit positivement que non, que, quand elle a ses règles, elle sait que le sang vient de ce côté, mais c'est dans l'intervalle de ses règles que ses urines sont souvent teintées de sang. Vous l'avez vu, et vous le lui avez entendu dire; c'est surtout quand elle a été en voiture. Ce phénomène est caractéristique; les individus atteints de calculs vésicaux ont des douleurs plus vives, et urinent du sang après être allés en voiture, parce que les aspérités des calculs, en accrochant les parois vésicales déjà excitées par le contact d'un corps étranger, y déterminent des contusions. Aussi la malade avait-elle renoncé à aller en voiture, et elle aimait bien mieux, même pour de longues courses, aller à pied. C'est un sentiment rationnel : on le rencontre chez presque tous les malades, hommes ou femmes, atteints de calculs vésicaux.

Il semblerait, ai-je dit, qu'il y eût assez de ces signes rationnels pour indiquer l'existence d'un calcul vésical; mais c'est du côté de l'utérus que l'attention des médecins s'est portée. Or, en examinant directement, voici ce qu'on trouve. Le doigt, introduit dans le vagin, rencontre au fond le col de l'utérus qui paraît sain. La malade n'a jamais eu d'enfants; le col est conique; les deux lèvres de ce col sont parfaitement intactes; il n'y a pas d'agrandissement de l'orifice utérin, pas de ramollissement du col. Mais, quand on porte le doigt en avant du côté du bas-fond de la vessie et surtout de la symphyse pubienne, on trouve une saillie volumineuse, arrondie, qui déprime la partie antérieure du vagin et la fait s'affaisser.

Si l'on applique la main sur la paroi abdominale, on trouve que la tumeur qu'on a rencontrée sur la paroi intérieure est la même que celle que fait découvrir le palper abdominal. Si on fait alors appliquer par quelqu'un la main sur la paroi abdominale, en soulevant, avec le doigt introduit dans le vagin, la tumeur qu'on sent dans le vagin, on soulève en même temps la main appliquée sur l'abdomen. Il est donc bien clair qu'il y a une tumeur allant de la paroi antérieure de l'abdomen dans le vagin. Cette tumeur n'est pas l'utérus ; car, si l'on reporte la main par derrière, on sent le fond de l'utérus. D'autre part, quand on imprime un mouvement à cette tumeur, le corps ne change pas, tandis que, lorsqu'on déprime la tumeur, on déprime en même temps le col utérin.

D'ailleurs, aussitôt qu'on introduit la sonde dans la vessie, on touche quelque chose de dur, de rugueux, un calcul évidemment. Par conséquent la tumeur qu'on rencontre, qui fait saillie d'une part à la région hypogastrique, d'autre part dans la paroi antérieure du vagin, est la même que celle qui est sentie avec la sonde dans la vessie.

Ce n'est pas tout : il faut examiner si le calcul est dur ou non, s'il est rugueux, quelles sont sa grosseur et sa forme. Eh bien, avec la sonde de femme ordinaire on arrive à constater presque toutes ces choses. Ce n'est pas parfaitement exact quant à la mensuration, mais on peut avoir cette mensuration d'une autre façon. Cependant il faut savoir que, même avec une sonde de femme, on peut se rendre compte de toutes ces particularités. Ainsi nous avons constaté que le calcul était dur, car il résonne sur la sonde, non comme un calcul mou, mais comme un calcul ayant de la résistance. Quand on a une certaine habitude de ce toucher, on peut apprécier la dureté d'un calcul. Je crois que le nôtre a une certaine dureté; car au toucher de la sonde il résonne très sensiblement.

D'autre part, il est rugueux, comme celui que je vous présente, et, quand on passe la sonde sur sa face antérieure, on sent bien qu'elle parcourt des inégalités; il n'est donc pas lisse, il est comme mamelonné.

On peut, avec la sonde, — et on n'a quelquefois que cet appareil à sa disposition, — acquérir une idée de la grandeur du calcul en parcourant, avec le bec de l'instrument, l'étendue d'une de ses faces. On acquiert ainsi la certitude qu'il a au moins trois centimètres et demi à quatre centimètres de longueur. Pour cela, on porte la sonde jusqu'à la partie supérieure du calcul, au point où on ne le touche plus, et on marque l'endroit où l'on commence à toucher la partie postérieure de ce calcul; on remonte la sonde le long de la paroi jusqu'à ce qu'on ne touche plus le calcul, et on marque encore l'endroit. L'intervalle ainsi obtenu est de trois centimètres et demi à quatre centimètres de longueur. Donc, le calcul est volumineux, et il exigera une ouverture considérable pour sortir.

Quant à sa forme, ce n'est pas avec la sonde qu'on peut l'apprécier, c'est au moyen du toucher vaginal d'une part, et du palper abdominal de l'autre. En effet, quand on touche par le vagin, on sent un bord tranchant, et, si on touche en même temps par le palper abdominal, on sent un autre bord tranchant; on peut déplacer le calcul ainsi tenu. Il y a là, évidemment, une tumeur, un calcul qui se déplace, d'une épaisseur assez considérable dans un sens, et très peu considérable dans l'autre. On sent très bien qu'on a affaire à un calcul discoïde, ressemblant à une pièce de monnaie, dont un des diamètres est d'une dimension notable, et l'autre plus petit.

Ainsi les signes rationnels, avec la sonde et le toucher,

arrivent à donner des notions suffisantes sur la forme du calcul.

Mais il faut arriver à une notion plus complète. C'est pour cela que, l'autre jour, j'ai employé un instrument lithotribe ordinaire, ayant des branches qui s'écartent. Avec cet instrument nous avons pu mesurer l'un au moins des diamètres du calcul. Il suffit de l'introduire dans la vessie; on l'ouvre, et on saisit le calcul dans ses branches : alors on regarde l'écartement qui existe entre les deux branches, et cet écartement donne l'un des diamètres. De cette façon nous avons trouvé le même chiffre qu'avec la sonde de femme ordinaire, trois centimètres une fois, trois centimètres et demi une autre, quatre centimètres une troisième, et une dernière fois trois centimètres. Je me crois donc autorisé à dire que le plus grand diamètre n'excède pas quatre centimètres. C'est un calcul assez volumineux; car celui que je vous montre ne donne que 4 centimètres dans son plus grand diamètre.

Le diagnostic est donc celui-ci. Calcul vésical un peu mamelonné à sa surface, assez dur, ayant au moins quatre centimètres dans l'un de ses diamètres, aplati, discoïde, remplissant presque toute la vessie.

Une particularité que la sonde démontre, et elle est importante, c'est qu'il n'y a presque jamais d'urine dans la vessie; à quelque moment que l'on introduise la sonde, c'est à peine s'il s'écoule quelques gouttes d'urine, cela s'accorde bien avec l'irritabilité de la vessie qui fait qu'elle se débarrasse immédiatement de la petite quantité d'urine qu'elle vient à recevoir. Ce symptôme est une contre-indication formelle de la lithotritie; car, pour pratiquer cette opération, il faut que les injections puissent être retenues dans la vessie. Chez les hommes, même quand cet organe est très irritable, on lui fait supporter une certaine quantité de liquide, parce que, la sonde une fois retirée, la prostate, située autour du col vésical, empêche le liquide de sortir. Mais, chez la femme, la prostate n'existe pas, le col vésical est lâche, il se dilate avec facilité; les femmes laissent échapper involontairement leur urine, soit en faisant certains mouvements, soit en riant, soit en se baissant. Il en est de même pour le liquide des injections. Or, chez notre malade, l'irritabilité de la vessie est telle qu'elle ne peut supporter le contact de l'urine. Nous n'avons donc pas essayé de faire des injections, que, selon toute probabilité, cette femme ne pourrait garder. Dès lors, la manœuvre des instruments lithotriteurs devient difficile. Je l'ai dit, quel que soit le moment auquel on sonde, la vessie ne contient pas d'urine, ou bien la très petite quantité qui s'écoule est sanguinolente et mélangée de mucus.

Quant au pronostic, quoique le calcul soit volumineux, que la vessie soit irritable, qu'il y ait un commencement de cystite, le pronostic ne me paraît pas très grave.

J'abrège, pour arriver à la médecine opératoire, la partie la plus importante de notre étude. — Je ne parle pas de tous les médicaments dits lithotriteurs, avec lesquels on a essayé de fondre les calculs vésicaux. — Il n'y a qu'un moyen de débarrasser la malade, c'est de lui faire subir une des opérations qui ont été instituées pour les calculs vésicaux.

Autrefois, il n'y avait qu'une seule méthode, c'était la taille. Maintenant, nous avons à compter avec une autre, née depuis 1824, c'est la lithotritie. Quand un calcul vésical existe, soit chez l'homme, soit chez la femme, il faut examiner la question de savoir s'il ne vaudrait pas mieux le broyer dans la vessie, et le faire rendre en poudre, que de l'extraire par la taille. Je n'hésite pas à le dire, pour un homme, mon parti serait vite pris; il ne s'agirait pas de faire la taille, ce serait la lithotritie que j'emploierais, malgré l'irritabilité de la vessie. Quoique la vessie soit en mauvais état, qu'elle se débarrasse tout de suite des urines, malgré tout cela je n'hésiterais pas à dire qu'il faut essayer la lithotritie avant de recourir à la lithotomie. Pourquoi cela? c'est parce que la taille, chez l'homme, est une opération grave, sérieuse, qu'on est obligé de passer à travers l'épaisseur du périnée, de diviser des tissus multiples, et que, par conséquent, il y a des accidents graves à craindre, soit immédiatement, soit consécutivement.

En est-il de même chez la femme? Nullement. Les conditions sont différentes. Ce n'est pas que chez elle la lithotritie soit difficile, non; car elle est plus facile relativement que chez l'homme. Mais il faut examiner les conditions de la lithotritie comparées à celles de la lithotomie, et nous allons reconnaître que l'avantage est à cette dernière opération.

Le cas que nous avons sous les yeux n'est ni favorable ni défavorable. Il s'agit d'une malade jeune, dans de bonnes conditions, qui n'a pas son calcul depuis longtemps. Sans être dans d'excellentes conditions, puisque la vessie est impatiente, ne supportant même plus le contact de l'urine, la malade n'est pourtant pas en mauvaise santé.

Voyons ce que la lithotritie nous donnerait. Il s'agit d'un calcul dur, volumineux, il faudrait cinq à six séances pour s'en débarrasser; en mettant sept, huit, neuf, dix jours d'intervalle entre chaque séance, cela ferait soixante jours, c'est-à-dire deux mois. A chaque opération nous aurions à redouter tous les accidents de la lithotritie. Or il ne faut pas croire que ces accidents ne soient pas très sérieux. Il y a à redouter les accidents de cystite qui chez notre malade, auraient grandes chances de se produire, puisque la vessie ne retient pas les liquides, ce qui rendrait les manœuvres difficiles. On ne peut donc employer les injections qui isoleraient le calcul. Il se produirait, après chaque séance, une inflammation des membranes muqueuses qui obligerait à mettre entre chaque opération un intervalle plus long que celui que j'indiquais ; cela reculerait donc indéfiniment la terminaison. D'autre part, fréquemment, les accidents de cystite font naître des inflammations de l'urèthre, des néphrites qui quelquefois deviennent purulentes. Enfin, il n'est pas rare de voir, chez la femme, des accidents du côté du péritoine, parce que la vessie est entourée presque complètement par cette séreuse. Récemment nous avons vu des exemples de cystites, de péritonites, de métrites à la suite d'inflammation de l'utérus après l'introduction des instruments. Chez trois femmes il s'est présenté des accidents de cystopéritonite à la suite de métrites.

Ainsi donc, la lithotritie offrirait certaines difficultés; le traitement serait long, durerait au moins deux mois, et il y aurait à redouter les complications inflammatoires.

Voyons ce qui arrivera avec la lithotomie. D'abord, la taille, chez la femme, comme chez l'homme, est de deux sortes, la taille hypogastrique et la taille périnéale. La taille hypogastrique se fait rarement, on l'a réservée généralement pour les énormes calculs qui ne pourraient pas sortir par le périnée. La symphyse pubienne, quoique très élevée, n'empêche pas d'aller saisir la vessie rejetée en avant par l'utérus. Velpeau considérait l'opération de la taille hypogastrique comme très peu dangereuse. Ici, le calcul peut être facilement saisi par le périnée, la taille hypogastrique n'est pas en jeu, c'est donc à la taille périnéale qu'il faut avoir recours, le calcul n'étant pas très gros.

Parmi les tailles périnéales, nous avons la taille vésico-vaginale, la taille vestibulaire et la taille uréthrale. Enfin, on emploie une autre méthode, la dilatation uréthrale, qui n'est pas, à proprement parler, une taille.

La taille vésico-vaginale a déjà été pratiquée un grand nombre de fois, c'est une opération des plus simples, surtout en employant le cathéter cannelé. On l'introduit dans la vessie, on le fait saillir sur la paroi inférieure du vagin, on plonge le bistouri dans la rainure du cathéter, on fait une incision sur la paroi vaginale antérieure qui comprend le bas-fond vésical, et on extrait le calcul, qui peut être d'un très gros volume.

L'opération est faite. Mais il faut voir les suites. Or, sur vingt et une ou vingt-deux observations de taille rassemblées, au moins cinq femmes ont été affectées de fistules vésico-vaginales. Aujourd'hui nous guérissons cette affection par des moyens très efficaces qu'on ne connaissait pas autrefois, mais il vaut beaucoup mieux éviter les fistules vésico-vaginales par l'emploi de la taille uréthrale. Cinq cas sur vingt et un ou vingt-deux, cela fait près du quart, et encore est-il probable, comme le dit Velpeau, que l'on n'a pas accusé les fistules qui étaient restées, et, que, si l'on a parlé des succès obtenus, on n'a pas parlé des insuccès.

Une autre taille est la taille vestibulaire, ou taille de Celse. Cette taille a été retrouvée par l'un de mes prédécesseurs dans cet amphithéâtre, Lisfranc. On la lui a contestée, mais ce n'était pas la peine, car cette méthode est trop mauvaise pour qu'il y ait lieu de se prévaloir de l'avoir inventée.

Voici en quoi elle consiste : une incision semi-circulaire

passe en dehors du méat uréthral, et va d'une branche du pubis à l'autre pendant qu'une sonde a été introduite dans le canal uréthral. Se dirigeant sur la sonde, on décolle le canal uréthral de la paroi antérieure du périnée, on l'abaisse et on attaque la vessie par sa paroi inférieure après l'avoir renversée. On ouvre la vessie en long et en travers, peu importe, et on extrait le calcul.

Mais, évidemment, on va aussi saisir le calcul par la partie la plus étroite du périnée, c'est-à-dire au point où les deux branches du pubis se rapprochent. On est dans la position la plus défavorable pour extraire de gros calculs. On peut, par ce moyen, extraire un petit calcul, mais, comme la méthode de dilatation permettrait aussi bien de l'extraire, on ne comprend pas qu'un homme du mérite de Lisfranc ait pu approuver cette méthode.

Vous avez bien saisi qu'il ne s'agit pas d'inciser l'urèthre, on le décolle et on passe dans le tissu cellulaire qui existe entre le canal uréthral et la symphyse pubienne.

Les tailles uréthrales sont certainement, de toutes, les meilleures ; surtout le procédé de Laurent Collot. Il consiste à inciser l'urèthre sur la paroi antérieure, et à prolonger l'incision jusqu'à la symphyse pubienne. Alors, non seulement a-t-on autant de largeur d'incision que par la taille vestibulaire, mais on bénéficie de tout ce dont l'urèthre peut se dilater.

La méthode de dilatation a dû venir à l'idée des chirurgiens qui ont vu des femmes expulser spontanément des calculs. Des femmes rendent quelquefois des calculs gros comme des pois en urinant. On en a vu de gros comme des œufs de poule passer par le canal de l'urèthre. M. Ségalas a montré à Velpeau une femme qui en avait rendu un de cette grosseur. Pendant sept ou huit jours, elle avait eu une difficulté d'uriner parce que le calcul engagé empêchait l'urine de sortir; petit à petit, l'urèthre s'était dilaté et avait permis d'explorer la vessie.

Il y a une chose à laquelle n'ont pas pensé ceux qui ont employé la dilatation, c'est que certaines femmes n'ont pas de vagin. Chez ces femmes, au bout d'un certain temps de mariage, l'urèthre se prête tellement à la dilatation que le membre viril du mari entre par là dans la vessie de la femme. J'ai vu un cas de ce genre; l'urèthre était tellement dilaté qu'à chaque rapprochement sexuel le membre viril entrait dans la vessie.

J'ai compté sur cette facilité de dilatation de l'urèthre pour extraire le calcul que je vous présente; cependant il a fallu faire aussi une petite incision.

Le procédé par dilatation instantanée est excellent. On introduit dans l'urèthre une pince à pansement avec laquelle on l'écarte pour retirer le calcul. J'ai pu, dans l'opération dont je vous ai parlé, introduire le doigt par le canal uréthral pour toucher le calcul, et me rendre compte de sa position et de sa forme.

Le procédé de dilatation instantanée est le procédé par excellence, quand le calcul n'est pas volumineux. Mais nous ne pouvons pas l'appliquer ici; en extrayant le calcul, nous déchirerions l'urèthre; or mieux vaut faire une incision qu'une déchirure.

Il y a aussi le procédé de dilatation lente et progressive, mais il faut le rejeter, car il fait beaucoup souffrir les malades, et ne procure pas une dilatation bien plus considérable. Un temps très long est nécessaire pour dilater l'urèthre avec des éponges, de la racine de gentiane, des pinces ou des instruments munis d'écrous qui, agissant comme les deux valves de spéculum, écartent les parois uréthrales.

Je reviens à la taille uréthrale. L'urèthre est très dilatable, au point de laisser introduire facilement le doigt, et de permettre la sortie de calculs volumineux comme des œufs de poule. Si l'on ajoute une incision dans un point où elle n'offre rien de dangereux, on a une vaste voie par laquelle on peut extraire d'énormes calculs. Le procédé de Laurent Collot, qui consiste à inciser le canal de l'urèthre jusqu'à la symphyse pubienne par la partie supérieure, est des plus innocents, car là on ne rencontre rien d'important; du tissu cellulaire et du col vésical. Vous bénéficiez ainsi de l'immense dilatation que peut acquérir l'urèthre.

On a proposé d'employer un autre procédé, celui de la taille bilatérale. Il consiste à fendre l'urèthre sur ses deux côtés en avant à l'aide du lithotome d'abord, et à employer la méthode de la taille usitée pour l'homme. Mais cette opération ne donne pas une ouverture plus large que le procédé de Laurent Collot, et on risque d'entrer dans le vagin, qui est sur le côté. De plus, inconvénient très grave, on partage l'urèthre en deux moitiés qui peuvent ne pas se rejoindre parfaitement, et alors il y a des rétrécissements, de l'irrégularité dans l'émission de l'urine. Cette raison a fait rejeter la taille bilatérale.

On a imaginé une autre taille latérale, à gauche ou à droite, sur un seul côté. L'inconvénient est que, si l'incision va trop loin, on peut atteindre l'artère honteuse qui longe la face interne du pubis. D'autre part, on peut entrer dans le vagin sur un côté; cela s'est vu.

Je suppose qu'une fois l'incision antérieure faite d'après le procédé de Collot, et après avoir dilaté l'urèthre, je ne puisse extraire le calcul qui serait trop gros. Je ne serai pas embarrassé pour cela. J'ai fait apporter des instruments dans le but de perforer le calcul, de le morceler dans la vessie même, à travers la large ouverture que j'aurai pratiquée.

Quand vous lisez les ouvrages des lithotomistes anciens, vous êtes étonnés de les voir dire que, quand l'incision est faite, qu'on est arrivé dans la vessie, il faut saisir le calcul avec beaucoup de soin, de façon à ne pas trop le serrer pour ne pas le laisser écraser; car, s'il s'écrasait dans la vessie, il en résulterait des accidents. Leur raison est qu'un des fragments pourrait, en restant dans la vessie, devenir le noyau d'un nouveau calcul. Chez l'homme, lorsque l'incision est faite, il faut porter le doigt dans la vessie et en explorer les bas-fonds, et rien n'est plus facile. J'ai exécuté très souvent la taille chez l'homme, et n'ai éprouvé, à cet égard, aucune difficulté. Mais, chez la femme, c'est bien plus facile, et, après avoir fait éclater le calcul en mettant le doigt dans l'ouverture, vous êtes certain d'extraire très facilement les fragments. On ne comprend donc pas que les anciens lithotomistes se soient refusés à faire éclater, à broyer la pierre dans la vessie.

Donc, si j'éprouve quelque difficulté pour extraire le calcul, je n'hésiterai pas à le saisir et à le faire éclater pour extraire les morceaux sans déchirer les bords de la plaie.

L'opération de la taille uréthrale est d'une simplicité telle qu'avec une trousse ordinaire vous pouvez la faire. Il suffit d'une sonde cannelée, et d'un bistouri boutonné; vous introduisez la sonde, vous glissez le bistouri boutonné, vous arrivez sur le col de la vessie, et vous faites une incision verticale, dirigée vers la symphyse pubienne. Cette incision une fois faite, vous enlevez la sonde, vous introduisez le doigt indicateur dans la vessie, et vous dilatez, puis vous employez des pinces à pansement, avec lesquelles vous dilatez légèrement l'urèthre, et vous allez saisir le calcul.

C'est une opération très simple, qui consiste en une

incision guérie dès le lendemain, surtout si l'on n'a pas trop violenté pour le passage de la pierre, si le calcul n'était pas trop volumineux et n'a pas contondu les bords de la plaie. Ainsi, voilà une malade qui sera débarrassée par une simple incision, sans instruments compliqués, et guérie dès le lendemain. Cela ne vaut-il pas mieux que la lithotritie, qui exige cinq ou six séances, à la suite de chacune desquelles peuvent arriver des accidents sérieux ? Il n'y a pas à hésiter. La simplicité de l'opération chez la femme doit faire adopter la lithotomie, et faire repousser la lithotritie, excepté dans les cas où le calcul est trop volumineux.

Cependant je ne ferai pas l'opération de la lithotritie telle que je viens de vous la décrire, c'est-à-dire que je n'introduirai pas une sonde cannelée dans la vessie pour introduire ensuite le bistouri et pratiquer l'incision. Je crois qu'il vaut beaucoup mieux se servir de l'instrument que je vous présente ; c'est le lithotome de frère Come, qu'on emploie pour faire l'opération de la taille latéralement ; on est certain ainsi d'inciser seulement ce que l'on veut bien plus qu'en se servant du bistouri.

Pour le gros calcul que je vous montre, j'ai dû débrider avec le bistouri, et, quand j'ai vu que je ne pouvais réussir à l'extraire par la dilatation, j'ai fait une incision. Dès le lendemain la malade urinait comme si elle n'avait pas été opérée.

J'emploierai donc le lithotome. Pour l'introduire il n'est pas besoin de sonde cannelée, car il est mousse de tous côtés. Quand vous êtes à la profondeur que vous indique la longueur connue de l'urèthre, vous ouvrez le lithotome, vous l'appuyez contre la symphyse pubienne pour inciser le col de la vessie, et vous l'attirez. Mais il faut avoir bien soin d'inciser le col de la vessie, autrement vous éprouveriez beaucoup de difficultés pour extraire le calcul. J'insiste sur ce point. Souvent le col échappe. Pour éviter cela je me servirai du procédé très simple que voici : je ferai introduire une sonde cannelée légèrement courbée qui attirera l'urèthre en arrière et me permettra d'inciser plus facilement le col vésical par sa partie antérieure. Cela fait, je me servirai d'une simple pince à pansements pour extraire le calcul, et, si j'éprouvais quelque difficulté, j'aurais recours soit aux pinces ordinaires, soit à l'un des instruments lithotriteurs.

TRENTE-SEPTIÈME LEÇON

Double varicocèle. — Opération par la pince cautère écraseur.

MESSIEURS,

Le malade que je me propose d'opérer devant vous est un jeune homme de 20 ans, atteint d'un varicocèle double, mais beaucoup plus prononcé à gauche qu'à droite. Il est d'ailleurs fort bien portant, et dit n'avoir jamais eu de maladie syphilitique. Depuis deux ou trois ans il a vu son mal faire des progrès ; et maintenant le testicule gauche est considérablement descendu. Le scrotum est très allongé, si allongé même, qu'il a perdu la faculté de se contracter. Vous savez que, sous l'impression du froid, de la frayeur, des désirs vénériens, les fibres musculaires du crémaster et celles du dartos se contractent, et plissent la peau des bourses, en attirant les testicules vers l'anneau ; chez lui cette constriction n'existe plus. J'insiste sur ce fait parce qu'il a été signalé comme une cause de récidive après l'opération. Cet abaissement considérable du testicule gauche n'est d'ailleurs que l'exagération de l'état normal. En effet, comme les statuaires antiques l'avaient déjà observé, le testicule gauche descend plus bas que le droit, la nature voulant empêcher, a-t-on dit, que les deux testicules se trouvent froissés dans le rapprochement brusque des cuisses.

Quoi qu'il en soit de cette explication, si on examine le malade alors qu'il est debout, on observe que le scrotum est pendant jusqu'à moitié cuisse, et qu'il est gonflé et noueux. Ces nodosités se dirigent dans le sens du cordon spermatique, et elles forment comme une sorte de chapelet, qui donne au toucher la sensation de sangsues placées sous les téguments; elles sont en effet molles et même un peu fluctuantes, présentant des points plus durs. Si l'on recherche, au milieu de ces nodosités pâteuses, la présence du cordon, on éprouve quelque peine à le trouver ; en effet il n'est pas en arrière, à sa place habituelle; là on trouve bien un cordon un peu dur, mais il est noueux, et nullement sensible à la pression ; ce doit être une veine à parois épaissies, avec ses valvules hypertrophiées.

Mais en avant on rencontre un cordon dur, sensible au toucher, et qui se continue manifestement avec l'épididyme ; c'est qu'en effet il existe chez ce malade une inversion du testicule, par suite de laquelle le cordon spermatique se trouve porté en avant. — Cette disposition, qui n'est assurément qu'une coïncidence, et non le résultat du varicocèle, aurait pu embarrasser beaucoup un jeune débutant. — En quittant le scrotum, le paquet des veines variqueuses se dirige et entre dans le canal inguinal qui offre, surtout du côté gauche, des particularités sur lesquelles il importe d'insister. Le canal, en effet, paraît soulevé, et comme rempli par quelque chose de volumineux, comme s'il était traversé par une hernie; lorsqu'on fait tousser le malade, la main appliquée sur la région perçoit une impulsion, et le doigt introduit dans l'anneau externe par refoulement du scrotum éprouve cette même sensation. Y a-t-il donc véritablement hernie, en même temps que varicocèle?

Après examen attentif, je me suis assuré que l'intestin s'engage, en partie, dans l'anneau; mais que le canal inguinal est dilaté surtout par les veines variqueuses qui reviennent du scrotum; il y a donc tout à la fois dilatation du canal par les veines et commencement ou *pointe de hernie*.

Cette hernie qui accompagne le varicocèle et qui le complique est chose fréquente, surtout quand le varicocèle même atteint un certain développement. Or, c'est là, il faut le dire, une circonstance fâcheuse; car le traitement de la hernie aggravera nécessairement le varicocèle; et, d'autre part, si l'on ne fait pas porter de bandage au malade, la hernie se développera graduellement, entraînant à son tour une augmentation de l'état variqueux.

On a dit que la dilatation variqueuse des veines du cordon était accompagnée toujours de varices des membres inférieurs, ou de varices des veines hémorroïdales. Pour ma part, j'ai constaté rarement cette coïncidence, et, quant à notre malade, il n'a ni varices, ni hémorroïdes.

La seule cause que je puisse assigner à ce varicocèle, d'après les renseignements minutieux que j'ai pris auprès du malade, c'est la constipation. Vous savez que les matières fécales s'accumulent à l'état normal dans le cul-de sac ovoïde du rectum, quoiqu'en aient pu dire O'Brien et Malgaigne, dont j'ai combattu les opinions dans mon *Traité d'anatomie chirurgicale*, chez les individus très constipés, l'accumulation remonte jusque dans l'S iliaque du côlon. Or l'S iliaque du côlon est placé au devant des veines spermatiques gauches. On comprend donc que, lorsqu'il est notablement dilaté, il puisse comprimer ces veines et y gêner la circulation en retour, d'où le varicocèle, plus fréquent à gauche qu'à droite. Peut-être y a-t-il encore d'autres causes; mais elles sont encore fort obscures et mal déterminées.

D'ailleurs, les symptômes que le malade a éprouvés ne sont pas les symptômes habituels. Ainsi il dit n'avoir jamais ressenti de douleurs lombaires, ou abdominales ; mais il a eu, au pli de l'aine, et dans la fosse iliaque droite, des élancements, et des douleurs presque intolérables. Comme il est garçon épicier, et par conséquent forcé d'être toujours debout, ces douleurs s'exaspèrent le soir, et se prolongent bien avant dans la nuit. Il n'a pas non plus de pertes séminales ; je l'ai interrogé à ce sujet, sachant que ces pertes accompagnent souvent le varicocèle. Il n'est pas sans intérêt de le savoir, au point de vue de l'opportunité de l'opération ; car, chez les malades atteints de cette affection, il y a un affaissement considérable du système nerveux, et une dépression intellectuelle qui dégénère en hypochondrie. Mais ce malade n'est pas hypochondriaque, et il n'a pas de pertes séminales. Il n'a même pas d'érections. Or, en général, quand le sang s'accumule dans le testicule par suite de la stase veineuse, il y a hypersécrétion de sperme, et érections fréquentes. Au contraire, chez cet individu, le testicule gauche est un peu atrophié. Il est fréquent, en effet, de voir, au début du varicocèle, le testicule se gonfler, mais il finit par s'atrophier à mesure que le mal fait des progrès.

Il est important de rappeler tous ces symptômes avant de se décider à faire l'opération. Voici donc, Messieurs, en résumé, les raisons qui m'ont déterminé. Avant tout, c'est la ferme volonté du malade. Il n'a pas encore tiré à la conscription, et il ne veut pas attendre un an pour subir une opération. Il serait pourtant certainement réformé. Mais les douleurs qu'il éprouve sont intolérables, et l'empêchent de gagner sa vie. C'est donc là une cruelle infirmité, dont une opération seule peut le débarrasser. Ajoutons qu'il a déjà une pointe de hernie, qui ne fera qu'augmenter de jour en jour. Il est même à craindre qu'elle ne dépasse le canal inguinal ; et alors le varicocèle sera tout à fait inopérable. Quant aux moyens palliatifs, ils sont insuffisants. Les suspensoirs, que le malade a portés pendant longtemps, n'ont pas pu empêcher la maladie, et les bains l'exagèrent. Enfin les varicocèles volumineux, abandonnés à eux-mêmes, ne sont pas sans danger. J'ai vu un malade chez qui s'est déclarée spontanément une phlébite mortelle, et un de nos grands maîtres est resté au lit, malade, pendant deux mois, pour une inflammation de son varicocèle.

Ayant donc résolu de l'opérer, j'ai cherché les méthodes de traitement les moins dangereuses.

La ligature consiste à passer une épingle derrière le paquet veineux et à en lier les deux extrémités avec un fil qu'on serre fortement. C'était le procédé de Velpeau.

La ligature sous-cutanée, par le procédé de Ricord, ne met pas à l'abri, plus que le procédé de Velpeau, des récidives et des phlébites.

Le procédé de Vidal (de Cassis), dit par enroulement, qui consiste à enrouler les veines autour d'un fil d'argent, est un très bon procédé, mais il ne garantit pas des infections purulentes, et j'en ai eu moi-même un triste exemple à la Pitié : Vidal a vu aussi mourir un de ses malades opéré de cette manière, mais ce ne fut qu'après la publication de son mémoire.

L'écraseur linéaire met à l'abri des accidents, mais non de la récidive, conséquence naturelle de la section linéaire des veines.

Breschet avait imaginé une pince large et plate, qui comprimait la peau et les veines sur une surface assez étendue. Mais ce procédé, quelque avantageux qu'il soit, expose à l'infection purulente. J'ai vu un jeune homme de 19 ans, opéré par Breschet lui-même, succomber aux suites de l'opération, et après d'intolérables souffrances, car il faut une compression lente et graduelle de la peau et des veines, qui ne dure pas moins de huit jours. Et, si l'application de l'entérotome pour les fistules anales, qui montent très haut, est très pénible, elle l'est bien plus encore pour un tissu aussi sensible que la peau.

Enfin, Bonnet, de Lyon, imagina de mettre sur les veines de la potasse caustique ; Auguste Bérard employait aussi ce procédé, même pour les varices des membres qu'il cautérisait suivant une grande étendue. Mais, c'est encore très pénible, très douloureux, et même très dangereux à appliquer, à cause du voisinage du cordon.

En présence de procédés qui sont tous très imparfaits, j'ai pensé que je pourrais employer avec succès la pince cautère écrasante, dont je me sers pour les hémorroïdes, et voici sur quoi je me fonde.

Pour une bonne opération de varicocèle, il faut réaliser les conditions suivantes :

1° Mettre à l'abri de la phlébite et de l'infection purulente ;

2° Détruire, sur une grande étendue, les veines et la peau du scrotum ;

3° Mettre à l'abri de l'hémorragie ;

4° Épargner au malade les longues et cruelles souffrances que lui font endurer la pince de Breschet et la méthode de l'enroulement ;

5° Laisser le cordon intact.

Or n'est-il pas évident que toutes ces conditions se trouvent réalisées par la pince-cautère écrasante. Je fais une réserve pour l'infection purulente, je n'en ai encore jamais vu à la suite des nombreuses cautérisations d'hémorroïdes que j'ai faites avec le fer rouge. Par le procédé opératoire que je vais vous indiquer, je saurai, je l'espère, préserver le cordon spermatique contre le fer rouge qui pourrait l'atteindre.

Voici quel est ce procédé.

Le malade étant chloroformé, je prends deux fils d'argent, que je passe en avant du cordon, à deux centimètres de distance l'un de l'autre, et je les fais tenir par un aide, qui les attire en arrière. Je saisis le paquet veineux avec deux pinces de Museux, l'une au-dessus, l'autre au-dessous ; je garantis le testicule, le pli de l'aine, le cordon (attiré, d'ailleurs, avec les fils d'argent), par des compresses d'eau froide, et je comprime les veines et la peau placées entre les deux pinces de Museux, par la pince-cautère chauffée au rouge blanc.

TRENTE-HUITIÈME LEÇON

Tumeur érectile de la région temporale. — Observation. — Diagnostic.

Messieurs,

Je veux vous parler aujourd'hui de la jeune fille couchée au n° 15, dans la salle des femmes, à laquelle j'ai déjà fait une ponction et une injection pour la tumeur de la région temporale dont elle est affectée.

Voici l'histoire de cette jeune fille. Elle est âgée de 25 ans. Il y a quatre ans environ, elle est tombée sur l'angle d'une marche du côté gauche de la région temporale. Au dire du vulgaire, les blessures dans cette région sont très souvent mortelles, parce que l'on peut s'ouvrir l'artère temporale, avoir une hémorragie, et parce qu'en ce point, le crâne étant plus faible, on suppose que l'os temporal peut se briser. La jeune fille a eu une bosse sanguine après sa chute. Quand on l'a relevée, on lui a mis de l'eau d'Arquebuse, destinée à faire disparaître les contusions, et, ce qui est plus efficace, on a fait de la compression. Quelques jours après, il n'y avait plus de grosseur, la bosse sanguine paraissait dissipée. Mais, deux ou trois mois, peut-être quatre mois après, — la malade ne peut préciser, — elle a commencé à remarquer une tumeur saillante, à laquelle elle n'attacha pas grande attention, parce qu'elle n'en souffrait pas. Comme le mal continuait, elle a consulté un médecin, qui a conseillé de faire la compression. La grosseur augmentant toujours, elle est allée, en septembre dernier, consulter à l'hôpital de Versailles. Le chirurgien fit appliquer un appareil compressif pendant 18 jours, qui amena un peu de soulagement.

Cet appareil compressif était formé d'une pelote qui appuyait sur la tumeur, d'une autre pelote qui appuyait sur le côté opposé, et d'un cercle d'acier avec une vis que l'on serrait. Je donne la description que m'a fournie la malade. La compression n'a pas réussi, et ne devait pas réussir, parce que la tumeur est au-dessous du muscle temporal, et que la contraction de ce muscle, soit pour manger, soit pour remuer la mâchoire, dérangeait l'appareil. La malade supportait impatiemment la douleur que lui causait l'appareil; d'ailleurs, voyant que, quand on l'enlevait, la tumeur reparaissait, elle voulut sortir de l'hôpital.

C'est alors qu'elle est revenue à Paris, et on lui a conseillé de se présenter à l'Hôtel-Dieu. Elle y est entrée le 12 novembre. Lorsque je l'ai vue, les caractères qu'elle présentait n'étaient pas les mêmes que ceux qu'elle offre actuellement, car ils se sont notablement modifiés sous l'influence du traitement que nous avons commencé. Je dois vous les rappeler.

La région temporale était occupée par une tumeur faisant une saillie considérable, et remplissant la fosse temporale. Elle offrait un point culminant central qui faisait saillie de deux centimètres. En regardant la malade de face, on voyait la fosse temporale gauche déborder de beaucoup la fosse temporale droite. Dans l'état ordinaire, lorsque le temporal est fortement déprimé chez une personne grasse, la région temporale bombe un peu; mais, chez notre malade, il y a un contraste frappant entre les deux côtés de la région temporale; la gauche est considérablement tuméfiée; il y a certainement, comme je l'ai dit, deux centimètres d'épaisseur au-dessus de la fosse temporale. La tumeur, dans le principe, n'occupait pas seulement la fosse temporale, elle s'étendait au-dessus de l'arcade zygomatique, mais ce caractère a maintenant disparu. En déprimant extérieurement avec le doigt, ou en introduisant le doigt par la bouche, en dedans de l'apophyse coronoïde, à laquelle s'insère le temporal, on sentait la tumeur. La malade elle-même disait qu'en ouvrant la màchoire elle sentait quelque chose dans l'intérieur de la bouche.

J'ai recherché de nouveau ce matin ce prolongement, mais je ne l'ai plus trouvé, ce qui prouve que la tumeur a diminué considérablement.

Lors de l'entrée de la malade, la peau recouvrant la tumeur était d'une couleur bronzée, cuivrée, et les téguments semblaient participer à l'inflammation, qui existait profondément. La malade souffrait, il y avait empâtement dans le tissu cellulaire sous-cutané, il semblait qu'il y eût un commencement d'inflammation. Quand on déprimait la tumeur avec le doigt, il s'y imprimait. J'ai demandé si l'on avait appliqué des vésicatoires, et c'est alors que la malade m'a parlé de la compression qui avait été employée à Versailles. C'est peut-être l'appareil compresseur qui a déterminé de l'œdème du tissu cellulaire sous-cutané qui recouvrait la tumeur.

Du reste, la tumeur offrait des caractères qui la spécifient, et sur lesquels il faut insister. Elle était agitée de battements, elle *sautait*. On voyait d'abord qu'elle s'élevait à chaque contraction du cœur, et, quand on appliquait le doigt, on sentait bien mieux encore le mouvement. Si on cherchait à analyser ce mouvement, pour se rendre compte de sa nature, on reconnaissait ceci : non seulement il y avait des pulsations isochrones à celles du pouls, mais il y avait un mouvement d'expansion différent, faisant supposer que toute la tumeur recevait, à un moment donné, une grande quantité de sang, qui la remplissait.

Comprenez bien la différence entre les battements de soulèvement et l'expansion. Quand une tumeur renferme des artères, et que ces artères s'emplissent de sang, la tumeur éprouve un mouvement de soulèvement, et le doigt appliqué sur elle est soulevé. Mais il y a loin de là à ce contre-mouvement résultant de l'introduction de l'onde sanguine dans la tumeur, qui fait qu'elle se remplit et revient sur elle-même, c'est là ce que l'on nomme l'expansion. Eh bien! notre tumeur était agitée de ce mouvement d'expansion. C'est là le caractère distinctif des anévrysmes proprement dits, c'est-à-dire des tumeurs dans lesquelles le sang pénètre librement.

Lorsqu'on comprimait la carotide du côté gauche, on suspendait momentanément les battements, ou plutôt on les diminuait, mais, au bout d'un certain temps, d'une ou deux minutes, les battements qui avaient paru céder revenaient. Cette compression de la carotide faisait un peu diminuer la tumeur, mais très peu. Il est important de retenir toutes ces considérations, car elles nous serviront pour le diagnostic différentiel.

Il n'est guère facile de comprimer la carotide interne, cependant c'eût été bien important pour le diagnostic. J'ai cherché à le faire, et je ne réussis à faire cesser les battements que par la compression de la carotide externe. C'est que ces deux carotides se détachent au niveau de l'angle supérieur du cartilage thyroïde, et il est bien difficile de comprimer l'une sans comprimer l'autre. Cependant il eût été bien important de déterminer sur laquelle des deux artères est placée la tumeur.

Si l'on comprimait la tumeur, on la faisait disparaître, mais jamais complètement; il en restait une certaine portion. Dès qu'on cessait de comprimer, il rentrait du liquide qui pénétrait à chaque systole du cœur, et la tumeur reprenait ses dimensions; après deux ou trois pulsations elle se trouvait aussi volumineuse qu'avant. Au bout d'un instant de compression, la tumeur, qui n'avait pas disparu complètement, comme je viens de le dire, laissait sous le doigt la sensation d'une éponge dont on a exprimé le liquide; cela aussi me servira pour le diagnostic.

Quelque compression que l'on exerçât, on ne trouvait aucun point du crâne malade; un peu de douleur peut-être, mais rien du côté de l'encéphale, c'est-à-dire point d'éblouissements, point d'étourdissement, point de paralysie, nulle sensation de fourmillement dans les membres.

Ceux d'entre vous qui ne connaissent pas les tumeurs du crâne, surtout celles qui présentent des battements, trouveront extraordinaire que j'insiste sur tous ces détails; c'est cependant bien important. Je le répète, en comprimant la tumeur, on voyait qu'elle renfermait du liquide qui disparaissait, mais ce n'était pas la tumeur qui rentrait, car aucun phénomène ne se produisait du côté du cerveau, qui pût faire supposer que la tumeur se réduisait dans la cavité cranienne : il n'y avait ni étourdissements, ni douleurs de tête, ni sensations du côté des membres, comme chez les individus dont on comprime la dure-mère.

Je pourrais ajouter aux caractères de la tumeur qu'on sentait sa fluctuation d'une façon assez nette, mais cela ne présente pas d'utilité au point de vue du diagnostic.

J'avais agité devant vous, en très peu de mots, la question de savoir quel nom il fallait donner à la tumeur, et il m'avait semblé qu'on devait la désigner comme anévrysmale, comme une sorte d'anévrysme particulier ayant son siège dans la région temporale profonde, et probablement développée sur les artères temporales profondes, branches de la maxillaire interne.

Si l'on cherche le trajet de l'artère temporale superficielle, on la sent dans toute sa longueur, depuis l'arcade zygomatique jusqu'à la partie supérieure du crâne; et, en la comprimant, on ne fait pas cesser les battements de la tumeur. D'autre part les veines ne sont nullement développées, la tumeur ne se trouve donc pas sur les vaisseaux superficiels de la région temporale. Ce qui le prouve, c'est que, quand la malade fait des mouvements de la mâchoire, lorsqu'elle serre la mâchoire inférieure contre la supérieure, le muscle temporal se contracte, et la tumeur s'aplatit; elle est donc bien évidemment située au-dessous de l'aponévrose temporale, et au-dessous du muscle temporal. Quand il y a contraction du temporal, les mouvements de la tumeur sont arrêtés comme si un diaphragme était placé devant l'observateur. Nous avons donc affaire à une tumeur située dans la région temporale profonde.

Il y avait, dans le principe, un autre symptôme qui n'existe plus aujourd'hui. Quand on introduisait par la bouche le doigt au sommet de la fosse zygomatique, en dedans de l'apophyse coronoïde, on sentait la pression de la tumeur et les battements comme à la région du muscle temporal.

Ce siège de la tumeur établi, il restait à connaître la nature de cette tumeur. Il peut y avoir, placées à la région temporale, plusieurs sortes de tumeurs agitées de mouvements. D'abord, les tumeurs que je nommerai *accessoire-*

ment vasculaires, puis les tumeurs qui se développent dans les vaisseaux eux-mêmes, et dont l'essence est d'être des maladies des vaisseaux.

Les tumeurs accessoirement vasculaires ont été observées en assez grand nombre; ce sont les tumeurs fongueuses de la dure-mère. On a vu de ces singulières tumeurs, dont l'anatomie pathologique n'a pas encore été bien faite, ayant pour point de départ la membrane fibreuse de la dure-mère qui est le siège de tumeurs ordinairement cancéreuses, mais non toujours de mauvaise nature. Néanmoins, on sait que les tumeurs dont nous parlons sont tantôt cancéreuses, tantôt fibro-plastiques, et on les rencontre surtout dans la dure-mère, de sorte que, par leurs battements sur la face interne du crâne, ces vaisseaux finissent par l'user, comme le font les anévrysmes développés dans le voisinage des os. Une fois l'os du crâne usé, la tumeur fait saillie à un moment donné au dehors; la perforation de l'os opérée, la tumeur devient quelquefois de la grosseur d'une orange. On en a vu, non seulement agitées de mouvements isochrones au pouls, mais de mouvements isochrones à la respiration; car le cerveau, soulevé à chaque respiration, leur communiquait aussi ses battements.

Nous avons à nous demander si nous avons affaire à une tumeur vasculaire, dont l'élément vasculaire ne forme qu'un accessoire, et dont la trame est formée par l'élément cancéreux, ou par l'élément fibro-plastique. On a signalé plusieurs de ces tumeurs venant faire saillie dans la région temporale, car en ce point l'os, très faible, très mince, se laisse facilement traverser; d'autre part, la dure-mère à sa base, dans l'endroit où elle tapisse la base du crâne et la région temporale, est très sujette à devenir fongueuse.

Les raisons qui m'ont fait rejeter l'hypothèse d'une tumeur de ce genre sont les suivantes : d'abord, quand on réduisait la tumeur, la malade n'éprouvait pas le moindre étourdissement, le moindre symptôme du côté des régions périphérique ou centrale, et une tumeur de ce volume, que par la pression on aurait forcée à rentrer dans le crâne, ne pouvait manquer de produire quelques-uns de ces signes. Quand on déprime ainsi une tumeur fongueuse de la dure-mère, on sent avec le doigt la perforation cranienne par laquelle elle est sortie. J'ai plusieurs fois essayé d'obtenir ce résultat sur la malade, et je n'ai rien trouvé; nulle dépression ne se rencontre, non plus, dans la région temporale osseuse.

Je ne discuterais pas cette question, si l'hypothèse d'une tumeur fongueuse de la dure-mère ne pouvait avoir quelque probabilité. Si je le fais, c'est que, dans un cas resté célèbre, Velpeau a commis une erreur de diagnostic : il a pris pour un anévrysme une tumeur fongueuse de la dure-mère qui avait fait saillie au dehors.

D'autres tumeurs peuvent naître au dehors de la cavité cranienne, et devenir accessoirement vasculaires. Ainsi il peut s'en développer dans la fosse temporale profonde, sur la face externe du périoste, comme à la face interne. Quoiqu'il n'y en ait pas d'exemples dans la science, à ce que je crois, je ne vois pas pourquoi il ne se produirait pas des tumeurs fibro-plastiques sur le périoste externe, ou des tumeurs à myéloplaxes, lesquelles, quand elles sont agitées de mouvements, ressemblent d'autant plus aux anévrysmes que la substance à myéloplaxes est rougeâtre. Les raisons qui m'ont fait abandonner cette hypothèse, c'est que, quand notre tumeur est réduite, et qu'on la malaxe, on ne sent point la trame des tumeurs accessoirement vasculaires.

Nous avons eu ici une femme couchée au n° 26 qui avait une tumeur à myéloplaxes développée à la partie supérieure du tibia, à laquelle je voulais faire la ligature de l'artère crurale pour arrêter les battements. La malade a eu peur, elle est sortie disant qu'elle reviendrait. Cette tumeur, certainement à myéloplaxes, battait comme un anévrysme.

J'ai dû repousser l'hypothèse d'une tumeur de ce genre parce qu'en les réduisant on sent une trame épaisse irrégulière avec des noyaux plus durs les uns que les autres ; nous ne sentons ici rien de semblable. Il ne s'agit donc pas d'une tumeur accessoirement vasculaire.

Il ne peut s'agir que d'une tumeur développée dans les vaisseaux. Or, quelles sont les tumeurs de ce genre ?

On peut avoir affaire à des anévrysmes proprement dits, des tumeurs anévrysmales, puis des anévrysmes dits cirsoïdes, formés par des dilatations artérielles avec des flexuosités, qu'on a nommés pour cela varices des artères. On peut trouver des anévrysmes artério-veineux développés dans les ramifications de la plus petite des artères, et enfin des tumeurs érectiles anévrysmales. Je crois que c'est une tumeur de ce dernier genre que nous avons ici. Cependant, ses caractères peuvent s'appliquer aux trois autres variétés que je viens de signaler.

La première idée qui vient à l'examen, c'est qu'il s'agit d'un véritable anévrysme, je ne dis pas un anévrysme vrai. L'anévrysme vrai serait spontané, tandis que le nôtre est traumatique ; ce serait donc à un anévrysme faux consécutif que nous aurions affaire. Il n'est pas rare de voir, à la suite de contusion, s'établir un anévrysme faux consécutif. Quand les parois artérielles sont en rapport avec un plan solide et contusionnées ou écrasées par lui, elles sont fréquemment atteintes d'anévrysme faux consécutif. J'en ai rapporté un exemple assez célèbre qui a été publié dans les

Archives générales de médecine, en 1840. Il s'agissait d'un courrier de Louis-Philippe qui se rendait du Louvre à Neuilly; ayant un peu trop bu, il fouettait son cheval qui, manquant des quatre pieds, le précipita sur le sol contre l'angle du trottoir. La selle porta sur l'angle interne de la cuisse, et détermina une contusion de l'artère fémorale. Il survint une tumeur qui augmenta de jour en jour. Le malade fut porté dans son domicile où M. Thierry Alexandre alla le voir.

La tumeur ne battait pas beaucoup. Le bruit des nombreuses voitures qui passaient dans la rue empêchait d'entendre les battements, il fallait appliquer l'oreille dessus pour les entendre. On crut à une tumeur sanguine. On plongea le bistouri dans la cuisse, et il en sortit un jet de sang. On vit alors qu'on avait affaire à un anévrysme. On fit une suture, et le malade fut envoyé à la Maison de santé où j'étais interne. Je fis prévenir M. Nonat qu'il s'agissait d'un anévrysme ouvert par mégarde. Il arriva et reconnut le fait; il fit la ligature de l'artère iliaque externe, mais le malade succomba à une suppuration très abondante du milieu de la cuisse. Nous procédâmes à l'autopsie, et nous trouvâmes, au point directement percuté, une déchirure de l'artère, avec un petit sac anévrysmal. Il s'agissait d'un anévrysme faux consécutif, survenu à la suite d'une contusion de l'artère. Ces cas ne sont pas rares, il ne faut pas s'étonner d'en rencontrer. J'ai analysé cette observation dans l'article « Anévrysme » du *Dictionnaire de médecine et de chirurgie pratiques*.

Je me suis demandé si la contusion d'une artère contre un plan profond et résistant, comme la région temporale, ne pouvait pas avoir amené un anévrysme faux consécutif dans cette région. Il y a des raisons pour l'admettre, mais il y en a beaucoup d'autres pour le repousser.

J'ai oublié, en parlant des symptômes, de vous indiquer une chose importante, c'est le bruit de souffle présenté par notre tumeur. Quand on y applique l'oreille on le perçoit de la manière la plus nette au moment de la systole vasculaire. Maintenant il a disparu; on ne reconnaît ni le bruit de l'anévrysme, ni le *thrill* des Anglais, ni le frémissement vibratoire qui y correspond et qu'on trouve dans l'anévrysme artério-veineux.

Ici, quand on applique l'oreille sur la tumeur, on entend un bruit de souffle doux avec renflement. Ce bruit n'appartient pas aux anévrysmes, surtout aux traumatiques, lesquels offrent un bruit de râpe très manifeste qui provient du sang passant à travers une ouverture irrégulière sur les bords de laquelle se brise l'onde sanguine. Ce que l'on entendait ici était analogue au bruit de souffle placentaire qu'on observe chez une femme arrivée au huitième mois de sa grossesse.

Il y a une autre raison pour me faire repousser cette supposition. La poche anévrysmale, surtout quand il s'agit d'anévrysme traumatique, retient toujours une quantité plus ou moins considérable de caillots sanguins à sa périphérie, de sorte que, le sang expulsé, on sent la poche anévrysmale doublée de concrétions fibrineuses. Ici, après avoir comprimé la tumeur, nous sentons quelque chose comme une éponge; mais rien de ce que manifeste une poche anévrysmale de laquelle le sang liquide a été expulsé. J'ai donc repoussé l'idée d'un anévrysme développé sur les vaisseaux.

D'ailleurs, quelque chose me gênait pour admettre cette hypothèse, c'est que les artères temporales profondes, inférieure et supérieure, sont toujours très petites, et il est difficile d'admettre qu'une aussi grosse poche anévrysmale se soit développée sur de si petits vaisseaux.

Je m'étais aussi demandé si nous n'avions pas affaire à un anévrysme de la méningée moyenne. Cette artère étant assez volumineuse, elle aurait pu faire saillie au dehors de la région temporale, et déterminer une tumeur anévrysmale. Mais, en y réfléchissant, cela n'était pas possible; en pressant dessus nous l'aurions fait rentrer dans la cavité cranienne de manière à déterminer des symptômes de compression encéphalique.

Reste l'hypothèse d'un anévrysme cirsoïde.

Breschet a, le premier, décrit ces anévrysmes, qu'on nomme aussi varices artérielles. L'artère présente tout à coup un renflement qui décrit des contours, et ensuite elle reprend son volume normal. Mais, sur une grande partie de son parcours, elle présente des flexuosités avec une grande dilatation. Examinées au microscope, les parois sont imprégnées de concrétions, et il est clair que c'est parce qu'elles sont altérées qu'elles sont devenues dilatées et flexueuses. Supposez que cela se passe sur plusieurs artères, et vous aurez un groupe, un assemblage qui constituera ce que l'on nomme l'anévrysme cirsoïde.

Or il est démontré que cet anévrysme peut être dû à des lésions traumatiques, quoiqu'il survienne d'ordinaire spontanément. Je pourrais citer plusieurs exemples, entre autres celui d'un individu qui, attaqué par des brigands en Espagne, reçut des coups de bâton sur la tête, à la suite desquels se développa un anévrysme cirsoïde sur toute la surface extérieure du crâne. Cet homme fut montré par Cloquet à l'Académie de médecine, et son histoire est rapportée au Bulletin. Cet exemple prouve qu'une percussion violente, ou une contusion, peut amener la rupture des parois des artères.

J'ai donc dû me demander si nous n'avions pas affaire ici à un anévrysme cirsoïde; car notre tumeur offre quelques-uns de ses caractères. Ainsi, comprimée, elle se vide, et, quand le sang revient, on sent une espèce de trame qui résiste sous le doigt, puis elle revient sur elle-même et présente un phénomène de soulèvement, et, quand on y applique l'oreille, on entend le *susurrus* analogue à celui des anévrysmes. Mais, après un certain temps (et notre tumeur date de quatre ans), les anévrysmes cirsoïdes se propagent dans les artères environnantes ; on trouve autour d'eux d'autres dilatations artérielles. En cherchant je n'ai rien trouvé ici de semblable. Je n'ai pas reconnu, non plus, les dilatations veineuses qu'on rencontre dans les anévrysmes cirsoïdes, et j'en conclus que nous n'avons pas affaire à une affection de ce genre. De plus, le *susurrus* que nous entendions alors n'était pas rude, c'était un bruit de souffle très doux. Rarement d'ailleurs, ou pour mieux dire jamais, les anévrysmes cirsoïdes ne forment des tumeurs circonscrites ; elles sont allongées.

Avons-nous affaire à un anévrysme artério-veineux ou bien à une tumeur érectile? Ici nous nous rapprochons beaucoup de la vérité. L'anévrysme artério-veineux, résultant de la communication établie entre les extrémités capillaires des artères et des veines à la suite de traumatisme, n'est pas très rare. Le sang s'épanche dans des lacunes et rentre ensuite dans les veines. Mais, après un certain temps, on voit les extrémités artérielles et veineuses développées, et il se forme ce qu'on nomme un anévrysme artério-veineux. J'en ai observé un à la main et au membre supérieur.

Les anévrysmes artério-veineux présentent un caractère particulier : ils font entendre un frémissement vibratoire spécial ; lorsque le sang s'engage dans les artères et les veines, il se produit un bruit nommé par les anglais *thrill*, et par nous frémissement vibratoire, qui s'entend non seulement dans la tumeur, mais assez loin au delà, parce que de proche en proche, les vaisseaux deviennent malades.

Chez mon malade, porteur d'une tumeur de ce genre au bras, on entendait le frémissement en mettant l'oreille sur son épaule, on l'entendait même dans le membre du côté opposé, dans la région lombaire, dans tout le corps. C'est la raison qui faisait désirer au malade d'en être débarrassé. Il comparait cela au bruit d'une chute d'eau qu'il aurait eue dans l'oreille. Il disait : « Je ne puis dormir, débarrassez-moi de ce bruit. »

Ici, nous n'avons pas de frémissement vibratoire, nous avons seulement un bruit de souffle très doux avec ronflement.

Il ne nous reste plus qu'à examiner l'hypothèse d'une tumeur érectile artério-veineuse. Quoique ces tumeurs ne succèdent pas souvent aux causes traumatiques, cependant on peut bien l'admettre, et il y en a des exemples dans la science. A la suite d'un coup il peut s'établir une modification particulière dans les capillaires artério-veineux, et se produire une tumeur érectile artério-veineuse. Avec cette hypothèse nous nous expliquerons tous les symptômes que nous avons indiqués : d'abord les battements de soulèvement et d'expansion, le bruit de souffle doux avec ronflement, analogue au bruit placentaire dû au passage du sang des artères dans les tissus intermédiaires, pour de là rentrer dans les veines ; nous nous expliquons ainsi qu'il n'y ait pas de dilatation autour de la tumeur, qu'elle soit restée circonscrite à la région temporale, que les artères ne soient pas malades alentour ; enfin nous comprenons bien que, quand la tumeur est réduite, il ne se produise rien du côté du crâne, qu'on éprouve sous le doigt la sensation d'une éponge, et qu'après quatre ou cinq pulsations, la tumeur ait repris son volume normal.

Je ne vois donc d'admissible qu'une tumeur de ce genre, située à la région temporale profonde, au-dessous du muscle temporal et des ramifications des dernières artères de la maxillaire interne. J'ai cherché à arrêter les battements en comprimant la maxillaire interne, j'ai fait tout ce que j'ai pu pour cela, car c'eût été important pour établir le diagnostic, mais je n'y suis pas parvenu.

Lorsque la malade est entrée, je l'ai trouvée avec une tumeur érectile artério-veineuse située profondément dans la région temporale sous le muscle temporal, et ayant un caractère inflammatoire momentané. J'ai dit : Voyons si nous pouvons profiter de cet état pour la guérir; je vais pousser davantage l'inflammation, déterminer des phénomènes plus graves, je vais appliquer la glace. La glace n'agit jamais, je l'ai dit, et on le sait, qu'en développant de l'inflammation dans le sac anévrysmal, et nullement en coagulant le sang, quoiqu'on ait pu soutenir cette grave erreur. J'ai donc fait appliquer pendant quinze jours un sachet de glace. Malheureusement, il était difficile de le maintenir; quand la malade bougeait, il glissait. Au bout d'un certain temps, l'inflammation avait diminué, et la tumeur était moins grosse. Il semblait que les battements et le bruit de souffle fussent moins forts. Alors j'ai résolu d'injecter du perchlorure de fer dans la tumeur.

Devant vous j'ai fait cette injection, et j'ai pris des précautions extrêmes. Au lieu d'employer le perchlorure à 25° comme d'habitude, je l'ai fait doser exactement à 15°, et, au lieu de l'injecter en grande quantité, j'en ai injecté quelques gouttes seulement, après l'avoir étendu de plus de moitié d'eau. J'ai introduit une aiguille longue, très fine, au centre de la tumeur, et je l'ai enlevée quand j'ai vu le sang artériel sortir rutilant en assez grande quantité. J'ai reconnu que je me trouvais au milieu, non pas d'un sac, mais d'une trame; j'ai vissé la seringue sur la canule, et j'ai injecté une première fois dix à douze gouttes. J'ai retiré la canule, et injecté de droite et de gauche, en tout vingt-cinq à trente gouttes.

Les accidents qui ont suivi sont dignes d'attirer votre attention. J'avais fait comprimer les deux artères carotides primitives pendant l'opération pour empêcher que le liquide injecté fût emporté au loin. La malade fut portée à son lit, et, après un quart d'heure à vingt minutes, elle fut prise de phénomènes nerveux bizarres, d'exaltation; puis elle tomba dans un état cataleptique, les yeux fixes, injectés, et ne pouvant plus remuer les bras. Nous nous sommes demandé si quelques gouttes de perchlorure étaient entrées dans la circulation et avaient engendré une embolie. Mais, évidemment, nous avions affaire à des phénomènes nerveux. La malade est sujette à l'hystérie; c'est un phénomène de cette nature qui s'est produit à la suite de l'opération.

Le lendemain, nous avons trouvé les pupilles très dilatées, les yeux fixes. La malade répondait à peine aux questions. Le côté du corps correspondant était très faible. L'application de quelques sangsues a diminué les accidents, et la malade est revenue à un état général normal. Mais l'état local nous a laissé quelques inquiétudes. Il y eut de l'inflammation, puis une réaction assez vive. Les battements s'éteignirent, le bruit de souffle disparut, les phénomènes locaux allèrent en décroissant graduellement jusqu'à ces derniers jours.

Voici l'état actuel. La tumeur, selon moi, a diminué de près des deux tiers, elle s'est ramassée, rassemblée sur elle-même. La malade prétend qu'elle fait toujours la même saillie à peu près; mais on ne trouve plus le prolongement du côté de la bouche, non plus que dans l'arcade zygomatique ; l'arcade temporale est moins remplie, mais le point culminant est à peu près aussi élevé. Ce qui a diminué, ce sont les battements et les douleurs de tête. La malade ne pouvait se coucher sur le côté, sans avoir la tête soulevée par sa tumeur. Quand elle se couchait sur le côté opposé, le bruit de la tumeur l'empêchait de dormir. Aujourd'hui il n'y a plus de douleur, il n'y a plus de bruit. Quand on applique le doigt au-dessus, on sent que la tumeur bat encore un peu, et cela d'une manière assez nette depuis quelques jours. Le bruit de souffle avait disparu à ce point que ceux qui n'avaient pas vu la malade avant l'opération croyaient qu'elle ne l'avait jamais présenté. Mais, en examinant avec attention, j'ai reconnu de nouveau ce bruit. Évidemment, la tumeur redevient perméable au sang, je trouve que, depuis quelques jours, elle se remplit de nouveau ; pour moi la malade n'est pas guérie : aussi allons-nous faire une nouvelle injection.

TRENTE-NEUVIÈME LEÇON

Tumeur érectile de la région temporale. — Anatomie pathologique des anévrysmes artério-veineux et des tumeurs érectiles. — Déductions opératoires. — Méthode des injections au perchlorure de fer.

MESSIEURS,

Je reprends l'histoire de notre malade. Nous en étions restés à l'anatomie pathologique, et j'avais encore à vous parler du pronostic, et surtout du traitement qui est le point capital.

Nous ne pouvons faire que par analogie l'anatomie de la région temporale pour les tumeurs.

Or, il y a une région bien voisine dans laquelle on observe assez souvent des tumeurs érectiles, et la première question à nous poser est celle-ci : notre tumeur a-t-elle des rapports avec les tumeurs érectiles qu'on observe dans l'orbite? Ces tumeurs de l'orbite ont été l'une des questions les plus controversées dans ces derniers temps. Tous les chirurgiens s'en sont inquiétés. Les tumeurs érectiles de l'orbite ont-elles des rapports avec les tumeurs érectiles de la région temporale? Pour mon compte, je ne le crois pas; mais, pour justifier mon dire, je suis obligé de vous parler un peu de l'anatomie pathologique.

Je n'ai eu qu'une seule fois l'occasion de faire l'autopsie d'une de ces tumeurs, je vais dire dans quelles circonstances.

Le docteur V... m'amena, l'été dernier, une dame âgée de 62 ans qui avait une exophthalmie. Les paupières étaient sillonnées par des veines et des artères très volumineuses. Quand on regardait l'orbite gauche, on voyait à chaque pulsation du cœur l'œil poussé au dehors, faisant une saillie considérable entre les deux paupières qui étaient animées d'un mouvement de propulsion des plus manifestes. La main, appliquée sur la région, était repoussée. Si l'on comprimait la tumeur avec la paume de la main, on la faisait rentrer dans l'orbite. Enfin, l'oreille appliquée sur l'œil pour ausculter, on entendait un bruit de *susurrus* avec augmentation au moment de la systole. Il y avait aussi le frémissement cataire qui ressemble au frémissement que la main perçoit quand on l'applique sur le dos d'un chat, ou bien le frémissement vibratoire ou encore le *thrill* des Anglais. En appliquant l'oreille on percevait ce mouvement, non seulement sur la région de l'orbite, mais sur la partie postérieure de la tête. Ce bruit était tellement fort, il incommodait tellement la malade qu'elle ne pouvait absolument pas dormir. Elle ne le pouvait que dans une seule condition, lorsqu'elle était en voiture. Aussi, dès le matin, après avoir passé une nuit blanche, montait-elle en voiture, disant au cocher d'aller devant lui; pendant cinq ou six heures, le mouvement de la voiture, le bruit des roues sur le pavé lui faisaient oublier le bruit de son œil, et elle dormait.

Cette malade avait été plusieurs fois soumise à l'examen ophthalmoscopique par M. V..., qui avait constaté dans la rétine de petits épanchements; mais il avait reconnu qu'il s'agissait non d'une maladie développée dans le globe oculaire lui-même, mais d'une maladie développée derrière lui et qui le propulsait en avant. Ne voulant pas endosser la responsabilité d'un cas aussi grave, il avait désiré connaître l'avis de plusieurs chirurgiens, et avait conduit sa malade chez M. Nélaton, qui avait reconnu une tumeur érectile de l'orbite, et conseillé de faire la ligature de la carotide primitive. Sans me prévenir de ce diagnostic, M. V... me pria de voir la malade. Je reconnus qu'il ne s'agissait pas d'une tumeur érectile de l'orbite, mais d'une affection que je connaissais depuis longtemps, d'un anévrysme artério-veineux de tous les capillaires qui rampent dans le tissu rétino-cérébral. Mon avis fut qu'il n'y avait pas grand'chose à faire.

Quand on comprimait la carotide du côté gauche, on arrêtait les battements pendant deux, trois, quatre minutes, et, après ce temps, malgré une compression énergique, le battement reparaissait, ce qui prouve que le sang revenait du côté opposé.

Je dis : « Je crois que, si on lie la carotide gauche, on privera de sang la tumeur pendant un certain temps, on la fera rétrograder, mais la maladie recommencera. » Dans un grand nombre de cas les choses se sont ainsi passées, et les malades ont fini par succomber. D'ailleurs, les ligatures de la carotide sont une opération grave. La statistique démontre qu'elle amène une mortalité de 31 p. 100.

Néanmoins, M. V... insista beaucoup, et il demanda une consultation. Nous étions six, et je me trouvai seul de l'avis qu'il ne fallait pas faire la ligature de la carotide. On me demanda si je connaissais un meilleur moyen, et, comme je n'en connaissais pas, je dus me rendre aux raisons de mes confrères, et je fus désigné pour exécuter l'opération. Elle fut pratiquée dans le courant du mois d'août, à Belleville, en présence de tous ceux qui avaient assisté à la consultation. Je vous épargne les détails de l'opération que vous trouverez à l'article « Carotide » dans le *Dictionnaire de Médecine.*

Malheureusement, mes prévisions se sont réalisées, la ligature de la carotide a arrêté pendant quelque temps les battements; mais la malade a été frappée d'hémiplégie du côté opposé. C'est ce qui se produit dans la très grande majorité des cas. L'hémiplégie a augmenté, puis est survenu le coma, et la malade a succombé aux accidents, conséquence de la privation du sang dans la circulation cérébrale. Le sang ne s'est pas complètement arrêté dans la tumeur; car la malade a succombé le sixième jour, et, dès le troisième ou quatrième, le sang était revenu dans la tumeur.

Nous pûmes obtenir l'autopsie, à laquelle nous tenions beaucoup, et je vais dire ce qu'elle nous fit reconnaître. Il n'y avait point de tumeur de l'orbite. Mais il y avait des artères, comme celles que j'ai dessinées l'autre jour devant vous, développées, flexueuses, des veines très dilatées. A vrai dire, nous n'avons pu faire d'injections et constater la communication qui existait certainement entre les artères et les veines. Mais nous avons remis à M. Cornil les artères qu'il a examinées, et il y a reconnu une dégénérescence graisseuse semblable à celle que je vous ai signalée récemment sur la rétine. C'est cette dégénérescence graisseuse qui avait facilité la dilatation artérielle, laquelle s'était trouvée portée à un degré considérable.

Pourquoi, dans ce cas, n'y a-t-il pas de tumeur, et y a-t-il cependant saillie de l'œil? Cela tient tout simplement à la structure anatomique des parties dans lesquelles se développent ces dilatations artérielles, ces anévrysmes artério-veineux. C'est parce que, l'orbite représentant un cône dont la base est en avant et dont le sommet repose sur le squelette, le développement des capillaires doit nécessairement propulser l'œil en avant.

Ce qui m'avait fait dire qu'il ne s'agissait pas d'une tumeur, c'était la dilatation des veines et des artères des paupières. Il ne faut pas confondre les tumeurs artério-veineuses avec l'anévrysme cirsoïde, dans lequel les artères seules sont malades, et où les veines ne participent pas à la maladie.

Michon a observé un fait du même genre que je vais vous rapporter brièvement.

Il s'agit d'un jeune homme qui, à l'âge de 15 ou 16 ans, commença à voir se développer dans le doigt médius une petite tache, qui augmenta peu à peu, et devint, non pas une tumeur, mais un accroissement considérable du doigt. Elle comprenait toute la longueur du doigt, depuis la paume de la main. Sa main présenta le même caractère. C'étaient des varicosités des artères et des veines. L'avant-bras se prit bientôt, et le mal arriva jusqu'au coude. On fit plusieurs opérations successives. Je ne veux pas vous retenir longtemps sur ce sujet, mais qu'il me suffise de vous dire que tous les phénomènes que j'ai signalés chez notre malade existaient sur la main, sur l'avant-bras et le bras du jeune homme dont je parle en ce moment. On fut obligé d'en venir à l'amputation du bras pour arrêter la maladie. L'amputation faite, on injecta la pièce.

Les artères sont considérablement dilatées; de distance en distance elles présentent de petits renflements, véritables poches anévrysmales, dans lesquelles le sang s'accumulait, et puis il passait de là dans les veines qui avaient subi de même une dilatation; elles étaient devenues variqueuses. La matière à injection avait passé, avec la plus grande facilité, des artères dans les veines comme le sang. C'est le passage rapide du sang dans les veines qui occasionnait l'espèce de *susurrus* avec frémissement vibratoire qui avait été très marqué pendant la vie chez la malade qui a succombé à l'opération de la ligature. Comme dans les varices anévrysmales qui succèdent aux saignées dans lesquelles les veines et l'artère ont été entamées en même temps, les artères étaient devenues plus larges, plus dilatées, amincies, tandis que les veines avaient augmenté de volume; elles s'étaient épaissies, étaient devenues artérielles, tandis que les artères étaient devenues veineuses. En un mot, les artères tendaient à devenir veines; et réciproquement les veines tendaient à devenir artères. La communication entre les artères et les veines se faisait par une multitude de points, et non par un seul, comme dans le cas d'une blessure qui unit l'artère aux veines. Voilà donc la nature prise sur le fait, voilà la communication entre les artères et les veines démontrée par l'injection, ce que nous n'avons pu faire pour la tumeur anévrysmale du malade dont j'ai parlé.

Le malade a complètement guéri. On avait éprouvé des craintes parce que l'artère humérale était restée grosse comme le pouce, mais le mal s'est arrêté.

Voilà donc un point qui est bien établi. L'anévrysme artério-veineux capillaire est une maladie sur laquelle M. Michon se proposait d'appeler l'attention dans un mémoire qu'il n'a pas pu publier. Il m'avait envoyé une note avec la pièce, pour que je pusse la mentionner dans l'article « anévrysme », mais elle n'a pu y trouver place. Je ne pouvais m'occuper des anévrysmes artério-veineux capillaires dans un article consacré aux anévrysmes proprement dits.

L'anévrysme artério-veineux capillaire est un fait démontré. C'est surtout à l'orbite qu'on l'a observé, et dans des cas analogues à celui de la dame dont je vous ai parlé il a été constaté.

Je me suis alors demandé si les tumeurs de la région temporale pouvaient être assimilées à celles dans lesquelles l'orbite devient le siège d'anévrysmes artério-veineux, sans tumeur proprement dite. J'ai dû repousser cette idée pour plusieurs raisons. D'abord ces anévrysmes offrent des artères et des veines dilatées au loin. Ici la tumeur est circonscrite, sans dilatation artérielle, ni au pourtour, ni profondément; excepté quelques petites veinules sur le côté gauche, nulle veine n'est dilatée. Or ici ce n'est pas comme dans l'orbite : la tumeur aurait eu toutes facilités pour s'épandre à la circonférence; elle n'aurait pu, il est vrai, pénétrer du côté du crâne, l'apophyse zygomatique lui aurait barré le passage, mais elle eût pu le faire dans la fosse temporale, et s'y dilater à l'aise : c'est ce qui n'a pas eu lieu.

De plus, j'ai signalé le bruit de souffle très doux, mais non pas le bruit de *susurrus* avec frémissement cataire, qu'on trouve dans l'anévrysme artério-veineux. J'ai alors dû repousser de mon diagnostic cette hypothèse.

Il ne reste donc plus qu'à admettre une tumeur érectile proprement dite.

Pour faire l'anatomie des tumeurs érectiles, il faut nous reporter à ce que les études microscopiques nous ont démontré. Ces tumeurs sont formées par des artères, et les dernières ramifications des veines un peu dilatées, avec une trame intermédiaire qui les sépare. Il est probable que notre tumeur est formée de la même façon; nous pouvons, en raisonnant par analogie, admettre qu'il y a des artères dilatées, aux extrémités des veines également dilatées, et entre les veines et les artères un tissu intermédiaire dans lequel le sang est versé, et dans lequel les veines le reprennent. Ce qui me porte à croire qu'il y a une trame, et non une cavité, c'est que, la première fois que j'ai fait une injection, en enfonçant l'aiguille j'ai essayé de lui imprimer un mouvement de va-et-vient, et je n'ai pu y parvenir. La preuve que je me trouvais dans un tissu vasculaire, c'est que le sang artériel est sorti abondamment quand j'ai retiré l'aiguille pour mettre la canule, j'étais donc dans une voie circulatoire; d'autre part, quand j'essayais d'ébranler l'aiguille, sa pointe se tordait, il m'a même fallu la retirer et l'enfoncer de nouveau, tant la trame dans laquelle était le sang artério-veineux était solide.

Tout me porte donc à croire que la tumeur est formée par une trame dans laquelle le sang artériel se déverse et le sang veineux est repris par les veines. C'est en traversant le tissu intermédiaire pour arriver dans les veines que le sang produit un souffle doux, analogue au bruit placentaire des femmes enceintes, lorsque le sang traverse le tissu spongieux du placenta.

Cela dit sur l'anatomie pathologique, quel pronostic pouvons-nous porter? Il est très grave, excessivement grave. Si on ne fait rien, la tumeur laissée à elle-même va augmenter. Le tissu érectile est, de sa nature, essentiellement envahissant, il s'étend, il gagne de proche en proche, et bientôt toutes les parties environnantes sont prises. D'ailleurs, à supposer qu'elle ne s'étende pas, en suivant sa marche naturelle, la tumeur arrivera à la peau qu'elle usera, vous aurez des hémorragies qui se renouvelleront, et que rien ne pourra arrêter. Il est bien clair que, livrée à elle-même, la tumeur fera périr notre malade. Elle le sent, et elle se soumettra à toutes les opérations que je croirai pouvoir essayer.

Mais avons-nous dans la médecine opératoire des moyens d'arrêter la tumeur? Malheureusement, vu la profondeur à laquelle elle est développée, le plus grand nombre des procédés qu'on pourrait employer doivent être mis de côté. Ceux qui nous restent à mettre en œuvre, indépendamment de ce qu'ils ont d'incertain, ne manquent pas non plus de gravité.

Passons en revue ces divers procédés, car le point capital de cette étude clinique, c'est le traitement. Vous allez voir pourquoi j'ai été amené à faire des injections avec le perchlorure de fer.

Parmi les moyens que la médecine opératoire met à notre disposition contre les tumeurs érectiles, il faut distinguer ceux relatifs aux tumeurs superficielles, et ceux relatifs aux tumeurs profondes. Lorsqu'il s'agit seulement de taches érectiles, une foule de moyens réussissent, parmi lesquels les styptiques, les applications de liquides irritants, tels que le perchlorure de fer, l'ammoniaque, les vésicatoires, la glace, le vinaigre, jusqu'au perchlorure de fer non étendu d'eau, caustique très énergique, et la teinture d'iode, etc. Nous n'avons pas à y songer. Cependant, j'ai appliqué la glace pour voir s'il ne serait pas possible d'obtenir une inflammation se propageant à la tumeur et arrêtant son développement. Nous avons obtenu seulement une diminution des phénomènes inflammatoires périphériques.

Le premier moyen qui s'offre à l'esprit, c'est la compression. La première fois que j'ai vu la malade, j'y ai songé, par la raison que nous avons un plan solide, résistant, l'os temporal, sur lequel il est possible d'écraser, pour ainsi dire, la tumeur par une compression énergique. On peut comprimer directement ou indirectement. Du moment que le diagnostic indiquait une tumeur érectile, il ne fallait pas songer à la compression indirecte. Elle a pour but de suspendre le cours du sang dans l'artère qui alimente la tumeur et remplit la poche. Pour qu'elle réussisse, il faut donc qu'il y ait une poche dans laquelle le sang s'accumule et se coagule. Ici, nous n'avons pas de poche de ce genre. D'ailleurs, en comprimant la carotide primitive, nous arrêtions les battements quelques minutes seulement, puis ils revenaient, car l'anastomose du côté opposé les ramenait tout de suite. En comprimant les deux artères carotides, le sang pouvait revenir par les artères vertébrales. Du reste, il faut le dire, ce n'est pas chose commode de comprimer les deux carotides à la fois, ou même d'en comprimer une seule. Si cette compression est utile quelquefois, c'est dans les anévrysmes qui présentent une poche, quand on peut espérer provoquer la formation de caillots au moyen d'une compression intermittente. En résumé, la compression indirecte était impossible, ou inefficace.

La compression directe semblait plus facile, et on y a recouru à Versailles. On a établi un appareil très bien fait, comme je l'ai dit, avec pelote et contre-pelote. Mais il a fallu y renoncer, parce que la tumeur est au-dessous du muscle temporal, et, que, chaque fois que la malade fermait la mâchoire, l'appareil se dérangeait. A supposer même que le muscle temporal ne dérangeât pas la pelote, vu l'espace existant entre l'aponévrose et l'arcade zygomatique, il était impossible d'arriver à comprimer exactement la tumeur. Je n'ai donc pas essayé de faire faire un appareil inutile.

J'élimine de même les méthodes par les instruments tranchants, par le bistouri. La première méthode consisterait dans l'extirpation. Mais ce n'est pas chose facile. Déjà Jean-Louis Petit avait dit qu'il ne faut pas enlever les tumeurs érectiles, parce qu'autour d'elles les artères sont très développées, et qu'il peut survenir des hémorragies que rien ne peut arrêter. C'est un principe très vrai auquel certains chirurgiens n'ont pas voulu se conformer, et il en est résulté la mort ou des accidents graves. Si l'on eût voulu employer ici l'extirpation, il fallait procéder à une opération effrayante; nul n'eût pu y songer. Ouvrir la fosse temporale, tomber sur l'artère temporale pour enlever une tumeur inconnue, c'était s'exposer à produire une hémorragie considérable.

Pouvait-on faire l'incision de la tumeur, la diviser en quatre parties, et essayer d'y introduire un styptique, le perchlorure de fer par exemple? J'aimerais encore mieux l'extirpation qu'une incision dans ces conditions.

Pouvions-nous recourir à la ligature des artères? Je ne parle pas de la carotide primitive, l'opération ne réussirait pas mieux que pour les tumeurs de l'orbite, et, je vous l'ai dit, elle amène 31 p. 100 de cas de mort. D'ailleurs, elle n'arrêterait pas le sang. Je ne l'adopterai pas, à moins d'y être tout à fait obligé. Mais, au moins ne pouvons-nous pas penser à faire la ligature d'une des artères secondaires qui alimenteraient la tumeur, par exemple la maxillaire interne ou la carotide externe? Lier la carotide externe est une opération très délicate, bien moins grave, il est vrai, que celle de lier la carotide primitive, mais elle offre des dangers sérieux. D'ailleurs, je l'ai dit, en la comprimant on n'arrête pas les battements de la tumeur. De larges anastomoses unissent les deux carotides externes, ce sont de véritables inosculations, on ne peut donc songer à cette ligature quand on connaît la communication qui existe entre les deux carotides interne et externe dans l'intérieur du crâne. Je rejette donc la ligature des troncs principaux et des branches accessoires des carotides.

Restent les moyens qui ont pour but d'enflammer la tumeur, et de la faire suppurer. Ils sont nombreux. C'est d'abord l'acupuncture, consistant à traverser la tumeur avec une aiguille, une épingle, avec un corps étranger quelconque, comme l'avaient proposé Lallemand et Velpeau. C'est un des moyens les plus sûrs quand il s'agit de tumeurs restées superficielles, situées dans une région peu profonde où l'inflammation, quand elle se développe, n'entraîne pas de dangers sérieux. Quand la tumeur s'enflamme ainsi, elle devient imperméable, le sang ne peut plus y pénétrer, et le malade guérit. Souvent, au lieu de traverser la tumeur avec une aiguille, on la traverse avec un fil, et on enduit ce fil d'un caustique. On a aussi fait des injections interstitielles avec des liquides styptiques irritants; on est allé jusqu'à injecter des acides énergiques, l'acide nitrique par exemple, les nitrates de zinc ou de mercure. Auguste Bérard l'avait proposé, mais des accidents violents se sont produits; quelquefois un empoisonnement général, par l'entraînement du liquide dans la circulation. En tous cas, il résulte souvent des accidents consécutifs à l'emploi de ces moyens; car, lorsque ces tumeurs s'enflamment, comme elles font partie du système vasculaire, le pus peut être emporté au loin et produire l'infection purulente.

Mais il ne faut pas seulement redouter ces accidents, il faut craindre aussi l'inflammation sur place. Quand il s'agit d'une tumeur située profondément sous l'aponévrose temporale, et qu'on n'est pas maître de l'inflammation, c'est toujours une chose grave que de la déterminer. Je me souviens d'un fait. En 1854, je faisais, comme agrégé, le service à la place de M. Cloquet. Un malade portait une tumeur sanguine due à un coup de canne qu'il avait reçu sur la temporale gauche. La tumeur offrait de la fluctuation. Bientôt, sous l'influence du mauvais régime qu'il avait suivi, la tumeur devint un véritable abcès sanguin.

Je fus obligé de l'ouvrir à une profondeur considérable; l'inflammation s'étendit dans le crâne, et le malade succomba. Nous trouvâmes à l'autopsie un abcès situé au-dessous de la dure-mère, le péricrâne était décollé, l'os s'était enflammé au-dessous de la dure-mère. Ces inflammations sont toujours excessivement graves. C'est pour ce motif que je me refuse à enflammer la tumeur de notre malade à l'aide des moyens qui sont à notre disposition.

Tous ces procédés de guérison repoussés, que nous reste-t-il donc? La cautérisation, l'électropuncture, et les injections avec le perchlorure de fer. La cautérisation est un excellent moyen, et j'ai toujours hésité avant d'y renoncer. Je serai peut-être forcé d'y revenir.

Quant aux caustiques, assurément ils ne peuvent pas être tous employés; un seul peut réussir, c'est le caustique de Canquoin, le chlorure de zinc mélangé avec la gutta-percha ou la potasse rendue solide sous forme de flèche. On a attaqué avec ce moyen des tumeurs anévrysmales qu'aucun moyen n'avait pu guérir, et on a réussi. Je citerai l'exemple très curieux d'un énorme anévrysme de la région sus-claviculaire que M. Bonnet, de Lyon, a osé attaquer ainsi, et le malade a guéri. C'est très audacieux; mais ce caustique est antihémorragique par excellence. Enfoncé dans une tumeur érectile, non seulement il la détruit, mais il arrête l'hémorragie ou l'empêche de se produire. La tumeur se mortifie, elle tombe sans avoir produit d'écoulement sanguin. Je n'avais pas songé à un autre caustique, et je m'étais demandé s'il ne serait pas possible d'enfoncer des flèches dans toute la circonférence de la tumeur pour la détruire. Mais il faut passer à travers le muscle temporal, il faudrait avec un bistouri suivre ses limites, et je ne sais pas jusqu'à quel point on pourrait éviter l'inflammation purulente qui amènerait d'autres accidents.

Tout en réservant ce moyen que je crois excellent, j'ai songé à l'électropuncture, c'est-à-dire aux aiguilles de platine enfoncées dans la tumeur au travers desquelles on ferait passer un courant électrique. Je ne suis pas encore bien édifié sur ce procédé. J'ai vu des malades, sur lesquels on l'a employé pour des cas semblables, être atteints de fortes hémorragies. Dans certains cas, il arrête très bien le sang, dans d'autres le sang coule par toutes les piqûres, sans qu'on puisse l'arrêter. Je fais une réserve pour ce moyen que je reconnais bon; j'y recourrai peut-être, mais je crois avoir mieux dans les injections au perchlorure de fer.

J'ai donc donné la préférence aux injections de perchlorure, mais je ne l'emploie pas à 25 ou 30° comme on l'injectait autrefois, je l'emploie très dilué, c'est-à-dire à 15°, aussi neutre que possible, et mélangé avec une quantité suffisante d'eau. La première fois il était étendu de moitié d'eau, et nous n'avons pas eu d'inflammation très grave; probablement nous n'en aurons pas davantage aujourd'hui.

NOTE CONSÉCUTIVE

Voici le procédé auxquel j'ai eu recours. J'ai fait une ponction au centre de la tumeur, et il est sorti une assez grande quantité de sang artériel. J'ai vissé la canule sur la seringue, et j'ai injecté six à huit gouttes de perchlorure de fer préparé comme je l'ai dit. Après avoir retiré mon aiguille, je l'ai éloignée de 2 centimètres et j'ai piqué une autre portion de la tumeur. J'ai injecté de nouveau cinq à six gouttes. J'ai piqué dans une autre direction, et j'ai continué de façon à avoir des piqûres et des trajets aux quatre points cardinaux. En opérant, je sentais que je me trouvais dans un tissu aréolaire assez résistant. J'ai retiré chaque fois ma canule doucement, et j'ai injecté deux ou trois gouttes dans le trajet pour le fermer, afin d'empêcher les extravasations.

La malade a éprouvé d'assez vives douleurs, elle a eu des phénomènes hystériformes. On l'a reportée à son lit, comme la première fois; mais on ne s'est pas effrayé de ces accidents nerveux dans lesquels le perchlorure n'était pour rien.

J'oubliais de vous dire que, comme la première fois, on a comprimé la carotide pendant l'opération pour suspendre autant que possible la circulation dans la tumeur.

Que s'est-il passé depuis l'injection? Je laisse de côté les phénomènes nerveux qui ne nous effraient plus. Du côté de la tumeur, il y a eu une réaction pas trop vive, et aujourd'hui, quoiqu'il y ait un peu de gonflement, l'inflammation ne dépasse pas les limites d'une inflammation adhésive. Mais un phénomène curieux se passe : la tumeur ne durcit pas. Cela vient à l'appui de mon diagnostic. Si nous avions affaire à une poche, le perchlorure de fer injecté eût produit un *magma* de caillots, une coagulation de sang, et on sentirait de la dureté. Le perchlorure de fer s'est répandu dans la trame aréolaire, et, comme cela arrive toujours, il y a oblitération des aréoles, mais sans solidification du sang. C'est là ce que produisent les injections de perchlorure de fer; il y a une oblitération des aréoles, et non une coagulation du sang; le tissu aréolaire ne laisse plus passer le sang pour arriver dans la tumeur.

Il semble s'être formé autour de la tumeur une couche circulatoire, et on sent soulevé le doigt qu'on applique dessus. Mais avec l'oreille on ne perçoit plus de bruit de souffle, ce qui prouve que le sang ne pénètre plus. Jusqu'à présent, les choses paraissent se passer régulièrement.

On va continuer aujourd'hui, comme on l'a fait, les applications un peu émollientes et réfrigérantes, pour que l'inflammation ne dépasse pas les limites que je voudrais lui voir atteindre. S'il survenait de la suppuration, ce ne serait pas ce que j'aurais cherché, car j'ai fait mon possible pour l'éviter. Mais alors il faudrait ouvrir la tumeur, et j'agirais probablement avec le caustique de Canquoin.

Vous le voyez, il s'agit d'un cas très intéressant et très curieux, et je vous engage à le suivre avec soin. Le diagnostic a présenté quelques difficultés, le traitement en offre beaucoup, et l'issue est douteuse.

QUARANTIÈME LEÇON

Tumeur de la main.

Messieurs,

Tout à l'heure je vais opérer devant vous un malade : il est affecté d'une tumeur de la main droite, que je crois, d'après les recherches que j'ai faites à ce sujet, sans analogue dans la science. Elle est aussi remarquable par le siège qu'elle occupe que par ses dissemblances avec celles qu'on a rencontrées jusqu'ici à la paume de la main. Le jeune homme qui en est atteint m'est adressé par un collègue de province ; c'est un élève de rhétorique âgé de dix-neuf ans. Il a donc reçu une bonne éducation, ce qui nous permet d'avoir confiance dans les renseignements qu'il nous donne, d'autant plus que son attention a dû être fixée sur les divers signes de la maladie par le médecin de la famille.

Il y a huit ans, dit-il, il a remarqué une petite tumeur qui se développait à la face palmaire de sa main droite, vers le milieu du troisième espace interosseux ; elle était mobile, superficielle et roulant sur le doigt. Ce dernier symptôme est d'une grande valeur, comme nous le verrons tout à l'heure, à propos du diagnostic et du traitement. Elle alla dès lors grossissant : depuis dix-huit mois surtout elle a considérablement augmenté.

Aujourd'hui, elle se présente sous une forme trilobée, un lobe correspondant à l'éminence thénar, un à l'éminence hypothénar et un lobe médian; tous trois en apparence distincts les uns des autres, mais en réalité ayant entre eux des connexions, manifestes au toucher. Toutes les scissures interlobaires sont disposées en éventail et viennent se réunir en avant sur la partie médiane du ligament annulaire : elles suivent par conséquent la direction des faisceaux ligamenteux de l'aponévrose palmaire, ce qui me porte à croire que le produit morbide est situé à la face profonde de cette aponévrose qui l'étrangle par ses digitations.

Dans son développement, la tumeur, arrêtée à la partie postérieure par le plan osseux résistant des métacarpiens, a dû s'accroître d'arrière en avant, poussant devant elle le tissu cellulaire et la peau. Mais, malgré la pression exercée par elle sur les parties molles qui l'environnent, le tissu cellulaire paraît sain et la peau amincie n'a pas changé de couleur. Plus mobile dans le sens transversal que suivant l'axe de la main, elle semble obéir assez bien à l'impulsion donnée, et le malade lui-même croit sentir un glissement sur les parties profondes. Elle est dure, résistante, solide par conséquent : le lobe hypothénar seul offre quelque fluctuation, mais ce n'est qu'une fausse fluctuation; elle n'a jamais été le siège ni de douleurs, ni d'élancements, ce qui éloigne d'emblée toute idée de tumeur maligne. On ne constate dans les doigts, dans la main, ni œdème, ni engourdissement d'aucune sorte; il est donc évident que ni les nerfs, ni les vaisseaux de la région ne sont comprimés. Enfin, malgré son volume, la tumeur ne semble pas gêner beaucoup les mouvements des doigts, puisque le malade écrit sans difficulté.

Si maintenant on regarde la main par sa face dorsale, on voit qu'elle est élargie : les troisième et quatrième espaces intermétacarpiens sont agrandis et présentent chacun une saillie longitudinale qu'on prendrait tout d'abord pour un prolongement de la tumeur; mais, avec un peu d'attention, on aperçoit bien vite que ces deux saillies sont molles, presque fluctuantes et produites sans aucun doute par la pression de la tumeur palmaire sur les muscles interosseux. Celle-ci est sans adhérences intimes avec ces espaces, soit avec les aponévroses interosseuses dorsales et palmaires, soit avec les faces correspondantes des métacarpiens, car, si le malade cherche à diminuer ces espaces par la contraction des muscles qui les occupent, les saillies dorsales disparaissent en même temps que la tumeur refoulée vient, par un mouvement de glissement, déborder le bord cubital de la main.

Si, en dernier lieu, on examine les métacarpiens eux-mêmes par leur face postérieure, la seule qu'on puisse atteindre, on constate qu'ils n'ont pas augmenté de volume : ils ne sont point irréguliers, noueux, fusiformes, renflés; ils ne portent, en un mot, nulle trace des altérations qui pourraient les intéresser.

Quelle est la nature de cette tumeur? Je déclare tout de suite que nous avons affaire à une tumeur fibreuse, à lobes multiples, développée à la face profonde de l'aponévrose palmaire avec laquelle, par suite, elle est en rapport immédiat.

Tous les signes en effet s'accordent à localiser la tumeur à la face postérieure de l'aponévrose. En lui supposant pour point de départ les parties profondes, le squelette, par exemple, elle aurait repoussé devant elle les tendons, les nerfs et les arcades palmaires : les tendons alors accuseraient leur présence aussi bien à la vue qu'au toucher, tandis que, d'après le diagnostic que je viens de poser, il est facile de concevoir qu'ils ont pu rester indépendants du produit morbide et garder toute la liberté de leurs mouvements. Les tiraillements des nerfs refoulés en avant auraient donné lieu à des douleurs, à des engourdissements dans les doigts, et enfin l'arcade palmaire superficielle battrait sous la peau ; ici, au contraire, il n'y a rien de tout cela.

D'autre part, nous savons que les fibromes sont durs, résistants, solides, et que, comme cette tumeur, ils ont un développement lent et graduel. Ils sont rares, il est vrai, et, je le répète, je ne sache pas qu'on en ait rencontré à la paume de la main; pour ma part, je n'en ai jamais vu dans cette région.

Cependant, l'année dernière, à l'hôpital de la Pitié, un malade, que j'avais soigné quelque temps auparavant pour une fracture du péroné, vint me trouver, demandant à rentrer dans mes salles pour des douleurs intolérables qu'il attribuait à son ancienne fracture. Je l'examinai avec soin et je découvris une petite tumeur ovalaire de la grosseur d'une noix siégeant à la partie interne de l'aponévrose plantaire. Je proposai au malade d'en faire l'ablation ; il accepta et je pus ainsi constater qu'elle avait pris naissance dans l'aponévrose elle-même.

M. Sappey faisait à cette époque des recherches sur les nerfs qui animent les aponévroses, et je le priai, pour cette raison, d'examiner la pièce. Il n'y trouva point de filets nerveux, elle était tout entière constituée par une prolifération des éléments du tissu fibreux. J'ajoute que le malade fut complètement débarrassé de ses souffrances par cette opération.

Or n'est-il pas naturel d'induire de ce fait la possibilité du développement d'un fibrome dans le creux de la main? Celui-là était à la vérité douloureux, mais n'était-il pas continuellement pressé par tout le poids du corps dans la marche; ici, rien de semblable.

D'ailleurs, les signes que nous avons constatés éloignent toute idée de tumeur liquide, de kystes synoviaux, d'abcès chroniques, etc.; j'écarte aussi complètement les tumeurs vasculaires, et il me reste à passer en revue les produits morbides qui pourraient en imposer dans le cas présent.

En première ligne viennent les maladies que les anciens décrivaient collectivement sous le nom de *spina ventosa*, confondant ainsi plusieurs affections de nature très diverse, les exostoses, les hyperostoses, les ostéites scrofuleuses, les ostéosarcomes, les enchondromes. La plupart se trouvent écartées, par l'examen que j'ai fait des métacarpiens qui n'ont subi aucune modification, aussi bien dans leur forme que dans leur volume.

Je dois cependant insister sur les chondroïdes qui, jusqu'à un certain point, pourraient simuler un fibrome. On a bien dit qu'il leur fallait nécessairement une surface osseuse pour se développer, et on conçoit parfaitement, en effet, qu'ils puissent partir du maxillaire ou de son périoste dans les régions sous-maxillaires et parotidiennes où ils se trouvent fréquemment : ils pourraient aussi naître des métacarpiens et des phalanges, lorsqu'on les rencontre à la main. On ne peut prendre pour un chondrome la tumeur qui nous occupe, par cela seul qu'elle est libre de toute adhérence avec les parties profondes. Les chondromes présentent des contours irréguliers, moins arrondis et moins lisses que les fibromes, et surtout, caractère important, ceux-là se ramollissent du centre à la périphérie, tandis que, dans le cas présent, le ramollissement, c'est-à-dire la progression morbifique, s'est fait de la périphérie au centre, comme nous avons pu le remarquer pour le lobe hypothénar, qui est comme fluctuant avec un noyau central dur et résistant.

J'élimine aussi le cancer, et particulièrement le squirrhe, qui, seul, par sa dureté, par sa consistance, pourrait être confondu avec un fibrome ; les tumeurs de cette nature, en effet, surviennent bien rarement chez un jeune homme de cet âge, et, d'autre part, elles sont accompagnées de caractères qui font ici défaut : la douleur, l'envahissement des parties voisines, une mobilité moindre, une marche plus rapide et l'état général cachectique qui accompagne le cancer.

En dernière analyse, je crois qu'il n'est plus que le lipome capable de nous induire en erreur dans cette circonstance. J'en ai trouvé deux observations ; l'une que j'emprunte à Dupuytren, et la seconde recueillie par Robert. Dans ce même hôpital, alors que Dupuytren exerçait en second sous Pelletan, une tumeur de cette nature fut observée dans son service ; elle occupait la racine du pouce et partait de l'extrémité inférieure du premier métacarpien. Pelletan conseilla l'amputation. Dupuytren ne partagea point cette façon de voir, et, considérant la bénignité de la tumeur et la possibilité de l'ablation sans intéresser l'articulation ni les tendons, opération qui conservait au malade un doigt aussi important que le pouce, il suivit son inspiration ; le résultat lui donna raison.

Dans le cas rapporté par Robert, le lipome siégeait profondément à la paume de la main.

Or j'écarte aussi, chez notre malade, l'idée d'une tumeur de cette nature, car le lipome est mou dans toute son étendue, et au bout d'un certain temps il présente une fausse fluctuation ; ici, nous n'avons nullement ces caractères.

Quelques mots maintenant, Messieurs, à propos du pronostic. Vous vous demandez peut-être pourquoi je vais faire une opération, qui n'est pas sans danger, pour une affection qui gêne si peu le malade ; c'est que je ne crois pas que cette affection doive rester stationnaire ; elle a pris depuis dix-huit mois un grand et rapide développement, et, si on l'abandonnait à elle-même, elle aurait bientôt fini par compromettre et abolir les mouvements de la main et par amincir la peau jusqu'à l'ulcérer, et une ulcération sur une tumeur, dans cette région surtout, est une infirmité fort gênante. Outre cela elle expose à une foule d'accidents ; elle peut être cause de lymphangite, d'érysipèle, de phlébite, etc., etc. ; enfin le volume seul de la tumeur finirait par gêner considérablement le malade ; il faut donc nécessairement l'en débarrasser avant qu'il ne soit trop tard, et que le seul remède ne soit devenu l'amputation du poignet.

Reste à savoir quel est le meilleur mode d'opération à employer dans ces circonstances. Dans le cas du lipome du pouce dont je vous ai parlé à propos du diagnostic, Pelletan avait proposé l'amputation ; ce serait évidemment bien plus facile et moins dangereux qu'une extirpation, mais retrancher à un malade un membre dont il peut encore se servir, c'est une résolution fort grave. Nous n'avons pas le droit de la prendre ; Dupuytren était bien aussi de cet avis puisqu'il repoussa l'idée de l'amputation et aima mieux risquer de mettre à nu les tendons et de provoquer ainsi une inflammation : ce qui eut lieu effectivement sans cependant compromettre en rien les résultats favorables de l'opération.

Je n'ai pas songé un seul instant à l'amputation, d'autant plus que je crois que l'on peut parfaitement énucléer la tumeur sans intéresser les éléments qui importent à l'intégrité des mouvements de la main. Nous avons en effet vu que la tumeur était superficielle, que la peau n'avait pas assez souffert pour ne pas pouvoir recouvrir convenablement les parties profondes dénudées, et j'espère que nous obtiendrons une bonne et durable cicatrisation. Et puis, en raison même de la parfaite liberté des tendons, des arcades artérielles, de leurs branches et des filets nerveux, je crois que cette énucléation ne souffrira aucune difficulté; la dissection seule présentera peut-être quelque longueur, non pas la dissection de la face profonde qui sera probablement très facile, mais bien celle de la partie superficielle à cause des adhérences intimes des filaments fibreux de l'aponévrose avec la face profonde du derme; peut-être malgré cela serons-nous obligés de couper quelques nerfs, quelques tendons, ou quelques branches artérielles, mais nous ne pourrons nous décider à ce sujet qu'au fur et à mesure de l'opération.

On pourrait se demander maintenant s'il n'existe pas d'autre moyen de cure définitive que l'extirpation par le bistouri; dans ces derniers temps on a beaucoup vanté trois modes de destruction des tumeurs, les divers caustiques, la ligature extemporanée et l'écrasement linéaire. Mais il est évident que l'application de l'un de ces moyens à la guérison de la tumeur qui nous occupe n'est même pas discutable, et, pour ne parler que de la cautérisation, il est aisé de voir qu'en introduisant des flèches dans cette tumeur on irait en aveugle sans pouvoir assez borner l'action du caustique pour éviter d'atteindre des nerfs, des tendons et des vaisseaux que nous tenons tant à ménager. Nous devons donc donner la préférence au bistouri, et voici, en peu de mots, le procédé très simple que je compte employer: la tumeur forme, comme je l'ai dit, une sorte d'éventail étalé au-devant de la paume de main, et dont le talon se dirige du côté du poignet, elle a, en un mot, la forme exacte de l'aponévrose palmaire, et notre incision présentera fidèlement les contours de cette forme. Une première incision demi-circulaire cernera la périphérie de la tumeur, une seconde s'étendra perpendiculairement à la première, du doigt médius à la racine de l'aponévrose, puis nous disséquerons les deux lambeaux en les rejetant à droite et à gauche. Ce sera là la partie la plus longue et la plus difficile de l'opération, à cause des filaments fibreux de l'aponévrose palmaire qui vont se confondre intimement avec la face profonde du derme ; il faudra disséquer la paume de la main, de manière à lui conserver une couche cellulo-graisseuse, qui puisse lui fournir une nutrition assez abondante pour la préserver de la gangrène.

Cette première partie de l'opération terminée, nous soulèverons la tumeur avec des érignes, et nous redoublerons de précautions pour éviter de blesser les artères, mais surtout les tendons et les nerfs. Le point le plus difficile sera la dissection des deux lobes qui pénètrent profondément entre les métacarpiens, et pour eux je procéderai plutôt par arrachement que par ablation avec le bistouri. Nous aurons probablement ensuite une véritable dissection, délicate, des nerfs et des tendons.

Qu'adviendra-t-il de notre opération? Évidemment, si la suppuration venait à dénuder, à exfolier tous les tendons, les mouvements de la main seraient gravement compromis ou perdus, et notre but serait manqué. Aussi, pour éviter cette alternative, me suis-je décidé à employer après l'opération l'irrigation continue; nous avons tout lieu d'espérer que nous obtiendrons la conservation complète des mouvements de la main.

NOTICE POSTÉRIEURE A L'OPÉRATION

Après avoir incisé la peau, comme je vous l'avais dit, j'eus beaucoup de peine à disséquer les lambeaux. La peau effectivement était unie à la tumeur par un grand nombre de petits faisceaux fibreux que j'ai dû couper. D'autre part, elle était très amincie, et c'est grâce aux plus grandes précautions que j'ai conservé une épaisseur de tissu suffisante pour éviter la gangrène qu'en pareil cas nous avions à redouter. Au fond du sillon qui séparait les deux lobes principaux passait un filet nerveux que j'ai écarté sans le blesser. La tumeur, selon nos prévisions, s'est énucléée avec la plus grande facilité par sa face profonde ; quelques filaments grêles et lâches l'unissaient seulement aux parties sous-jacentes : toute ligature a été inutile ; les nerfs et les tendons ont été respectés.

A la place qu'occupait la tumeur apparaissait une cavité d'une assez grande dimension. Ses parois étaient remarquables par les reliefs très accusés des tendons et par des dépressions profondes, de forme olivaire correspondant aux troisième et quatrième espaces interosseux, dépressions que remplissaient exactement deux prolongements, ou plutôt deux petits lobes de la face postérieure du fibrome.

Il me faut, maintenant, vous parler de la tumeur elle-même. Ayant suffisamment insisté sur sa forme lobée, je signalerai seulement, parmi ses caractères extérieurs, la présence, dans les scissures interlobaires, de tractus fibreux très résistants et assez épais qui font partie constituante de la masse morbide. Mais c'est surtout au point de vue de sa structure que nous avons examiné la pièce que je vais vous faire passer. Plusieurs coupes ont été faites, et chacune d'elles mérite d'attirer votre attention. Vous remarquerez à la surface de section du lobe médian une quantité considérable de graisse qui est comme infiltrée dans une trame de fibres lamineuses enchevêtrées et s'entre-croisant dans tous les sens. La structure du lobe interne est analogue, mais il y a plus de tissu fibreux. Le lobe qui correspondait à l'éminence thénar se distingue nettement des deux autres à certains égards : c'est le plus petit, c'est aussi le plus dur, et c'est celui-là même qui donnait à la palpation la sensation du cartilage. De plus, la coupe faite sur sa partie médiane ne présente pas de tissu adipeux, le microscope seul y découvre quelques granulations graisseuses, et ce n'est qu'aux points de contact avec le lobe médian, par suite vers la périphérie, qu'on retrouve quelques cellules adipeuses au milieu d'un tissu fibreux dense et très serré.

Les renseignements micrographiques que nous devons à M. Dubreuil, s'accordent parfaitement avec l'examen que nous avions préalablement fait sans instrument grossissant. Il est donc bien certain, comme je vous l'avais dit, Messieurs, que nous avons eu affaire à une tumeur fibreuse. Elle a suivi la marche habituelle des affections de cette nature : essentiellement fibreuse au début, ce qu'atteste encore la texture du lobe externe, elle a subi la régression graisseuse au fur et à mesure de son développement, et ce sont les parties les plus anciennes qui ont été les premières le siège de la dégénérescence.

Qu'est devenue l'aponévrose palmaire? Elle n'était point sous les téguments, elle ne tapissait point le fond de la cavité. La situation de la tumeur et sa nature indiquent suffisamment qu'elle s'est formée aux dépens de l'aponévrose elle-même et qu'elle est tout entière constituée par une prolifération de ses éléments; je dirai même que les tractus fibreux interlobaires sont évidemment des vestiges du feuillet aponévrotique.

En ce moment, le malade va bien, malgré le petit accident qui a suivi l'extirpation de la tumeur. Un caillot assez volumineux, produit par une hémorrhagie capillaire, a soulevé les lambeaux et empêché la réunion immédiate, que nous n'osions d'ailleurs pas espérer; mais une suppuration peu abondante et de bonne nature l'entraîne peu à peu. Dès le lendemain de l'opération nous avons enlevé quelques points de suture pour décoller les lèvres de la plaie, et nous faisons tous les matins par ces points des injections d'eau tiède qui déterminent une élimination plus rapide du sang épanché. L'irrigation sera continuée pendant quelques jours encore, et tout nous porte à croire que la guérison se fera sans autre accident. Les doigts ne sont le siège d'aucune inflammation; il n'existe de phlegmon nulle part, à la main ni à l'avant-bras, et les mouvements des doigts sont conservés.

TABLE DES MATIÈRES

DEUXIÈME LEÇON

TROISIÈME LEÇON

QUATRIÈME LEÇON

CINQUIÈME LEÇON

SIXIÈME LEÇON

SEPTIÈME LEÇON

HUITIÈME LEÇON

ECTROPION ET BLÉPHAROPLASTIE

NEUVIÈME LEÇON

DIXIÈME LEÇON

RHINOPLASTIE ET CHÉILOPLASTIE

ONZIÈME LEÇON

DOUZIÈME LEÇON

TREIZIÈME LEÇON

DES EXOSTOSES

DES FRACTURES DE JAMBE

QUINZIÈME LEÇON

SEIZIEME LEÇON

DIX-SEPTIÈME LEÇON

DIX-HUITIÈME LEÇON

DIX-NEUVIÈME LEÇON

VINGTIÈME LEÇON

VINGT ET UNIÈME LEÇON

VINGT-DEUXIÈME LEÇON

VINGT-TROISIÈME LEÇON

VINGT-QUATRIÈME LEÇON

VINGT-CINQUIÈME LEÇON

VINGT-SIXIÈME LEÇON

VINGT-SEPTIÈME LEÇON

VINGT-HUITIÈME LEÇON

VINGT-NEUVIÈME LEÇON

TRENTIÈME LEÇON

TRENTE ET UNIÈME LEÇON

TRENTE-DEUXIÈME LEÇON

TRENTE-TROISIÈME LEÇON

TRENTE-QUATRIÈME LEÇON

TRENTE-CINQUIÈME LEÇON

TRENTE-SIXIÈME LEÇON

TRENTE-SEPTIÈME LEÇON

TRENTE-HUITIÈME LEÇON

TRENTE-NEUVIÈME LEÇON

QUARANTIÈME LEÇON

Paris — Typ. Chamerot et Renouard, 19, rue des Saints-Pères — 28660

LIBRAIRIE J.-B. BAILLIERE ET FILS

19, rue Hautefeuille, près du boulevard Saint-Germain.

NOUVEAUX ÉLÉMENTS

DE PATHOLOGIE ET DE CLINIQUE

CHIRURGICALES

PAR

Fr. GROSS

PROFESSEUR DE CLINIQUE CHIRURGICALE A LA FACULTÉ DE MÉDECINE DE NANCY

J. ROHMER et A. VAUTRIN

PROFESSEURS AGRÉGÉS A LA FACULTÉ DE MÉDECINE DE NANCY

3 volumes in-8

En vente :

TOME PREMIER. — **Maladies de la tête.**

(*Crâne, face, yeux, oreilles, nez, bouche et ses dépendances*)
1 vol. in-8, 872 pages... 12 fr.

TOME II. — **Maladies du Cou et du Tronc.** 1 vol. in-8 de 1000 p. 12 fr.

En rédigeant ces *Nouveaux éléments de pathologie et de clinique chirurgicales*, es auteurs ont eu pour but d'écrire un livre qui prendrait rang entre le simple nanuel et le traité complet. Ils espèrent rendre quelque service à la fois à l'étudiant ui doit s'initier dans l'étude des diverses branches de la médecine, et au praticien ui désire jeter un coup d'œil rapide sur telle ou telle question de pathologie ou e clinique chirurgicales. Si le programme qu'ils se sont ainsi tracé leur a imposé ertaines limites, ils ont cru bien faire, néammoins, en entrant parfois dans un eu plus de développements que ne le font d'habitude les livres analogues. Ils nt cherché notamment à être utiles en résumant d'une manière aussi complète ue possible l'état actuel de la thérapeutique chirurgicale et les opérations les lus récentes. Les indications bibliographiques serviront à ceux qui désireront pprofondir ces questions.

Dans ces *Nouveaux éléments*, chacun des auteurs rédige les chapitres traitant es questions pour lesquelles il se sentait particulièrement des aptitudes. Le livre insi compris aura de l'homogénéité et profitera d'études spéciales.

Les *Nouveaux éléments* traitent des *maladies chirurgicales des régions* et forment trois volumes.

Le volume I comprend les *maladies chirurgicales de la tête* à savoir :

Les maladies du crâne et du cerveau (par M. GROSS).
— de la face en général (par M. GROSS).
— de l'appareil de la vision (par M. ROHMER).
— de l'appareil de l'audition (par M. ROHMER).
— de l'appareil de l'olfaction (par M. GROSS).
— de la bouche et de ses dépendances (par M. GROSS).

Dans le volume II, sont étudiées :

Les maladies du cou (par MM. VAUTRIN et ROHMER).
— du rachis (par M. GROSS).
— de la poitrine (par M. ROHMER).
— de l'abdomen (par M. VAUTRIN).
— de l'appareil urinaire (par M. ROHMER).

Dans le volume III :

Les maladies de l'appareil génital de l'homme et de la femme (par M. GROSS).
— du membre supérieur (par M. VAUTRIN).
— du membre inférieur (par M. ROHMER).

L'ouvrage sera complet dans le courant de l'année 1890.

ENVOI FRANCO CONTRE UN MANDAT POSTAL

LA CHIRURGIE JOURNALIÈRE

LEÇONS DE CLINIQUE CHIRURGICALE

Par A. DESPRÉS

Chirurgien de l'hôpital de la Charité, Professeur agrégé à la Faculté de médecine de Paris

Troisième édition

1888, 1 vol. in-8 de 850 pages, avec 50 figures. . . . . 12 fr.

CHIRURGIE JOURNALIÈRE DES HOPITAUX DE PARIS

RÉPERTOIRE DE THÉRAPEUTIQUE CHIRURGICALE

Par le docteur P. GILLETTE

Chirurgien des hôpitaux de Paris

1 vol. in-8 de 772 pages, avec 622 figures. Cartonné. . . . . . . 12 fr.

CLINIQUE CHIRURGICALE DE L'HOPITAL DE LA CHARITÉ

Par L. GOSSELIN

Professeur de clinique chirurgicale à la Faculté de médecine de Paris,
Chirurgien de l'hôpital de la Charité,
Membre de l'Académie des sciences et de l'Académie de médecine, commandeur de la Légion d'hon

Troisième édition, revue et augmentée

3 vol. in-8 de chacun 750 pages, avec figures. . . . . 36 fr.

ÉLÉMENTS DE CHIRURGIE CLINIQUE

Comprenant le diagnostic chirurgical, les opérations en général, les méthodes opératoires l'hygiène, le traitement des blessés et des opérés

Par Félix GUYON

Chirurgien de l'hôpital Necker, professeur à la Faculté de médecine de Paris

1 vol. in-8 de XXXVIII-672 pages, avec figures. . . . . 12 fr.

CHIRURGIE ORTHOPÉDIQUE

Thérapeutique des difformités congénitales ou acquises

LEÇONS CLINIQUES PROFESSÉES A L'HOPITAL DES ENFANTS MALADES

Par le docteur L.-A. DE SAINT-GERMAIN

Chirurgien à l'hôpital des Enfants Malades

1 vol. in-8 de VII-551 pages, avec 129 figures . . . . 9 fr.

TRAITÉ PRATIQUE DES FRACTURES ET DES LUXATIONS

Par Fr. H. HAMILTON

Chirurgien de l'hôpital Bellevue de New-York

Traduit sur la sixième édition et augmentée de nombreuses additions

Par le docteur G. POINSOT

Professeur agrégé à la Faculté de médecine de Bordeaux, Chirurgien des hôpitaux

1 vol. grand in-8 de XVI-1292 pages avec 514 figures. 24 fr.

PRÉCIS D'OPHTHALMOLOGIE CHIRURGICALE

Par le docteur MASSELON

Premier chef de clinique de M. de Wecker

1 vol. in-18 jésus de 500 pages avec 118 figures. . . . 6 fr.

DU PANSEMENT OUATÉ

ET DE

SON APPLICATION A LA THÉRAPEUTIQUE CHIRURGICALE

Par Alph. GUÉRIN

Membre de l'Académie de médecine, chirurgien de l'Hôtel-Dieu

1 vol. in-18 jésus de 392 pages avec figures. . . . . 3 fr. 50

ENVOI FRANCO CONTRE UN MANDAT POSTAL.

ABEILLE. **La chirurgie ignée en général et ses avantages en particulier da les maladies chroniques et rebelles de l'utérus.** 1886, 1 vol. in-8 de 452 p., av 3 pl. et 44 fig. 12
— **Chirurgie conservatrice.** Exposé d'une méthode nouvelle pour obte l'organisation immédiate des plaies. 1874, 1 vol. in-8, 226 pages. 3 fr.
— **Traité des hydropisies et des kystes** considérés dans les cavités clos naturelles et accidentelles. 1852, 1 vol. in-8, 600 pages. 7 fr.
— **L'électricité appliquée à la thérapeutique chirurgicale.** 1870, gr. in- 100 pages. 3
ARNAUD. **Contribution à l'étude de la ligature dans le traitement d anévrysmes.** 1880, in-8, 126 pages. 2 fr.
BADIOLE. **D'un nouveau taxis forcé,** réduction des hernies étranglées par dil tation forcée indirecte et du taxiteur. 1879, gr. in-8, 83 pages. 2 fr.
BEDOIN. **Nouveau pansement antiseptique** en campagne. 1885, gr. in-8. 1 fr.
BÉGIN (L. J.) **Nouveaux éléments de chirurgie et de médecine opératoi** 2e édition, 1838, 3 vol. in-8. 20
BERNARD (H.). **Premiers secours aux blessés** sur le champ de bataille et da les ambulances. 1871, 1 vol. in-8, 164 pages, avec 79 figures. 2
BONNAFONT (J.-P.) **Traité théorique et pratique des maladies de l'orei et des organes de l'audition,** par J. P. Bonnafont, médecin principal, me bre de l'Académie de médecine. *Deuxième édition revue et augmentée.* 18 1 vol. in-8, XVI-700 pages, avec 43 figures. 10
BONNET. **Traité de la thérapeutique des maladies articulaires,** par docteur Am. Bonnet, professeur de clinique chirurgicale et chirurgien de l'Hôt Dieu de Lyon. 1853, 1 vol. in-8, 700 pages, avec 97 figures. 9
— **Nouvelles méthodes de traitement des maladies articulaires.** *Secon édition.* 1860, 1 vol. in-8, XLVI-312 pages, avec 17 figure. 4 fr.
BOUILLY (G.). **Des lésions traumatiques portant sur des tissus malade** par G. Bouilly, professeur agrégé à la Faculté de Médecine de Paris. 1877, g in-8, 153 pages. 3
— **Comparaison des arthropathies rhumatismales, scrofuleuses et syph litiques.** 1878, in-8, 108 p. 3 fr.
BOUISSON. **Traité de la méthode anesthésique** appliquée à la chirurgie aux différentes branches de l'art de guérir. 1850, 1 vol. in-8, 560 p. 4
— **Tribut à la chirurgie.** Paris, 1858, 2 vol. in-4, avec pl. 24
BOULEY (E.) **De la taille hypogastrique.** 1883, gr. in-8, 259 pages, avec fig. 5
BOUQUET. **Contribution à l'étude du mécanisme des fractures de la jamb** 1887, in-8, 118 p. avec fig. 2 fr.
BOUVIER (H.). **Leçons cliniques sur les maladies chroniques de l'appare locomoteur.** Paris, 1858, 1 vol. in-8 de 530 pages. 7
— **Atlas** de 20 planches avec texte descriptif, in-folio, cartonné. 18
BRAIWOOD (P. M.). **De la pyohémie ou fièvre suppurative.** 1870, 1 vol. in- 300 pages, avec 12 planches chromolithographiées. 8
BRAINARD. **Mémoire sur le traitement des fractures non réunies et d difformités des os.** 1854, gr. in-8, 72 p., avec 2 pl. 3
BROCA. **Anatomie pathologique du cancer,** par Paul Broca, professeur à Faculté de médecine. 1852, 1 vol. in-4, avec 1 pl. lithographiée. 3 fr.
BROSSARD. **Des fractures du cubitus.** 1884, gr. in-8, 121 p. avec 4 pl. 3
BROTTET. **Du traitement des abcès par congestion** du mal de Pott par méthode antiseptique de Lister. 1881, gr. in-8, 75 p. 2
BURGGRÆVE. **Chirurgie théorique et pratique.** 1860, 1 vol. gr. in-8, 504 page avec 8 planches. 12
CAMPENON (V.). **Du redressement des membres par l'ostéotomie,** par docteur V. Campenon, professeur agrégé à la Faculté de médecine de Paris. 18 gr. in-8, 311 pages, avec fig. 4
— **Recherches anatomiques et cliniques sur l'entorse des ankyloses.** 18 gr. in-8, 86 pages. 2
CARAFI. **Etude sur le traitement des fractures** indirectes récentes du rach 1882, in-8, 85 pages. 2
CARTIER. **Etudes sur les résections du maxillaire supérieur.** 1880, gr. in- 62 p., avec 1 pl. et 2 photogr. 3
CHAMPIONNIÈRE. **Chirurgie antiseptique,** principes, modes d'application, résultats. 2e édition. 1880, 1 vol. in-18, 305 p. et 15 fig. 5
CHAPPLAIN. **Etudes et observations sur quelques maladies chirurgical des articulations.** 1874, in-8, 38 pages. 1 fr.
CHASSAIGNAC (E.) **Clinique chirurgicale de l'hôpital de Lariboisière.** 18 1858, 3 parties in-8, avec fig. 6 fr.
— **Etudes d'anatomie et de pathologie chirurgicales.** 1851, 2 vol. in-8, 14
CHATELLIER (H.) **Des tumeurs adénoïdes du pharynx.** 1886, in-8, avec 5 f et 2 pl. 3

CHRISTOT. **Du drainage dans les plaies par armes de guerre.** 1871, gr. in-8, 64 pages. 2 fr.

CLARKE. **Contribution à l'étude de la laparo-élytrotomie.** 1887, gr. in-8, 108 pages. 3 fr. 50

COCTEAU (Th.-C.). **Recherches sur les altérations des artères à la suite de la ligature.** 1867, in-8, 77 pages. 2 fr.

COHEN (E.). **Orteil en marteau.** Nouveau traitement par ostéotomie cunéiforme. 1887, gr. in-8, 95 p. 2 fr.

COLLET. **Etudes sur les végétations adénoïdes du pharynx nasal.** 1886, gr. in-8, 100 pages. 2 fr.

COOPER (Astley.) **Œuvres chirurgicales,** traduit de l'anglais avec des notes par E. Chassaignac et G. Richelot. 1837, in-8, (14 fr.) 4 fr. 50

CORRE (A.). **La pratique de la chirurgie d'urgence,** par le docteur A. Corre. 1872, 1 vol. in-18, VIII-216 pages avec 51 figures. 2 fr.

COURBON (Alf.). **Abcès de la fosse lombaire.** 1873, in-8, 92 p. 2 fr.

DELEFOSSE. **Pratique de la chirurgie des voies urinaires.** Deuxième édition augmentée d'un appendice sur les opérations nouvelles. 1887, 1 vol. in-18 jésus, IX-580 p. avec 142 fig. 7 fr.

DEMARQUAY. **De la régénération des organes** et des tissus en physiologie et en chirurgie. 1874, 1 vol. gr. in-8, VIII-328 pages avec 4 planches. 16 fr.

DENONVILLIERS (C.). **Application du trépan** sur les os du crâne. 1839, in-4, 82 pages. 1 fr. 50

DENUCÉ (P.). **Traité clinique de l'inversion utérine,** par P. Denucé, doyen et professeur de clinique chirurgicale à la Faculté de médecine de Bordeaux. Paris, 1883, 1 vol. in-8 de 645 pages avec 103 figures. 12 fr.

DESGRANGES. **Leçons de clinique chirurgicale.** 1867-68, 2 parties in-8. 4 fr.

— **Quels progrès la chirurgie doit-elle au périoste.** 1865, gr. in-8, 37 p. 1 fr. 50

— **De l'expectation en chirurgie.** 1866, in-8, 23 pages. 1 fr.

DUBAR. **Des tubercules de la mamelle** par L. Dubar, professeur à la Faculté de médecine de Lille. 1886, gr. in-8, 116 pages avec 3 pl. 3 fr. 50

— **Anatomie pathologique des ostéites.** 1883, gr. in-8, 121 p. avec 7 pl. 4 fr.

DUCHAUSSOY. **Anatomie pathologique des étranglements internes** et conséquences pratiques qui en découlent. 1860, in-4, 294 p., avec pl. 5 fr.

DUPUYTREN. **Mémoire sur une nouvelle manière de pratiquer l'opération de la pierre.** 1836, in-fol. avec 19 planches (20 fr.). 6 fr.

— **Mémoire sur une méthode nouvelle pour traiter les anus accidentels,** 1828, in-4, 57 p. avec 3 pl. 3 fr.

DUVAL (E.) **Des diverses déviations de la colonne vertébrale.** (Scolioses et mal de Pott). 1885, in-8. 2 fr. 50

EMMET (Th. A.). **La pratique des maladies des femmes,** ouvrage traduit sur la troisième édition et annoté par A. Olivier. Préface par le professeur Trélat. 1887, 1 vol. gr. in-8, 860 pages avec 220 figures dans le texte. 15 fr.

EHRMANN (J.). **Etude sur l'uranoplastie** dans ses applications aux divisions congénitales de la voûte palatine. 1869, in-4, 104 p. 3 fr.

FERRAND (J.). **Contribution à l'étude des hernies latérales** de l'abdomen (Laparocèles). 1881, gr. in-8, 81 pages. 2 fr.

GALEZOWSKI. **Traité des maladies des yeux.** 3e *édition.* 1888, 1 vol. in-8 de 1000 pages, avec 500 fig. 20 fr.

GALEZOWSKI et DAGUENET. **Diagnostic et traitement des affections oculaires.** 1886, 1 vol. gr. in-8, 900 pages, avec figures. 18 fr.

GALOPEAU. **Manuel du pédicure,** ou l'Art de soigner les pieds. 1877, 1 vol. in-18 de 132 pages avec 28 figures. 2 fr.

GAUJOT (G.) et SPILLMANN (E.) **Arsenal de la chirurgie contemporaine,** description, mode d'emploi et appréciation des appareils et instruments en usage pour le diagnostic et le traitement des maladies chirurgicales, l'orthopédie, la prothèse, les opérations simples, générales, spéciales et obstétricales, par G. Gaujot, professeur au Val-du-Grâce, et E. Spillmann, professeur à l'Ecole de médecine d'Alger. 1867-1872, 2 vol. in-8 de 800 pages avec 1855 fig. 32 fr.

GELLE (E.). **Précis des maladies de l'oreille,** comprenant l'anatomie, la physiologie, la pathologie, la thérapeutique, la prothèse, l'hygiène, la médecine légale, la surdité et la surdi-mutité, les maladies du pharynx et des fosses nasales. 1884, 1 vol. in-18 jésus de 708 pages avec 157 figures. 9 fr.

GERDY. **Traité des bandages, des pansements et de leurs appareils,** par P.-N. Gerdy, professeur à la Faculté de médecine de Paris. 1837-1839, 2 vol. in-8 et atlas de 20 pl. in-4. 6 fr.

GILLETTE. **Clinique chirurgicale des hôpitaux de Paris.** 1877, 1 vol. in-8 de 315 pages avec fig. 5 fr.

— **Blessures** par armes à feu. 1873, in-8, 107 p., avec 7 pl. coloriées. 3 fr

GIRARD (Marc.) De la kélotomie sans réduction, nouvelle méthode opératoire de la hernie étranglée. 1868, 1 vol. in-8 de 276 pages. 4 fr.

GOETZ (Ed.). **Etude sur le spina ventosa.** 1877, gr. in-8. 2 fr.

GORI. **La chirurgie militaire** et les Sociétés de secours à l'Exposition de Vien 1874, in-8, 184 pages avec 10 planches. 9

GOSSELIN (L.). **Recherches sur les kystes synoviaux de la main et poignet.** 1852, in-4, avec 2 pl. 2

GRIPOUILLEAU. **Le bras artificiel du travailleur.** Nouveau moyen pratique économique de remédier à l'ablation du membre supérieur chez les agriculteu terrassiers et manouvriers. 1873, in-8, 110 pages avec fig. . 2

GROSS. **Leçons de clinique chirurgicale,** par F. Gross, professeur à la Facu de médecine de Nancy. 1880, 1 vol. in-8, 224 pages. 5

— **La méthode antiseptique de Lister.** Histoire et résultats obtenus à l'hôpi de Nancy. 1879, in-8, 107 pages. 3

— **Contribution à l'étude des tumeurs perlées.** 1885, gr. in-8, 28 p. 1 fr.

GUYON (Félix). **Leçons cliniques sur les maladies des voies urinaires,** p fessées à l'hôpital Necker, par F. Guyon, professeur à la Faculté de médeci de Paris. 1885, 1 vol. gr. in-8, 1000 p. avec 46 fig. 16

— **Leçons cliniques sur les affections chirurgicales de la vessie et de prostate** professées à l'hôpital Necker. 1888, 1 vol. in-8 de 800 p. avec figur

HANNE (A.). **Tumeurs intra-rachidiennes.** 1872, in-8, 83 pages. 2

HARRIS, AUSTEN et ANDRIEU. **Traité théorique et pratique de l'art du de tiste,** comprenant l'anatomie, la physiologie, la pathologie, la thérapeutiq la chirurgie, la prothèse, l'hygiène et un formulaire des maladies de la bouc et des dents. *Deuxième édition* annotée et considérablement augmentée. 18 1 vol. gr. in-8, 1100 p. avec 572 fig. cart. 20

HOLMES (T.). **Thérapeutique des maladies chirurgicales des enfants,** p T. Holmes, chirurgien de Saint-George's Hospital, à Londres. Ouvrage traduit annoté par O. Larcher. 1870, 1 vol. gr. in-8, XXXVI-918 p. avec 330 fig. 15

HOUZE de L'AULNOIT. **Etude historique et clinique sur les amputatio sous-périostées,** et leur traitement par l'immobilisation du membre et moignon. 1873, 1 vol. in-8, 150 pages, avec figures en photoglyptie de 4 planch lithographiées. Fig. Noires. 6 fr. — Fig. coloriées. 8

— **Note sur les avantages et la description** d'un nouveau procédé opératoi 1872, in-8, avec 3 planches coloriées. 2 fr.

— **Mémoire sur une nouvelle méthode** d'apprécier la marche de la cicatris tion à l'aide de tracés cicatriciels et de projections graphiques. 1879, in-8, 26 avec 3 pl. chromolith. 2

— **Expériences sur la force élastique des bandes et des tubes en caoutcho** par la méthode des poids. 1875, in-8, 43 pages. 1 fr.

JEANNEL (Maurice). **L'infection purulente ou pyohémie,** par M. Jeannel, pr fesseur à l'Ecole de médecine de Toulouse. Ouvrage couronné par la Société chirurgie. 1880, 1 vol. in-8, 550 pages. 7

JOBERT. **De la réunion en chirurgie,** par le docteur A.-J. Jobert (de Lambal professeur à la Faculté de médecine de Paris, chirurgien de l'Hôtel-Dieu, mer bre de l'Institut (Académie des sciences) et de l'Académie de médecine. 186 1 vol. in-8, avec 7 planches gravées et coloriées. 12

— **Traité de chirurgie plastique.** 1849, 2 vol. in-8, avec atlas in-folio de 18 p coloriées. 7 fr.

— **Traité des fistules** vésico-utérines, vésico-utéro-vaginales et recto vaginale 1852, in-8, 420 p. avec fig. 50

JUGURIANO (Nicolas). **Des avantages de l'amputation à la suite des blessur par armes de guerre.** 1872, in-8, 60 pages. 1 fr.

JULLIEN (Louis). **De la transfusion du sang.** Paris, 1875, 1 vol. in-8, 329 p. 5

KOEBERLE (E.). **Opérations chirurgicales. De l'hémostase** définitive p compression excessive. 1877-1878, 2 parties, gr. in-8, 120 p. avec 26 fig. 4

KOEBERLÉ. **Des maladies des Ovaires et de l'Ovariotomie,** par E. Koeberl prof. à la Fac. de médecine de Strasbourg. 1878, in-8, 135 p. avec fig. 4 fr.

LARREY. **Mémoire sur l'adénite cervicale** et sur l'extirpation des tumeu ganglionnaires du cou. 1852, in-4, 92 pages. 2

LE GENDRE (E. Q.) **Anatomie chirurgicale homolographique.** 1858, 1 vo in-fol. de 25 pl., avec un texte descriptif et raisonné. 20

LEGOUEST. **Traité de chirurgie d'armée,** par L. Legouest, inspecteur génér du service de santé de l'armée. 2e *édition*. 1872, 1 vol. in-8, XII-802 p., av 149 figures. 14

LEROUX (Charles). **Des amputations et des résections chez les phthis ques.** 1880, in-8, 127 pages. 2 fr.

LETIÉVANT. **Traité des sections nerveuses,** physiologie pathologique, indic tions, procédés opératoires, par E. Letiévant, chirurgien en chef de l'Hôte Dieu de Lyon. 1873, 1 vol. in-8, 500 pages avec 20 fig. 8

MALGAIGNE (J.-F.) **Essai sur l'histoire et la philosophie de la chirurgi** par J.-F. Malgaigne. 1847, 1 vol. in-4, 35 pages. [illegible] fr.

ALGAIGNE. **Histoire de la chirurgie en Occident**, depuis le VIe siècle jusqu'au XVIe siècle, et Histoire de la vie et des travaux d'Ambroise Paré. 1840, 1 vol. gr. in-8,351 p. 7 fr.

Traité d'anatomie chirurgicale et de chirurgie expérimentale, 2e édition. 1859, 2 forts vol. in-8. 18 fr.

ARCHAND (A.-H.) **Etude sur l'extirpation de l'extrémité inférieure du rectum**, par le docteur A.-H. MARCHAND, chirurgien des hôpitaux, professeur agrégé de la Faculté de médecine de Paris. 1873, in-8, 124 pages. 2 fr. 50

Des accidents qui peuvent compliquer la réduction des luxations traumatiques. 1875, 1 vol. in-8, 149 pages. 3 fr.

ARCHANT (Gérard). **Des épanchements sanguins intra-craniens consécutifs au traumatisme**, par G. MARCHANT, chirurgien des hôpitaux de Paris. 1881, gr. in-8, 207 p. 4 fr. 50

AUNOURY (F.) **Étude clinique sur la fièvre primitive des blessés.** 1877, gr. in-8, 101 pages, avec 8 pl. contenant 24 tracés thermométriques. 3 fr.

ONOD. **Etude comparative des diverses méthodes de l'exérèse**, par C. MONOD, professeur agrégé à la Faculté de médecine de Paris. 1875, in-8, 175 p. 2 fr. 50

Etude sur l'angiome simple sous-cutané circonscrit (nævus vasculaire sous-cutané, angiome lipomateux, angiome lobulé). 1873, in-8, 87 p. avec 2 pl. 2 fr. 50

EYRENEUF. **Traitement des tumeurs sous-cutanées** par l'application de la pâte sulfo-safranée et action de l'acide sulfurique sur la peau. 1872, in-8, 84 p. 2 fr.

USSBAUM (J.-N. de). **Le pansement antiseptique**, exposé spécialement d'après la méthode de Lister, par DE NAUSSBAUM professeur de clinique chirurgicale à l'Université de Munich. Traduit par le docteur F. de la Harpe. 1880, gr. in-8, 185 p. 3 fr.

RÉ. **Tribut à la chirurgie conservatrice, résections, évidements**, par ORÉ, professeur à la Faculté de médecine de Bordeaux. 1872, gr. in-8, 136 p. 3 fr.

Le chloral et la médication intra-veineuse, étude de physiologie expérimentale. 1877, 1 vol. gr. in-8, 383 pages avec figures et 3 planches. 9 fr.

Etudes historiques, physiologiques et cliniques sur la transfusion du sang. 2e édition. 1876, 1 vol. in-8, 704 pages avec pl. et fig. 12 fr.

ARÉ (Ambroise). **Œuvres complètes**, revues et collationnées sur toutes les éditions avec les variantes ; accompagnées de notes historiques et critiques, et précédées d'une introduction sur l'origine et les progrès de la chirurgie en Occident du VIe au XVIe siècle, et sur la vie et les ouvrages d'Ambroise Paré, par J.-F. MALGAIGNE. 1840, 3 vol. gr. in-8 à deux colonnes, avec 217 figures. 36 fr.

AUCHON (A.) **Des luxations des os du carpe entre eux et en particulier des luxations du grand os.** 1874, in-8, 23 pages. 1 fr.

EILLON (A.) **Du cancroïde des lèvres et de son traitement.** 1880, in-8, 94 pages, fig. 2 fr.

ÉTREQUIN. **Chirurgie d'Hippocrate.** 1878, 2 vol. gr. in-8. 32 fr.

EYROT. **De la valeur thérapeutique et opératoire de l'iridectomie**, par J.-J. PEYROT, professeur agrégé à la Faculté de médecine de Paris. 1878, gr. in-8. 3 fr. 50

OLLOSSON (M.) **Traitement de l'anus contre nature** et des fistules stercorales, par le Dr M. POLLOSSON, chirurgien en chef de l'Hôtel-Dieu de Lyon. 1883, in-8, 216 p. 4 fr.

OUSSON (A.) **De l'ostéoclasie**, par A. POUSSON, professeur agrégé à la Faculté de médecine de Bordeaux. 1886, gr. in-8, 263 pages, avec fig. 5 fr.

JEL (G.) **Essai sur les pseudarthroses** consécutives aux fractures des membres et sur les moyens d'y remédier. 1867, gr. in-8, 136 p., avec 1 pl. 3 fr.

AINAL (L. et J.) **Les bandages, l'orthopédie, et les appareils à pansements.** Description iconographique. 1885, 1 vol. gr. in-8 de 302 pages, avec 782 fig. 7 fr.

AOULT-DESLONGCHAMPS. **Du traitement des fractures des membres**, nouvelle méthode dispensant du séjour au lit et permettant le transport du blessé, au moyen de nouveaux appareils en zinc laminé, par V. RAOULT-DESLONCHAMPS, médecin principal de l'armée. 1882, 1 vol. in-8, VIII-440 p. avec fig. 6 fr.

EDARD (Paul). **Traité de thermométrie médicale**, comprenant les abaissements de température, l'algidité centrale et la thermométrie locale, par le docteur Paul REDARD, chef de clinique de la Faculté de médecine de Paris. 1885, 1 volume in-8 de 736 pages avec figures. 12 fr.

uvrage couronné par l'Académie de médecine.

De la section des nerfs ciliaires et du nerf optique. 1879, in-8, 156 p. 3 fr. 50

ÉMY (S.) **De la grossesse** compliquée de kyste ovarique, par S. RÉMY, professeur agrégé à la Faculté de médecine de Nancy. 1886, gr. in-8, 240 p. 5 fr.

CHELOT. **Du tétanos**, par L.-G. Richelot, professeur agrégé à la Faculté de médecine de Paris. 1875, in-8, 147 pages. 3 fr.

Des tumeurs kystiques de la mamelle. 1878, gr. in-8, 120 p. avec fig. 3 fr. 50

CHET (A.) **Mémoire sur les tumeurs blanches**, par A. RICHET, professeur à la Faculté de médecine de Paris. 1852, 1 vol. in-4, de 297 pages avec 4 planches. 6 fr.

ROCHARD (J.) **Histoire de la chirurgie française au XIXe siècle.** Etude historique et critique sur les progrès faits en chirurgie et dans les sciences qui s'y rapportent, depuis la suppression de l'Académie royale de chirurgie jusqu'à l'époque actuelle, par le docteur Jules ROCHARD, inspecteur général du service de santé de la marine. 1875, 1 volume in-8 de XVI-800 pages. 12 fr.

— **Service chirurgical de la flotte en temps de guerre.** 1861, in-8, 102 p., avec fig. 3 fr.

ROCHE (L.-C.) ET SANSON (J.-L.) **Nouveaux éléments de pathologie médico-chirurgicale.** *4e édition.* 1844, 5 vol. in-8 (36 fr.) 8 fr.

ROHMER (M.) **Le sarcocèle syphilitique**, par ROHMER, professeur agrégé à la Faculté de médecine de Nancy. 1883, gr. in-8, 135 p. 3 fr.

ROUX. **De l'ostéomyélite et des amputations secondaires**, d'après des observations recueillies sur les blessés de l'armée d'Italie. 1860, avec 6 pl. 5 fr.

ROUX (J.) **De l'arthrite tuberculeuse.** 1875, in-8. 1 fr. 50

SARAZIN. **Clinique chirurgicale de l'hôpital militaire de Strasbourg.** 1870, in-8, 92 pages. 2 fr.

SAUREL (L.) **Traité de chirurgie navale**, suivi d'un résumé de leçons sur le **service chirurgical de la flotte**, par le docteur J. ROCHARD, directeur du service de santé de la marine. 1861, 1 vol. in-8, 600 p., avec 106 fig. 8 fr.

SCHWARTZ. **Recherches anatomiques et cliniques sur les gaînes synoviales** de la face palmaire de la main, par Ch. Schwartz, professeur agrégé à la Faculté de médecine de Paris. 1878, in-8, 100 pages avec 3 pl. 3 fr. 50

— **Des ostéosarcomes des membres.** 1880, 1 vol. in-8, 267 p. 4 fr.

— **Des tumeurs du larynx.** 1886, gr. in-8, 294 pages. 6 fr.

— **Des différentes espèces de pieds bots** et de leur **traitement.** 1883, gr. in-8, 246 p. 4 fr.

SÉDILLOT. **Contributions à la chirurgie**, par Ch. SÉDILLOT, membre de l'Académie des sciences. 1869, 2 vol. in-8, avec fig. 25 fr.

— **Traité de médecine opératoire.** Bandages et appareils, 3e édition. 1866, 2 vol. in-8. 20 fr.

— **De l'évidement** sous-périosté **des os.** 2e édition. 1867, 1 vol. in-8, avec planches polychromiques. 13 fr.

— **De la section des artères** dans l'intervalle de deux ligatures. 1853, gr. in-18, 56 pages. 3 fr.

— **De l'insensibilité produite par le chloroforme** et par l'éther. 1848, in-8, 105 pages. 3 fr.

THOMPSON (H.) **Traité pratique des maladies des voies urinaires.** 2e édition. 1881, 1 vol. in-8, 1,000 pages avec 280 figures. 20 fr.

— **Leçons sur les tumeurs de la vessie** et sur quelques points importants de la chirurgie des voies urinaires, traduites et annotées par le Dr R. JAMIN, ancien interne des hôpitaux de Paris. 1885, 1 vol. in-8 de 248 p. 4 fr. 50

TOURAINE. **Délégation chirurgicale.** 1873, in-8 avec 7 pl. 2 fr.

TRÉLAT (U.) **Etude sur les résultats statistiques** des opérations pratiquées dans les hôpitaux de Paris, par U. Trélat, professeur à la Faculté de médecine de Paris. 1867, in-4, 20 pages. 1 fr.

TRIBES. **De la complication diphthéroïde contagieuse** des plaies, de sa nature et de son traitement. 1872. in-8, 62 pages. 2 fr.

VALETTE. **Clinique chirurgicale de l'Hôtel-Dieu de Lyon**, par A. D. VALETTE, professeur à la Faculté de médecine de Lyon. 1875, 1 vol. in-8, 720 pages avec fig. 12 fr.

VALTAT. **De l'atrophie musculaire** consécutive aux maladies des articulations, étude clinique et expérimentale. 1877, gr. in-8, 156 pages. 3 fr.

VAUTRIN. **Traitement chirurgical des myomes utérins.** 1886, gr. in-8, 360 pages. 6 fr.

VERNEUIL. **De la gravité des lésions traumatiques et des opérations chirurgicales chez les alcooliques.** Communications à l'Académie de médecine par MM. Verneuil, Hardy, Gosselin, Richet. 1871, in-8, 160 pages. 3 fr.

VIARD (H.) **Étude sur les résultats définitifs des amputations.** 1877, gr. in-8, 116 pages, avec 2 pl. 3 fr.

VIDAL (A.) **Traité de pathologie externe et de médecine opératoire**, avec des résumés d'anatomie des tissus et des régions, par A. VIDAL (de Cassis) chirurgien de l'hôpital du Midi, agrégé à la Faculté de médecine de Paris. 5e édition, par S. FANO, agrégé à la Faculté de médecine de Paris. 1861, 5 vol. in-8, de 850 p. chacun, avec 761 fig. 40 fr.

Le *traité de pathologie externe* de M. Vidal (de Cassis), dès son apparition, a pris rang parmi les livres classiques parce que à un grand talent d'exposition dans la description des maladies, l'auteur joint une puissante force de logique dans la discussion et dans l'appréciation des méthodes et procédés opératoire. La *cinquième édition* a reçu des augmentations tellement importantes qu'elle doit être considérée comme un ouvrage neuf.

VILLAR. **Des tumeurs de l'ombilic.** 1887, in-8, avec 7 planches. 3 fr. 50

VOILLEMIER (L.) **Clinique chirurgicale.** 1861, in-8, XII-472 p. (sans pl.) 5 fr.

CORBEIL. Imprimerie CRÉTÉ

www.ingramcontent.com/pod-product-compliance
Ingram Content Group UK Ltd.
Pitfield, Milton Keynes, MK11 3LW, UK
UKHW022317190726
13856UKWH00001B/66

9 782012 459625